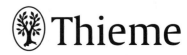

Forum Logopädie

Herausgegeben von Luise Springer
und Dietlinde Schrey-Dern

In dieser Reihe sind folgende Titel bereits erschienen:

Bauer, A. / Auer, P.: Aphasie im Alltag
Bigenzahn, W.: Orofaziale Dysfunktionen im Kindesalter. Grundlagen, Klinik, Ätiologie, Diagnostik und Therapie, 2. Aufl.
Biniek, R.: Akute Aphasie. Aachener Aphasie-Bedside-Test, 2. Aufl.
Bongartz, R.: Kommunikationstherapie mit Aphasikern und Angehörigen. Grundlagen – Methoden – Materialien
Costard, S.: Störungen der Schriftsprache
Huber, W. / Poeck, K. / Springer, L.: Klinik und Rehabilitation der Aphasie – Eine Einführung für Patienten, Angehörige und Therapeuten
Jahn, T.: Phonologische Störungen bei Kindern. Diagnostik und Therapie, 2. Aufl.
Kotten, A.: Lexikalische Störungen bei Aphasie
Lauer, N.: Zentral-auditive Verarbeitungsstörungen im Kindesalter, 3. Aufl.
Lauer, N. / Birner-Janusch, B.: Sprechapraxie im Kindes- und Erwachsenenalter, 2. Aufl.
Masoud, V.: Gruppentherapie bei neurologischen Sprachstörungen
Möller, D. / Spreen-Rauscher, M.: Frühe Sprachintervention mit Eltern – Schritte in den Dialog
Nebel, A. / Deuschl, G.: Dysarthrie und Dysphagie bei Morbus Parkinson
Sandrieser, P. / Schneider, P.: Stottern im Kindesalter, 3. Aufl.
Schlenck, C. / Schlenck, K.J. / Springer, L.: Die Behandlung des schweren Agrammatismus
Schnitzler, C. D.: Phonologische Bewusstheit und Schriftspracherwerb
Schrey-Dern, D.: Sprachentwicklungsstörungen. Logopädische Diagnostik und Therapieplanung
Sick, U.: Poltern
Spital, H.: Stimmstörungen im Kindesalter
Tesak, J.: Einführung in die Aphasiologie, 2. Aufl.
Weigl, I. / Reddemann-Tschaikner, M.: HOT – Ein handlungsorientierter Therapieansatz für Kinder mit Sprachentwicklungsstörungen, 2. Aufl.
Wendlandt, W.: Sprachstörungen im Kindesalter. Materialien zur Früherkennung und Beratung, 6. Aufl.
Wendlandt, W.: Stottern im Erwachsenenalter
Ziegler, W. / Vogel, M.: Dysarthrie – verstehen, untersuchen, behandeln

Unterstützte Kommunikation in der Logopädie

Kerstin Nonn

unter Mitarbeit von

Daniela Päßler-van Rey
Maria Lell
Eva-Maria Engl-Kasper

34 Abbildungen
 8 Tabellen

Georg Thieme Verlag
Stuttgart · New York

*Bibliografische Information
der Deutschen Nationalbibliothek*

Die Deutsche Nationalbibliothek verzeichnet diese Publikation in der Deutschen Nationalbibliografie; detaillierte bibliografische Daten sind im Internet über http://dnb.d-nb.de abrufbar.

Aktuelle Informationen finden Sie unter www.thieme.de/detailseiten/9783131311818.html

Wichtiger Hinweis: Wie jede Wissenschaft ist die Medizin ständigen Entwicklungen unterworfen. Forschung und klinische Erfahrung erweitern unsere Erkenntnisse, insbesondere was Behandlung und medikamentöse Therapie anbelangt. Soweit in diesem Werk eine Dosierung oder eine Applikation erwähnt wird, darf der Leser zwar darauf vertrauen, dass Autoren, Herausgeber und Verlag große Sorgfalt darauf verwandt haben, dass diese Angabe **dem Wissensstand bei Fertigstellung des Werkes** entspricht.

Für Angaben über Dosierungsanweisungen und Applikationsformen kann vom Verlag jedoch keine Gewähr übernommen werden. **Jeder Benutzer ist angehalten**, durch sorgfältige Prüfung der Beipackzettel der verwendeten Präparate und gegebenenfalls nach Konsultation eines Spezialisten festzustellen, ob die dort gegebene Empfehlung für Dosierungen oder die Beachtung von Kontraindikationen gegenüber der Angabe in diesem Buch abweicht. Eine solche Prüfung ist besonders wichtig bei selten verwendeten Präparaten oder solchen, die neu auf den Markt gebracht worden sind. **Jede Dosierung oder Applikation erfolgt auf eigene Gefahr des Benutzers.** Autoren und Verlag appellieren an jeden Benutzer, ihm etwa auffallende Ungenauigkeiten dem Verlag mitzuteilen.

© 2011 Georg Thieme Verlag KG
Rüdigerstraße 14
70469 Stuttgart
Deutschland
Telefon: +49/(0)711/8931-0
Unsere Homepage: www.thieme.de

Printed in Germany

Zeichnungen: Gay & Sender, Bremen
Umschlaggestaltung: Thieme Verlagsgruppe
Umschlaggrafik: Dorit David, Hannover
Satz: SOMMER media GmbH & Co. KG, Feuchtwangen
Gesetzt in Arbortext APP-Desktop 9.1 Unicode M180
Druck: AZ Druck und Datentechnik, Kempten

ISBN 978-3-13-131181-8   1 2 3 4 5 6

Geschützte Warennamen (Warenzeichen) werden **nicht** besonders kenntlich gemacht. Aus dem Fehlen eines solchen Hinweises kann also nicht geschlossen werden, dass es sich um einen freien Warennamen handelt.

Das Werk, einschließlich aller seiner Teile, ist urheberrechtlich geschützt. Jede Verwertung außerhalb der engen Grenzen des Urheberrechtsgesetzes ist ohne Zustimmung des Verlages unzulässig und strafbar. Das gilt insbesondere für Vervielfältigungen, Übersetzungen, Mikroverfilmungen und die Einspeicherung und Verarbeitung in elektronischen Systemen.

Vorwort der Herausgeberinnen

Die Entwicklung des Fachgebiets „Unterstützte Kommunikation" ist ohne die Entwicklung im Bereich der Medien und Computertechnologie in den letzten 30 Jahren des vorigen Jahrhunderts so nicht denkbar. Dazu beigetragen hat sicherlich auch eine gesellschaftliche Entwicklung, die die Integration behinderter Menschen zum Ziel hat. Beispielhaft sei hier das Europäische Jahr der Menschen mit Behinderungen 2003 genannt, das u. a. dazu beitragen wollte, Reflexionen und Diskussionen über Maßnahmen zur Förderung der Chancengleichheit für Menschen mit Behinderungen in Europa anzuregen. In diesem Kontext kann der Einsatz Unterstützter Kommunikation auch als Maßnahme verstanden werden, die Chancen behinderter Menschen einen Schul- und Berufsabschluss zu erwerben, deutlich zu erhöhen.

Zu Beginn wird eine Einführung in die Geschichte und Entwicklung der „Unterstützten Kommunikation" gegeben, einem Fachgebiet, das in Deutschland erst relativ spät in den 90er-Jahren des vorigen Jahrhunderts Eingang in die Arbeit mit Menschen mit Behinderungen gefunden hat. Mit der Gründung der deutschsprachigen Sektion der International Society for Augmentative and Alternative Communication (ISAAC) im Jahre 1990 wurde eine erste Plattform für Behinderte und Therapeuten im deutschsprachigen Raum geschaffen, die die Weiterentwicklung des Fachbereiches maßgeblich beeinflusst hat.

Ziel der vorliegenden Publikation ist es, Logopäden und Sprachtherapeuten einen ersten Zugang zum Thema „Unterstützte Kommunikation" zu vermitteln und ein Interesse daran zu wecken, sich in dieses Fachgebiet einzuarbeiten und therapeutisch tätig zu werden. Zahlreiche Beispiele aus der Praxis veranschaulichen die Arbeit mit den Patienten. Hinweise zu den rechtlichen Grundlagen der Heilmittelversorgung und eine Fülle von Hinweisen zu Materialien für unterschiedliche Systembeschreibungen, Methoden und Diagnosematerialien sollen dem Praktiker die Anwendung der beschriebenen Kommunikationsformen und die Durchführung der Diagnostik und Therapie erleichtern.

Die Autorinnen geben einen umfassenden Einblick in die konkrete Arbeit mit unterstützt kommunizierenden Menschen, wobei auf die Sprachentwicklung unterstützt kommunizierender Kinder ein besonderes Augenmerk gerichtet wird. Die Systembeschreibungen und Methoden unterschiedlicher Kommunikationsformen und das diagnostische Vorgehen beziehen sich auf alle Zielgruppen, d. h. auf Kinder und Erwachsene.

Für den Bereich logopädischer Intervention wird auf die Erstintervention und den Vokabularaufbau bei Kindern sowie auf die Behandlung von Patienten mit Autismus-Spektrum-Störungen detailliert eingegangen. Anhand eines Fallbeispiels zur Behandlung eines sprechapraktischen, aphasischen Patienten wird veranschaulicht, wie Unterstützte Kommunikation patientenorientiert umgesetzt werden kann.

Wir hoffen, dass diese Publikation, die aus der Praxis heraus entstanden ist und den aktuellen Kenntnisstand im Bereich Unterstützter Kommunikation gebündelt vermittelt, einen Beitrag dazu leistet, dass das Fachgebiet in der Grundausbildung seinen Stellenwert erhält, und die Praktiker dazu ermutigt werden, mit Patienten zu arbeiten, die auf Systeme Unterstützter Kommunikation angewiesen sind.

Aachen, im Mai 2011

Dietlinde Schrey-Dern
Luise Springer

Vorwort der Autorin

Dieses Buch stellt die kommunikative Kompetenz, die die sprachliche Kompetenz mit einschließt, in den Mittelpunkt. Zwischenmenschliche Kommunikation ist essenziell für einen Menschen und seine Lebensqualität. „Although we all feel different, you are just like me." als Textzeile eines Liedes beschreibt die hohe intrinsische Motivation des Menschen zur Kommunikation und Kooperation mit anderen Menschen. Sprache hat damit primär eine soziale Funktion und menschliche Kommunikation zeichnet sich durch eine grundlegende kooperative Struktur aus. Der Mensch spricht, um seine Wahrnehmung und Absichten mit anderen Menschen abzustimmen und zum Bezugspunkt eines *gemeinsamen* Handelns machen zu können. Wenn Menschen bedingt durch ein Ereignis oder von Geburt an keinen Zugang zur Kommunikation haben, ist ihre Teilhabe an der menschlichen Gemeinschaft erschwert, ihre Lebensqualität und Selbstständigkeit sind dadurch stark reduziert. *Unterstützte Kommunikation* stellt betroffenen Menschen und ihren Familien alternative Kommunikationsformen zur Lautsprache zur Verfügung, um dem menschlichen Grundbedürfnis nach Kooperation und Kommunikation nachgehen zu können, d.h. mit anderen gemeinsam planen, handeln, zusammenarbeiten und teilen zu können.

Das Buch hat zum Ziel, Logopäden/Sprachtherapeuten und verwandten Berufsgruppen Grundlagenwissen zu vermitteln und dabei speziell die *Philosophie der Unterstützten Kommunikation* kennenzulernen. Mit Philosophie ist das zugrunde liegende Menschenbild gemeint, auf das das therapeutische Handeln aufbaut.

Die *Unterstützte Kommunikation* begreift sich traditionell nicht als einzelne Therapiemethode. Vielmehr fügen sich die Kompetenzen der unterschiedlichen Fachdisziplinen – wie die der Sonderpädagogik, Medizin, Psychologie, Physiotherapie, Ergotherapie und Logopädie – sowie der Angehörigen und der unterstützt kommunizierenden Person zusammen. Alle Entscheidungen zur Intervention werden innerhalb dieses Teams getroffen. Jeder Teilnehmer hat dasselbe Mitspracherecht, trägt aber auch die Verantwortung für das Gelingen der Intervention. Die Logopädin hat innerhalb dieses Teams einen festen Platz und eignet sich aufgrund ihrer Ausrichtung auf Sprache und Kommunikation besonders, die Intervention ressourcen- und entwicklungsorientiert zu planen und in ihrem Ablauf zu koordinieren. Das Ziel der Intervention ist nicht nur der Einsatz von UK in der Versorgung von kommunikativ schwer beeinträchtigten Menschen, sondern genau so wichtig sind die Beratung und Anleitung ihrer Angehörigen, Freunde und Bekannten auf dem Weg zu einer erfolgreichen Verständigung durch *Unterstützte Kommunikation*.

Auch in der Terminologie wird die Philosophie von UK deutlich: Menschen, die sich mittels *Unterstützter Kommunikation* mitteilen, werden nicht Patientinnen und Patienten, sondern Benutzer oder Anwender genannt. Die Bezeichnung „nicht-sprechend" (non-speaking, non-oral, non-vocal) erfasst nicht die Komplexität von Kommunikation, die auch aus verbal-alternativen Kanälen besteht (beispielsweise Gestik und Mimik). Von manchen unterstützt kommunizierenden Menschen wird der Terminus „nicht-sprechend" gar als diskriminierend empfunden (Bober u. Franzkowiak 2003). Die Bezeichnung „unterstützt kommunizierend" ist dagegen ressourcen-orientiert und damit positiv besetzt.

Nach dem Selbstverständnis der unterstützt kommunizierenden Menschen und auf der Basis der ICF sollten nicht die eingeschränkten Körperfunktionen und Körperstrukturen in den Vordergrund gestellt werden, sondern die ressourcenorientiert gewählten Kommunikationsformen. Sie stehen im Mittelpunkt der Intervention und nicht die Ursachen für die eingeschränkten Funktionsfähigkeiten, die in der traditionellen medizinisch-ätiologischen Sichtweise hervorgehoben werden.

Das Behandlungsteam geht bei seinen Überlegungen zum einen von den vorhandenen Fähigkeiten und Funktionen des betroffenen Menschen aus, die für den Aufbau des multimodalen Kommunikationssystems genutzt werden. Zum anderen klärt das Behandlungsteam die Angehörigen und weitere Bezugspersonen auf, welche Möglichkeiten und Grenzen der Kommunikationsförderung es gibt. Es zeigt ihnen Hilfen auf, wie sie den Kommunikationsprozess mit Betroffenen unterstützen können.

Das vorliegende Buch beschreibt aktuelle diagnostische und therapeutische Möglichkeiten *Unterstützter Kommunikation* für die Prävention, Behandlung und Rehabilitation von kommunikativ schwer beeinträchtigten Menschen und ihren Familien. Die praktische Umsetzung in die logopädische Diagnostik und Therapie ist der Schwerpunkt des Buches.

Die Praxis wird ergänzt durch Grundlagen, die einen Einstieg in die spezielle Denkweise und Philosophie von *Unterstützter Kommunikation* ermöglichen. Ein Kapitel beschreibt den Spracherwerb eines unterstützt kommunizierenden Kindes, der im Vergleich zu einem lautsprachlich kommunizierenden Kind andere Voraussetzungen hat. Zudem gelten in der Kommunikation mit einem unterstützt kommunizierenden Kind besondere Bedingungen, auf die die Eltern durch Beratung und Training vorbereitet werden müssen, da sich die intuitiv elterliche Didaktik nicht entfalten kann.

Für die Qualität der Interventionsplanung und Evaluation sind Modelle wie das Partizipationsmodell und das ICF-Modell wichtig. Diese Modelle werden vorgestellt; sie bilden die Referenztheorie für das logopädische Behandlungskonzept in *Unterstützter Kommunikation*.

Unterstützte Kommunikation ist bisher im Versorgungsspektrum der Logopädie und Sprachtherapie in Deutschland noch wenig verbreitet. Das liegt sicherlich zum einen daran, dass *Unterstützte Kommunikation* nur an wenigen Ausbildungsstandorten bisher gelehrt und praktisch erprobt wird. Zum anderen ist die Finanzierung von Maßnahmen Unterstützter Kommunikation in der logopädischen Praxis ein schwieriges Thema, denn Unterstützte Kommunikation ist immer eine vorbereitungs- und materialreiche Therapie, deren Kosten im Rahmen der Heilmittelrichtlinien bei weitem nicht abgedeckt werden. Zudem gibt es wenige Veröffentlichungen zur Unterstützten Kommunikation im Kontext der Logopädie und Sprachtherapie. Das Buch versucht, diese Lücke sowohl im Hinblick auf die praktische Tätigkeit als auch auf die Ausbildung zu schließen und Unterstützte Kommunikation im Versorgungskatalog der Logopädie zu implementieren.

Die Personenform ist in diesem Buch bezogen auf die Logopädin bzw. Therapeutin weiblich; bei den anderen Personen-Formen wurde allein wegen der leichteren Lesbarkeit meist die männliche Form benutzt.

Ich danke Daniela Päßler-van Rey, Eva-Maria Engl-Kasper und Maria Lell für ihre große Unterstützung, ihre engagierte Mitarbeit, unseren Austausch und ihre eingebrachte Expertise.

Daniela Päßler-van Rey beschreibt im Einleitungskapitel das UK-spezifische Partizipationsmodell und seinen Bezug zur Internationalen Klassifikation der Funktionsfähigkeit, Behinderung und Gesundheit (ICF) und stellt die rechtlichen Grundlagen zur Hilfsmittelversorgung vor. Im 3. Kapitel hat sie die Einleitung zu den grafisch-visuellen Systemen verfasst sowie die elektronischen Kommunikationsformen beschrieben. Im 4. Kapitel stellt sie den TASP-Test und den Scenario-Test vor. Im 5. Kapitel beschreibt sie für elektronische Kommunikationshilfen den Vokabularaufbau ohne Kodierung und Grammatikfunktionen.

Maria Lell stellt im 3. Kapitel der Kommunikationssysteme und Methoden das Picture Exchange Communication System (PECS), Treatment and Education of Autistic and related Communication Handicapped Children (TEACCH) und die Visuellen Varianten-Pläne vor. Im 5. Kapitel hat sie den Beitrag zu den Autismus-Spektrum-Störungen (ASS) verfasst.

Eva-Maria Engl-Kasper stellt im 5. Kapitel den Fall eines Patienten mit einer schweren Sprechapraxie und einer leichten Aphasie vor, der mit einer elektronischen Kommunikationshilfe versorgt wurde.

Zudem danke ich all meinen unterstützt kommunizierenden Patienten und deren Familien für die Zusammenarbeit, die Freude an der Kommunikation und das gegenseitige Vertrauen. Loetje Groeneweg, Elvire Duchateau, Dick J. van der Pijl, Hans van Balkom sowie Herrn Professor Walter Huber danke ich für die ersten Schritte in UK sowie Martine Smith (Trinity College Dublin) für das Kennenlernen des Fachgebiets. Für die Korrekturen und fachlichen Hinweise danke ich Renate Wiebel, Andrea Schumann, Nicole Abad-

Bender und Elisabeth von Altrock. Patricia Sandrieser und Christina Lattermann danke ich für die methodische und freundschaftliche Unterstützung beim Schreiben dieses Buches.

Ich bedanke mich bei den Herausgeberinnen Luise Springer und Dietlinde Schrey-Dern für ihr Vertrauen, den fachlichen Austausch und Rat.

Die Erstautorin dieses Buches wäre Andrea Wiesmann gewesen. Sie war akademische Sprachtherapeutin, Kollegin und Freundin von mir. Leider hat sie die Fertigstellung nicht erleben dürfen. Ihr ist das Buch gewidmet.

München, im Mai 2011　　　　　　　　Kerstin Nonn

Anschriften

Kerstin Nonn
Diplom-Logopädin und Schulleiterin
Staatliche Berufsfachschule für Logopädie
am Klinikum der Universität München
Campus Innenstadt
Pettenkoferstr. 4a
80336 München

Daniela Päßler-van Rey
Diplom-Logopädin
Universitätsklinikum der RWTH Aachen
Neurologische Klinik
Pauwelsstr. 30
52074 Aachen

Maria Lell
Logopädische Praxis
Lipizzanerstr. 8
83624 Otterfing

Eva-Maria Engl-Kasper, M. A.
Klinische Linguistin (BKL) und Lehrlogopädin
Staatliche Berufsfachschule für Logopädie
am Klinikum der Universität München
Campus Innenstadt
Pettenkoferstr. 4a
80336 München

Dr. phil. Luise Springer
Lehranstalt für Logopädie
am Universitätsklinikum
RWTH Aachen
Pauwelsstraße 30
52074 Aachen

Dietlinde Schrey-Dern
Lehrbeauftragte im Studiengang
Lehr- und Forschungslogopädie
RWTH Aachen
Segnistraße 23
52066 Aachen

Inhaltsverzeichnis

1 Einleitung 2

- Philosophie 2
- Entwicklungsgeschichte 3
- Aktuelle Situation in Deutschland 4
- Begriffsklärung 10
- Theoretischer Rahmen 16
- Zielgruppen 21
- Rechtliche Grundlagen zur Hilfsmittelversorgung 23
  D. Päßler-van Rey

2 Grundlagen der Sprachentwicklung 28

- Normale Sprachentwicklung 28
- Sprachentwicklung bei einem unterstützt kommunizierenden Kind 34

3 Systembeschreibungen und Methoden 46

- Körpereigene Kommunikationsformen 46
- Nichtelektronische Kommunikationsformen 66
- Elektronische Kommunikationsformen 85
  D. Päßler-van Rey
- Systemübergreifende Kommunikationsformen 96

4 Diagnostik 100

- Erhebung der Vorgeschichte/Anamnese 101
- Einsatz von Diagnostikverfahren 101
- Beratung und Beginn der Arbeit im Kernteam 115
- Das Fähigkeitsprofil der uk Person 117
- Schriftliche Dokumentation 117

5 Logopädische Praxis 120

- Erstintervention in UK 120
- Autismus-Spektrum-Störungen (ASS) ... 140
  M. Lell
- Elektronische Kommunikationshilfen: Vokabularaufbau ohne Kodierung und Grammatikfunktionen 151
  D. Päßler-van Rey
- Fallbeispiel: UK-Versorgung bei schwerer Sprechapraxie und leichter Aphasie 155
  E-M. Engl-Kasper

XI

Inhaltsverzeichnis

Anhang

I	Antrag auf Kostenübernahme (elektr. Kommunikationshilfen) 168		VIII	Informationen/Links zu UK 188
II	Tagesuhr 170		IX	Bezugsquellenverzeichnis und Bezugsadressen Kommunikationsmaterialien 190
III	Sozialkommunikative Skalen 171		X	Empfehlenswerte Bilderbücher 192
IV	Musterbogen „Interventionsplanung" 172		XI	Biografien und Autobiografien von uk Menschen 192
V	Behandlungsplan 173			
VI	Anamnese- und Befundbogen 174			
VII	COCP-Programm/Kommunikative Funktionen 184			

Literatur 193

Sachverzeichnis 206

1 Einleitung

Philosophie 2

Entwicklungsgeschichte 3

Aktuelle Situation in Deutschland 4

Begriffsklärung 10

Theoretischer Rahmen 16

Zielgruppen 21

Rechtliche Grundlagen zur
Hilfsmittelversorgung 23

1 Einleitung

Philosophie

In den letzten 3 Jahrzehnten hat sich weltweit ein neues interdisziplinäres Fachgebiet entwickelt: Die Unterstützte Kommunikation (abgekürzt UK oder synonym AAC für den englischsprachigen Begriff Augmentative and Alternative Communication) verhilft Menschen mit schweren kommunikativen Beeinträchtigungen, effektiv mit ihren Kommunikationspartnern zu kommunizieren. Dadurch verbessern sich die Lebensqualität und die Teilnahme am Leben in der Gesellschaft. Die vorhandenen sprachlichen und kommunikativen Fähigkeiten des betroffenen Menschen sind der Ausgangspunkt für ein unterstütztes Kommunikationssystem. Es werden alle körpereigenen und externen Hilfen genutzt, um die Kommunikation der betroffenen Person zu verbessern (Boenisch 2009). Von UK profitieren Menschen jeden Alters sowohl mit schweren sprechmotorischen Störungen als auch mit kognitiven, sensorischen und neuropsychologischen Beeinträchtigungen, deren Sprachverarbeitung gestört ist. All diesen Menschen ist gemeinsam, dass die Verständigung über die eigene Lautsprache nicht ausreichend und zufriedenstellend gelingt (Boenisch 2009). Ohne einen Zugang zur Lautsprache ist ein Mensch stark eingeschränkt in seinen Möglichkeiten zur Kommunikation und Partizipation. Der Ausschluss vom Leben in der Gesellschaft bezieht sich auf Erziehung, Familie, Ausbildung, Beruf und das Leben in sozialen Netzwerken (Beukelman u. Mirenda 2005, Blackstone u. Berg 2006). UK zeichnet betroffenen Menschen und ihren Familien Wege auf, effektiver im Alltag miteinander zu kommunizieren.

> Unterstützte Kommunikation ist ein interdisziplinäres Fachgebiet, das sich primär an den kommunikativen Bedürfnissen betroffener Menschen und ihrer Kommunikationspartner ausrichtet.

Kommunikation wird vor dem Hintergrund von UK neu definiert. Ein Mensch kommuniziert primär über Sprache. Sprache und Kommunikation durchdringen das Leben des Menschen in der Gesellschaft (Boenisch 2009). Kommunikation ist ein **Grundrecht** des Menschen. In der Linguistik wird Kommunikation definiert als Austausch bzw. Übertragung von Informationen zwischen 2 oder mehreren Partnern mittels eines gemeinsamen Zeichensystems (Bußmann 2002). Diese Definition bezieht sich auf Kommunikation im engeren Sinne. Im Bezugsrahmen der UK wird Kommunikation in einem weiteren Sinne definiert. Es handelt sich um wechselseitige Äußerungen zwischen Menschen, die sich gegenseitig wahrnehmen und aufeinander reagieren (Braun u. Kristen 2003, Wilken 2002). Es entsteht eine Gemeinsamkeit in einem sinnvollen Kontext. Dabei ist das verwendete Zeichensystem nicht auf die Lautsprache festgelegt. Das zentrale Medium für die Kommunikation ist der gesamte Körper und Geist (Braun u. Kristen 2003, Fröhlich 2001, Fröhlich 1979, Wachsmuth 1986). Neben dem Informationsaustausch gibt es weitere wichtige Aspekte der Kommunikation, die im Folgenden genannt werden. Sie haben das Ziel der Teilhabe an der menschlichen Gesellschaft und dienen der Entwicklung und Entfaltung der eigenen Persönlichkeit.

Wichtige Aspekte der Kommunikation im weiteren Sinne:
- Wünsche, Absichten und Meinungen äußern
- Gefühle, Vorlieben und Abneigungen äußern
- Fragen stellen
- Ereignisse beschreiben
- ein Problem lösen
- ein neues Verhalten erlernen
- Mitglied einer sozialen Gruppe sein

Unterstützt kommunizierende (im Weiteren abgekürzt als uk) Menschen nehmen die Folgen ihrer kommunikativen Beeinträchtigung vor allem in diesem weiteren Sinne wahr und reflektieren dies folgendermaßen (Kristen 2002): Kommunikativ beeinträchtigt zu sein bedeutet für sie eine Einschränkung in verschiedenen Aspekten:

- Sie können sich in jeglicher Hinsicht nur reduziert ausdrücken.
- Sie werden häufig nicht richtig verstanden.
- Sie sind nicht in der Lage, zufriedenstellend ihre Umwelt zu beeinflussen und ihr Leben selbst zu gestalten.
- Sie machen stattdessen Erfahrungen von Abhängigkeit und Ausgeliefertsein.

Die Abhängigkeit der nichtsprechenden Personen von ihren primären Bezugspersonen ist groß (Wachsmuth 2006). Dabei besteht immer die Gefahr, dass der sprechende Partner den nichtsprechenden dominiert. Die Folge ist, dass die Beziehung zwischen beiden Partnern asymmetrisch ist.

Blackstone (1999) hat in einer Studie via E-Mail 7 uk Probanden gefragt, welche konkreten Fähigkeiten und Charakteristika eine Bezugsperson in der Kommunikation mit ihnen haben muss. Die Probanden nannten folgende unerwünschten und erwünschten Charakteristika:

- Unerwünschte Charakteristika
  - Die Bezugsperson beendet meine Gedanken ohne Erlaubnis.
  - Sie tut etwas anderes, während ich eine Antwort oder eine Frage formuliere.
  - Sie verlangt, dass ich mein Hilfsmittel als bevorzugte Kommunikationsmethode einsetze und lässt eine multimodale Kommunikation nicht zu.
  - Anstatt direkt mich anzusprechen spricht sie mit anderen über mich.
  - Sie unterschätzt meine Fähigkeiten.
- Erwünschte Charakteristika
  - Die Bezugsperson ist geduldig, motiviert, interessiert und mit den Kommunikationsmethoden vertraut und geht von einer multimodalen Kommunikation aus.
  - Sie versucht, mein beeinträchtigtes Sprechen zu verstehen.
  - Sie strengt sich an, auch Gesten und Gebärden zu verstehen und zu interpretieren.
  - Sie fühlt sich auch in Momenten der Stille wohl.
  - Sie wiederholt die verstandene Äußerung und vergewissert sich, ob sie diese richtig verstanden hat.
  - Sie gibt zu, wenn sie etwas nicht verstanden hat.

Ideal ist ein enger und verständnisvoller Kontakt einer uk Person zu einem Partner, der eine einfühlsame und antizipierende Kommunikationsfähigkeit besitzt (vgl. Boenisch 2009).

Entwicklungsgeschichte

Die Anfänge der UK finden sich in den 60er-Jahren des letzten Jahrhunderts im skandinavischen und angelsächsischen Raum (Lage 2006, Renner 2004), als zur Förderung der Kommunikation bei kommunikativ schwer beeinträchtigten Menschen erstmals grafische Zeichen, Gesten und Gebärden und analog der Entwicklung in der Computertechnik technische Geräte mit Sprach- und Schriftausgabe eingesetzt wurden. Das Fachgebiet hatte weiterhin seine Ursprünge in verschiedenen Einzelströmungen, die Ende der 70er-Jahre in den USA zur UK zusammengefasst wurden. Die Entstehung des Fachgebiets UK stand unter dem Einfluss einer Gesetzgebung in den USA, die eine weitgehende Integration behinderter Menschen in die Gesellschaft forderte (Braun 1994).

Auch in Deutschland wurde in den Fachbereichen der Geistigbehinderten- und Körperbehindertenpädagogik wissenschaftlich über die Problematik der Kommunikation von Kindern und Jugendlichen ohne Lautsprache diskutiert und es wurden praktische Hilfsmittel erprobt. Im Bereich der Geistigbehindertenpädagogik sind Heidemarie Adam und Ernst Blickle in den 60er- und 70er-Jahren des letzten Jahrhunderts wichtige Begründer des Gebärdeneinsatzes in der Kommunikation für Menschen mit einer geistigen Behinderung (s. Kap. 3). Zur gleichen Zeit haben Ursula Haupt und Ulrich Oskamp in der Körperbehindertenpädagogik auf die Problematik dysarthrischer und anarthrischer Kinder mit einer Zerebralparese hingewiesen und sich für ihre Bildungsfähigkeit trotz der Schwere und Komplexität der Behinderung engagiert.

Bildung und Sprache hängen eng zusammen, sodass nach einer Alternative zur Lautsprache gesucht wurde, mit deren Hilfe die Kinder kommunizieren konnten. Dies begründete die Verbreitung der Bliss-Symbole (Frey 1987, Frey 1981) in Form von Kommunikationstafeln und elektronischen Hilfen (Hector, später Touch Talker) in den 80er-Jahren an den Schulen für Körperbehinderte (Boenisch 2009).

Augmentative and Alternative Communication (**AAC**) bezeichnet den international gebräuchlichen Terminus für UK. Übersetzt spricht man von einer ergänzenden (= *augmentative*) und ersetzenden (= *alternative*) Kommunikation, wobei heute die Bedeutung beider Begriffe identisch ist (Renner 2004, vgl. auch Anfang dieses Kapitels). Die **Internationale Gesellschaft für Unterstützte Kommunikation** – nach den englischsprachigen Initialen **ISAAC** (= International Society for Augmentative and Alternative Communication) genannt – gründete sich 1983 als Zusammenschluss von 7 Ländern mit Sitz in Toronto, Kanada. Deutschland gehörte nicht zu den Gründungsländern. ISAAC hat sich weltweit zur Dachorganisation des Gebiets UK entwickelt (Zangari et al. 1994). ISAAC hat sich zum Ziel gesetzt, allen Menschen einen Zugang zu UK zu ermöglichen, um ihre kommunikative Kompetenz zu erweitern (Yoder 2001) sowie Hilfestellungen in der Kommunikation zwischen betroffenen Menschen und ihren Kommunikationspartnern anzubieten und weiterzuentwickeln (Boenisch 2009). Die Verbreitung dieser Ideen und die Weiterentwicklung des Fachgebiets werden durch die im Zwei-Jahres-Rhythmus stattfindenden internationalen Konferenzen und die seit 1985 erscheinende englischsprachige Fachzeitschrift Augmentative and Alternative Communication (AAC) unterstützt. Letztere wurde beginnend mit Vol. 21 (1) 2005 mit einem Journal Impact Factor ausgezeichnet. Dieser bildet ab, wie oft Artikel einer Zeitschrift in anderen Fachartikeln zitiert werden. Veröffentlichungen aus Augmentative and Alternative Communication sind in Literaturdatenbanken, wie z. B. PubMed (www.pubmed.de/index.php) gelistet. Dies unterstreicht deren Relevanz für Forschung und Wissenschaft.

In den USA, Kanada und verschiedenen europäischen Ländern ist UK ein Fachgebiet, dem je nach Land eine andere Wissenschaftsdisziplin zugrunde liegt. In den Niederlanden, Großbritannien und Irland ist die Linguistik der wissenschaftliche Bezugspunkt, in den skandinavischen Ländern sind dies die Psychologie und die Erziehungswissenschaft, während in Nordamerika und im deutschsprachigen Raum die Sonderpädagogik (Arnusch u. Pivit 1996, Braun 1994, Kristen 2002) bzw. Behindertenpädagogik (Gangkofer 1992) die vorherrschende Wissenschaftsdisziplin ist (Lage 2006). Die Logopädie in Deutschland kann sowohl auf ihr linguistisches als auch ihr sonderpädagogisches Basiswissen zurückgreifen, um sich den Fachbereich UK theoretisch und praktisch zu erschließen.

Aktuelle Situation in Deutschland

ISAAC im deutschsprachigen Raum

1990 wurde die deutschsprachige Sektion von ISAAC (ISAAC – GSC = German Speaking Countries: Österreich, Schweiz und Deutschland) gegründet (Kristen 2002). Die Sonderpädagogin Ursula Braun ist die Pionierin, die UK 1990 aus den USA nach Deutschland brachte und die deutschsprachige Sektion von ISAAC gemeinsam mit anderen Sonderpädagogen gründete (Boenisch 2009). UK hat sich in Deutschland von den Förderschulen ausgehend verbreitet und steht damit im Kontrast zum angloamerikanischen Raum, wo UK ein fester Bestandteil in der Sprachtherapie und in den Ausbildungscurricula für Sprachtherapeuten ist.

Seit 2000 ist die deutschsprachige Sektion von ISAAC das größte Chapter im internationalen Verband. Seit 1990 erscheint vierteljährlich die deutschsprachige Fachzeitschrift für UK „Isaacs Zeitung", seit 1996 unter der Bezeichnung „Unterstützte Kommunikation". In den verschiedenen Bundesländern Deutschlands hat sich ein **Netz an Regionalgruppen von ISAAC** gebildet. Bundesweit finden regelmäßig Fachtagungen und Fortbildungsveranstaltungen statt, die im Veranstaltungskalender der Homepage von ISAAC GSC e.V. (www.isaac-online.de) eingesehen werden können. Als Beispiel sei die seit 1993 im zweijährigen Rhythmus stattfindende überregionale Fachtagung in Dortmund genannt, zu deren Vorträgen immer ein Kongressband erscheint (ISAAC Gesellschaft für Unterstützte

Kommunikation 1996, ISAAC 2000, Birngruber u. Arendes 2009, Boenisch u. Bünk 2001, Sachse et al. 2007).

ISAAC ist nicht nur eine Gesellschaft für verschiedene soziale Berufsgruppen im pädagogischen und therapeutischen Bereich, sondern auch für uk Menschen selbst sowie für ihre Familien und Freunde. Denn uk Menschen wissen am besten, was UK bedeutet (Weid-Goldschmidt 2007) und haben durch ihre eigenen Biografien eine große Expertise, auf die wiederum die Experten, die sich von ihrem Beruf ausgehend mit UK beschäftigen, zurückgreifen. **Uk Menschen sind Experten in eigener Sache**. Sie beteiligen sich aktiv an der Weiterentwicklung des Fachgebiets UK und des Verbandes ISAAC. Dies geschieht durch regelmäßige Beiträge in der Fachzeitschrift Unterstützte Kommunikation. Weiterhin gibt es ein Weiterbildungsprojekt, das uk junge Menschen zu ISAAC-Co-Referenten ausbildet (Weid-Goldschmidt 2007), zu einem sogenannten „Hotspeaker". Biografien uk Menschen sind eine weitere Quelle und auch didaktisch geeignet für den Unterricht in UK, um einen Zugang zur Philosophie und zum zugrunde liegenden Menschenbild der UK zu bekommen. Im Anhang XI findet sich eine Literaturliste mit Autobiografien und Biografien von uk Menschen.

Weiterentwicklung von UK in Lehre, Forschung und Weiterbildung

UK ist aus der Praxis heraus entstanden. Seine Weiterentwicklung ist durch ein hohes kreatives Potenzial in der Praxis geprägt (Lage 2006). Die Weiterentwicklung wurde durch eine aktive Vereinsarbeit gestützt (Boenisch 2009). Seit Mitte der 90er-Jahre wendet sich das junge Fachgebiet zunehmend der Wissenschaft und der Theoriebildung zu. Die wichtigsten **Bezugsdisziplinen** sind neben der Sozialpädagogik die Entwicklungspsychologie, Linguistik, Soziologie und aus der Psychologie die Systemtheorie. Trotzdem besteht nach wie vor noch ein Mangel an Theorien und Referenztheorien (Lage 2006), insbesondere für ein modellorientiertes Vorgehen in der Intervention. Die Erstellung einer systematischen und umfassenden UK-Theorie wird erschwert durch die Interdisziplinarität des UK-Ansatzes und die Komplexität des Phänomens Kommunikation (Boenisch 2009). Lage, Boenisch und Renner haben begonnen, für den deutschsprachigen Raum diese Lücke durch die Darstellung theoretischer Bezugssysteme zu schließen (Boenisch 2009, Lage 2006, Renner 2004, Renner u. Lage 2003). Die Entwicklung wissenschaftlicher Theorien und Konzepte ist bedeutsam für den Professionalisierungsprozess des noch jungen Fachgebiets, dessen Aufgabenfelder sich ständig erweitern. Die aktuellen **Aufgabenfelder** zeigen die Komplexität des UK-Arbeitsbereichs (Boenisch 2009):

- Diagnostik, Beratung, Therapie/Förderung
- Weiterentwicklung der UK-Didaktik und Methodik
- Implementierung fachspezifischer Aus-, Fort- und Weiterbildungskonzepte für verschiedene Berufsgruppen
- Entwicklung von Strukturen zur Qualitätssicherung
- rechtliche Grundlagen der Finanzierung der Förderung
- Theoriebildung und Forschung

Dieser Prozess der zunehmenden Ausdifferenzierung des UK-Arbeitsbereichs kann nur gelingen, wenn im Zentrum eine **wissenschaftliche Grundbildung** steht. Gegenwärtig gibt es in Deutschland die meisten Erkenntnisse zur UK-Förderung aus der Arbeit an Förderschulen mit den Schwerpunkten körperlich/motorische und geistige Entwicklung. Zunehmend werden die Bereiche der Frühförderung, der nachschulischen Situation von uk Personen sowie der Beratung unter Einschluss der Bezugspersonen erforscht. UK-spezifische Methoden der Sprachtherapie, der Werkstattarbeit und der Kommunikationsförderung im Alter und bei Demenz sind bisher wenig erforscht worden (Boenisch 2009). Boenisch (2009) gibt einen Überblick zum Stand der UK-Entwicklung in Deutschland in Form einer Liste zu aktuellen Forschungsfragen.

Für die Bereiche **UK-Lehre und Forschung** sind in Deutschland vor allem die Universitäten Köln, Halle (Körperbehindertenpädagogik), Dortmund (Körper- und Sprachbehindertenpädagogik) und Leipzig (Geistigbehindertenpädagogik) zu nennen. Auch die Fach- und Hochschulen für Logopädie können durch ihre theoretische und praktische Ausbildung dazu beitragen, ein UK-spezifisches therapeutisches Profil mit einer interdisziplinären Ausrichtung zu entwickeln und damit die UK-Profession zu stärken.

Die **Aus- und Weiterbildung** zu einem spezialisierten UK-Therapeuten/-Pädagogen ist auf verschiedenen Wegen möglich. ISAAC GSC e.V. bietet in verschiedenen Bundesländern einen Zertifikatskurs an, der auf der Basis vorgegebener Qualitätsstandards Grundlagen und spezielle Themen zur UK in einzelnen Modulbausteinen vermittelt. ISAAC GSC e.V. bietet ebenfalls eine berufsbegleitende Weiterbildung zum UK-Pädagogen an. Es handelt sich um den Lehrgang Unterstützte Kommunikation (LUK). Der Lehrgang dauert ca. 30 Monate, schließt mit einer Prüfung ab und beinhaltet alle relevanten UK-Arbeitsfelder in Theorie und Praxis mit dem Ziel, dass die Teilnehmer Handlungskompetenzen erwerben und UK in ihrer Berufstätigkeit fachlich fundiert und kreativ einsetzen, weiterentwickeln und lehren können (Wachsmuth 2003). Eine weitere Möglichkeit einer berufsbegleitenden Weiterbildung ist der UK-Coach, der in Kooperation mit ISAAC GSC e.V. 2010 zum ersten Mal stattfindet (Seiler-Kesselheim 2009). Ziel ist die Vermittlung von Coaching- und Fachkompetenzen, um UK im Umfeld der jeweiligen uk Person zu etablieren. Die Weiterbildung dauert ebenfalls 30 Monate, die erworbenen Kenntnisse werden unter Supervision an 8 Praxistagen eingeübt. Als dritte Möglichkeit gibt es die zertifizierte Weiterbildung Beratung – Assistenz – Pädagogik der UK (BAP-UK) zum Fachpädagogen für Unterstützte Kommunikation am Zentrum für Unterstützte Kommunikation (ZuK) der Katholischen Fachhochschule Freiburg (Renner 2009). Die Weiterbildung gliedert sich in 5 Kompetenzbereiche mit 15 Modulen, dauert 15 Monate und findet in Form von 13 Wochenendseminaren in Freiburg im Breisgau statt. Ziel ist die Qualifizierung in UK für die berufspraktische Arbeit. Die Weiterbildung wird durch eine schriftliche Facharbeit und Prüfung abgeschlossen. Die Links zu den verschiedenen Weiterbildungen befinden sich im Anhang VIII.

Versorgung mit UK im nationalen und internationalen Vergleich

Das Fachgebiet der UK ist im Versorgungsspektrum der Logopädie in Deutschland noch wenig verbreitet (vgl. Dupuis 2005, Liehs 2003). In der logopädischen Behandlung von Menschen mit erworbenen Sprach- und Sprechstörungen werden zwar vor allem körpereigene und nichttechnische Methoden der UK eingesetzt, z.B. in der PACE-Therapie, deren Vorgehen den Einsatz aller Mitteilungsmodalitäten von Menschen mit Aphasie in den Mittelpunkt stellt (vgl. Glindemann u. Springer, 1989; Springer 1991). Diese werden jedoch nicht als solche bezeichnet (Sterken 2003 in Giel u. Liehs 2010), z.B. PACE als pragmatisch-kommunikativer Behandlungsansatz (Huber et al. 2006). Die aktuellen Leitlinien der Deutschen Gesellschaft für Neurologie enthalten erstmals Empfehlungen zur Einbindung von Kommunikationshilfen in die Behandlung von Menschen mit erworbenen Erkrankungen. Die Notwendigkeit, Sprachtherapeuten in den Interventionsprozess einzubinden wird dabei unterstrichen. Der Terminus UK wird jedoch nicht genannt (Hesse et al. 2008).

Im internationalen Vergleich zählen Nordamerika und verschiedene europäische Länder (z.B. Großbritannien, Irland, Niederlande, Skandinavien) UK unter dem englischsprachigen Terminus AAC (Augmentative and Alternative Communication) zur sprachtherapeutischen Basisversorgung für kommunikativ beeinträchtigte Menschen. Die logopädische **Frühintervention** beginnt UK-basiert bereits im 1. oder 2. Lebensjahr. Das Kind bekommt durch ein multimodales Kommunikationssystem einen Zugang zur Sprachentwicklung (Paul 1997). Der Spracherwerb wird durch UK gefördert, sodass als Folge eine kommunikative Kompetenz entsteht (Wilken 2002, Yoder 2001). Damit werden die Grundlagen für die Kommunikation bezogen auf das ganze Leben gelegt. Von diesen Versorgungsmöglichkeiten ist ein kleines Kind in Deutschland weit entfernt. Im Gegenteil: In der logopädischen Therapie mit kommunikativ und sprachlich schwer beeinträchtigten Kindern wird UK als Therapiebereich selten eingesetzt (vgl. Renner 2004). Die **Indikation** für UK in der Therapie wird streng ausgelegt. Ein alternatives Kommunikationssystem sollte nur dann eingesetzt werden, wenn über einen längeren Zeitraum hinweg erfolglos versucht wurde, den Lautspracherwerb anzubahnen (Mühl 1996). Diese enge Indikation verhindert einen rechtzeitigen unterstützten Kommunikations- und Spracherwerb, da nötige Hilfsmittel nicht zur Verfügung gestellt werden und keine Frühintervention mittels UK stattfindet. Dies erweist sich als umso nachteiliger für die betroffenen Kinder und ihre Familien, weil sich die fehlende Versorgung mit **UK im Schulalter** weiter fortsetzt.

Eine bundesweite Erhebung im Zeitraum 2001–2004 an Förderschulen mit dem Förderschwerpunkt körperliche und motorische Entwicklung (kmE-Schulen) sowie eine Erhebung in Sachsen-Anhalt an Förderschulen mit dem Förderschwerpunkt geistige Entwicklung ergaben auch bei Kindern im Schulalter einen großen Bedarf an Intervention in UK (Boenisch 2009, Boenisch 2003, Boenisch u. Sachse 2007). Viele der kaum oder nicht sprechenden Schüler besitzen zwar elektronische und nichtelektronische Kommunikationshilfen, nutzen diese aber nur selten als Hauptkommunikationsform (Sachse u. Boenisch 2009). Bei den kaum oder nicht sprechenden Kindern und Jugendlichen mit einer Körperbehinderung setzen nur ca. 4% eine Kommunikationstafel und nur ca. 8% eine elektronische Kommunikationshilfe ein, was den Leiter der Studie nach über 10 Jahren Erfahrungen in der deutschen Sonderpädagogik mit UK sehr verwundert, „denn sind es doch gerade die neuen Entwicklungen der Kommunikationstechnologie sowie die vielfältigen Möglichkeiten der Ansteuerung und Positionierung der Hilfen, die eine erfolgreiche Verständigung auch bei schwerer Körperbehinderung ermöglichen" (Boenisch u. Sachse 2007). Bei den geistig behinderten Kindern mit einer Körperbehinderung, die den zweiten Förderschultypus besuchen, legt die Erhebung den Schluss nahe, dass diese Kinder „in ihrer kommunikativen Situation weitgehend isoliert sind" (Boenisch 2003), da weder die körpereigenen Kommunikationsformen (Mimik, Blickbewegungen, Gestik, Laute) noch die hilfsmittelgestützten Kommunikationsformen (Kommunikationstafeln/-bücher, elektronische Hilfen) den kommunikativen Bedürfnissen der Kinder entsprechend zur Verständigung im Unterrichts-, Klassen- und Pausengeschehen eingesetzt werden. Nur jeder fünfte kaum und nicht sprechende Schüler mit einer Körperbehinderung erhält eine UK-Förderung. Bildungspolitisch hat das Bayerische Staatsministerium für Unterricht und Kultus 2003 in den Lehrplan für den Förderschwerpunkt geistige Entwicklung die Gleichbehandlung von Lautsprache und UK festgelegt, was einen großen Entwicklungsschritt für die Sonderpädagogik und das **Förderschulsystem** darstellt. Die Logopädie sollte sich diesen Bestrebungen anschließen und einen **engen Kontakt zur Sonderpädagogik** pflegen.

Bei der bundesweiten Studie an den kmE-Schulen in den Jahren 2001–2004 wurde auch Fragestellungen im Zusammenhang mit **Sprachtherapie** nachgegangen (Boenisch 2009). Ca. 20% der Schülerschaft an den kmE-Schulen besitzt keine Lautsprache; von diesen erhielten nur 8% eine Sprachtherapie, die UK mit einbezieht, obwohl grundsätzlich eine Sprachtherapie an den kmE-Schulen vorgesehen ist. 22% der nichtsprechenden Kinder erhielten eine Sprachtherapie im Sinne eines Artikulationstrainings. Der Erfolg dieser Therapieform wurde bundesländerübergreifend als auffallend niedrig eingeschätzt. Nur in Einzelfällen gab es gute bis sehr gute Erfolge. Das Problem besteht darin, dass Logopädinnen und Sprachtherapeutinnen bisher UK viel zu wenig in ihre Therapie an den kmE-Schulen integriert haben. Boenisch (2009) zieht folgendes Resümee: „Die große Kluft zwischen einem grundsätzlichen Anspruch auf Sprachtherapie bei Kommunikationsbeeinträchtigung und der tatsächlich praktizierten Kommunikationsförderung durch professionell ausgebildete Sprachtherapeuten/Logopäden ist unübersehbar." Das wichtigste Ergebnis dieser Studie für die Logopädie ist, dass eine Sprachtherapie besonders dann effektiv ist, wenn in der Sprachtherapie UK in Form von Kommunikationstafeln/-büchern und gleichzeitig in Form von elektronischen Kommunikationshilfen eingesetzt wird. Damit wurde auch der multimodale Einsatz von Kommunikationstafeln und parallel elektronischen Kommunikationshilfen positiv nachgewiesen. Nach Einschätzung der Klassenlehrer wirkt sich außerdem die Nutzung von Kommunikationstafeln/-büchern positiv auf das Sprachverständnis und die kommunikativ-pragmatische Entwicklung des Kindes aus. Pragmatisch-kommunikativ zeigten sich hochsignifikant Verbesserungen in den Funktionen Äußerung von Wünschen und Bedürfnissen sowie eigeninitiierte Aufnahme von Gesprächen, wenn Kommunikationstafeln/-bücher erfolgreich eingesetzt wurden. Für die Logopädie können aus dieser Studie 2 Schlussfolgerungen gezogen werden:

- Die Behandlung von körperbehinderten Kindern ohne Lautsprache sollte viel stärker im Arbeitsfeld der Logopädie berücksichtigt werden als bisher.
- Die logopädische Behandlung dieser Kinder ist erfolgreich, wenn UK in das Therapiekonzept in Form von ergänzenden und alternativen Kommunikationshilfen integriert ist.

Logopädie und Sonderpädagogik im engen Bezug

Die Logopädie profitiert in Form von Literatur und Fortbildungsveranstaltungen vom Wissensfundus und Erfahrungsschatz der Sonderpädagogik unter dem Dachverband von ISAAC Deutschland. Umgekehrt beurteilt die Sonderpädagogik eine intensivere Vernetzung und Einbindung psycholinguistischer und sprachtherapeutischer Kompetenzen in das UK-Fachgebiet nicht nur als wünschenswert und notwendig, sondern für die Weiterentwicklung des Fachgebiets als existenziell (Boenisch 2009). Auch deshalb ist es wünschenswert, wenn immer mehr Logopädinnen und Sprachtherapeutinnen UK in ihr Behandlungsrepertoire integrieren (Giel u. Liehs 2010).

Ein weiterer wichtiger Aspekt in der Zusammenarbeit beider Fachdisziplinen ist das Plädoyer für einen **frühen Beginn der UK-Intervention** (Braun u. Kristen 2003). UK sollte ein fester Bestandteil des Frühtherapieangebots einer Logopädin für ein Kind mit einer komplexen Kommunikationsbeeinträchtigung sein. Denn ein frühzeitiger Start in eine unterstützte Kommunikations- und Sprachentwicklung ist aus entwicklungspsychologischer und psychobiologischer Sichtweise (Papoušek 1994) für den weiteren **Spracherwerb** relevant. Der Erwerb kommunikativer und sprachlicher Funktionen ist abhängig von **biologischen Zeitfenstern** (Grimm 2003). Diese Zeitfenster haben die Eigenschaften, alters- und erfahrungsabhängig zu sein (Szagun 2004) und sich damit nach einer bestimmten Zeit wieder zu schließen (Kap. 2). Nach Abschluss dieser sensiblen Phase können sprachliche und kommunikative Fähigkeiten gar nicht oder nur unter größten therapeutischen und pädagogischen Mühen erworben werden (Mirenda 1997). Dies ist ein wichtiges Argument für die UK in der logopädischen Frühtherapie. Jedes Kind mit einer komplexen Kommunikationsbeeinträchtigung und seine Familie sollten durch die Logopädie früh einen Zugang zur Sprachentwicklung mittels UK angeboten bekommen (Pivit et al. 2008). Die Ergebnisse des Forschungsprojekts „Entwicklung einer Diagnostik für Kinder ohne Lautsprache" und der damit verbundenen Gründung einer Beratungsstelle für UK an der Martin-Luther-Universität Halle/Wittenberg von Boenisch und Sachse (2007) zeigen einen großen Bedarf an UK im Frühbereich. Von den zwischen 2003 und 2005 beratenen Kindern und ihren Bezugspersonen gehörten nur 11 % zur Altersgruppe von 0–3 Jahren, d. h. zu Kindern, die sich in der kritischen Phase der Sprach- und Kommunikationsentwicklung befanden. Die mit 53 % größte Gruppe gehörte zum Altersbereich von 4–7 Jahren, wobei es sich hierbei vor allem um Kinder kurz vor oder nach der Einschulung handelte.

Unter Berücksichtigung psycholinguistischer und entwicklungspsychologischer Kenntnisse zu den Bedingungen der Sprach- und Kommunikationsentwicklung ist es jedoch empfehlenswert, dem betroffenen Kind und seinem psychosozialen Umfeld bereits im Alter von 0–2 Jahren einen Zugang zur UK zu schaffen. Auf diese Weise kann das Kind, lange bevor es eingeschult wird, den Umgang mit einem **multimodalen Kommunikationssystem** erproben, das auf seine individuellen Bedürfnisse und auf seine Teilhabe abgestimmt worden ist. Dieses Versorgungskonzept kann die Chancen für einen erfolgreichen Schulbesuch des Kindes deutlich verbessern, da es mithilfe von UK gelernt hat, im Alltag ganz selbstverständlich zu kommunizieren. Für einen Lehrer ist es auf diese Weise leichter, das Kind in die Gestaltung des Klassengeschehens mit einzubeziehen und ihm damit zu mehr Selbstbestimmung und Partizipation zu verhelfen. So entsteht eine Schnittstelle zwischen logopädischer Therapie und Pädagogik, von der das Kind und seine Familie profitieren.

Eine weitere Barriere für eine UK-Intervention ist das nachgewiesene Phänomen, dass Menschen ohne eine funktionale Lautsprache in ihrem Entwicklungspotenzial von der Umwelt unterschätzt werden (Wilken 2002, Yoder 2001).

> Erst durch den Einsatz von UK wird die sprachliche und kognitive Kompetenz eines nichtsprechenden Menschen sichtbar, was in der Regel eine höhere gesellschaftliche Wertschätzung nach sich zieht (Boenisch 2009).

Ein häufig vorgebrachtes Argument gegen UK in der logopädischen Frühintervention ist die Befürchtung, dass UK die Entwicklung der Lautsprache verhindert bzw. hemmt und deshalb als Hilfsmittel nicht eingesetzt werden darf. Die Folgen dieser Befürchtung für die Entwicklung und die kommunikativen Beziehungen des Kindes können – wie bereits oben beschrieben – als durchweg negativ bezeichnet werden. Denn nur ein frühzeitiger Start in eine unterstützte Sprach- und Kommunikationsentwicklung ist entwicklungsfördernd und nutzt die altersabhängigen sensiblen Phasen aus. Die Befürchtung, UK sei eine Entwicklungsbremse für den Spracherwerb, ist wissenschaftlich widerlegt; alle Studien zeigen einen positiven Einfluss von UK auf die kindliche Sprach- und Kommunikationsentwicklung. Im deutschsprachigen Raum weist Wilken (2002, 1999) den förderlichen Einfluss von Gebärden auf den Spracherwerb bei Kindern mit Trisomie 21 nach. Das Ergebnis einer Befragung zu den Auswirkungen von UK auf die körpereigenen Kommunikationsfähigkeiten bei 36 Probanden (Sachse u. Boenisch 2001) zeigte einen positiven Einfluss des frühen Einsatzes von UK auf die Sprach- und Kommunikationsentwicklung der Probanden. Boenisch und Engel (2001) kommen zu dem Schluss, dass gerade der frühe Einsatz von geeigneten elektronischen Kommunikationshilfen die Sprachentwicklung von kaum oder nicht sprechenden Kindern fördert. Speziell bei den elektronischen Kommunikationshilfen befürchten Eltern häufig, dass ihr Kind durch den frühen Einsatz der elektronischen Hilfe nicht mehr sprechen lernt. Eine bundesweite Studie an den kmE-Schulen zeigte aber, dass es zu Verbesserungen der Lautsprache durch den Einsatz elektronischer Hilfen und dem auditiv-sprachlichen Feedback kommen kann. Hochsignifikant war dieser Zusammenhang bei der Gruppe, deren Behinderung nicht durch eine Zerebralparese verursacht wurde (Boenisch 2009). Bereits nach einem Jahr mit einer elektronischen Hilfe zeigten diese Kinder eine deutliche **Verbesserung der Sprechfunktion**. Alle Studien zur Sprach- und Kommunikationsentwicklung durch UK zeigen einen positiven Zusammenhang zwischen der Einführung eines Kommunikationssystems und der Entwicklung sprachlicher und kommunikativer Kompetenzen. Nach dem Sprachverarbeitungsmodell von Levelt (1993) kompensiert ein Mensch immer auf der höchsten Stufe seiner Sprach- und Handlungskompetenz. Lernt ein uk Kind die lautsprachliche Realisation eines Wortes, wird es das Wort ab diesem Zeitpunkt aussprechen, da die auditiv-vokale Kommunikation die evolutionär bedingte, natürliche und am meisten verbreitete Kommunikationsform ist. Lell (2007) nennt folgende Argumente für den positiven Einfluss von UK auf die Sprachentwicklung: Ein nicht oder kaum sprechendes Kind lernt früh sich mitzuteilen, wenn ihm von klein auf Symbole und Gebärden zur Verfügung stehen. UK bietet ein breites **Spektrum von körpereigenen und externen Hilfsmitteln**, die es auch einem Kind mit einer schweren und mehrfachen Behinderung ermöglichen, sich mitzuteilen. Hilfsmittel werden individuell angepasst und verhindern eine Unter- bzw. eine Überforderung des uk Kindes, d.h. der Bedarf des Kindes an Unterstützung ist die Grundlage für die Anpassung der Hilfsmittel. Mit einem **individuellen und multimodalen Kommunikationssystem** sowie mithilfe von Kommunikationsstrategien ist das Kind in der Lage, sich pragmatisch-kommunikativ früh zu entwickeln und seine Wünsche und Bedürfnisse auch gegenüber fremden Personen mitzuteilen. Für den Spracherwerb relevante Vorausläuferfähigkeiten (z.B. Pragmatik, soziale Kognition) entwickeln sich durch UK. Ebenso unterstützt UK die sprachlichen Modalitäten und Ebenen des Sprachverstehens, der Grammatik, des Wortschatzes und des Erzählverhaltens. Es kommt zu **Verknüpfungen verschiedener Wissens- und Sprachsysteme**, d.h. internes Wissen über Gebärden oder Bildsymbolsysteme, wie z.B. Bliss, wirkt sich positiv auf die Lautsprachentwicklung aus, es zeigt sich ein positiver Einfluss auf die grammatische und semantisch-lexikalische Entwicklung des uk Kindes. UK hat auch einen **positiven Effekt auf das kindliche Lernverhalten**, denn das Kind ist in der Lage, eigene Themen in ein Gespräch einzubringen und seine Position darzustellen. UK dient auch der **Beziehungsförderung zwischen Eltern und Kind**. Eltern, die eine positiv-akzeptierende Haltung UK gegenüber haben, fällt es leichter, sich von der Vorstellung zu lösen, dass der Spracherwerb ihres nicht oder kaum sprechenden Kindes unbedingt lautsprachlich erfolgen muss. Im Mittelpunkt stehen dagegen Überlegungen, Kommunikationshilfen zu erstellen, die individuell auf die Bedürfnisse des Kindes und seiner Eltern abgestimmt sind sowie Kommunikationsstrategien zu erlernen, die die Interaktion zwischen Eltern und Kind erleichtern. Dies trägt dazu bei, die Eltern-Kind-Beziehung zu stärken (vgl. Sarimski 2009).

Resümee: UK in der Logopädie

Eindeutige Entwicklungsprognosen können bei Kindern mit komplexen Beeinträchtigungen in den ersten Lebensjahren häufig nicht gestellt werden (Beukelman u. Mirenda 2005) – ein **frühzeitiger Beginn mit UK** ist gerade deshalb relevant, um so sensible Lernphasen für den Sprach- und Kommunikationserwerb zu nutzen. In der logopädischen Therapie ist für ein Kind mit komplexen Beeinträchtigungen ein Behandlungskonzept angemessen, das verschiedene Bereiche teilhabe- und entwicklungsorientiert fördert. Die UK ist ein wichtiger Bereich der logopädischen Therapie. Die Sprach-

und Kommunikationsförderung ist nicht nur auf die Lautsprache ausgerichtet, sondern bezieht alternative Kommunikationsformen mit ein. UK ist ein Schwerpunkt der Behandlung. Die Therapie ist auf das Behinderungsbild des Kindes abgestimmt und hat das primäre Ziel, die gesamte kommunikative Situation des Kindes und seiner Bezugspersonen zu verbessern. Dadurch werden die Voraussetzungen für eine annähernd reguläre Sprachentwicklung trotz erheblich erschwerter Entwicklungsbedingungen gelegt (Boenisch 2009, Yoder 2001). Das Kind hat die Wahl, sich lautsprachlich oder vergleichbar expressiv durch eine elektronische Kommunikationshilfe, Gebärden etc. ausdrücken zu können. Die UK wird durch weitere Therapiebereiche ergänzt. Zusätzlich sollte bereits eine Förderung schriftsprachvorbereitender Fähigkeiten und frühe Leseerfahrungen stattfinden, um einem uk Kind später einen weiteren Zugang zur Sprache durch den Erwerb der Schriftsprachkompetenz ermöglichen zu können. Liegt zusätzlich eine orofaziale Regulationsstörung vor, erweitern sich die logopädischen Behandlungsziele auf eine Verbesserung der orofazialen Funktion, der Nahrungsaufnahme und der Selbstständigkeit des Kindes. Lukas Schwarz, Absolvent der Co-Referenten-Ausbildung (Hot Speaker) von ISAAC und Experte in UK antwortet auf die Frage nach seinen persönlichen Erfahrungen und Wünschen im Hinblick auf UK Folgendes: „Mir wäre es lieber gewesen, wenn ich früher UK kennen gelernt hätte und dadurch UK früher angewandt hätte. Meiner Meinung nach müssten alle, die nicht oder nur verwaschen sprechen können, so früh wie möglich mit UK in Kontakt kommen." (2010).

Die logopädische Behandlung von **Menschen mit erworbenen Sprach- und Sprechstörungen** ist vornehmlich den medizinisch geprägten Fachbereichen Neurologie und Neurolinguistik zugeordnet. Traditionell ist ihre Sichtweise im Schwerpunkt defizitorientiert. Erst mit der Verabschiedung der ICF im Jahre 2001 wurde in der Rehabilitation ein ressourcenorientiertes Vorgehen unter Berücksichtigung des sozialen Umfelds und personenzentrierter Faktoren von der Weltgesundheitsorganisation (WHO) festgeschrieben. Bereits 1988 haben Beukelman und Mirenda für die UK das Partizipationsmodell entwickelt, welches in seiner Sichtweise in vielen Aspekten mit der ICF übereinstimmt (Nonn u. Päßler 2009). Lasker et al. (2007) verdeutlichen die verschiedenen Perspektiven anhand einer Definition für Aphasie:

„The traditional definition emphasizes the relationship between language loss and the underlying brain injury that causes that loss; the AAC definition emphasizes the relationship between language loss and the social changes that result from that loss."

Begriffsklärung

Der amerikanische Berufsverband American Speech-Language-Hearing Association (ASHA) definiert den Begriff der UK folgendermaßen (2005):

„Unterstützte Kommunikation bezeichnet ein Fachgebiet, das in den Bereichen Forschung, Klinik und Pädagogik Anwendung findet. Unterstützte Kommunikation bedeutet, Möglichkeiten für Menschen zu suchen, die in der Sprechmotorik, Sprachproduktion und/oder dem Sprachverstehen schwer beeinträchtigt sind, wobei auch die Modalitäten Lesen und Schreiben betroffen sein können. Es werden erforderliche Maßnahmen ergriffen, die zeitlich begrenzt sind oder fortwährend dem Betroffenen zur Verfügung stehen, um die kommunikativen Beeinträchtigungen, die Einschränkungen im Alltag und in der Partizipation in der Kommunikation mit anderen zu kompensieren."

Im Folgenden werden einzelne Aspekte dieser Definition vertiefend erläutert.

Hilfsmittelgestützte und körpereigene Kommunikationsformen

UK bedeutet den Einsatz körpereigener („unaided communication") und externer, körperfremder, hilfsmittelgestützter („aided communication") Kommunikationsformen, die zu einem individuellen multimodalen Kommunikationssystem führen. Die hilfsmittelgestützten Formen werden wiederum in nichtelektronische und elektronische Hilfen unterschieden. Die uk Person kann somit ihre Kommunikationsmöglichkeiten in einem großen Spektrum mit unterschiedlichen Partnern und in verschiedenen Situationen ausschöpfen.

Multimodales Kommunikationssystem

Bei einem multimodalen Kommunikationssystem handelt es sich um die Kombination der verschiedenen Kommunikationsformen:
- Mimik, Körpersprache (Haltung, Bewegung und Handlungen)
- Blickrichtung und Augenbewegung
- Zeigen
- Gesten, Gebärden, Handzeichen
- Laute und Lautsprache
- externe akustische Signale: Geräusche wie z. B. Hupe oder Klingel
- dreidimensionale Symbole
- grafische Formen: Fotos, Bilder, Zeichnungen, grafische Symbole
- Schrift
- Kommunikationstafeln und -bücher
- elektronische Kommunikationshilfen

Ziel ist, dass die uk Person gleichzeitig und gleichwertig mehrere Komponenten ihres Kommunikationssystems einsetzt, um sich verständlicher mitteilen zu können.

Das Kriterium der Multimodalität liegt auch jeder zwischenmenschlichen Kommunikation zugrunde. Gerade für eine gelingende Verständigung eines uk Menschen ist die Multimodalität essenziell. Je nach Partner und Situation kann die uk Person geeignete Kommunikationsformen auswählen. Ein elektronisches Gerät ist beispielsweise hilfreich für inhaltlich komplexe Gespräche. Eine körpereigene Kommunikationsform dagegen ist schnell und praktisch für soziale Routinen wie beispielsweise ein Nein durch Kopfschütteln. Das Führen eines Gesprächs sowie die sprachliche Ablehnung durch ein Nein sind 2 Beispiele für kommunikative Funktionen. Die kommunikative Funktion beeinflusst also die Auswahl der Kommunikationsform. Weiterhin hängt die Auswahl von der Beziehung und der Vertrautheit der Kommunikationspartner ab.

Die Grundlagen für den Aufbau eines multimodalen Kommunikationssystems sind bedürfnis-, ressourcen- und fähigkeitsorientierte Überlegungen, die im Kapitel 4 vorgestellt werden.

Kommunikationsformen im Einsatz für UK

UK setzt motorische und grafische Kommunikationsformen ein.

Motorische Kommunikationsformen sind Gesten (z. B. Deixis – Zeigen auf ein Objekt), natürliche und repräsentationale Gebärden (z. B. So tun als ob man trinkt) sowie das Erlernen eines Gebärdensystems (z. B. lautsprachunterstützende Gebärden), des Fingeralphabets und der Deutschen Gebärdensprache unter Einbezug des mimischen, körpersprachlichen und stimmlichen Ausdrucks.

Grafische Kommunikationsformen werden in Form von dreidimensionalen Symbolen (z. B. Becher = trinken, Autoschlüssel = eine Autofahrt unternehmen) und von zweidimensionalen Symbolen (z. B. Fotos, Zeichnungen, Wortkarten) repräsentiert. Die Symbole können in Kommunikationsbüchern und -tafeln angeordnet sowie elektronisch durch Kommunikationsgeräte mit natürlicher oder synthetischer Sprachausgabe abgerufen werden. Der Wortschatz wird in **Kern- und Randvokabular** unterteilt und nach Kategorien geordnet. Weiterhin kann eine Strukturierung des Wortschatzes nach Wortfeldern, Themen oder Situationen (z. B. Kommunikationsbuch oder elektronisches Gerät mit einem dynamischen Display), nach grammatischen Kategorien (z. B. Kommunikationstafel mit verschiedenen Wortklassen und syntaktischer Ordnung) oder durch die Anwendung von Assoziationen im lexikalischen Netzwerk und visuellen Gedächtnisleitungen (z. B. Anwendungsprogramm „Deutsche Wortstrategie" mit Minspeak Ikonen) erfolgen.

Es gibt 2 Strategien, eine Äußerung mittels grafischer Symbole dem Kommunikationspartner zu übermitteln. Bei der **direkten Selektion** wählt die uk Person das Symbol selbst aus. Dies erfolgt z. B. durch Geben oder Zeigen auf ein gewünschtes Objekt oder ein Bildsymbol und kann neben der Handmotorik auch von anderen Körperteilen ausgeführt werden (z. B. Fuß, Kopf oder Blickbewegung). Menschen mit einer schweren motorischen Beeinträchtigung, die eine direkte Ansteuerung verhindert, können ein Scanning-Verfahren anwenden. Beim Scanning oder der sogenannten **indirekten Ansteuerung** zeigt der Kommunikationspartner oder ein elektronischer Cursor auf die Symbole, und die uk Person wählt das gewünschte Symbol durch eine bestimmte Reaktion aus. Dies kann eine körpereigene Reaktion in Form von

Nicken, Blickbewegung etc. oder bei einer elektronischen Hilfe die Bedienung eines externen Schalters sein (s. Kap. 3).

Abhängige und unabhängige Kommunikationsformen

Eine weitere wichtige Einteilung der Kommunikationsformen bezieht sich auf die Abhängigkeit bzw. Unabhängigkeit der uk Person von ihrem Partner (Lage 2006).

Werden **abhängige Kommunikationsformen** („dependent communication") eingesetzt, ist die uk Person auf den Partner angewiesen, um sich mitteilen zu können. Der Partner fungiert quasi als Übersetzer der Mitteilung, wenn z. B. eine Kommunikationstafel das UK-Medium ist. Die uk Person äußert sich, indem sie nacheinander auf mehrere Bildsymbole zeigt. Der Partner setzt die ausgewählten Bildsymbole in Lautsprache um, bildet aus ihnen einen Satz, der auch morphologisch korrekt sein muss. Dabei ko-konstruiert und interpretiert der Partner die intendierte Bedeutung der Mitteilung.

Die Partnerstrategie der Ko-Konstruktion wird im weiteren Verlauf dieses Kapitels noch erläutert. Diese genannten Hilfestellungen des sprechenden Partners beziehen sich auf den Übersetzungsprozess der Mitteilung, damit die Verständigung gelingt. Man spricht auch von einer moderierten Kommunikation (Baunach 2005). Die Hilfestellungen des sprechenden Partners können noch darüber hinaus gehen, wenn der sprechende Partner z. B. mittels eines Scannings auf die Symbole zeigt, die von der uk Person durch eine zustimmende Reaktion ausgewählt werden. Hier handelt es sich um eine personenabhängige Kommunikationsform in Form einer Assistenz, damit die uk Person überhaupt auf ihre Kommunikationsform zugreifen kann. Der Abhängigkeitsgrad ist bei dieser Verständigungsart sehr hoch.

Dem gegenüber stehen **unabhängige Kommunikationsformen** („independent communication"). Hierbei formuliert die uk Person ihre Mitteilung völlig selbständig. Elektronische Kommunikationshilfen haben diesen Vorteil, da sie die ausgewählten Bildsymbole oder die ausgewählten Wörter in eine sprachliche Mitteilung übersetzen und diese mittels einer Sprachausgabe aussprechen. Sie ersetzen quasi alle Hilfestellungen des sprechenden Partners und geben der uk Person durch zusätzliche Hilfsmittel wie z. B. Kopfschalter Assistenz bei der Ansteuerung, sodass eine personenunabhängige Kommunikationsform entsteht.

Lage (2006) schließt diese Einteilung in abhängige und unabhängige Kommunikationsformen mit folgender Einschätzung ab: „Grundsätzlich zielt das Konzept der UK darauf, dass die Personen möglichst unabhängig von anderen kommunizieren können. Eine solche Erfahrung ist für viele Personen der Schlüssel zu einer neuen Welt, der Welt der Persönlichkeit, der Sprache der Kultur, des Wissens, der Bildung. Allerdings gibt es oft genug Situationen, in denen es überhaupt erst einmal darum geht, einer Person Zugang zu und die Gelegenheit für soziale Interaktionen und kommunikative Prozesse zu ermöglichen."

Technologien, Techniken und Strategien

Neben den Kommunikationsformen gehören die verschiedenen Technologien, spezielle UK-Techniken und Strategien, die die Kommunikation zwischen Sprecher und Hörer verbessern, zum Grundlagenwissen in UK.

Ein großes Problem in der Kommunikation mit einer uk Person ist die extrem verlangsamte Kommunikationsgeschwindigkeit. 2–26 Wörter pro Minute via UK stehen einer normalen Sprechgeschwindigkeit (auf der Basis von 4–6 Silben pro Sekunde) mit mehr als 90 Wörtern pro Minute gegenüber (Braun 2008, Kraat 1985). Auf der kommunikativen Ebene kommt es zu einer Irritation des sprechenden Partners, weil er z. B. auf eine Frage scheinbar keine Antwort bekommt. Diese Irritation kann sich nachteilig auf die Beziehungsebene auswirken. Die verzögerte Kommunikationsgeschwindigkeit führt aufseiten des uk Partners dazu, dass er die Möglichkeiten seiner externen Hilfe nicht immer voll ausschöpft und sich sprachlich bewusst undifferenziert äußert, indem er einen Telegrammstil gebraucht. Damit versucht er, die verlangsamte Kommunikationsgeschwindigkeit zu kompensieren. Der Nachteil des Telegrammstils ist, dass die intendierte Äußerung verkürzt und oft nur schwer verständlich ist. Für den sprechenden Partner ist die Mitteilung häufig zu unpräzise und er muss versuchen, einen thematischen Zugang und eine Bedeutungsentnahme des Inhalts über die Partnerstrategie der Ko-Konstruktion, die im weiteren Verlauf dieses Kapitels erklärt wird, zu finden. Die Kommunikationsformen stehen im Zusammenhang mit Technologien, die den Zugang zu kommunikativen

Hilfsmitteln erleichtern. Die gewählte Technologie spielt eine wichtige Rolle beim Aufbau und bei der Auswahl des zur Verfügung stehenden Vokabulars, z. B. in Form von Wortvorhersageprogrammen oder einer hierarchischen Wortfeldauswahl in Ober- und Unterbegriffen, wie z. B. bei der elektronischen Hilfe Dynavox (s. Kap. 5).

Weiterhin kommen spezielle Techniken in der UK zum Einsatz. Es handelt sich dabei um eine möglichst schnelle und effiziente Art, Zeichen (Bildsymbole, Buchstaben, etc.) auszuwählen und zu produzieren. Es gilt dabei der Grundsatz: Je schwerer die Motorik der uk Person beeinträchtigt ist und je mehr Hilfsmittel benötigt werden, desto speziellere Techniken sind notwendig. Der dritte wichtige Aspekt für die Bedienung eines Kommunikationssystems sind die Strategien, die die Kommunikation zwischen Sprecher und Hörer erleichtern. Es handelt sich dabei um Fertigkeiten und Fähigkeiten der uk Person, die einzelnen Komponenten seines Kommunikationssystems möglichst optimal einzusetzen. Die folgenden 3 Strategien sind Schlüsselstrategien für die optimale Nutzung des Kommunikationssystems:

- Aktiv an der Kommunikation teilnehmen und Initiativen ergreifen!
- Eindeutig in den Mitteilungen sein!
- Möglichst schnell kommunizieren!

Neben den Strategien aufseiten der uk Person gibt es 2 UK-spezifische Strategien für den Gesprächspartner (Lage 2006), denn die Verantwortung für das Gelingen der Kommunikation liegt auch aufseiten der Kommunikationspartner (Mayer 2007):

- **Prompting:** Der lautsprachlich kommunizierende Partner ermutigt den uk Partner, sich aktiv in das Gespräch einzubringen, wenn er die Gelegenheit dazu nicht spontan nutzt. Dabei spielt es keine Rolle, warum die Gelegenheit zur Kommunikation nicht genutzt wird. Egal ob sie verpasst, nicht erkannt oder einfach nicht wahrgenommen wird, ein kommunikativer Beitrag wird erwartet. Bleibt der Beitrag aus, wird der uk Partner motiviert, einen Turn, also einen Beitrag nach einem Sprecherwechsel zu ergreifen. Das Vorgehen ist über 5 Stufen systematisch aufgebaut. Das Prompting wird bewusst eingesetzt, sollte aber nur dann gesteigert werden, wenn der uk Partner kommunikativ nicht reagiert.
    - *Stufe 1:* Natürliche Gelegenheiten zur Kommunikation schaffen
    Im Tagesablauf werden bewusst Situationen geschaffen, in denen es einen sinnvollen Anlass zur Kommunikation gibt. Es handelt sich dabei um Situationen und Anlässe, die die uk Person kennt und versteht. Das Umfeld erwartet, dass sie kommuniziert. Zeigt die uk Person spontan keine Initiative oder Reaktion, folgt Stufe 2.
    - *Stufe 2:* Erwartungsvolle Zeitverzögerung
    Der Kommunikationspartner macht eine Pause von bis zu 10 Sekunden und blickt die uk Person mit einer erwartungsvollen Mimik (z. B. Kopfnicken, Hochziehen der Augenbrauen) an. Das Warten bis zu 10 Sekunden auf eine Reaktion ist eine lange Zeit und für viele Kommunikationspartner zunächst ungewohnt. Eine Hilfestellung ist, innerlich die Sekunden mitzuzählen.
    - *Stufe 3:* Indirekte Aufforderung geben
    Der Kommunikationspartner kommentiert oder beschreibt die Situation und motiviert die uk Person, sich mitzuteilen (z. B. durch den Satz: „Ich glaube, das könnte Dir gefallen").
    - *Stufe 4:* Aufnahme von Körperkontakt
    Der Kommunikationspartner nimmt direkt Körperkontakt zur uk Person auf, indem er sie berührt, auf ihr Kommunikationssystem zeigt und/oder unter Einbezug der gesamten Körpersprache (Gestik, Blickrichtung etc.) ihr deutlich macht, dass er auf eine Reaktion wartet.
    - *Stufe 5:* Gemeinsames Ausführen der Handlung
    Dies ist die letzte und höchste Stufe der Stimulierung, bei der die Kommunikationspartner gemeinsam die kommunikative Handlung ausführen. Hier liegt das Lernen am Modell zugrunde.
- **Ko-Konstruktion:** In einer unterstützten Kommunikationssituation kann es zu Missverständnissen und fehlendem Verstehen kommen. Ursache kann eine Unklarheit der via UK vermittelten Äußerungen sein, z. B. kennt der lautsprachlich kommunizierende Partner keine Gebärden oder der uk Partner bildet einen unverständlichen Satz mit seiner elektronischen Hilfe. Genau in dieser Situation ist der Einsatz der Partnerstrategie Ko-Konstruktion sinnvoll. Ist eine Äußerung un- oder missverständlich, versuchen beide Partner gemeinsam, diese unklaren Inhalte zu entschlüsseln.

Dabei sind folgende Verhaltensweisen des lautsprachlich kommunizierenden Partners hilfreich:
- Nachfragen („Was hast Du gemeint? Hast Du … gemeint?")
- Zusammenfassen der verstandenen Inhalte („Du hast mir gerade erzählt,…")
- bestätigen lassen („Habe ich Dich richtig verstanden: Gestern ist Dir … passiert?")
- auf Zwischentöne achten und versuchen herauszufinden, was wirklich mit der Äußerung gemeint war („War das gerade ein Witz?")
- geschlossene Fragen stellen, die mit Ja oder Nein beantwortet werden können

Verschiedene Funktionen von UK: expressiv, augmentativ oder alternativ

Nach von Tetzchner und Martinsen (2000) hat UK 3 verschiedene Funktionen, indem sie als Ausdrucksmittel dient (expressive Funktion), das uk Kind in seinem Spracherwerb bzw. die uk Person in seiner Verständlichkeit unterstützt (augmentative Funktion) oder die gesprochene Sprache gänzlich ersetzt (alternative Funktion).

Die expressive Funktion von UK hilft Menschen, die ein intaktes Sprachverstehen und eine gestörte Sprechfunktion haben. Diese Personengruppe wird im weiteren Verlauf dieses Kapitels als nonspeaking vorgestellt. UK ist für diese Menschen eine Unterstützung und Ergänzung ihrer beeinträchtigten Lautsprachproduktion. Sprechmotorische Beeinträchtigungen werden sowohl durch den Einsatz unterschiedlicher körpereigener als auch technischer Mittel kompensiert oder verringert.

Die augmentative Funktion von UK hat 2 Aspekte: Zum einen fördert ein UK-System den rezeptiven und expressiven Spracherwerb eines Kindes intensiv, z.B. bei einem Kind mit einer schweren und anhaltenden Sprachentwicklungsstörung in beiden Modalitäten. Zum anderen kann UK parallel zur Lautsprache bei Menschen jeden Alters eingesetzt werden, deren beeinträchtigte Sprechfunktion schwer verständlich ist. Gerade für die Kommunikation mit wenig vertrauten Partnern, die das körpereigene Kommunikationssystem des Betroffenen nicht kennen bzw. die in eingeschränkte lautsprachliche Verständlichkeit nicht eingehört sind, ist das augmentative UK-System essenziell.

Kann sich ein Mensch lautsprachlich nicht mitteilen, ist er auf ein UK-System und außerdem auf ein soziales Umfeld angewiesen, das dieses alternative Kommunikationssystem versteht. Hier kommt die alternative Funktion von UK zum Einsatz. Ein Beispiel für eine alternative Kommunikation sind Gebärden, die für eine nichtsprechende Person und ihre Bezugspersonen die Lautsprache ersetzen.

Begriffliche Abgrenzung

Im Kontext der UK treten häufig Begriffe auf, die im Folgenden kurz erklärt werden.

Gestützte Kommunikation

Der Terminus „Gestützte Kommunikation" unterscheidet sich in der Wortform von der Unterstützten Kommunikation nur durch die Vorsilbe. Dies führt gerade in der Praxis häufig zu Missverständnissen. Die englische Sprache ist in der Unterscheidung der Terminologie eindeutiger: Facilitated Communication bezeichnet die Gestützte Kommunikation, auch in der deutschsprachigen Literatur häufig durch FC abgekürzt, Augmentative and Alternative Communication (AAC) für Unterstützte Kommunikation. Bei der Gestützten Kommunikation handelt es sich um eine körperliche Stütze, die ein sogenannter „Stützer" (derjenige, der diese körperliche Stütze i.S. einer Assistenz gibt) dem „Gestützten" (derjenige, der gestützt wird und für seine Kommunikation auf das Gestütztwerden angewiesen ist) beim Zeigen auf eine Buchstaben- oder Symboltafel oder beim Schreiben auf einer PC-Tastatur zur Verfügung stellt (Renner 2004). In der deutschsprachigen Literatur und Praxis gibt es eine seit Jahren vorherrschende kontroverse Diskussion bezüglich der Urheberschaft der mittels FC erstellten Äußerungen und damit der Validität von FC als Hilfestellung für die Kommunikation (Biermann 1999, Bober 2003, Bundschuh u. Basler-Eggen 2000, Klauß 2003a, Klauß 2003b, Nußbeck 2003).

Basale Stimulation

Die Basale Stimulation wurde in den 70er-Jahren vom Sonderpädagogen und Heilpädagogischen Psychologen Andreas Fröhlich entwickelt (Bienstein u. Fröhlich 2003, Braun u. Kristen 2003,

Fröhlich 2006) und ist ein ganzheitlicher Behandlungsansatz zur Förderung schwerstbehinderter Menschen auf der Basis sensomotorischer Handlungen.

Das Behandlungskonzept basiert auf mehreren Grundlagen. Eine Grundlage sind Erkenntnisse aus der frühen Eltern-Kind-Interaktion. Es handelt sich dabei um eine enge Austauschbeziehung zwischen Eltern und ihrem Kind. Die Kommunikation zeichnet sich durch eine enge körperliche Nähe aus, wie sie z.B. beim Wiegen, Tragen, Schaukeln, Ernähren (Stillen) erfolgt. Dem Kind werden durch die natürliche Stimulation Nähe, Geborgenheit und Liebe der Eltern vermittelt. Eine zweite Grundlage für das Behandlungskonzept sind Erkenntnisse über Früh- und Neugeborene auf Intensivstationen. Kinder, die mittels der natürlichen Stimulation Geborgenheit und Nähe erfuhren, entwickelten sich besser, z.B. bei der Nahrungsaufnahme. Sie atmeten früher selbständig, zeigten weniger Komplikationen und verließen die Intensivstation früher.

Die Prinzipien dieser natürlichen Stimulation werden auf den Kontakt und die Kommunikation zu einem schwerstbehinderten Menschen übertragen, um damit einen Zugang zu diesem Menschen zu bekommen. Die Wahrnehmungs- und Kommunikationsfähigkeit ist bei einem schwerstbehinderten Menschen auf die unmittelbare Körpernähe beschränkt. Sein Gesichtsfeld ist stark eingeschränkt. Für diesen Menschen spielt gesprochene Sprache aus der Distanz kaum eine Rolle. Einem schwerstbehinderten Menschen ist es nicht möglich, seine Hände gezielt einzusetzen, sich fortzubewegen und seine Körperposition zu verändern. Der Verlust eigenaktiver Bewegungsfähigkeit führt zu sensorischer Deprivation und dadurch zu ungenügender neuronaler Verknüpfung. Sein wichtigstes Wahrnehmungsorgan ist die Haut, über sie kann ein kommunikativer Zugang zu diesem Menschen gelingen. Die emotionale Fundierung durch Haut- und Körperkontakt differenziert sich zu einer Kommunikation. Neben dem Hautsinn gibt es 2 weitere wichtige Wahrnehmungskanäle zur Orientierung, es handelt sich dabei um Schwingung und Drehung. Auch diese werden in die Basale Stimulation mit einbezogen.

Ein schwerst- und mehrfachbehinderter Mensch erhält mithilfe der Basalen Stimulation Unterstützung in seiner Persönlichkeitsentwicklung. In der Behandlung entsteht zwischen den beiden Partnern ein basaler Dialog auf der Grundlage sensomotorischer Aktivitäten. Sensomotorische Stimulation in Verbindung mit Zuwendung ist die ursprünglichste zwischenmenschliche Kommunikationsform und bekommt ein umso größeres Gewicht, je weiter ein Mensch am Anfang seines Lebens steht oder je weiter er in seiner Entwicklung retardiert ist. Basale Stimulation ist Anregung durch ein ständig verändertes Informationsangebot.

Es werden folgende sensomotorische Körpererfahrungen vermittelt:
- Vibrationen
- Gleichgewicht
- taktiles und propriozeptives System (Berührung und Tiefenwahrnehmung)
- Körperschema (Wahrnehmung eigener Körperbewegungen)
- mimische Reaktionen als Kontaktaufnahme zur Bezugsperson
- Temperatur
- Geschmack und Geruch
- Sehen und Hören

Basale Kommunikation

Das heilpädagogische Konzept der Basalen Kommunikation nach Winfried Mall erweitert das Konzept der Basalen Kommunikation nach Fröhlich (Braun u. Kristen 2003, Mall 2001, Mall 2003, Mall 2004, Mall 2005, Mall 2008). Es stellt den Aspekt der Kommunikation in den Vordergrund und ist ebenfalls eine Möglichkeit der Kontaktaufnahme zu Menschen mit schwersten Behinderungen. Alle körperlichen Reaktionen eines Menschen mit einer schwersten Behinderung werden grundsätzlich als Ausdrucksverhalten verstanden, das die Bezugsperson wiederum mit einer passenden körperlichen Antwort sinnlich wahrnehmbar beantwortet. Verhaltensweisen des schwerstbehinderten Partners werden vom anderen gespiegelt, variiert und mit eigenen Äußerungen verbunden. Dadurch entsteht zunächst ein Kontakt zwischen den Partnern. Im weiteren Verlauf kann sich eine Kommunikation entwickeln, wenn sich beide Partner in ihren Beiträgen abwechseln und aufeinander beziehen. Es werden Erfahrungen aus der Funktionellen Entspannung nach Marianne Fuchs umgesetzt, außerdem werden Elemente der Rhythmisch-musikalischen Erziehung und der Integrativen Gestalttherapie nach Theijs Besems integriert. Eine wichtige Rolle spielt die Atmung in der Basalen Kommunikation. Der Partner ohne

Behinderung erspürt den Atemrhythmus des anderen und versucht, seine Atmung diesem anzupassen. Über das gemeinsame Atmen, ein geräuschvolles Ausatmen oder das Aufnehmen der Atembewegung in eine motorische Reaktion signalisiert der Partner ohne Behinderung dem anderen seinen Wunsch nach Kontakt und Kommunikation. Die Erfahrung Basaler Kommunikation kann aufseiten des behinderten Menschen zu einem Rückgang von Verhaltensauffälligkeiten, zum Aufbau neuer sozialer Kontakte, zu einem größeren Interesse an der Umwelt, zur physisch-psychischen Entspannung und zur Verbesserung der Motorik und des Gleichgewichts führen, aufseiten des Partners ohne Behinderung zu einem besseren Verständnis und größerer Toleranz gegenüber Verhaltensauffälligkeiten.

Theoretischer Rahmen

Den theoretischen Rahmen bilden das sogenannte **Partizipationsmodell** (Beukelman u. Mirenda 2005) und die ICF-Klassifikation (International Classification of Functioning, Disability and Health) der Weltgesundheitsorganisation WHO (2001, 2002) sowie ein psycholinguistisches Modell (Musselwhite u. St. Louis 1988). Auf der Grundlage dieser Theorien werden die kommunikativen und sprachlichen Beeinträchtigungen der betroffenen Menschen erklärt sowie das Anwendungsgebiet von UK abgeleitet. Die im Folgenden vorgestellten Theorien sind die Basis für ein modellorientiertes Vorgehen in der logopädischen Diagnostik und Therapie.

chen Lebens, wie es auch bei der „International Classification of Functioning, Diability and Health" (ICF, WHO 2001, 2002) das Ziel von Rehabilitationsmaßnahmen ist. Die ICF wurde 2001 von der Weltgesundheitsorganisation WHO verabschiedet. Sie ersetzt das Krankheitsfolgenmodell, die sogenannte „ICIDH-Klassifikation" (International Classification of Impairment, Disability and Handicap). Die ICF hat sich in den letzten Jahren zur wichtigen Grundlage für die Beurteilung von Rehabilitationsmaßnahmen und somit auch der Sprachtherapie entwickelt (Rentsch u. Bucher 2006, Grötzbach u. Iven 2009). Die ICF-Komponenten Funktionsfähig-

Partizipationsmodell und ICF

D. Päßler-van Rey

Für den Erfolg der UK-Intervention ist neben der uk Person zu einem erheblichen Teil ihr soziales Umfeld verantwortlich (Kristen 2002). Einen systematischen Rahmen für die Diagnostik, Planung und Durchführung von UK-Interventionen bietet das Partizipationsmodell von Beukelman und Mirenda (1999, 2005; Braun u. Kristen 2001, Anteneu, 2001), welches auf ihrem Kommunikationsbedürfnismodell aufbaut (Beukelman u. Mirenda 1988).

Im Partizipationsmodell (Abb. 1.1) werden die Kommunikationsbedürfnisse sowie die Fähigkeiten des Einzelnen gleichermaßen berücksichtigt. Sein Störungsprofil steht nicht im Vordergrund. Das Modell erläutert das Vorgehen beim Einsatz von UK unabhängig von der Altersgruppe und zeigt Faktoren auf, die den Interventionserfolg beeinflussen. Im Mittelpunkt des Modells steht die Teilhabe des uk Menschen in Aktivitäten des tägli-

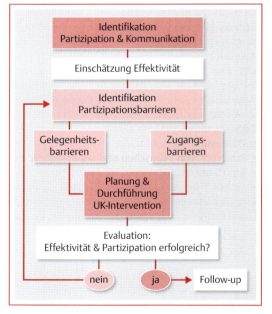

Abb. 1.1 Partizipationsmodell, modifiziert nach Beukelman u. Mirenda (1999, 2005).

keit und Behinderung sowie Kontextfaktoren sind verschiedenen Gruppierungen gesundheitsbezogener Themen (sogenannte Domänen) zugeordnet und interagieren. Diese interaktive Sichtweise stimmt mit dem Partizipationsmodell überein. Im Partizipationsmodell werden Teilhabebarrieren aufgezeigt. Diese können sowohl bei dem uk Menschen als auch bei seinen Bezugspersonen liegen. Es wird zwischen Gelegenheits- und Zugangsbarrieren unterschieden, welche in der ICF äquivalent zu Beeinträchtigungen auf der Ebene der Kontextfaktoren sind (vgl. Grötzbach u. Iven 2009).

Vorgehen nach dem Partizipationsmodell

Erfassen von Partizipationsmustern und Kommunikationsstrategien

Ziel von UK ist es, die Teilnahme am sozialen Leben zu erleichtern oder sogar erst zu realisieren. Dazu werden zunächst alle Aktivitäten und Tätigkeiten in den verschiedenen Lebensbereichen (z. B. Schule, Hobby, Beruf) der uk Person erfasst. Dieses sogenannte Partizipationsmuster wird mit dem der Peergroup, d. h. Gleichaltrigen in einer ähnlichen Lebenssituation verglichen, um das Festlegen unrealistischer Ziele zu vermeiden. Partizipationsmuster sind bei erworbenen Kommunikationsstörungen prä- und postmorbid häufig sehr unterschiedlich. Zum Beispiel können sich nach einem Ereignis externe Faktoren ändern, wenn der Betroffene nicht mehr arbeiten gehen kann oder umziehen muss. Manchmal ist es möglich, dass er durch Methoden der UK an Aktivitäten teilnimmt, die ihm vorher verschlossen waren. Darüber hinaus können sich mit Beginn einer Erkrankung die Kommunikationsbedürfnisse ändern. Light (1988) nennt in diesem Zusammenhang 4 Kategorien kommunikativer Interaktion:
- Ausdruck von Wünschen und Bedürfnissen
- Informationsaustausch
- soziale Nähe
- soziale Etikette

Beurteilen der Effektivität der Kommunikationsstrategien

Im nächsten Schritt wird ermittelt, wie erfolgreich die Person bereits im Alltag partizipiert und in welchem Maße sie ihre kommunikativen Fähigkeiten (sowohl verbal als auch verbal-alternativ) effektiv nutzt. Es wird davon ausgegangen, dass in der Kommunikation beeinträchtigte Menschen in gleichem Maße am sozialen Leben teilhaben möchten wie nichtbehinderte Altersgenossen.

Identifikation von Partizipationsbarrieren

Bestehen Diskrepanzen zwischen den Partizipationsmustern eines unterstützt Kommunizierenden und seiner Peergroup, liegt nach dem Modell die Ursache bei sogenannten Partizipationsbarrieren. Gegenwärtige und potenzielle Barrieren herauszufinden, zu beseitigen oder zumindest zu mildern ist unabdingbar für einen erfolgreichen Interventionsprozess.

Beukelman u. Mirenda (1999) unterscheiden zwischen Gelegenheits- und Zugangsbarrieren. In der ICF sind diese vergleichbar mit Beeinträchtigungen auf Ebene der Kontextfaktoren.

Gelegenheitsbarrieren (in der ICF: Umweltfaktoren) gehen nicht vom unterstützt Kommunizierenden aus, sondern sie werden von seiner Umgebung geschaffen. Obwohl er eine für ihn adäquate Kommunikationsmethode gebraucht, gelingt die Partizipation nicht. Es werden 5 Gelegenheitsbarrieren unterschieden:
- *Politische Barrieren* (Policy Barriers): Eingeschlossen werden hier gesetzliche Bestimmungen, durch die z. B. die Finanzierung von Hilfsmitteln geregelt wird.
- *Barrieren aus der Praxis* (Practice Barriers): Diese werden durch Konventionen und Vorgehensweisen hervorgerufen, die innerhalb von Institutionen wie Familie, Klinik oder Therapiezentren existieren können. Zum Beispiel wird ein Kommunikationsbuch in einigen Institutionen außerhalb der logopädischen Therapie nicht genutzt, weil eine interdisziplinäre Zusammenarbeit, z. B. mit dem medizinischen Personal, nicht üblich ist.
- *Einstellungsbarrieren* (Attitude Barriers): Partizipationsbarrieren aufgrund negativer Einstellungen treten häufig auf, sind aber nicht immer offenkundig wahrnehmbar. Prinzipiell können sie alle Berufsgruppen und das soziale Umfeld des uk Menschen betreffen. Das Ergebnis hiervon kann eine verminderte Erwartungshaltung gegenüber dem Menschen mit einer Behinderung sein, durch die wiederum die Gelegenheit zur Partizipation blockiert wird (Antener 2001).
- *Wissensbarrieren* (Knowledge Barriers): Durch fehlendes Fachwissen über UK (z. B. über

Ansteuerungsmöglichkeiten von elektronischen Hilfen) und die Trainingsmethoden können Schwierigkeiten in der Teilhabe entstehen.
- *Fertigkeitenbarrieren* (Skill Barriers): Trotz eines umfangreichen theoretischen Wissens über den Einsatz von UK werden hierbei die notwendigen Strategien nicht oder nur eingeschränkt angewandt (z. B. die Methode Partnerscanning).

Zugangsbarrieren (in der ICF: personenbezogene Faktoren) entstehen durch Einstellungen und eingeschränkte Ressourcen des potenziellen UK-Benutzers und weniger durch sein Umfeld.

Es ist deshalb bedeutsam, die Art und Effektivität gegenwärtig genutzter Kommunikationstechniken einzuschätzen. Dabei werden 2 Aspekte *kommunikativer Kompetenz* unterschieden: operationale und soziale. Eine uk Person ist z. B. kognitiv und motorisch in der Lage, eine elektronische Kommunikationshilfe zu bedienen (operationale Kompetenz), kann sie aber in einer sozialen Situation nicht adäquat einsetzen, weil sie das Turntaking im Gespräch nicht beachtet (soziale Kompetenz). Es ist notwendig, kommunikative Kompetenzen für jede Mitteilungstechnik einzuschätzen, um existierende Barrieren auflösen zu können. Hierbei werden Potenziale des unterstützt Kommunizierenden entsprechend folgender Fragestellungen beurteilt:
- Wie sieht die Prognose in Bezug auf körpereigene Fähigkeiten, wie z. B. die Veränderung der Spontansprache und dem Grad ihrer Verständlichkeit aus?
- Inwieweit sind Umweltanpassungen notwendig und durchführbar? Gemeint sind hier gegenständliche Anpassungen, z. B. Anbringen einer Rampe für Rollstuhlfahrer, keine Änderung der Einstellung von Personen (hierzu s. Einstellungsbarrieren).
- Inwieweit erfüllt der UK-Anwender die Anforderungen, um eine bestimmte Kommunikationsstrategie zu gebrauchen? Zur Beantwortung dieser Frage werden im Partizipationsmodell 3 Profile des Anwenders erstellt:
  - *Operationales Anforderungsprofil*: Zu Beginn einer UK-Intervention stellt sich die Frage, welche Kommunikationsformen geeignet ist, vorhandene Kompetenzen des Anwenders optimal zu nutzen und so Zugangsbarrieren zu reduzieren. Hierbei spielen z. B. bei elektronischen Kommunikationshilfen Eigenschaften wie die Organisation der Oberfläche oder die Ansteuerungstechnik eine Rolle. Welche Fähigkeiten müssen gegeben sein, um das jeweilige Gerät effektiv zu gebrauchen?
  - *Einschränkungsprofil*: Auch die Einstellung des Anwenders oder des direkten sozialen Umfelds gegenüber bestimmten Strategien ist ausschlaggebend für die Auswahl eines Hilfsmittels. Manchmal werden besonders von Menschen mit erworbenen Konditionen Kommunikationsbücher abgelehnt, weil sie als stigmatisierend empfunden werden. Zu beachten ist in diesem Zusammenhang auch der Grad der Krankheitsbewältigung des Betroffenen und seiner Angehörigen.
  - *Fähigkeitsprofil*: Die individuellen Fähigkeiten des uk Menschen (Kognition, Sprache, Motorik, Perzeption, Kommunikation) werden erfasst (Beukelman u. Mirenda 1999, Antener 2001, Braun u. Kristen 2001, Wiegers 2004). Zusätzlich sollten neuropsychologische Leistungen (z. B. Merkspanne, Aufmerksamkeit) überprüft werden. Ausgangspunkt für die Wahl der Kommunikationsstrategien ist immer die Hervorhebung der Kompetenzen. Das Fähigkeitsprofil ist unbedingt gemeinsam mit Einschränkungs- und operationalem Anforderungsprofil zu sehen.

Durchführung der UK-Intervention

Nachdem die notwendigen Schritte zur Überwindung der Partizipationsbarrieren unternommen wurden (z. B. Schulungen, Workshops, persönliche Gespräche), wird die UK-Intervention geplant und durchgeführt. Dies beinhaltet die Festlegung von Kommunikationszielen und die Anleitung verschiedener Personengruppen (Sprachtherapeutinnen, Ergotherapeutinnen, Familie etc., s. Kap. 4).

UK-Intervention ist ein dynamischer Prozess, der bei chronischen Erkrankungen normalerweise über einen langen Zeitraum verläuft (Beukelman u. Mirenda 1998, Antener 2001). Zuerst sollte ein Kommunikationssystem angepasst werden, das die gegenwärtigen Bedürfnisse und Fähigkeiten berücksichtigt. Es soll die Interaktion mit Familienangehörigen und anderen Bezugspersonen möglichst rasch erleichtern.

Evaluationsphase und Follow-Up-Diagnostik

Das Kernteam sollte regelmäßig überprüfen, ob die gewählten Kommunikationsstrategien den Bedürfnissen des uk Menschen zur Kommunikation gerecht werden und ob er tatsächlich am sozialen Leben teilhaben kann. Sollte dies zutreffen, ist es notwendig, das bestehende UK-System regelmäßig zu aktualisieren und dabei wechselnde Lebensumstände sowie veränderte Kompetenzen zu berücksichtigen (Braun u. Kristen 2001). Falls keine oder nur eine unzureichende Partizipation des unterstützt Kommunizierenden stattfindet, liegt die Ursache hierfür nach dem Modell bei Partizipationsbarrieren, die nicht berücksichtigt oder unzureichend beseitigt wurden.

Psycholinguistisches Modell

Kommunikationsformen werden in Abhängigkeit vom Entwicklungsstand bzw. den erhaltenen Fähigkeiten der Sprechmotorik in die Lautsprache ergänzend (augmentativ) oder ersetzend (alternativ) unterschieden. Diese Vorstellung veranschaulicht das psycholinguistische Modell vom Kontinuum zwischen lautsprachlicher und unterstützter Kommunikation von Musselwhite und St. Louis (1988). Jeder Mensch setzt in einer Kommunikationssituation verschiedene Kommunikationsformen (Sprechen, Stimmklang, Gestik, Mimik etc.) ein. Kommunikation ist damit nicht nur auf das Sprechen im Sinne der Artikulation von Lauten, Wörtern oder Sätzen, beschränkt. Auch bei einem uk Menschen ist es selten, dass er ausschließlich eine Kommunikationsform einsetzt. Vorstellbar wäre diese Beschränkung bei einem Patienten mit Locked-in-Syndrom und einer damit vollständig fehlenden Sprechfunktion, Stimmgebung, Gestik und Mimik.

Im Modell von Musselwhite und St. Louis (1988) werden mehrere Grade des Gebrauchs von Kommunikationsformen unterschieden. Auf der horizontalen Ebene wird die Art und Weise, wie ein Mensch kommuniziert, beschrieben. Die beiden Endpunkte der Skala zeigen 2 Ausprägungsgrade: eine unterstützte und eine vokale (= lautsprachliche) Kommunikation. Ein Mensch mit einer komplexen Kommunikationsstörung ist auf den Einsatz von UK angewiesen und damit am linken Skalenende einzuordnen. Ein Mensch mit einer intakten Lautsprache ist auf UK nicht angewiesen, da er selbstständig artikulieren kann. Er wäre am rechten Skalenende einzuordnen. In der Evolution des Menschen hat sich die akustisch-vokale Kommunikation durchgesetzt, da sie dem Menschen etwa im Vergleich zu einer visuell-motorischen Kommunikation (Gebärdensprache) Vorteile brachte. Lautsprachlich ist eine Kommunikation auch ohne Blickkontakt oder bei schlechtem Sichtkontakt möglich. Lautsprachlich können Entfernungen überbrückt werden und es kann während einer laufenden Handlung lautsprachlich kommuniziert werden. Ist eine lautsprachliche Kommunikation aber aufgrund einer komplexen Beeinträchtigung nicht möglich, kann ein Mensch die fehlende Lautsprache kompensieren, indem er andere Ausdrucksformen zur Kommunikation einsetzt (z. B. Gebärden, Schriftsprache, Bildsymbole).

Die Kommunikation eines Patienten mit dem Locked-in-Syndrom wäre auf der Skala links bei unterstützt einzuordnen, während ein lautsprachlich kommunizierender Mensch auf der rechten Seite der Skala bei vokal einzuordnen wäre. Zwischen den beiden Skalenenden finden sich in Form eines Kontinuums die verschiedenen Ausprägungsgrade der UK.

- **Grad 1** bedeutet, dass sich ein Mensch ausschließlich mittels UK mitteilen kann. Die sprechmotorische Beeinträchtigung ist so stark, dass der Mensch über keinerlei Lautsprache verfügt, die er zur Kommunikation einsetzen kann.
- **Grad 2** bedeutet die Kombination zwischen Lautsprache und UK. Kitzinger et al. (2003) sprechen auch von der *Totalen Kommunikation*, da bei Grad 2 mehrere Kommunikationsformen eingesetzt werden, die sich miteinander verbinden und gegenseitig ergänzen. Die zugrunde liegende Philosophie der Totalen Kommunikation geht davon aus, dass alles, was ein Mensch zu äußern versucht, vom Partner als ein kommunikativer Beitrag begriffen und dementsprechend wertschätzend und ernsthaft beantwortet werden muss. Bei vertrauten Kommunikationspartnern gebraucht der Mensch mit einer komplexen Kommunikationsstörung seine Lautsprache, während er bei fremden Partnern auf sein Kommunikationssystem zurückgreift.
- Bei **Grad 3** kommt erstmals UK zum Einsatz, aber primär wird weiterhin mittels Lautsprache kommuniziert. Um die beeinträchtigte Lautsprache zu unterstützen, werden zusätz-

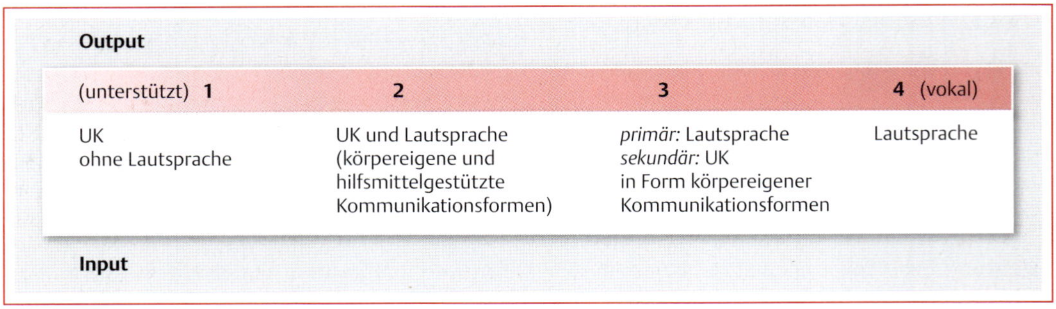

1 Einleitung

Output				
(unterstützt) 1	2	3	4 (vokal)	
UK ohne Lautsprache	UK und Lautsprache (körpereigene und hilfsmittelgestützte Kommunikationsformen)	*primär:* Lautsprache *sekundär:* UK in Form körpereigener Kommunikationsformen	Lautsprache	
Input				

Abb. 1.2   Kontinuum zwischen lautsprachlicher und unterstützter Kommunikation.

lich nonverbale, körpereigene Kommunikationsformen („unaided communication"), aber keine hilfsmittelgestützten Kommunikationsformen eingesetzt.

- **Grad 4** bedeutet ein intaktes Sprach- und Kommunikationsvermögen: Die Kommunikation erfolgt primär über die Lautsprache, die Intention der Äußerung kann durch nonverbale (z. B. Mimik, Gestik) und paraverbale Kommunikationsformen (z. B. Stimmklang) unterstützt werden. UK kommt nicht zum Einsatz.

Auf einer zweiten Ebene wird das Modell durch die Modalitäten **Output** und **Input** ergänzt (Abb. 1.2).

Der Output bezieht sich auf die Produktion von Äußerungen, während der Input das Verstehen von Äußerungen bezeichnet. Im Kontext der UK wird der Input weiter gefasst. Neben dem Verstehen von Äußerungen einer Person bezeichnet der Input auch die Ansprache und Kommunikationsformen der Bezugspersonen: Welche Kommunikationsformen setzen die Bezugspersonen ein, um vom Gegenüber verstanden zu werden? In der UK kann es hilfreich sein, wenn die Bezugspersonen ihre Sprache durch weitere Kommunikationsformen (Zeigen, Gebärden, Deuten auf Bildsymbole etc.) ergänzen und somit der uk Person das Verstehen erleichtern.

Die Skala verdeutlicht die fließenden Übergänge zwischen den verschiedenen Kommunikationsformen. Sie verdeutlicht weiterhin, dass UK sowohl die Sprachproduktion als auch das Verstehen von Sprache unterstützt.

Die Zuweisung eines bestimmten Grades kann in der In- und Outputmodalität unterschiedlich sein, wie die Beispiele in Tab. 1.1 zeigen.

Dieses Modell eignet sich in der Diagnostik und ist hilfreich für die Planung der Beratung, gleichzeitig erlaubt es eine Analyse des Ist-Soll-Zustands, wie im Folgenden aufgezeigt wird.

1. Schritt: **Erhebung des Ist-Zustands.**
   - Welche Kommunikationsformen gebraucht die uk Person (Output)?
   - Welche Kommunikationsformen setzen die Bezugspersonen in der Unterhaltung mit der uk Person ein (Input)?
2. Schritt: **Analyse des Ist-Zustands.** Auf der Grundlage der Analyse des Ist-Zustands erfolgt eine Interventionsplanung, d. h. der Soll-Zustand wird erhoben:
   - Verläuft die Kommunikation in beiden Modalitäten und von beiden Kommunikationspartnern aus zufriedenstellend oder sollten durch die Intervention die Kommunikationsformen verändert werden?
   - Ist es hilfreich, die Kommunikationsformen der uk Person oder der Bezugspersonen zu verändern oder betrifft die Veränderung beide Partner?
   - In welche Richtung der Skala erfolgt die Veränderung?
   - Ist es hilfreich, dass mehr UK eingesetzt wird?
   - Kann sich dadurch die kommunikative Kompetenz des Benutzers rezeptiv und expressiv verbessern?
3. Schritt: **Festlegung des Soll-Zustands.** Die Ergebnisse der Fragestellungen resultieren in der Festlegung des Soll-Zustands, d. h. die Interventionsziele werden auf der Basis der Reflexion festgelegt.

Tab. 1.1 Einordnung verschiedener Kommunikationsformen in das psycholinguistische Modell.

Fallbeschreibung	Zuordnung zum Modell	
	Output	Input
Ein 60-jähriger Mann mit Tetraspastik spricht aufgrund einer schweren Dysarthrie spontansprachlich unverständlich. Sein Sprachverstehen ist altersgemäß entwickelt. Er gebraucht eine elektronische Kommunikationshilfe, um sich mitzuteilen. Seine Bezugspersonen unterhalten sich mit ihm mittels Lautsprache.	Ausprägungsgrad 1	Ausprägungsgrad 4
Ein 4-jähriges Mädchen mit einer zerebralen Bewegungsstörung und einer schweren geistigen Behinderung versteht die Sprache seiner Bezugspersonen nicht. Die Eltern setzen daher ein Kommunikationsbuch ein und begleiten parallel ihre Sprache durch Zeigen auf die Bildsymbole und auf bestimmte Objekte im Raum. Lautliche Äußerungen des Kindes sind Lachen und einzelne Laute, die mit einer Bedeutung verknüpft sind. /o:/ bedeutet z. B. „Oma". Es benutzt eine Kommunikationstafel mit grafischen Symbolen, die nach verschiedenen Wortarten aufgebaut ist.	Ausprägungsgrad 2	Ausprägungsgrad 2
Ein 6-jähriger Junge mit einer Störung im autistischen Spektrum und einer schweren geistigen Behinderung äußert sich expressiv nicht, versteht aber Sprache im situativen Kontext. Seine Bezugspersonen begleiten ihre sprachlichen Äußerungen mit Gebärden oder zeigen auf Bildsymbole im Kommunikationsbuch, vor allem dann, wenn sie von abwesenden Dingen oder von früheren oder zukünftigen Ereignissen sprechen. Das Kind setzt spontan Gebärden und ein Kommunikationsbuch mit Fotos in der Interaktion ein.	Ausprägungsgrad 1	Ausprägungsgrad 2

Zielgruppen

UK kommt zum Einsatz, wenn das Kommunikationsbedürfnis der betroffenen Person ihre kommunikativen Fähigkeiten übersteigt (Mayer 2007), d.h. ihr Sprachverständnis und ihre Sprachproduktion so beeinträchtigt sind, dass zusätzliche Hilfsmittel erforderlich sind, damit sie, soweit dies möglich ist, selbständig kommunizieren kann.

Die Personengruppen, die für eine Versorgung mit UK infrage kommen, sind inhomogen, d.h., ob eine Versorgung zeitlich begrenzt ist oder fortwährend dem Betroffenen zur Verfügung stehen sollte, hängt von der Ätiologie der kommunikativen Beeinträchtigung ab. Ein Mensch, der nach einer schweren Operation vorübergehend künstlich beatmet wird, wird eine Kommunikationstafel nur in einem bestimmten Zeitraum brauchen, während ein Kind mit einer schweren Form einer Zerebralparese lebenslang auf ein Kommunikationsgerät angewiesen sein wird.

Beim Blick in die Entwicklungsgeschichte des Fachgebiets ist ein Wandel feststellbar. So wurde UK in den 70er- und bis in die 80er-Jahre hinein nur bei Personen eingesetzt, die bei erhaltenen kognitiven und linguistischen Kompetenzen primär eine Störung der expressiven Kommunikation aufwiesen (z.B. Amyotrophe Lateralsklerose, Querschnittslähmung). Seit Ende der 80er-Jahre hat sich das Personenspektrum kontinuierlich auf Menschen erweitert, deren Störung der expressiven Kommunikation sekundär zu einer zugrunde liegenden Kondition/Beeinträchtigung ist (Beukelmann u. Mirenda 2005, Mirenda u. Mathy-Laikko 1989, Romski u. Sevcik 1988) wie z.B. geistige Behinderung oder Autismusspektrumsstörung. Die **Indikation** für den Einsatz von UK sollte deshalb über die **Zielperspektive Lebensqualität** für die kommunikativ beeinträchtige Person erfolgen (Lage 2006) und somit das breite Spektrum unterschiedlicher Störungs- und Krankheitsbilder berücksichtigen. Abb. 1.3 gibt einen Überblick über die unterschiedlichen Konditionen, die eine schwere kommunikative Beeinträchtigung verursa-

1 Einleitung

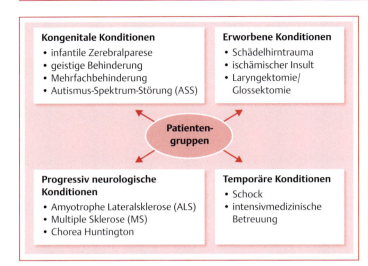

Abb. 1.3 Beispiele verschiedener Konditionen bei einer Versorgung mit UK.

chen können (van Balkom u. Donker-Gimbrère 1994). Die Konditionen beschreiben die medizinische Ätiologie, die der kommunikativen Beeinträchtigung zugrunde liegt. Es handelt sich dabei um kongenitale Konditionen wie z. B. eine infantile Zerebralparese, erworbene Konditionen wie z. B. ein Schädelhirntrauma, progressiv neurologische Konditionen wie z. B. Amyotrophe Lateralsklerose und temporäre Konditionen wie z. B. ein beatmeter Zustand im Rahmen einer intensivmedizinischen Betreuung.

Für eine Versorgung mit UK stehen aber nicht die Ursachen eingeschränkter Funktionsfähigkeiten im Vordergrund, sondern es wird ein ressourcenorientierter Ansatz verfolgt. UK kann sowohl die Sprachproduktion als auch das Verstehen von Sprache unterstützen. Hierbei ist die Unterscheidung in die 2 Profile **nonverbal** und **non-speaking** hilfreich, die im Folgenden vorgestellt werden.

- *Non-speaking* geht vom Fähigkeitsprofil „Sprache gut, Sprechen beeinträchtigt" aus. Dies wäre bei einer Person mit einer zentralen Sprechstörung (Dysarthrophonie oder reine Sprechapraxie) der Fall und stellt die Unterstützung und Ergänzung einer beeinträchtigten Lautsprachproduktion durch UK ins Zentrum. Sprechmotorische Beeinträchtigungen werden durch den Einsatz unterschiedlicher körpereigener als auch technischer Mittel kompensiert oder verringert. Beispielsweise bei einem Erwachsenen, der aufgrund einer Dysarthrophonie und einer fehlenden Verständlichkeit der Spontansprache ein Kommunikationsgerät gebraucht, um sich mitzuteilen.
- Im Gegensatz zur ersten Gruppe mit einem gut entwickelten Sprachwissen und -verständnis sind beim Profil *nonverbal* beide Modalitäten, Rezeption und Sprachproduktion, betroffen. Es gibt kein funktionales Sprachsystem, und die Person hat große Probleme, Sprache in jeglicher Form zu verstehen und zu verwenden. Ein Beispiel wäre ein Kind, das aufgrund einer schweren geistigen Behinderung die Sprache seiner Umwelt nicht versteht. Hier kann es dagegen förderlich sein, ein Kommunikationsbuch auch zur Unterstützung des Sprachverständnisses einzusetzen, indem die Bezugspersonen ihre Sprache durch Zeigen auf die Bildsymbole begleiten.

Insgesamt liegt der Indikation für UK ein Menschenbild zugrunde, nach dem von einem Menschen mit einer schweren kommunikativen Beeinträchtigung keine Mindestvoraussetzungen erfüllt werden müssen, um einen Zugang zur UK zu bekommen (Braun u. Kristen 2003, Mayer 2007). Die Perspektive geht stattdessen vom Umkehrschluss aus: Welche Möglichkeiten gibt es, um einer Person die Kommunikation zu erleichtern? Die einzige Voraussetzung für UK ist die Partizipation der uk Person. Für diese Voraussetzung ist das Umfeld verantwortlich.

Um einen Zugang zur UK zu bekommen, müssen keine Mindestvoraussetzungen von einem Menschen mit einer schweren kommunikativen Beeinträchtigung erfüllt werden (Braun u. Kristen 2003). Von UK profitieren Menschen mit rezeptiven und/oder expressiven Beeinträchtigungen der Sprache und der Kommunikation sowie deren soziales Umfeld.

Rechtliche Grundlagen zur Hilfsmittelversorgung

D. Päßler-van Rey

Kommunikationshilfen sowie Adaptions- und Sprechhilfen gehören zu den verordnungsfähigen Hilfsmitteln. Die Richtlinien für die Gewährung von Hilfsmitteln sind in verschiedenen Sozialgesetzbüchern (SGB V §33 Hilfsmittel, §128 Hilfsmittelverzeichnis, SGB VII §31 Hilfsmittel, SGB XI §40 Pflegehilfsmittel und technische Hilfen, SGB) sowie in der Kommunikationshilfenverordnung (KHV) und dem Behindertengleichstellungsgesetz (BGG) verankert. Darin wird auch geregelt, wer im Einzelfall der zuständige Kostenträger ist. Abhängig von der jeweiligen Lebenssituation und dem Einsatz der Hilfsmittel können dies Krankenkassen, Sozialhilfeträger sowie Unfall- und Rentenversicherungen sein.

Hilfsmittel umfassen Produkte, die im Einzelfall notwendig sind, um
- einer drohenden Behinderung vorzubeugen,
- den Erfolg der Heilbehandlung [Anm. d. Verf.: dazu gehört auch die Logopädie] zu sichern oder
- eine Behinderung bei der Befriedigung von Grundbedürfnissen des täglichen Lebens auszugleichen, soweit sie nicht allgemeine Gebrauchsgegenstände des täglichen Lebens sind. (SGB IX §31 Hilfsmittel, Abs. 1).

Kriterium zur Bewertung von Gegenständen des täglichen Lebens ist nach Schmidt-Ohlemann (2005) der Umformungsgrad eines Hilfsmittels im Verhältnis zu einem Gegenstand für einen Menschen ohne Behinderung. So ist z. B. ein Computer ein Gebrauchsgegenstand des täglichen Lebens. Die Kosten hierfür werden von den Kostenträgern i.d.R. nicht übernommen, u.a. da er nicht speziell für kranke oder behinderte Menschen entwickelt wurde, der Käufermarkt bei gesunden Personen liegt und er keine nachgewiesene medizinische Wirksamkeit hat (Arbeitsgemeinschaft der Spitzenverbände der Krankenkassen 2007). Kann aber eine Person, z.B. aufgrund einer eingeschränkten Mobilität der Hand, ihren Beruf am Computer nicht mehr ausführen oder ist eine spezielle Software zur Anwendung als Kommunikationshilfe notwendig, so würde der zuständige Kostenträger für die Finanzierung der Hilfen (i.d.R. aber nicht für den Computer) im Einzelfall aufkommen. Zu den Grundbedürfnissen gehören u.a. die Teilnahme am gesellschaftlichen Leben, das Erlernen von Schulwissen sowie die Integration eines behinderten Kindes in die Gruppe Gleichaltriger (ebd.). Eine Leistungspflicht besteht bei Kindern bis zum Ende der Schulpflicht auch bei Störungen der schriftsprachlichen Kommunikation, wenn die Lautsprache erhalten ist. Für Erwachsene gilt dies nicht (Institut der deutschen Wirtschaft, Köln REHADAT 2010).

Die Hilfsmittelrichtlinien des Bundesausschusses der Ärzte und Krankenkassen enthalten alle von der gesetzlichen Leistungspflicht umfassten Hilfsmittel. Bei Neuaufnahmen in den Hilfsmittelkatalog müssen die Hersteller einen therapeutischen Nutzen und Qualitätsstandards im Sinne des Medizinproduktegesetzes nachweisen. Die für die logopädische Behandlung u. U. notwendigen Adaptions-, Kommunikations- und Sprechhilfen sind in unterschiedlichen Produktgruppen zusammengefasst (Produktgruppen PG 2, PG 16 und PG 27). Das Hilfsmittelverzeichnis wird regelmäßig ergänzt und im Bundesanzeiger veröffentlicht. Für die Kostenträger ist das Verzeichnis eine wichtige Entscheidungsgrundlage. Ist eine Hilfe nicht im Hilfsmittelverzeichnis gelistet, hat der Antragsteller im Einzelfall dennoch Anspruch auf diese, falls keine funktionell vergleichbare ins Verzeichnis aufgenommen wurde und die gesetzlichen Voraussetzungen erfüllt werden. Die privaten Krankenkassen sind bei ihrer Entscheidung nicht an Urteile der Gesetzlichen Krankenkassenvereinigung (GKV) oder den gesetzlich vorgeschriebenen Hilfsmittelkatalog gebunden.

Darüber hinaus werden Kommunikationshilfen unter der internationalen Norm EN ISO 9999 „Hilfsmittel für Menschen mit Behinderungen – Klassifikation und Terminologie" aufgelistet. Diese beinhaltet auch solche Hilfsmittel, welche nicht von der Leistungspflicht der gesetzlichen Krankenkassen betroffen sind. Eine umfangreiche Übersicht über Einzelprodukte sowie Informationen zu den Themen Behinderung, Beruf und Integration wird von der Datenbank REHADAT des Instituts der deutschen Wirtschaft in Köln angeboten. Diese wird laufend aktualisiert und kann sowohl über das Internet eingesehen (http://www.rehadat.de/) als auch auf CD-ROM kostenlos angefordert werden. Eine ausführliche Sammlung zu Gesetzestexten, Urteilen des Bundessozialgerichts und Richtlinien bietet die Sozialmedizinische Fachdatenbank SINDBAD der MDK-Gemeinschaft (MDK = Medizinischer Dienst der Krankenkassen; http://infomed.mds-ev.de/sindbad_frame.htm).

Antragstellung

Im Regelfall wendet sich der Antragsteller oder ggf. ein Angehöriger oder die Logopädin an einen Anbieter für Hilfsmittel. Telefonisch oder schriftlich wird häufig anhand eines Fragekatalogs zur Einschätzung von Wünschen und Fähigkeiten des Antragstellers eine Vorauswahl von Hilfsmitteln getroffen. Ein Berater des entsprechenden Leistungserbringers (Hilfsmittelanbieter) testet i.d.R. vor Ort gemeinsam mit dem potenziellen Hilfsmittelnutzer, Angehörigen und Mitgliedern des UK-Teams (z.B. der Logopädin) verschiedene Hilfsmittel. Manchmal besteht die Möglichkeit, dass das Hilfsmittel über einen begrenzten Zeitraum ausgeliehen werden kann, um die Anwendbarkeit eingehender zu überprüfen. Dies ist jedoch eine freiwillige Leistung des Anbieters und abhängig vom bestehenden Gerätefundus. Hat sich ein potenzieller Nutzer für ein Hilfsmittel entschieden, das seinen Bedürfnissen und Fähigkeiten angemessen scheint, wird vom Leistungserbringer ein Kostenvoranschlag erstellt. Da der Leistungsanspruch „… die notwendige Änderung, Instandhaltung, Ersatzbeschaffung sowie Ausbildung im Gebrauch der Hilfsmittel" (SGB 9 §31, Abs.2) umfasst, werden auch diese Kosten aufgeführt. Diese gelten z.B. für Halterungssysteme zur Befestigung einer Kommunikationshilfe am Rollstuhl. Die Antragstellung erfolgt durch den Versicherten. Ist dies nicht der Fall, ist eine gesetzliche Vollmacht notwendig.

Mit Inkrafttreten der Gesundheitsreform im Jahre 2004 wird der Antragsteller, der über 18 Jahre alt ist, verpflichtet, 10% der Kosten für Hilfsmittel selbst zu tragen. Der Betrag von 10€ soll allerdings nicht überschritten werden. Dieser ist an den jeweiligen Leistungserbringer zu entrichten, bzw. wird häufig aufgrund des gemessen am Endpreis eher symbolischen Betrages von ihm übernommen. Bei Antragsstellung muss eine medizinische Verordnung für das Hilfsmittel vorliegen. Auf dieser sollte das Hilfsmittel möglichst genau – falls vorhanden mit der entsprechenden Hilfsmittelnummer (ist im Hilfsmittelverzeichnis aufgeführt) – benannt sein. Hilfsmittel unterliegen keiner Budgetierung! Jedoch wird von den Leistungsträgern angestrebt, dem Gebot der Wirtschaftlichkeit Sorge zu tragen. Dies bedeutet, dass bei gleichartig wirkenden Hilfsmitteln das finanziell günstigere zu bevorzugen ist (Richtlinie des Gemeinsamen Bundesausschusses 2008).

Vor einer Beantragung einer Kommunikationshilfe steht gelegentlich die – leider nicht ganz unbegründete – Befürchtung, dass diese gleichzeitig die Beendigung der logopädischen Therapie zur Folge hätte. Zur sachlichen Argumentation kann z.B. bei neurologisch bedingten Beeinträchtigungen auf die aktuellen Behandlungsleitlinien der Gesellschaft für Neurologie (DGN) verwiesen werden. 2008 wurden erstmals Hilfsmittel und Pflegehilfsmittel in den Leitlinienkatalog aufgenommen. Ausdrücklich wird dabei die Notwendigkeit fachlicher Anleitung durch beruflich qualifizierte Sprachtherapeuten beim Einsatz von Kommunikationshilfen unter Einbindung von Angehörigen gefordert (Hesse et al. 2008). Die Leitlinien sind im Internet einsehbar (http://www.uni-duesseldorf.de/AWMF/ll/030-127.htm). Seit Einführung des GKV-Wettbewerbsstärkungsgesetzes sollte vor der Beantragung außerdem abgeklärt werden, ob die Hilfsmittelfirma Vertragspartner der entsprechenden gesetzlichen Krankenkasse (SGB V, §127) ist.

> **!**
> Zur Beantragung werden benötigt:
> - Kostenvoranschlag (erfolgt durch Hilfsmittelfirma)
> - ärztliche Verordnung (genaue Hilfsmittelbezeichnung)
> - sprachtherapeutisches Gutachten mit Verweis auf:
>   – Funktionsausgleich durch das Hilfsmittel
>   – ausreichende Erprobung des Hilfsmittels
>   – notwendige Einbindung in Sprachtherapie
> - evtl. medizinisches Gutachten
> - formloser Antrag auf Kostenübernahme

Der Antrag wird formlos an den Kostenträger gestellt. Sollte dieser nicht vom Versicherten persönlich geschrieben werden können, ist eine Vollmacht notwendig. Aus dem Schreiben sollte hervorgehen, aus welchen Gründen das angegebene Hilfsmittel ausgewählt wurde und warum genau dieses für den Antragsteller geeignet ist, seine Behinderung auszugleichen. Die Zweckmäßigkeit des Geräts sollte vorher so gut wie möglich überprüft werden. Des Weiteren ist es sinnvoll, den Antrag durch eine Stellungnahme der Logopädin oder anderer Mitglieder des UK-Teams und ein medizinisches Gutachten zu ergänzen. Bei Ablehnung der Kostenübernahme kann der Antragsteller i.d.R. innerhalb von 4 Wochen Widerspruch erheben. Ist in dem Schreiben des Leistungsträgers keine Rechtsmittelbelehrung enthalten, verlängert sich die Widerspruchsfrist jedoch auf 12 Monate. Wichtig ist deshalb, im Antrag um einen rechtmittelfähigen Bescheid zu bitten. Manchmal werden Kommunikationshilfen zunächst probeweise abgegeben, um die Eignung im täglichen Gebrauch zu überprüfen, bevor über eine endgültige Kostenübernahme entschieden wird (Schmidt-Ohlemann 2005).

Unterstützung bei der Beantragung bieten zum einen die Hilfsmittelfirmen, zum anderen auch Beratungsstellen für UK. Letztere arbeiten firmenunabhängig und verfügen neben fachlichem Know-how häufig über eine Reihe von Hilfsmitteln zum Ausprobieren. Außerdem geben sie Unterstützung während des UK-Interventionsprozesses. Adressen sind über die Gesellschaft für Unterstützte Kommunikation ISAAC e.V. erhältlich. Ein Beispiel für einen Antrag auf eine elektronische Kommunikationshilfe befindet sich im Anhang I.

2 Grundlagen der Sprachentwicklung

Normale Sprachentwicklung 28

Sprachentwicklung bei einem unterstützt
kommunizierenden Kind 34

2 Grundlagen der Sprachentwicklung

Wesentliche Aufgabe der UK ist es, einem nicht oder kaum sprechenden Kind durch ein alternatives bzw. ergänzendes Kommunikationssystem einen Zugang zur Sprachentwicklung zu geben (Paul 1997), damit das Kind eine kommunikative Kompetenz entwickeln kann (Yoder 2001). Nachfolgend werden zunächst die wesentlichen Grundlagen der normalen Sprachentwicklung beschrieben, bevor auf die spezifischen Besonderheiten des Spracherwerbs bei einem uk Kind eingegangen wird.

Normale Sprachentwicklung

Die Spracherwerbsforschung geht momentan von folgendem Wissensstand aus: Ein Kind erlernt weitestgehend unabhängig von kulturellen und sozialen Unterschieden die wichtigsten Strukturen und Prinzipien seiner Erstsprache in den ersten 4–5 Lebensjahren (Szagun 2006). Dabei erfolgt der Spracherwerb implizit, d. h. unbewusst und beiläufig (Tracy 2008). Gleichzeitig ist er durch eine hohe zeitliche Variabilität gekennzeichnet, d. h. jedes Kind durchläuft die Phasen der Entwicklung in seinem individuellen Entwicklungstempo (Sachse 2007a). Dies betrifft besonders die frühen Stadien der Sprachentwicklung (Fenson et al. 1993, Fenson et al. 1994, Fenson et al. 2000). Im Verlauf der Sprachentwicklung erwirbt das Kind parallel rezeptive und produktive Kompetenzen auf allen linguistischen Ebenen, d. h. Pragmatik-Kommunikation, Semantik-Lexikon, Phonetik-Phonologie und Morphosyntax, die in verschiedenen sprachlichen Einheiten (Laute, Morpheme, Wörter, Sätze) realisiert werden. Dabei ist die Ebene Pragmatik-Kommunikation von herausragender Relevanz für UK, denn Sprache dient nicht dem Selbstzweck, sondern der zwischenmenschlichen Kommunikation. Voraussetzung für die Kommunikation ist aber die Entwicklung einer pragmatischen Kompetenz (Möller u. Ritterfeld 2010). Der Erwerb pragmatisch-kommunikativer Kompetenz ist das Hauptziel des Spracherwerbs und beginnt bereits im ersten Lebensjahr, wenn das Kind in der vorsprachlichen Kommunikation bestimmte Verhaltensweisen einsetzt, um sich mitzuteilen. Diese pragmatischen Fähigkeiten stellen eine Integrationsleistung verschiedener kognitiver, sozialer und emotionaler Entwicklungsbereiche dar (Möller u. Ritterfeld 2010). Im Verlauf des ersten Lebensjahrs ist das Kind zunehmend in der Lage, Intentionen der Bezugspersonen richtig zu deuten sowie Kommunikations- und Handlungserwartungen aufzubauen (Tomasello 2003). Da das Kind noch nicht sprechen kann, handelt es sich zunächst um nichtsprachliche pragmatisch-kommunikative Kompetenzen, die sich später durch die Sprachentwicklung an formal-linguistische Fähigkeiten binden (Schrey-Dern 2006). Die Skalen zur Beurteilung der sozial-kommunikativen Entwicklung, welche im Kapitel 4 vorgestellt werden, untersuchen 2 pragmatische Fähigkeiten in ihrem Entwicklungsverlauf von der vorsprachlichen zur sprachlichen Kommunikation.

Der Erwerb kommunikativer Kompetenz schließt die Sprachkompetenz mit ein. In der Spracherwerbsforschung unterscheidet man verschiedene Sichtweisen, die erklären, unter welchen Bedingungen und auf welcher Grundlage ein Kind innerhalb der ersten Lebensjahre seine Muttersprache erwirbt. Emergenzmodelle stellen den Spracherwerb als ein Produkt aus dem Zusammenspiel genetischer Faktoren und Umweltfaktoren (Bishop 2000, Kauschke 2007) dar und verbinden damit die verschiedenen Sichtweisen zum Spracherwerb. Ein regelentwickeltes Kind besitzt angeborene und effektive Lernmechanismen, mit denen es den sprachlichen Input gezielt verarbeitet (Kauschke 2007, Siegmüller et al. 2010). Im Input sind grundsätzlich alle Informationen enthalten, die ein Kind braucht, um den Spracherwerb erfolgreich zu durchlaufen. Das Kind besitzt eine Sensitivität für die Inputdaten und nutzt diese zur Ableitung neuer sprachlicher Regeln. Dabei hilft ihm als wichtigster Lernmechanismus das sogenannte Lernen in der Schnittstelle (Penner et al. 2002). Dieses Prinzip wird als „Bootstrapping" (Kauschke 2007) oder auch als „Steigbügelhalter" (Grimm 2003, Möller u. Ritterfeld 2010) bezeichnet. Der Begriff stammt aus der Lerntheorie und besagt, dass sprachliche Ebenen (z. B. Pragmatik, Prosodie, Semantik, Syntax) im Spracherwerb zusammenwirken und sich in ihrer Entwicklung gegenseitig unterstützen, sodass der Spracherwerb ein immer höheres Niveau erreicht.

Spracherwerbstheorien und -modelle

Die aktuelle Spracherwerbstheorie geht von 3 grundlegenden Sichtweisen aus.

Die nativistische Sichtweise

Das Kind besitzt ein angeborenes Sprachwissen, das sich im Verlauf der ersten Lebensjahre zu einer einzelsprachlichen Kompetenz in Abhängigkeit zur Umgebungssprache ausdifferenziert. Die Sprachkompetenz bezeichnet das erworbene mentale Wissen über die jeweilige Muttersprache (Chomsky 1993, Pinker 1998). Sie wird vom Kind als implizites, aber formales Lernobjekt erworben: Spracherwerb bedeutet, die zugrunde liegenden Regeln der Syntax und die Prinzipien der Semantik zu entdecken, mental stabil zu repräsentieren und unbewusst anzuwenden. Die besondere Dynamik und Qualität des Spracherwerbs liegt in der altersabhängigen Gewichtung und Nutzung der Inputdaten und in deren Einbindung in das entstehende Sprachsystem (Kauschke 2007). Im Bezugsrahmen von UK spielt das entwicklungstheoretische Phänomen der sensiblen Phase im Spracherwerb eine wichtige Rolle, weil es einen frühen Start in eine unterstützte Kommunikations- und Sprachentwicklung neurobiologisch begründet. Die sensible Phase im Spracherwerb bezeichnet eine Zeitspanne, in der das kindliche Sprachsystem eine erhöhte Sensitivität hat, seine Umgebungssprache zu erwerben. Sie ist alters- und erfahrungsabhängig (Szagun 2004). Bekommt das Kind in dieser Zeit keinen Input, verlängert sich die sensible Phase, allerdings ist eine beliebige Verlängerung nicht möglich. Bekommt das Kind zu wenige Reize, verlangsamt sich das Lerntempo. Eine UK-Frühintervention in der sensiblen Phase des Spracherwerbs nutzt die neurobiologische Bereitschaft eines Kindes, eine Sprache zu erwerben, bestmöglich aus.

> Beim Erlernen einer Sprache ist die Hauptaufgabe des Kindes der Erwerb der Sprachkompetenz i. S. eines mentalen Wissens über die jeweilige Muttersprache. Der Spracherwerbsprozess ist erfahrungs- und altersabhängig.

Die sozialinteraktionistische Sichtweise

Die sozialinteraktionistische Sichtweise betont die Bedeutung der frühen sozialen Interaktion zwischen dem Kind und seinen Bezugspersonen und sieht darin eine Voraussetzung für die kommunikative und sprachliche Entwicklung (van Balkom 1987, Bruner 1987). Relevant für den Spracherwerb sind die Umgebungssprache und das Sprachangebot der sprachlichen Mitwelt des Kindes (Baumgartner 2008). Ein Kind ist ab dem Tag seiner Geburt aktiv an der Gestaltung der Interaktion mit seinen Bezugspersonen beteiligt. Ein regelentwickelter Säugling verfügt in den ersten 3 Lebensmonaten über ein biologisch determiniertes Verhaltensrepertoire, das es ihm möglich macht, Beziehungen zu seinen primären Bezugspersonen aufzubauen (Pauen u. Rauh 2005, Rauh 1989, Rauh 2008). Die Eltern reagieren auf diese Signale mit einer intuitiven Didaktik, die auf die Bedürfnisse des Kindes optimal abgestimmt ist (Zimmer 1993).

Dieses Verhaltensrepertoire schafft die Grundlage, auf der das Kind in sein soziales Bezugssystem eingebunden wird. Die primären Bezugspersonen passen sich in ihrem interaktiven Verhalten auf spezifische Weise der jeweiligen Entwicklungsstufe des Kindes an. Dem Kind werden entwicklungsspezifische Reize angeboten, die es in seiner kognitiv-integrativen, kommunikativen und sprachlichen Entwicklung fördern. Die kindlichen Fähigkeiten entwickeln sich in enger Interaktion mit Wachstum, neuroanatomischer Reifung und vorsprachlichen Anpassungs-, Lern- und Einübungsprozessen. Im natürlichen Kontext der frühen Interaktion schaffen die Eltern, ohne sich dessen bewusst zu sein, eine spezifisch angepasste Umwelt für die Wahrnehmungsentwicklung, sensorische Integration, psychomotorische Entwicklung, vorsprachliche Kommunikation und Sprache ihres Kindes (Papoušek u. Papoušek 1990).

> Kommunikative und sprachliche Fähigkeiten entwickeln sich beim regelentwickelten Kind aus der vorsprachlichen Kommunikation und der frühen Eltern-Kind-Beziehung im ersten Lebensjahr.

Der Sprach- und Kommunikationserwerb wird also durch das Sprachangebot, die Kommunikation und den Kontakt mit der Umwelt angeregt. Die Reichhaltigkeit des angebotenen Sprachmodells ist wichtig. Die Eltern bauen ein kommunikatives Unterstützungssystem auf, das eine unverzichtbare Rahmenbedingung für den Spracherwerb darstellt (Bruner 1987). Wie ein Gerüst stützen die Eltern durch Rückkopplungsstrategien und Modellfunktion die Sprachentwicklung von außen, ohne darin unterrichtet worden zu sein. Diese Fähigkeit wird intuitive elterliche Didaktik genannt (Papoušek u. Papoušek 1990). Gemeinsame Handlungen zwischen Eltern und Kind sind die Vorbedingung für die Entstehung von Sprache (Bruner 1987). Diese gemeinsamen Handlungsmuster haben einen gewohnheitsmäßigen, quasi ritualisierten Charakter; es handelt sich dabei um routinierte Interaktionen mit wiederholbaren und vorhersagbaren verbalen und nonverbalen Verhaltensmustern zwischen Kind und seinen Bezugspersonen (Möller u. Ritterfeld 2010). Bruner bezeichnet sie auch als „Formate". Sie schaffen für das Kind mit seiner noch beschränkten Informationsverarbeitungskapazität einen vertrauten Rahmen, in dem das Kind versteht, was vor sich geht. Sie sind ein Hilfssystem zum Spracherwerb (LASS = Language Acquisition Support System). Die Formate tauchen bereits vor den ersten Wörtern auf und haben eine hohe Bedeutung für den Übergang von vorsprachlicher Kommunikation zur Sprache (s. S. 35).

Auch die beiden „Grundpfeiler" der Pragmatik, die gemeinsame Referenz und der Sprecherwechsel (Turn Taking), werden im Rahmen der Formate erworben (Grimm u. Wilde 1997), wenn das Kind zunehmend erlernt, sich den Bedingungen der Sprachgemeinschaft anzupassen (Möller u. Ritterfeld 2010). Zwischen ihm und seiner Bezugsperson gibt es ein gemeinsames Thema, das sich auf ein gemeinsam wahrgenommenes Objekt, ein interessantes Ereignis oder auf eine gemeinsame Handlung bezieht. Neben dieser gemeinsamen Referenz spielt die wechselseitige Bezogenheit (Reziprozität) eine wichtige Rolle. Circa ab dem 7. Lebensmonat beginnt das Kind, die Regeln des Dialogs zu erwerben: Es platziert seine nonverbalen Beiträge zunehmend in die Pausen des Kommunikationspartners. Circa mit dem 1. Lebensjahr kommen verbale Beiträge hinzu und der Wechsel zwischen Aktion und Reaktion im Dialog wird immer ausgewogener. Mit 2 Jahren kann das Kind seine Beiträge koordinieren, indem es dem Kommunikationspartner über den Blickkontakt mitteilt, wenn es seinen Beitrag beendet hat und auf eine Antwort wartet bzw. indem es den Beitrag des Partners abwarten kann, um dann zu antworten (Papoušek 1994).

> Der sozialinteraktionistische Ansatz betont den Einfluss der elterlichen Pragmatik auf die vorsprachliche und frühe sprachliche Entwicklung.

Der sozialpragmatische Ansatz

Der sozialpragmatische Ansatz von Tomasello (2003, 2008, 2009) geht davon aus, dass sich die menschliche Kommunikation aus der Gestenkommunikation entwickelt: Es handelt sich dabei um eine Verknüpfung von Kognition und Verständigung, durch die sich die menschliche Kommunikation auszeichnet (Tomasello 2006, Tomasello 2009). Dieser Ansatz ist für die Theoriebildung im Fachgebiet UK besonders geeignet, weil er den Spracherwerb in die Kommunikationsentwicklung integriert und die Bedeutung der Gestenkommunikation für die physiologische Entwicklung hervorhebt. Zentral für die Entwicklung der Kommunikationsfähigkeit ist die Interaktion zwischen Kind und Bezugspersonen, daher sind es die sozialkognitiven Fähigkeiten des Kindes, die ausschlaggebend für einen erfolgreichen Spracherwerb sind. Für Tomasello ist Sprache im Wesentlichen eine soziale Fähigkeit (Baumgartner 2008). Das Lernen am Modell spielt in der Sprach- und Kommunikationsentwicklung eine wichtige Rolle. Dem Lernen am Modell liegt die menschliche Fähigkeit der „Wir-Intentionalität" zu gemeinsamem Handeln („shared intentionality") zugrunde: Das Kind hat eine angeborene, hohe intrinsische Motivation zur

Kooperation mit anderen Menschen. Es empfindet eine große Freude an kooperativen Aktivitäten mit geteilten Zielen und gemeinsamen Absichten. Diese Fähigkeit kommt bereits beim Blickverhalten zum Ausdruck: Ein Kleinkind folgt nicht nur den Kopfbewegungen der Bezugsperson, sondern es schaut überdies zurück auf die Person, dessen Blick es folgt und achtet darauf, was die Bezugsperson dazu sagt (gemeinsame oder geteilte Aufmerksamkeit, „joint attention"). Zentral für die zwischenmenschliche Kommunikation ist in diesem Zusammenhang auch das Zeigen auf interessante Gegenstände. Das Kind setzt diese Verhaltensweise nicht nur ein, um etwas zu fordern, sondern auch um etwas mitzuteilen. Es ist Ausdruck der Freude, etwas mit anderen zu teilen und gemeinsam zu tun. Tomasello spricht von einer triadischen Beziehung: Auf der horizontalen Ebene übernehmen Kind und Bezugsperson mit der Blickrichtung auch die Intention des jeweils anderen, sodass eine soziale Perspektive entsteht, aus der beide in vertikaler Richtung ihre Aufmerksamkeit zugleich auf das gezeigte Objekt richten. Auf diese Weise gewinnen sie von dem gemeinsam wahrgenommenen Objekt ein intersubjektiv geteiltes Wissen. Die Intentionalität eines Kommunikationspartners wird zu einem gemeinsamen Wissen beider Partner („extended mind"). Hier liegt der Ursprung von Sprache (vgl. Trianguläter Blickkontakt nach Zollinger 1995). Alsbald kommen nachahmende Gebärden, die Objekte repräsentieren, hinzu. Das Kind gebraucht diese Gebärden auch, wenn die Objekte außerhalb seiner Sichtweite sind, was ein Zeichen einer mentalen Repräsentation ist. Zeigegesten und nachahmende Gesten werden zusammengefasst als nichtvokale Gesten bezeichnet. Die Kommunikation über Gesten zeigt 2 Entwicklungslinien des Kindes an: die intersubjektive Beziehung zu einer anderen Person und die intentionale Bezugnahme auf ein Objekt in der Welt. Das ist der soziokognitive Kern, aus dem sich die Sprache mit ihrer Semantik und Grammatik entwickelt: Sprache ist zugleich Kommunikation miteinander und Darstellung von etwas. Die Entwicklung verläuft von der Konventionalisierung der nichtvokalen Gesten zur grammatischen Verknüpfung einfacher semantischer Konventionen, die die Struktur der Sprache sind. Ein Beispiel ist die Grammatikalität von kindlichen Kombinationen aus Zeigegeste (Objekt) und Nachahmungsgebärde (Handlung): Das Kind zeigt auf einen /Ball/ und macht eine Schießbewegung mit dem Fuß: /Ball spielen/. Diese Kombination aus 2 Gesten entspricht einer der wichtigsten Aussagestrukturen der Sprache, nämlich der Verb-Argumentstruktur: Objekt – Handlung. Erst durch die triadische Beziehung und durch den Erwerb der geteilten Aufmerksamkeit sowie des geteilten Wissens ist das Kind in der Lage, die kommunikative Verwendung und die Bedeutung von Symbolen zu verstehen: Wer Symbole verwendet, verfolgt 2 Funktionen in einem: eine Aussage über den semantischen Gehalt der Symbole und über ihre kommunikative Absicht.

Sprachlich drückt sich die Fähigkeit der geteilten Aufmerksamkeit beim Kind aus, indem es bei gemeinsamen Handlungen mit anderen Menschen vom „Wir" spricht: „Was machen wir jetzt?" – „Wir!" Der Schlüsselsatz dieser Wir-Intentionalität lautet: „Ich weiß, dass du weißt, dass ich weiß..." (Grice 1993a–c; Searle 1987). Die Wir-Intentionalität zu gemeinsamem Handeln ist die Grundlage für die zwischenmenschliche Kommunikation und Sprache. Die Freude an der Kooperation zeigt die sich entwickelnde soziale Kompetenz des Kindes, sich in andere hineinzudenken (Theory of Mind; Frith 2004), mit ihnen zu kommunizieren und gemeinsam zu handeln.

> Der Spracherwerb ist Teil eines generellen kulturellen Lernprozesses und entwickelt sich aus der Interaktion vieler informationsverarbeitender Fähigkeiten des Kindes und der Inputsprache der Bezugspersonen: Ein Kind erarbeitet sich buchstäblich die Sprache durch soziales Handeln. Jedes Kind zeigt einen individuellen Entwicklungsweg (Tomasello 2008, 2009).

Vorausläuferfähigkeiten

Auf der Grundlage seiner genetischen Disposition bringt das Kind spezifische Vorausläuferfähigkeiten für den Spracherwerb mit, die sich auf 3 Entwicklungsbereiche beziehen: soziale Kognition, Sprachwahrnehmung und Kognition (Grimm 2003). Diese entwickeln sich circa bis zum zehnten Lebensmonat und interagieren zunehmend miteinander. Die einzelnen Funktionen haben zu Beginn eine eher modulare (eigenständige) Organisation, die dann im weiteren Entwicklungsverlauf zu einem übergeordneten Sprachmodul zusammengeführt werden (Zollinger 1995).

Soziale Kognition

Eine frühe Fähigkeit der sozialen Kognition drückt sich darin aus, dass ein Kind ab dem ersten Lebenstag in der Lage ist, seine Aufmerksamkeit auf das Gesicht und die Stimme der Mutter zu lenken. Die Mutter schaut den Säugling an, lächelt und spricht zu ihm mit einer zugewandten und prosodisch stark modulierten Stimme. Der Säugling lernt innerhalb des ersten Lebensjahres, seine Lautäußerungen auf die mütterliche Sprache und deren Melodie abzustimmen. In den ersten Lebenswochen verhalten sich Mutter und Kind synchron und machen gleichzeitig Geräusche. Nach und nach lässt die Mutter einen Platz für die kindliche Reaktion frei. Das Kind lernt, sich in dieser Pause kommunikativ einzubringen (Andersen-Wood u. Smith 1997). Dieser frühe Mutter-Kind-Dialog ist nach Locke (1993, 1994) die erste kritische Phase der Sprachentwicklung. Das Kind ist stark motiviert, mit der Mutter und weiteren Bezugspersonen zu kommunizieren. Es lernt, dass Sprache das Instrument für den sozialen Austausch ist und entwickelt die Differenzierung zwischen Mittel und Zweck (Ursache-Wirkung-Beziehung). Das Kind entdeckt, dass eine bestimmte kommunikative Verhaltensweise zu einer Reaktion seiner Bezugsperson führt und dass diese Reaktion durch Wiederholung der Kommunikation immer wieder erreicht werden kann (Montada 2002, Rauh 2008). Das Kind erwirbt durch diese Erfahrungen erste Kontingenzen und damit das Urprinzip zwischenmenschlicher Kommunikation. Lange bevor das Kind ein kompetenter Sprecher ist, setzt es also nonverbale oder frühsprachliche Mittel im kommunikativen Austausch mit anderen erfolgreich ein (Möller u. Ritterfeld 2010, Schrey-Dern 2006). Das Kind hat nach der Implikaturtheorie (Grice 1975, Grice 1989) das Kooperationsprinzip erworben, das der zwischenmenschlichen Kommunikation zugrunde liegt. Es weiß, dass sich Sprecher und Hörer zugunsten eines gegenseitigen Verständnisses aufeinander einlassen. Ihre kommunikativen Beiträge sind so informativ wie nötig (Maxime der Quantität), wahr (Maxime der Qualität), relevant (Maxime der Relevanz) und klar im Ausdruck (Maxime der Modalität; Möller u. Ritterfeld 2010).

Eine weitere Fähigkeit der sozialen Kognition ist die Imitation. Das Kind beginnt ca. ab dem 8. Lebensmonat, soziale Gesten nachzuahmen (z. B. „Backe-backe-Kuchen") und sich zunehmend aktiv an Spielen zu beteiligen, welche die Bezugsperson initiiert. Kind und Erwachsener haben einen gemeinsamen Aufmerksamkeitsfokus, der für die Sprachentwicklung eine zentrale Funktion hat. Es handelt sich dabei um wiederkehrende Formate, die von der Bezugsperson sprachlich begleitet werden (s. S. 29).

Sprachwahrnehmung

Trehub u. Trainor (1990) haben verschiedene Verhaltensweisen bei Säuglingen identifiziert, die eine frühe Kompetenz in der Sprachwahrnehmung zeigen. Das Kind reagiert bereits vorgeburtlich auf Sprache. Es zeigt eine Präferenz für die mütterliche Stimme und die Melodie der Muttersprache.

Verschiedenen Differenzierungsleistungen des Kindes liegt eine universelle Sprachwahrnehmung zugrunde: Bereits im Alter von einem Monat differenziert das Kind kategoriell stimmhafte und stimmlose Konsonanten und unterscheidet im ersten Lebenshalbjahr Konsonanten hinsichtlich ihres Artikulationsortes (z. B. /ba/ versus /ga/) und ihres Modus (z. B. /b/ versus /w/). Ebenso unterscheidet das Kind Vokale (z. B. mit 4 Monaten /a/ versus /i/ und /i/ versus /u/). Verantwortlich für diese Differenzierungsleistungen ist ein allgemeines auditives System, kein sprachspezifischer und nur auf die Spezies Mensch beschränkter Mechanismus.

Die ersten Muster der Muttersprache, die Babys wahrnehmen, sind prosodischer Natur. Das Kind zeigt eine große Affinität für prosodische Merkmale der Muttersprache und nutzt die Sprachmelodie im Sinne des Bootstrapping-Lernmechanismus für wichtige Differenzierungsleistungen: Es erkennt Wort- und Äußerungsgrenzen im Lautstrom der Inputsprache.

Im 2. Lebenshalbjahr erkennt das Kind phonotaktische Muster mit dem typischen Betonungsmuster der Muttersprache und weiß bereits, ob diese phonotaktischen Muster häufig oder selten vorkommen (Szagun 2006).

Das Kind richtet seine Aufmerksamkeit im ersten Lebensjahr auf die kindgerichtete Sprache, den sogenannten „Baby Talk". Die Merkmale dieser präverbalen Kommunikation zwischen Kind und Bezugsperson sind optimal an den perzeptiven Entwicklungsstand des Kindes angepasst. Im Folgenden sind die typischen präverbalen Merkmale der Bezugsperson aufgeführt (Grimm 2003):
- Sprechen in höherer Tonlage
- stärkere Variabilität in der Tonlage, schnellerer Wechsel zwischen hoher und tiefer Tonlage

- ansteigende Intonation ist häufiger
- stereotype melodische Konturen
- längere Pausen
- klare Segmentation der Äußerung durch Melodie und Pausen
- langsame Sprechgeschwindigkeit

Kognition

Eine wichtige kognitive Vorausläuferfähigkeit für die Sprachentwicklung ist die Fähigkeit, Begriffe und Kategorien zu bilden. Sie entwickelt sich ab dem neunten Lebensmonat (Grimm 2003, Penner 2006). Die Kategorienbildung wiederum basiert auf perzeptiven und kognitiven Entwicklungsprozessen. Der Säugling nimmt in seiner täglichen Auseinandersetzung mit der Umwelt Sinneseindrücke, sogenannte Perzepte auf. Perzepte gehören damit zur frühen Wahrnehmung. Für die menschliche Entwicklung sind die Wahrnehmungsmodalitäten auditiv, visuell und taktil-kinästhetisch relevant. Für die auditiv-sprachliche Wahrnehmung sind folgende Perzepte wichtig:
- Dynamik
- Dauer einer lautlichen Struktur
- Frequenz (s. S. 31).

In der Entwicklung im 1. Lebensjahr kommt es zu einem Übergang von den Perzepten (Wahrnehmungskategorien) zu den Konzepten (Denkkategorien). Perzepte können potenziell unendlich viele Merkmale beinhalten, sind nur schwer zu behalten und lassen sich sprachlich nicht mitteilen. Konzepte dagegen haben eine festgelegte Anzahl von Merkmalen, werden im Gedächtnis gespeichert und machen die Welt für ein Kind kognitiv verarbeitbar.

Konzepte sind Denkkategorien wie z. B. das Merkmal „Belebtheit". Im Alter von 12 Monaten hat das Kind verschiedene abstrakte Konzepte erworben: das Erkennen von Objekten, Formen und Mustern sowie die Unterscheidung zwischen belebten und unbelebten Objekten.

Im Konzept der Kategorisierung werden verschiedene Perzepte zu einer Kategorie (z. B. Fahrzeuge) gebündelt. Diese Kategorie unterscheidet sich damit in seinen Perzepten von einer anderen Kategorie. So gehören z. B. ein „Flugzeug" und ein „Vogel" 2 verschiedenen Kategorien an, nämlich den Kategorien „Fahrzeuge" und „Tiere", obwohl beide Begriffe die Eigenschaft haben, fliegen zu können. Das Kind bezieht in seine Unterscheidung der beiden Begriffe sowohl perzeptuelle Faktoren (visuell: Art der Flugbewegung: linear = Flugzeug, versus nichtlinear = Vogel) als auch konzeptuelle Faktoren (unbelebt versus belebt) mit ein.

Die Bildung von Objektkategorien ist ein wichtiger Bestandteil des kindlichen Denkvermögens (Sodian 2002) und bildet eine Brückenfunktion zur Sprache, da Objektkategorien eine wichtige Grundlage für die Struktur des mentalen Lexikons darstellen.

In der Kommunikation setzt das Kind verschiedene Gesten ein (Hecking u. Schlesiger 2010):
- Referenzielle Gesten (Deixis) sind typisch für die zwischenmenschliche Kommunikation. Das Kind zeigt mit dem Finger auf ein bestimmtes Objekt und stellt dadurch eine Situation der geteilten Aufmerksamkeit mit der Bezugsperson her (s. S. 29).
- Symbolische Gesten:
  – ikonische Gesten stellen eine Handlung, einen Gegenstand oder eine Eigenschaft dar: z. B. die Hand zum Mund führen für die Handlung „essen"
  – konventionelle Gesten repräsentieren eine Handlung, einen Gegenstand oder eine Eigenschaft, die in unserer Gesellschaft festgelegt sind: z. B. Kopfschütteln als Ausdruck einer Ablehnung oder Winken als Ausdruck einer Begrüßung

Gesten bestehen aus festgelegten Bedeutungs- und Handlungszusammenhängen und haben somit eine Brückenfunktion für den Übergang vom nichtsprachlichen zum sprachlichen Handeln. Die Verwendung symbolischer Gesten ist die Vorstufe zum symbolischen Wort- bzw. Gebärdengebrauch und damit ein Meilenstein in der kindlichen Denk- und Sprachentwicklung. Kinder, die früh symbolische Gesten benutzen, sind prognostisch auch frühe Sprecher (Grimm 2003).

Das Gedächtnis für Sprache ist eine weitere Brückenfunktion zwischen Kognition und Sprachentwicklung. Der phonologische Kurzspeicher hat eine wichtige Funktion: Das Kind analysiert lautlich die gehörte Sprache und speichert die phonologischen Muster, um sie dann später selber artikulatorisch realisieren zu können.

Sprachentwicklung bei einem unterstützt kommunizierenden Kind

Auf der Grundlage des Sprachentwicklungsmodells von Paul (1997) werden nachfolgend die unterschiedlichen Voraussetzungen und Bedingungen für den Spracherwerb eines normal hörenden und lautsprachlich kommunizierenden Kindes und einem uk Kind dargestellt (vgl. Konrad 2002).

Das Modell von Paul (Tab. 2.1) geht von 3 wichtigen Phasen im Spracherwerb aus, die sich durch Entwicklungsprozesse bestimmter linguistischer Funktionen auszeichnen.

In jeder der 3 Phasen steht zunächst eine linguistische Ebene im Mittelpunkt, die dann die Entwicklung einer anderen Ebene im Sinne einer „Anstoßfunktion" bedingt. In der Tabelle wird diese Anstoßfunktion durch einen waagerechten Pfeil markiert: →. Paul spricht von sogenannten „Übergängen" einer linguistischen Ebene in eine weitere: So handelt es sich in der 1. Phase ab dem Alter von 12 Monaten um den Übergang von der pragmatischen in die semantische Entwicklung, in der das Kind als Folge der Lallentwicklung im 1. Lebensjahr erste konventionell festgelegte Wörter bildet, um mit anderen zu kommunizieren. In der 2. Phase ab dem 18. Lebensmonat zeigt sich dies durch den Übergang von der semantischen in die morphosyntaktische Entwicklung, wenn das Kind auf der Grundlage seines stetig sich erweiternden Wortschatzes das morphosyntaktische Regelwerk erwirbt und sich in immer komplexeren und längeren Äußerungen mitteilen kann. Im Alter zwischen 4 und 6 Jahren wird in der 3. Phase der Übergang von der Phonologie zur phonologischen Bewusstheit beschrieben: Der Bedeutungsaspekt von Sprache tritt in den Hintergrund und das Kind wendet sich auf der Grundlage einer regelgeleiteten Aussprache den lautlichen und strukturellen Aspekten der Sprache zu (Jansen u. Marx 1999). Die phonologische Bewusstheit ist eine entscheidende Voraussetzung für den Schriftspracherwerb. In allen 3 Phasen spielt die Sprechfunktion im Sinne einer Übersetzung eine wichtige Rolle: Die sprachliche Kompetenz entwickelt sich rezeptiv und expressiv und das Kind ist in der Lage, sich sprachlich der Situation und dem Kommunikationspartner angemessen mitzuteilen.

Wie kann dieses Spracherwerbsmodell auf ein uk Kind übertragen werden? Wie können diese Entwicklungsprozesse bei einem uk Kind, das nicht primär auf die Sprechfunktion zurückgreifen kann, berücksichtigt werden?

Der Spracherwerb wird im Folgenden für jede Phase des Modells in 2 Bereichen beschrieben: Es werden zunächst die Grundlagen der physiologischen Entwicklung und dann die besonderen Bedingungen, die für den Erwerb dieser Fähigkeiten bei einem uk Kind gelten, dargestellt.

Phase 1: Pragmatik → Semantik

Sprache entwickelt sich auf der Grundlage verschiedener vorsprachlicher Funktionen im ersten Lebensjahr (Grimm 2003). Im Bereich der Lautentwicklung kommt es im Verlauf des 1. Lebensjahrs zu einer schrittweisen Einübung und Kontrolle von zunehmend sprachähnlicheren Lautmerkmalen bis hin zur Bildung regulärer Silbenketten (Papoušek 1994). Diese silbischen Einheiten der gesprochenen Sprache werden somit im ersten Lebensjahr spielerisch eingeübt, bevor sie dann mit dem Auftreten der ersten Wörter eine neue Bedeutung bekommen. Es findet somit ein Übergang von der vorsprachlichen zu der frühen sprachlichen Kommunikation statt. Im Alter zwischen 10 und 13 Monaten entwickeln sich die ersten Wörter aus den vorherigen Lallverbindungen und symbolische Gesten (Doil 2002). Am häufigs-

Tab. 2.1 Abfolge der Sprachentwicklung (Paul 1997).

Alter	Fähigkeiten	Linguistische Ebenen
0–12 Monate	sozial-kommunikative Fähigkeiten → erste Wortbedeutungen und Wortäußerungen	Phase 1: Pragmatik → Semantik
12–18 Monate	Wörter → Sätze	Phase 2: Semantik → Syntax
4–6 Jahre	Sprechen und Hören → Lesen und Schreiben	Phase 3: Phonologie → phonologische Bewusstheit

ten werden dabei in allen Kulturen „Mama" und „Papa" genannt (Dale u. Fenson 1996).

Die pragmatischen Fähigkeiten eines Kindes bilden die Basis für die normale Sprachentwicklung. Das Kind ist in der Lage, sich durch differenzierte und koordinierte nonverbale Verhaltensweisen (z. B. Blickkontakt, Zeigen auf ein Objekt, Greifen, Gesten) in der Interaktion mitzuteilen. Es zeigt den triangulären oder referenziellen Blickkontakt (gemeinsame oder geteilte Aufmerksamkeit, Joint Attention). Nach Zollinger (1995) liegt im triangulären Blickkontakt der Ursprung von Sprache, da das Kind sein Interesse an Objekten mit den sprachlichen Äußerungen seiner Umwelt verbindet. Das Kind setzt circa um den 10.–12. Lebensmonat vermehrt Lautsprache zur Kommunikation ein. Viele Einwortäußerungen haben dieselbe sozial-kommunikative Bedeutung wie zuvor die vorsprachlichen Verhaltensweisen. Gebärdensprachlich kommunizierende Kinder zeigen in ihren „ersten Gebärden" ebenso kommunikative Gesten, die sie in den Monaten zuvor erprobt haben. Es geschieht eine Entwicklung von der kommunikativen Intention zur Symbolfunktion von Sprache; damit ist der Erwerb der Intentionalität mit Eintritt in die verbale Kommunikation abgeschlossen. Die Symbolfunktion von Sprache entwickelt sich ab dem 12. Lebensmonat und besagt, dass Wörter und Gebärden abstrakt und kontextunabhängig sind, da kein Zusammenhang zwischen der Wortform und dem Inhalt des Wortes besteht. Mit dem Gebrauch symbolischer Gesten nähert sich das Kind der Sprache als Symbolsystem an (Doil 2002). Zu Beginn des 2. Lebensjahrs beginnt das Kind, neben den symbolischen Gesten auch das symbolische Spiel zu entwickeln. Beide Verhaltensweisen sind nach dem strukturellen Ansatz Piagets (1969) Ausdruck für innere Repräsentationen von Objekten und Ereignissen (Hecking u. Schlesiger 2010). Symbolisierungsfähigkeiten sind eine notwendige, wenn auch nicht die einzige Voraussetzung für einen symbolischen, kontextfreien Wort-, Gebärden- und Sprachgebrauch.

Ein uk Kind hat andere Voraussetzungen für die sprechmotorische und pragmatische Entwicklung im Vergleich zu einem normal hörenden und sprechenden Kind. Die Ursachen liegen zum einen in den möglichen Beeinträchtigungen verschiedener Entwicklungsbereiche (z. B. Motorik, Kognition, Sensorik) und zum anderen in den bereits früh auftretenden Interaktionsproblemen mit seinen Bezugspersonen (Sarimski 1993).

Interaktionsprobleme eines unterstützt kommunizierenden Kindes

Es gibt also 2 Risiken für die Entwicklung eines uk Kindes: Zum einen besteht als Folge der zugrunde liegenden Kondition ein verändertes Lern-, Kommunikations- und Sprachvermögen und zum anderen treten bereits in der präverbalen Kommunikation mit seinen Bezugspersonen Interaktionsprobleme auf. Diese beiden Risiken stehen in einem engen Zusammenhang, da einerseits die Interaktion zwischen Eltern und Kind von elterlichen Erwartungshaltungen geprägt ist, die andererseits die zentralen Verarbeitungsleistungen des Kindes überfordern. Die Interaktion zwischen Kind und Bezugsperson kommt durch ein verändertes Kommunikationsverhalten des uk Kindes aus dem Gleichgewicht (Blischak u. Loncke 1997, Calculator 1997, Heim 2001).

Das Kind verhält sich passiver im Austausch, da es seltener eine kommunikative Initiative ergreift (Light et al. 1985) und in die eigene Aktivität versunken bleibt. Auch Hilfsmittel zur Kommunikation werden kaum genutzt (Light et al. 1985). Situationen der geteilten Aufmerksamkeit, die für die Sprach- und Denkentwicklung so relevant sind (s. S. 29), treten seltener auf. Als Folge bekommt das Kind weniger sprachlichen und situationsbezogenen Input, der gerade in Bezug auf den frühen Wortschatz von großer Bedeutung wäre (Nelson 1989). Als Ersatzstrategie nehmen die Eltern häufiger Körperkontakt zum Kind auf, anstatt dass sie situationsrelevante Gegenstände benennen (Sarimski 1993).

Weiterhin hat das Kind in Situationen der geteilten Aufmerksamkeit Schwierigkeiten in der zeitlichen Organisation: Die zeitliche Organisation der Bewegungen und die Koordination der Aufmerksamkeit zwischen Objekt und Bezugsperson durch Blick, Geste und Lautäußerung gelingen dem Kind schwerer (Yoder et al. 1994). Die Kommunikationsgeschwindigkeit ist dadurch herabgesetzt. Das Kind zeigt idiosynkratrische Verhaltensweisen zur Initiierung, die von den Bezugspersonen nicht oder verkehrt verstanden werden (z. B. Klopfen mit dem Fuß als Kontaktaufnahme).

Interaktionsprobleme der Bezugspersonen

Eltern eines behinderten Kindes besitzen – wie alle Eltern – intuitive Fähigkeiten, ihr Interaktionsverhalten auf die Bedürfnisse des Kindes abzustimmen. Diese Anpassungsfähigkeit ist bei ihnen aber durch verschiedene Faktoren erschwert (Papoušek 1996, Sarimski 2009). Ein Faktor sind die abweichenden Verhaltensweisen ihres Kindes im Vergleich zu einem regelentwickelten Kind. Sie führen bei den Eltern zu einer Irritation. Deshalb kann sich die intuitive elterliche Didaktik in den gemeinsamen Spiel- und Alltagssituationen mit dem Kind nicht entfalten (s. S. 29). Die Folge ist wiederum eine Veränderung des elterlichen Verhaltensrepertoires. Die Eltern sind unsicher in ihrer entwicklungsfördernden Strukturierung gemeinsamer Handlungen mit dem Kind. Es zeigt sich eine stärkere Neigung, die Interaktion zu lenken und den Verlauf zu kontrollieren. Die Eltern erwarten nicht mehr, dass das Kind eine Reaktion zeigt. Sie verstehen die z.T. idiosynkratischen kommunikativen Verhaltensweisen des Kindes nicht und geben dem Kind damit keine Chance, sich in den Dialog mit einzubringen. Der intuitive Grundsatz, der Führung des Kindes zu folgen, wird als Reaktion auf die Passivität des Kindes abgeschwächt bzw. aufgegeben.

Eine weitere elterliche Reaktion ist ein eifriges Bemühen, die gemeinsamen Handlungen trotz der fehlenden Aufmerksamkeit vonseiten des Kindes aufrechtzuerhalten. Die Eltern ergreifen anstelle des Kindes häufig die Initiative und lenken ihre Aufmerksamkeit auf Gegenstände, die nicht mit der kindlichen Blickrichtung übereinstimmen. Die Passivität des Kindes wird durch ein weiteres Verhalten der Bezugspersonen verstärkt: Im Alltag der täglichen Routinen glauben die Eltern, die kindlichen Bedürfnisse und Äußerungen im Vorhinein zu kennen und nehmen Handlungen vorweg. Demzufolge braucht sich das Kind nicht mehr einbringen (erlernte Hilflosigkeit). Es bleibt in einer passiven und von den Bezugspersonen abhängigen Rolle.

Spiker et al. (2002) und Trivette (2003) zeigen dagegen in ihrer Studienanalyse zur frühen Interaktion von Eltern eines geistig behinderten oder von geistiger Behinderung bedrohten Kindes positive Variablen im mütterlichen Verhalten, wenn die Mütter durch eine beziehungsorientierte Frühintervention unterstützt werden. Eine mütterliche Schlüsselkompetenz ist die Responsivität. Sie zeigt sich in Form einer gesunden, entwicklungsförderlichen Beziehung, die sich durch Wärme, Anregung, Verlässlichkeit, Vorhersagbarkeit und konstante Reaktionsbereitschaft der Mutter auszeichnet. An die Stelle von Direktivität und Dominanz treten ausgeglichene, gleichberechtigte Interaktionen und ein Eingehen auf die kindlichen kommunikativen Signale und Handlungsweisen.

Light et al. (1985) haben in ihren Studien zum Interaktionsgeschehen nichtsprechender Kinder ebenfalls eine starke Asymmetrie zugunsten der Bezugspersonen nachgewiesen. Es handelte sich dabei um eine dreiteilige Studie über die Interaktion zwischen nichtsprechenden Kindern und ihren primären Bezugspersonen. Die Studiengruppe bestand aus 8 kongenital nichtsprechenden, körperbehinderten Kindern im Alter von 4–6 Jahren. Untersucht wurde die Häufigkeit bestimmter kommunikativer Verhaltensweisen beider Partner. Das Ergebnis war eine Beschreibung „typischer" Interaktionsmuster, die innerhalb des Dialogs zwischen Kind und Bezugsperson wiederholt auftraten. Dabei wurden 3 Variablen untersucht:

- Handlungen im Diskurs
- kommunikative Funktionen
- Kommunikationsformen

Das Ergebnis zeigt eine starke Asymmetrie in allen 3 Variablen zugunsten der Bezugsperson. Die Bezugspersonen kontrollierten die Interaktion, die kommunikativen Optionen der Kinder waren sehr begrenzt. Typische Interaktionsmuster waren die Initiierung von Themen und das Ausüben einer maximalen Autorität in den kommunikativen Beiträgen durch die Bezugspersonen. Sie paraphrasierten und wiederholten Beiträge, um einen Beitrag des Kindes hervorzurufen und den unterbrochenen Dialogfluss wieder aufzunehmen. Die Kinder nahmen aber nur die Hälfte aller Gelegenheiten wahr, um zu antworten. Weiterhin fiel hinsichtlich der Zeitparameter auf, dass die Kinder zu wenig Zeit hatten, um antworten oder ein eigenes Thema initiieren zu können. Pausen, in denen kein kindlicher Beitrag erfolgte, wurden von den Bezugspersonen als Anzeichen eines möglichen Abbruchs des Dialogs interpretiert. Daher waren die sogenannten „Pausen" nie länger als 1–2 Sekunden, bis die Bezugsperson wieder mit einem eigenen Beitrag begann. Die Bezugspersonen gaben damit eine zeitliche Struktur vor, die dem

Rhythmus eines uk Kindes im Dialog nicht entsprach. Die Untersuchung der kommunikativen Funktionen zeigt, dass die häufigste kommunikative Funktion der Kinder in fast 40 % aller Fälle eine Ja/Nein-Antwort war. In fast 20 % der Fälle handelte es sich um eine Antwort auf eine Frage. Umgekehrt stellte nie ein Kind eine Frage und so gut wie nie (0,4 %) initiierte ein Kind ein neues Thema. Hinzu kam, dass es sich bei den Fragen der Bezugspersonen in der Regel nicht um echte Fragen im Sinne von Informationsfragen handelte, sondern um sogenannte Testfragen, bei denen die Bezugsperson die Antwort bereits wusste. Diese Teilstudie zeigte aber auch den positiven Effekt, den eine kommunikativ sensitive Bezugsperson auf die Interaktion hatte: In den Spielsituationen mit einer Logopädin zeigten die Kinder kommunikative Funktionen wie z.B. soziale Routinen, die in den Interaktionen mit anderen Partnern nicht aufgetreten waren. Light et al. (1985) folgerten daraus, dass ein soziales Training aller Bezugspersonen für eine ausgewogene Kommunikation mit einem uk Kind unabdingbar ist.

Im dritten Teil der Studie wurde untersucht, welche Kommunikationsformen die Kinder in welcher Situation und zu welchem Zweck einsetzten. Die Kinder kommunizierten über körpereigene Formen (Gesten, Blickrichtung und Vokalisation) und über das grafische Hilfsmittel eines BLISS-Kommunikationssystems. Es zeigte sich ein starker Zusammenhang zwischen den 3 Variablen: Die Auswahl einer bestimmten Kommunikationsform war abhängig vom Gesprächsthema und von der kommunikativen Funktion. Alles in allem kommunizierten die Kinder multimodal, aber insgesamt überwogen die körpereigenen Kommunikationsformen in über 80 %. Ja/Nein-Antworten wurden ausschließlich körpereigen ausgedrückt. Das grafische Hilfsmittel wurde nur zur Übermittlung von Informationen oder zur Klärung eines Themas eingesetzt, wobei die Bezugspersonen in 35 % der Fälle den Gebrauch der BLISS-Tafel explizit stimulieren mussten.

Auf der Basis dieser dreiteiligen Studie von Light et al. (1985) haben Smith und Grove die **Asymmetriehypothese** (1999, 2003) für den Spracherwerb eines uk Kindes formuliert. Der Spracherwerb eines alternativ kommunizierenden Kindes ist asymmetrisch im Vergleich zu einem normal hörenden und sprechenden Kind, denn die Voraussetzungen für die Sprach- und Kommunikationsentwicklung eines uk Kindes weichen stark von der physiologischen Entwicklung ab. Die Sprachentwicklung eines normal hörenden, sprechenden Kindes erfolgt in beiden Modalitäten der Sprache, Verstehen und Produktion, primär über die Lautsprache. Ein uk Kind dagegen nimmt ebenfalls von seinem sozialen Umfeld Lautsprache auf und verarbeitet sie rezeptiv; aber expressiv wird von dem Kind erwartet – häufig bereits ab dem ersten Tag (Sachse u. Boenisch 2009) –, dass es seine alternative Kommunikationsform wie z.B. Gebärden, Kommunikationstafel/-ordner oder eine elektronische Hilfe einsetzt. Für diese alternative Form der Sprachproduktion fehlt ihm aber ein Modell. Die Eltern und andere Bezugspersonen können ihre Funktion als sogenannte „Vorbilder" für die Sprachproduktion nicht wahrnehmen, da die Lautsprache durch eine alternative Kommunikationsform ersetzt wird. Dabei gehört das Lernen am Modell zu den wichtigsten sozialkognitiven Fähigkeiten des Kindes. Es handelt sich dabei um eine hocheffiziente Lernstrategie, mit deren Hilfe das Kind in der Interaktion mit seinen Bezugspersonen wichtige sprachliche und kommunikative Fähigkeiten erlernt (Tomasello 2009). Genau diese Lernstrategie für den Einsatz einer alternativen Kommunikationsform fehlt dem uk Kind. Das macht die Asymmetrie aus. Deshalb werden im Kapitel 5 die Methoden der Inputspezifizierung und der Modellierung vorgestellt. Beide Ansätze haben das Ziel, diese Asymmetrie durch einen optimalen uk Input und ein Modell in UK auszugleichen (Siegmüller et al. 2010).

Die intuitive Didaktik der Bezugspersonen in der Kommunikation mit einem Kind kann sich nicht entfalten, weil eine weitere wichtige Sprachlernstrategie, das Sprachangebot in der Zone der nächsten Entwicklung (Oerter 2008, Wygotski 1993), fehlt. Hierbei zeichnet sich das elterliche Sprachmodellverhalten im Optimalfall dadurch aus, dass es der kindlichen Sprache immer einen Schritt voraus ist, sodass das Kind diesen Input für den Aufbau seiner sprachlichen Kompetenz nutzen kann. Sarimski (1993) nennt dieses entwicklungsfördernde Verhalten progressives Abstimmen oder progressive Imitation der kindlichen Handlung.

Ohne ein Training der Bezugspersonen fehlt dem uk Kind diese wirkungsvolle Sprachförderung in den natürlichen Interaktionen seines Alltags. Studien aus dem Bereich der gebärdenunterstützten Kommunikation zeigen, dass die Bezugspersonen von uk Kindern, die sich mittels Gebärden verständigen, spontan keine Gebärden in der Kommunikation einsetzen, aber umgekehrt vom Kind erwarten, dass diese sofort Gebärden zur Verständigung benutzen (Grove u. McDougall 1991, Udwin u. Yule 1990). Die Bezugspersonen reflektieren ohne spezielles Interaktionstraining ihr fehlendes Modell nicht.

Aus all diesen Studien wurde die Folgerung gezogen, dass ein wichtiger Bestandteil der Intervention das **Training beider Kommunikationspartner** ist. Ziel des Trainings ist, die Interaktionsmuster der Bezugspersonen in der Weise zu verändern, dass das Kind aktiv und initiativ an einem Gespräch teilnehmen kann (vgl. Trainingsprogramm der kommunikativen Kompetenz von Light u. Binger 1998 oder COCP-Programm von Heim u. Jonker 1996). Die Bezugspersonen lernen in einem Partnertraining, nicht nur auf das Gesprächsthema zu achten, sondern auch strukturelle Aspekte im Aufbau einer Konversation zu berücksichtigen. Denn eine Veränderung des Interaktionssystems im Hinblick auf eine Entwicklungsförderung muss vom erwachsenen Partner ausgehen. Eine entwicklungsfördernde Interaktion entsteht, wenn

- die Bezugsperson einen Beitrag des Kindes aufgreift und im Sinne einer gemeinsamen Handlung fortsetzt,
- sich die Themen der Bezugsperson an den Interessen und der Blickrichtung des Kindes orientieren,
- die Bezugsperson bei verbalen Aufforderungen zusätzliche nonverbale Hinweisreize gibt,
- die Bezugsperson auf verbale und nonverbale Kommunikationsansätze des Kindes eingeht und
- die Bezugsperson eher echte Fragen als Handlungsaufträge stellt.

Im Hinblick auf die Frühintervention lassen sich daraus folgende Ziele ableiten: Einstellen sollte sich ein sensibles Gleichgewicht zwischen der Sensitivität der Bezugsperson, die Interessen des Kindes zu erkennen und ihm die Führung zu überlassen und der Motivation des Kindes, auf die Beiträge der Bezugsperson einzugehen und zu einer sinnvollen Tätigkeit zu kommen.

Die lexikalische Entwicklung eines uk Kindes weicht qualitativ und quantitativ vom Erwerb eines normal hörenden und sprechenden Kindes ab. Der Zugriff auf den aktiven Wortschatz ist dabei ein vollkommen anderer als in der audiovokalen Kommunikation. Dem uk Kind steht ein bestimmter Wortschatz zur Verfügung, der hinsichtlich der Auswahl der Wörter und der visuellen Präsentation der Begriffe von einer anderen Person bestimmt worden ist (Light et al. 1985). Das Kind ist wesentlich von seinem Kommunikationssystem und dem darauf zur Verfügung gestellten Vokabular abhängig (Sachse u. Boenisch 2009). In Anlehnung an die geteilte Aufmerksamkeit zwischen Kind und seiner Bezugsperson auf ein Objekt, den sogenannten triangulären Blickkontakt (Zollinger 1995), kann man bei einem uk Kind von einem „quadrangulären" Blickkontakt ausgehen, da als zusätzliche vierte Komponente das Kommunikationssystem in das Modell integriert wird. Abb. 2.1 zeigt die Form des quadrangulären Blickkontakts. Dieser quadranguläre Blickkontakt kommt in der normalen Sprachentwicklung nicht vor und ist ein weiterer Ausdruck der besonderen Bedingungen, die ein uk Kind in seinem Spracherwerb hat.

> In der Phase 1 kommt es im Verlauf des 1. Lebensjahrs zum Übergang von der vorsprachlichen Kommunikation in die frühe sprachliche Kommunikation. Das Kind hat das Intentionalitätsprinzip erworben und setzt ca. um den 12. Lebensmonat herum erste Wörter ein, um mit anderen Menschen zu kommunizieren.

Phase 2: Lexikon-Semantik → Morphosyntax

Das Sprachverstehen geht der Sprachproduktion in der Sprachentwicklung voraus (Rothweiler u. Meibauer 1999), deshalb versteht ein Kind mit 12–16 Monaten bereits ca. 100–150 Wörter und kommt einfachen Aufforderungen nach, obwohl es durchschnittlich erst 20–30 Wörter sprechen kann. Die ersten 50 Wörter werden im Vergleich zum späte-

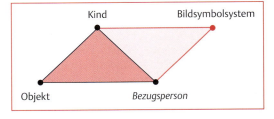

Abb. 2.1　Aufbau eines triangulären bzw. „quadrangulären" Blickkontakts.

ren Entwicklungstempo langsam über einen Zeitraum von 6 Monaten erworben. Ein Kind erwirbt alle 2–3 Tage ein neues Wort (Bloom 1973, Fenson et al. 1994). Bis zum Alter von 16–20 Monaten spricht das Kind ca. 50–200 Wörter (Friederici 2005). Mit spätestens 24 Monaten sollte ein Kind 50 Wörter sprechen: Die 50-Wörter-Grenze ist ein wichtiger Meilenstein im Spracherwerb (Grimm u. Doil 2006). Ab dieser Wortschatzgröße beginnt das Kind, auch andere Wortarten als Nomen und sozial-affektive Wörter (danke, bitte etc.) zu erwerben. Das Kind benutzt Wörter von nun an nicht mehr als Bezeichnung für ganze Szenen und vorrangig für affektive Zustände, sondern etabliert abstrakte Wortkategorien und erlernt die Symbolfunktion von Sprache. Wörter stehen stellvertretend für reale Gegebenheiten (Sachse 2007a). Der weitere Entwicklungsverlauf zeichnet sich durch ein schnelles Wachstum und damit verbunden durch eine immense Differenzierung des Wortschatzes aus, der in der Literatur als Wortschatzexplosion (Grimm 2003) oder Vokabelspurt (Szagun 2006) bezeichnet wird. In der angloamerikanischen Literatur spricht man deshalb anschaulich vom „zap mapping", vom Worterwerb im Sauseschritt (vgl. Carey 2004). Das Kind lernt ab dem 3. Lebensjahr durchschnittlich 5–10 Wörter täglich (Anglin 1993). Mit 2;6 Jahren spricht ein Kind durchschnittlich 500 Wörter (Barrett 1995), mit 3 Jahren 800 Wörter (Richter et al. 2001), bei der Einschulung ca. 5000 Wörter (Füssenich 1997) und mit 16 Jahren hat der aktive Wortschatz eine Größe von ca. 20000–50000 Wörtern (Rothweiler 2001) erreicht, die interindividuelle Variation der Wortschatzgröße ist besonders bei älteren Kindern sehr hoch. Schulkinder zwischen 7 und 16 Jahren erweitern ihren Wortschatz um durchschnittlich 3000–3500 Wörter pro Jahr (Glück 2010, Nagy u. Herman 1987). Pinker (1994) spricht sehr anschaulich vom sprachlernenden Kind als „lexikalischem Staubsauger", der alle 2 Stunden seiner Wachheit ein neues Wort erlernt.

Im Modell nach Paul kommt es zum zweiten Übergang von der Ebene Lexikon-Semantik zur Ebene Morphosyntax. Paul beschreibt damit den starken Zusammenhang zwischen der Entwicklung von Wortschatz und Grammatik im frühen Spracherwerb: Der Wortschatzerwerb geht dem Grammatikerwerb zeitlich voran. Es ist ein gewisser Wortschatz erforderlich, bevor der Grammatikerwerb an Fahrt gewinnt. Diese Beziehung wird mit dem „Effekt der kritischen Masse" beschrieben. Ab einer Wortschatzgröße von 201–300 Wörtern steigt das grammatische Wachstum in beiden Bereichen der Morphologie und der Komplexität von Sätzen deutlich an (Plunkert u. Marchman 1993, Marchman u. Bates 1994). Mit einer gewissen Anzahl erworbener Verben und Funktionswörter ist es dem Kind ab einem Alter von 20–24 Monaten möglich, in die Grammatikentwicklung einzusteigen, indem es syntaktische Regeln der Satzbildung erlernt und Zwei- und Mehrwortäußerungen produziert. Das Kind spricht in diesen Äußerungen zunächst über Dinge, die es in seinem Alltag mit den Bezugspersonen direkt erlebt. Zweiwortäußerungen stellen den Beginn der eigentlichen syntaktischen Entwicklung dar. Das Kind entdeckt, dass es Wörter zueinander in Beziehung setzen und damit neue Bedeutungen entstehen lassen kann. Den Bedeutungsinhalt einer kindlichen Zweiwortäußerung zu erfassen ist ohne den situativen Kontext nicht immer möglich. Eine Methode Zweiwortäußerungen zu analysieren, ist daher ein interpretativer Ansatz (Bloom 1973), der die Äußerungen nach semantischen Funktionen beschreibt. Semantische Funktionen versuchen, grammatische Bedeutungen zu beschreiben, die Wörter in Sätzen haben können. Im Kapitel 4 wird ein Überblick über die semantischen Funktionen im Deutschen gegeben. Das Kind gebraucht zunächst einen Telegrammstil und lässt bestimmte Satzelemente aus, wie z. B. Artikel oder Hilfsverben. Trotzdem folgen auch diese verkürzten Äußerungen bereits den syntaktischen Strukturen der Muttersprache (Grimm u. Weinert 2002). Zentral für den Erwerb der Satzlehre im Deutschen ist die Stellung des flektierten Verbs im Haupt-, Frage- und Nebensatz. Im Hauptsatz sowie in einer Ergänzungsfrage steht das flektierte Verb in der Verbzweitstellung, während es sich im Nebensatz als starker Kontrast in der Verbendstellung befindet. Das Kind bildet zunächst Zweiwortäußerungen mit der Grundstruktur der Verbendstellung (z. B. „Banane essen"). Die Zweiwortäußerungen werden häufig durch die Adverbien „auch", „mehr" oder „nicht" zu Mehrwortäußerungen erweitert („auch Banane essen"). Diese Adverbien sollten deshalb auch im vorgegebenen Wortschatz eines uk Kindes enthalten sein, wie es z. B. bei den Kölner Kommunikationstafeln der Fall ist (Kap. 3). Diese Mehrwortäußerungen mit der Grundstruktur der Verbendstellung erweitern sich zu ersten korrekten Hauptsätzen mit der Verbzweitstellung („Anna will auch eine Banane essen"). Für den Erwerb der

Verbzweitstellung im Hauptsatz scheint eine wichtige Rolle zu spielen, dass das sprachlernende Kind die erste Position im Satz vor dem flektierten Verb, das sogenannte Satzvorfeld, versteht und wahrnimmt (Penner u. Kölliker-Funk 1998, Schlag 2006, Siegmüller 2003). Das Satzvorfeld zeichnet sich in der deutschen Syntax dadurch aus, dass es – im Unterschied zum flektierten Verb in der zweiten Position – variabel besetzt werden kann. Das zeigt die Inversion des folgenden Satzbeispiels:
- Peter **geht** heute ins Schwimmbad.
- Heute **geht** Peter ins Schwimmbad.
- Ins Schwimmbad **geht** Peter heute.

Diese variable Besetzung des Satzvorfelds im Hauptsatz wird in das Grammatiktraining für ein uk Kind integriert (s. Kap. 5). Die wichtigsten syntaktischen Strukturen werden im Alter zwischen 3 und 4 Jahren erworben, und entwickeln sich auch danach umfassend weiter (Toppelberg u. Shapiro 2000). Die Entwicklung zeichnet sich durch wiederkehrende Reorganisationsprozesse innerhalb des sprachlichen Systems aus, die anhand von Kindersprachanalysen wie dem Verschwinden von Übergeneralisierungen (z. B. falschen Pluralbildungen) gut beobachtbar sind (Sachse 2007a). Am Ende dieser zweiten Phase ist das Kind 5 Jahre alt. Morphosyntaktisch hat das Kind ein Regelinventar erworben, mit dem es eine unendlich große Menge möglicher Sätze produzieren und verstehen kann. Das Kind hat eine hohe sprachliche Kompetenzstufe erreicht. Sein Sprachsystem verfügt über das Kriterium der Kreativität der Sprache bzw. das Kind hat einen offenen Zugang zu Sprache, sodass es in der Lage ist, jeden Gedanken und jede Absicht mittels Sprache seinen Bezugspersonen mitzuteilen. Dies bedeutet, dass ein Kind mit 5 Jahren komplexe Zusammenhänge durch den Zugriff auf einen differenzierten Wortschatz grammatikalisch richtig ausdrücken kann. Es kann schwierige pragmatisch-kommunikative Anforderungen wie das strukturelle Erzählen einer Geschichte größtenteils erfüllen und Sprache in der sozialen Interaktion angemessen einsetzen (Sachse 2007a). Der Einfluss der sprachlichen Kompetenz auf die kommunikative Kompetenz zeigt sich auch in Zahlen. Das Kind kommuniziert im Verlauf seiner Sprachentwicklung zunehmend mehr. Die Kommunikationsrate erhöht sich in der Zeit von der vorsprachlichen Phase bis zu den Mehrwortäußerungen um das beinahe Fünffache (Wetherby et al. 1988).

Die Wortschatz- und Grammatikentwicklung eines uk Kindes zeigt Besonderheiten (Sturm u. Clendon 2004), die aus der Vergleichsstudie zum Einsatz des aktiven Wortschatzes von körperbehinderten und regelentwickelten Kindern abgeleitet werden (Boenisch et al. 2007). Diese Studie wurde zwischen 2003 und 2006 in Kindergärten in verschiedenen Bundesländern durchgeführt. In der Studie wurden von 47 Kindern mit einer Körperbehinderung und 25 regelentwickelten Kindern im Alter von 2;3–7;7 Jahren Spontansprachproben erhoben, die die Kinder in der gleichen videografierten Spielsituation zeigten. Diese Sprachproben wurden hinsichtlich des aktiven Wortschatzes und der grammatikalischen Strukturen analysiert. Folgende Ergebnisse wurden aus den Kindersprachanalysen abgeleitet:
- Es besteht ein deutlicher Zusammenhang zwischen der motorischen Beeinträchtigung und einer verminderten Anzahl von gesprochenen Wörtern pro Zeiteinheit bei den körperbehinderten Kindern im Vergleich zu den regelentwickelten Kindern. Der Wortschatz war um ca. 30–45 % geringer als bei der Vergleichsgruppe.
- In Bezug auf den aktiven Wortschatzerwerb benutzt ein Kind mit einer Körperbehinderung seine Sprache nicht so umfassend und sicher wie ein sprachgesundes Kind, um am Spielgeschehen teilzunehmen und um seine Eindrücke durch die Sprache immer wieder neu zu sortieren und zu gliedern (Richter et al. 2001).
- Eine lexikalische Übereinstimmung beider Gruppen besteht aber im Gebrauchswortschatz: Die Kinder mit einer Körperbehinderung und die regelentwickelten Kinder benutzten ein identisches Kernvokabular, das hauptsächlich aus Funktionswörtern besteht. Es handelt sich dabei um die am häufigsten gebrauchten 200–300 Wörter des Deutschen, die Sachse u. Boenisch (2009) in ihrem Interventionsansatz zum Kern- und Randvokabular aufgreifen (s. Kap. 3).
- Auch die Studienergebnisse im Bereich der Grammatik zeigen deutliche Unterschiede beider Gruppen. Die mittlere Äußerungslänge zeigt im Verlauf der Studie einen Scheneneffekt. Zu Beginn der Studie im Alter von 30 Monaten bilden alle Kinder überwiegend Vierwortäußerungen. Danach stagniert die Äußerungslänge bei den Kindern mit einer Körperbehinderung bzw. sinkt sogar ab, während sie bei den regelentwickelten Kindern auf über 7

Wörter im Alter von 5 Jahren ansteigt (Musketa 2007).

Die Autoren der Studie sehen ebenfalls einen engen Zusammenhang zwischen der Wortschatz- und Grammatikentwicklung (Szagun 2006). Der Wortschatzerwerb geht der Grammatikentwicklung voraus. Hat ein körperbehindertes Kind im Vergleich zu einem regelentwickelten Kind einen kleineren Wortschatz, dann wirkt sich dies negativ auf die Grammatikentwicklung in Form von kurzen Sätzen aus. Kurze Sätze wiederum beschränken das Kind in seiner pragmatisch-kommunikativen Kompetenz, all das sprachlich ausdrücken zu können, was es gerne in einer Spielsituation sagen möchte. Deshalb kommen die Autoren zu dem Schluss, dass „bei den körperbehinderten Kindern in vielen Fällen von einer komplexeren Spracherwerbsbeeinträchtigung (Semantik, Lexikon, Syntax und Pragmatik) ausgegangen werden kann" (Boenisch 2009).

Viele uk Kinder mit einer geistigen oder einer mehrfachen Behinderung verwenden in der Kommunikation nur Einwortäußerungen. Die Bildung längerer Äußerungen aus diesem Grundwortschatz bleibt oftmals dem Zufall überlassen. Studien aus Großbritannien zeigen, dass nur ca. 10 % der Kinder mit einer geistigen Behinderung Mehrwortäußerungen gebärden (Grove u. Mc Dougall 1991, Udwin u. Yule 1990). Bei den Mehrwortäußerungen dominieren wiederum die Zweiwortäußerungen, wobei viele dieser Äußerungen aus der konstanten Kombination eines lexikalischen Begriffs mit einer Zeigegeste im Sinne von „Da ist der Schrank" bestehen. Die Gründe für die Stagnation der morphosyntaktischen Entwicklung sind bisher nicht geklärt. Als Verursachungshypothese geht man von einer kongenitalen Kondition aus, die den Erwerb syntaktischer Fähigkeiten verhindert. Darüber hinaus fehlt das Lernen am Modell, weil die Bezugspersonen dem uk Kind keine Mehrsymboläußerungen vormachen (Asymmetriehypothese von Smith u. Grove 2003). Bei der Bildung von Zwei- und Mehrwortäußerungen zeigt sich als weiteres Phänomen eine falsche Wortfolge im Satz. Diese Auffälligkeit tritt unabhängig von der Art des Kommunikationssystems auf. Sie tritt bei einer gebärdenunterstützten Kommunikation genauso wie bei einer bildsymbolunterstützten Kommunikation auf (Balkom u. Welle Donker-Gimbrère 1994, Smith u. Grove 1999). Die falsche Wortfolge im Satz ist strukturell abweichend vom normalen Grammatikerwerb eines Kindes und kann wiederum mit dem fehlenden Lernen am Modell (Asymmetriehypothese) erklärt werden.

> In Phase 2 kommt es ab dem 18. Lebensmonat zum Übergang von der lexikalisch-semantischen in die morphosyntaktische Entwicklung. Das Kind erwirbt auf der Grundlage seines stetig sich erweiternden Wortschatzes das morphosyntaktische Regelwerk seiner Muttersprache und kann sich in immer komplexeren und längeren Äußerungen mitteilen.

Phase 3: Phonologie → phonologische Bewusstheit

Der dritte und letzte Übergang im Sprachentwicklungsmodell nach Paul (1997) ist der Übergang von der Phonologie zur phonologischen Bewusstheit. Ein Kind erwirbt in den ersten 4–5 Lebensjahren das phonologische System seiner Muttersprache im Sinne einer regelgeleiteten Aussprache durch den Erwerb des phonetischen und phonemischen Inventars (Fox u. Dodd 1999). Daran schließt sich die Entwicklung der phonologischen Bewusstheit (Jansen u. Marx 1999) an. Die phonologische Bewusstheit ist eine Form der metalinguistischen Bewusstheit (Tunmer u. Bowey 1984). Vor dieser Phase kann ein Kind noch nicht zwischen dem Wort und dem Bezeichneten trennen (Sachse 2009). Metalinguistische Bewusstheit besagt, dass ein Kind mit zunehmendem Alter Abstand vom Bedeutungsaspekt gesprochener Sprache nimmt und sich den lautlichen und strukturellen Aspekten der Sprache zuwendet. Die Sprache selbst wird Gegenstand der Betrachtung und Reflexion. Diese Bewusstwerdung von Sprache und deren Regelsystem wird als Sprachbewusstheit (Andresen 1985) oder metalinguistische Bewusstheit bezeichnet und entwickelt sich bis zu einem Alter von 8 Jahren (Grimm u. Weinert 2002). Die phonologische Bewusstheit bezeichnet die Bewusstheit für lautliche Elemente unterhalb der Wortebene. Das Kind erwirbt verschiedene metaphonologische Fähigkeiten mit zunehmendem Lebensalter und kann lautliche Unterschiede, Gemeinsamkeiten oder Ähnlichkeiten zwischen Wörtern oder Wortteilen und Wörtern erkennen und nutzen. Van Kleeck (1990) geht von der folgenden Erwerbsreihenfolge aus:

1. Reime wahrnehmen und selbst erfinden
2. Minimalpaare (= kleinste bedeutungsunterscheidende Einheiten in Wörtern, z. B. gelb – Geld) erkennen und benennen
3. Segmentieren von Wörtern in Silben und Laute
4. Erkennen von Wörtern mit identischen Anfangs- und Endlauten
5. Benennen der Anzahl von Lauten pro Wort
6. Segmentieren von Lauten in KV-, VK- und KVK-Strukturen sowie in Mehrfachkonsonanz (K = Konsonant, V = Vokal)

Durch den Erwerb dieser metaphonologischen Fähigkeiten entwickelt sich die phonologische Bewusstheit, die besonders im Vorschul- und beginnenden Schulalter zunehmend bedeutsam für den Schriftspracherwerb wird. Der Schriftspracherwerb wird nach den Ergebnissen verschiedener Studien am effektivsten durch die phonologische Bewusstheit unterstützt (Adams 1990, Ball u. Blachman 1988, Chall 1983, Swank u. Larrivee 1998). Der Übergang von der Phonologie zur phonologischen Bewusstheit zeigt, dass der Schriftspracherwerb Teil des Spracherwerbs ist und auf der Basis von bereits weitgehend entwickelten Fähigkeiten und Fertigkeiten eines Kindes erfolgt. Auch der semantisch-lexikalische Bereich mit einem differenzierten Wortschatz ist eine Voraussetzung für den Schriftspracherwerb. Eine wichtige Schnittstelle zwischen Semantik-Lexikon und Kognition liegt im sich entwickelnden Begriffssystem, welches wiederum durch das frühe Betrachten von Bilderbüchern gefördert wird. Das kindliche Gehirn verknüpft Informationen aus verschiedenen Systemen – Sehen, Denken, Verstehen und Sprechen – und erlernt somit das Bezeichnungsprinzip (Pease et al. 1993; s. S. 35). Hat ein Kind das Bezeichnungsprinzip erworben und benennt Objekte und Bilder, beginnt auch der Inhalt von Bilderbüchern eine größere Rolle zu spielen. Das Kind kann nun bestimmen, was ihm vorgelesen werden soll. Hier bekommt die Entwicklung eine besondere Dynamik:

> **!** Je mehr man dem Kind vorliest, desto besser versteht es die Sprache und desto differenzierter wird der Wortschatz (Frijters et al. 2000, Whitehurst u. Lonigan 1998). Wörter aus Bilderbüchern machen einen nicht unerheblichen Teil eines 10 000-Wörter-Repertoires eines fünfjährigen Kindes aus (Wolf 2009).

Eine weitere wichtige Schnittstelle ist die Verknüpfung von Wortschatz, Schriftsprache, Emotionalität und sozialer Kompetenz. Die Fähigkeit des Kindes, sich in andere hineinzudenken (s. S. 29), wird durch Geschichten mit Gedanken und Gefühlen anderer Figuren gefördert. Das Kind wird beim Vorlesen mit Gefühlen anderer Menschen, Tiere und Figuren konfrontiert. Es ist dadurch in der Lage, neue Gefühle kennenzulernen, ein Verständnis für andere Menschen zu entwickeln und seine eigenen Gefühle besser verarbeiten zu können (Fletcher et al. 1995, Hauser u. Spelke 2004, Baron-Cohen et al. 2000).

Auch die morphosyntaktische Kompetenz geht in die spätere Entwicklung der Schriftsprache ein. Studien zeigen einen positiven Zusammenhang zwischen den Grammatikkenntnissen und der späteren Lesekompetenz (Scarborough 2005, Scarborough et al. 1991). Je höher die morphosyntaktische Kompetenz der Kinder entwickelt ist, desto kompetenter liest ein Kind. Die morphosyntaktische Kompetenz ist damit ein Prädiktor für das spätere Leseniveau. Der Schriftspracherwerb vollzieht sich wie die Sprachentwicklung schrittweise und erstreckt sich über mehrere Jahre. Neben der engen Verknüpfung mit dem Spracherwerb gibt es noch zwei weitere Voraussetzungen für einen erfolgreichen Schriftspracherwerb:

- Emergente bzw. frühe Literalität (Wolf 2009). Dieser Begriff umfasst die Lese- und Schreibkompetenz in einem weiteren Sinne. Diese Entwicklung beginnt bereits im 1. Lebensjahr und hebt die Bedeutung der Vorstufen, die für die Lese- und Schreibentwicklung eines Kindes relevant sind, hervor. Wolf (2009) beschreibt eine typische Szene dieser frühen Literalität folgendermaßen: „Ein Kleinkind sitzt da, betrachtet bunte Bilder, lauscht alten Märchen und neuen Geschichten und lernt dabei allmählich, dass die Striche auf einer Seite Buchstaben ergeben, die Buchstaben Wörter, die Wörter Geschichten – und diese Geschichten kann man immer und immer wieder lesen." Diese Szene beinhaltet bereits die meisten Vorstufen für eine emergente Leseentwicklung. Aus Studien geht hervor, dass das spätere Lesevermögen eines Kindes stark davon beeinflusst wird, wie oft und wie lange die Eltern und andere Bezugspersonen ihm vorgelesen haben (Chomsky 1972, Snow et al. 2005, Whitehurst et al. 2001). Das regelmäßige Vorlesen von Babyalter an ist ein wichtiger Schlüssel für einen erfolgreichen Schriftspracherwerb. Das Vorlesen hebt die soziale Dimension des Schriftspracherwerbs hervor. Hinzu kommt der emotionale Aspekt: Sobald ein Baby auf dem Schoß einer Bezugsperson sitzen kann, lernt es, das gemeinsame Anschauen eines Bilderbuches und das Lauschen geschriebener Sprache mit dem Gefühl, geliebt zu werden, zu verbinden (Dickinson et al. 1992, New 2001, McCardle et al. 2004). Wolf bezeichnet diese Assoziation als den besten Nährboden für verschiedene Entwicklungsbereiche: Kognition, Sprache und Schriftsprache. Das Kind freut sich auf das Vorlesen und überträgt diese Freude und Motivation später auf das selbständige Lesen.

- Ausreichende visuelle und auditive Wahrnehmungs-, Aufmerksamkeits- und Gedächtnisleistungen sind eine weitere Voraussetzungen für den Schriftspracherwerb. Beim Vorlesen lernt das Kind zuzuhören und immer komplexere Bilder bezüglich der Geschehnisse und Zusammenhänge zu verstehen. Es wird vertraut mit Buchstaben, Wörtern, Sätzen und Texten in Büchern. Wenn die Konzentrationsfähigkeit im Verlauf der Entwicklung zunimmt, hat dies auch positive Folgen auf das Verhalten des Kindes beim Vorlesen: Es wird immer vertrauter mit Abbildungen aus bekannten Bilderbüchern und ist motiviert, neue Bücher und Geschichten kennenzulernen (Wolf 2009).

Der **Schriftspracherwerb** hat im Bereich der UK eine herausragende Bedeutung, da eine schriftsprachliche Kompetenz dem Kind ein offenes Sprachsystem ermöglicht (vgl. Hallbauer 2010). Es ist in der Lage, Sprache kreativ zu gebrauchen und kann jeden Gedanken mittels der Schriftsprache anderen mitteilen. Der Zugang zu einem offenen Sprachsystem wiederum eröffnet vielfältige Bildungs-, Beschäftigungs-, Austausch- und Ausdrucksmöglichkeiten (Sachse 2010) wie z. B. eine mögliche virtuelle Berufsausbildung per Fernstudium, das Verfassen von E-Mails oder SMS-Mitteilungen oder das Chatten. Viele lebenspraktische Bereiche sind an die Schriftsprachkompetenz gebunden (Einkaufszettel, Fahrpläne, Gebrauchsanweisungen etc.). Deshalb ist eine wichtige Zielsetzung der Erstintervention, jedem uk Kind unabhängig von der Art und dem Schweregrad seiner Behinderung die Möglichkeit zu geben, schriftsprachvorbereitende und schriftsprachliche Fähigkeiten zu erwerben (Koppenhaven et al. 1991). Koppenhaven et al. (1991) gehen von einem netzwerkartigen Entwicklungsmodell der Schriftsprache im Kontext von UK aus. Sprechen, unterstützt Kommunizieren, Zuhören, Lesen und Schreiben entwickeln sich gleichzeitig und beeinflussen sich untereinander (Sachse 2010). In den vorherigen Ausführungen der Phase 3 des Paul-Modells (1997) wurde auf die komplexen und vielfältigen Verknüpfungen zwischen Sprache, Kognition, Schriftsprache und Kommunikation bei einem regelentwickelten Kind hingewiesen. Frühe, ausgiebige und häufige Leseerfahrungen (Wolf 2009) ab dem 1. Lebensjahr sind ein Schlüsselfaktor für die Entwicklung verschiedener geistiger Kompetenzen eines Kindes. Deshalb ist die Förderung der phonologischen Bewusstheit nur ein Therapiebaustein für die UK-Erstintervention. Vielmehr ist das primäre Ziel der Erstintervention, einem uk Kind einen selbstverständlichen frühen und reichhaltigen Zugang zur Literalität zu ermöglichen (Sachse 2010). Die frühe Förderung der Literalität ist auch wichtig im Hinblick auf die Erfahrungen uk Erwachsener im Umgang mit Schriftsprache (Eichmann et al. 2010). Sie berichten, dass sie zwar einzelne Wörter in einem Satz lesen und verstehen, aber Schwierigkeiten beim Lesesinnverständnis auf Satz- und Textebene haben. Denn die Struktur geschriebener Sprache unterscheidet sich maßgeblich von der Struktur gesprochener Sprache (Sachse 2010). Der Erwerb schriftsprachlicher Kompetenz erstreckt sich über viele Jahre und ist daran gebunden, dass ein uk Kind vielfältige und häufige Erfahrungen mit Schriftsprache sammeln kann. Genau das ist häufig nicht der Fall. Ein uk Kind bekommt häufig keinen oder einen zu geringen Zugang zu frühen Leseerfahrungen, weil ihm aufgrund seiner Beeinträchtigungen nicht zugetraut wird, dass es sich um ein sinnvolles Angebot für das Kind handelt. Hallbauer (2010) stellt die Annahme auf, dass die Ursachen für diesen Ausschluss häufiger im Umfeld des Kindes als bei ihm selbst zu suchen sind. Durch die fehlenden frühen Leseerfahrungen kommt das uk Kind in eine Abwärtsspirale mit weitreichenden Folgen für seine Entwicklung und schulische Bildung, denn die schulischen Lese- und Schreiblehrgänge bauen auf die „klassischen Voraussetzungen" (frühen Leseerfahrungen und phonologische Bewusstheit) auf bzw. setzen sie voraus (Hallbauer 2010). Das uk Kind kommt in der Schule für einen Lese- und Schreiblehrgang gar nicht erst infrage. Wolf (2009) argumentiert in die gleiche Richtung und fasst die Nachteile fehlender früher Leseerfahrungen für Kinder zusammen: „Es geht nicht einfach nur um die Anzahl der Wörter, die sie (= die Kinder) nicht gehört oder gelernt haben. Wenn man Wörter nicht hört, lernt man auch weniger Begriffe. Wenn man bestimmte syntaktische Formen nicht kennenlernt, erfasst man die Beziehung zwischen den Ereignissen in einer Geschichte weniger gut. Wenn bestimmte Textformen unbekannt bleiben, kann man nicht so gut Schlüsse ziehen und Vorhersagen treffen." Wolf kommt wie Hallbauer (2010) zu dem Schluss, dass Kinder durch fehlende Leseerfahrungen im Bezug auf ihre weitere Entwicklung ins Hintertreffen geraten. Deshalb ist die Integration der emergenten Literalität in die Erstintervention und Beratung so relevant.

> Ab einem Alter von 4–6 Jahren kommt es in Phase 3 zum Übergang von der Phonologie zur phonologischen Bewusstheit. Der Bedeutungsaspekt von Sprache tritt in den Hintergrund, und das Kind wendet sich auf der Grundlage einer regelgeleiteten Aussprache den lautlichen und strukturellen Aspekten der Sprache zu. Die phonologische Bewusstheit ist eine entscheidende Voraussetzung für den Schriftspracherwerb. Daneben sind frühe und ausgiebige Vorleseerfahrungen wichtig für die spätere Schriftsprachkompetenz.

3 Systembeschreibungen und Methoden

Körpereigene Kommunikationsformen 46

Nichtelektronische Kommunikationsformen . 66

Elektronische Kommunikationsformen 85

Systemübergreifende Kommunikationsformen 96

3 Systembeschreibungen und Methoden

Körpereigene Kommunikationsformen

Mimik, Gesten und Körpersprache gehören zu den körpereigenen, motorisch-visuellen Kommunikationsformen. Im Bezugsrahmen von UK kommt ihnen eine besondere Rolle zu, da der Körper als Kommunikationsmedium aufgrund der unzureichenden Lautsprache kompensatorisch stärker eingesetzt wird. Sie ermöglichen eine schnelle und spontane Kommunikation; Intentionen können direkt vermittelt werden. Ihr Ausdrucksrepertoire ist jedoch begrenzt, deshalb werden sie im Sinne eines multimodalen Kommunikationssystems um weitere externe Formen ergänzt (Braun u. Kristen 2003).

Gesten

Gesten sind zeichenhafte Bewegungen bestimmter Körperteile, vor allem Bewegungen des Kopfes und der Hände, die aber von den Gebärden abzugrenzen sind. Eine Gebärde in der Gebärdensprache ist einem Wort in der Lautsprache vergleichbar, eine Geste ist dies nicht. Gesten werden in der Kommunikation spontan verwendet und verstanden (z.B. im Straßenverkehr einem anderen einen Vogel zeigen). Sie sind spezifisch für einen Kulturkreis, z.B. Nicken = Ja, Kopfschütteln = Nein in unserer Kultur. Gesten spielen in der frühen Sprach- und Kommunikationsentwicklung eine wichtige Rolle. Sie bestehen aus festgelegten Bedeutungs- und Handlungszusammenhängen (Grimm 2003). Ein Kind erwirbt im Rahmen des Intentionalitätskonzepts (Doil 2002) ein Verständnis für Gesten. In Situationen der geteilten Aufmerksamkeit lernt das Kind zunehmend hinweisenden Gesten und der Blickrichtung seiner Bezugsperson zu folgen und etwas Relevantes zu erwarten (Möller u. Ritterfeld 2010). Wenig später setzt das Kind zum ersten Mal selbst Gesten zur Kommunikation ein. Die Bezugsperson erkennt die kommunikative Absicht der Gesten und antwortet dem Kind (Gericke 2009). Den kommunikativen Austausch mittels Gesten erwirbt ein Kind im Verlauf des 1. Lebensjahrs. Das Kind setzt in dieser vorsprachlichen und frühen sprachlichen Kommunikation verschiedene Arten von Gesten ein (Kap. 2, S. 33).

Gebärden

Gebärden sind in der UK eine der wichtigsten Kommunikationsformen und können sowohl das Sprachverstehen als auch die Sprachproduktion des Benutzers (Kap. 1) unterstützen. Das gleichzeitige Sprechen und Gebärden erleichtert das Verstehen und gibt dem Benutzer mehr Sicherheit und Transparenz in der Kommunikationssituation. Unterstützen oder ersetzen Gebärden die Sprachproduktion, stellen sie dem Benutzer nicht nur einen offenen Wortschatz zur Verfügung, sondern verhelfen ihm zu einer eindeutigen Kommunikation. Dies fördert wiederum die Freude an der Interaktion mit anderen Menschen.

Bei allen Gebärdenprogrammen im Kontext von UK gibt es eine grundsätzliche Unterscheidung zwischen **Gebärdensystemen** und **Gebärdensammlungen**. Bei einer Gebärdensammlung ist der Wortschatz begrenzt, man spricht von einem Wortschatz im engeren Sinne. Es handelt sich dabei um einen Grund- oder Kernwortschatz (z.B. 1000 Gebärden in der Gebärdensammlung „Schau doch meine Hände an"). Bei einem Gebärdensystem dagegen liegt ein erweiterter Grundwortschatz vor. Dieser ist so umfangreich, dass man lexikalisch einen offenen Zugang zur Gebärdensprache hat (z.B. 18 000 Gebärden im digitalen Wörterbuch der Deutschen Gebärdensprache).

In der UK-Intervention wird zwischen verschiedenen Gebärdensystemen und ihren Verwendungsweisen unterschieden. Im Folgenden werden zunächst die Charakteristika der einzelnen Gebärdensysteme beschrieben. Direkt im Anschluss an das einzelne System wird das Material vorgestellt, das für den Einsatz in der logopädischen Praxis zur Verfügung steht.

Gebärdensysteme

Gebärden der Deutschen Gebärdensprache (DGS) und Fingeralphabet

Die Deutsche Gebärdensprache ist eine visuell-manuelle Sprache, die in der Sprachgemeinschaft gehörloser und schwerhöriger Menschen in Deutschland über Jahrhunderte hinweg gewachsen ist und zur Kommunikation untereinander als auch mit hörenden Menschen eingesetzt wird. Die Wörter dieser Sprache bezeichnet man als Gebärden. Bedeutungsunterscheidende Merkmale der Gebärden sind die Handform, Handstellung, Ausführungsstelle und Bewegung. Neben der Gebärde spielen das synchrone Mundbild, die Körperhaltung und die Mimik eine wichtige Rolle. Alle Komponenten führen nur gemeinsam zur korrekten Bedeutungsentschlüsselung der Äußerung. Die DGS nutzt wie alle Gebärdensprachen den Raum: Personen und Orte werden in einer Äußerung sozusagen in der Luft platziert, und je nach der Bewegungsrichtung von Gebärden zwischen diesen „Raumpunkten" ändert sich die Bedeutung. Eine Verbindung zur Schriftsprache besteht in Form des Fingeralphabets. Eigennamen oder Begriffe, deren Gebärden einer der Gesprächspartner oder beide nicht kennen, werden mithilfe des Fingeralphabets übermittelt. Die DGS besitzt alle Kriterien einer natürlichen Sprache. Dazu gehört auch eine eigenständige Grammatik, die sich von der deutschen Lautsprache grundlegend unterscheidet. Adverbiale Bestimmungen der Zeit (z. B. morgen, heute, gestern) stehen in der DGS am Anfang eines Satzes. Hat der Satz auch eine adverbielle Bestimmung des Ortes (z. B. Präpositionalphrase), folgt diese direkt nach der Zeitangabe (/Morgen/ – /ins Kino/ – /ich/ – /gehe/). Das Prädikat steht dagegen nach dem Subjekt bzw. am Ende eines Satzes. Ebenso steht ein W-Fragewort im Kontrast zum lautsprachlichen Satzbau am Ende eines Satzes (/Ins Kino/ – /du/ – /gehst/ – /wann/?). Diese syntaktischen Unterschiede verhindern, einen gesprochenen Satz synchron mit Gebärden zu begleiten und umgekehrt.

> Im Fachbereich der UK wird zwar der Wortschatz der Deutschen Gebärdensprache eingesetzt, aber nicht ihre Grammatik, weil eine synchrone Übersetzung der DGS in die Lautsprache aufgrund der eigenständigen DGS-Grammatik nicht möglich ist.

Die DGS als digitales Wörterbuch

Für die Wortschatzarbeit mit Gebärden steht das digitale Wörterbuch der Deutschen Gebärdensprache zur Verfügung (Kestner 2009). Es handelt sich um ein Projekt im Auftrag des Bundeselternverbands gehörloser Kinder e. V. und wurde mit Mitteln des Bundesministeriums für Bildung und Forschung gefördert. Für das Projekt wurden Videos mit 50 000 Gebärden gesammelt. Ein Team aus Gehörlosen und Gebärdensprachdolmetscherinnen wählte 18 000 davon als Standardwortschatz aus. Die Dokumentation und Standardisierung der Deutschen Gebärdensprache mithilfe digitaler Medien waren Ziele des Projekts. Damit wurde die Grundlage für eine Hochsprache und einen aktuellen Gebrauchswortschatz der Deutschen Gebärdensprache gelegt. Die DVD enthält 18 000 Wörter und die dazugehörigen Videos inklusive DGS-spezifischen Begriffen, idiomatischen Wendungen, Orientierungsverben, produktiven Gebärden, Steigerungen von Adjektiven und Richtungsverben. Die Wörter können mittels der Suchfunktionen sowohl in Richtung Deutsch-DGS als auch in Richtung DGS-Deutsch gefunden werden: entweder durch die Eingabe des deutschen Wortes oder durch die Eingabe der Handform und der Information, ob es sich um eine ein- oder zweihändige Gebärde handelt. Auch wichtige lautsprachbegleitende Gebärden wie z. B. die Artikel sind im Wörterbuch enthalten.

Die ICF-Kriterien der Teilhabe und Aktivität werden erfüllt, da der Wortschatz sich an den Themen des täglichen Lebens im privaten und gesellschaftlichen Bereich, z. B. Verkehr, Einkaufen, Religion, Handwerk, Technik, Kultur aber auch Arztbesuche und soziale Beratung orientiert. Darüber hinaus steht ein spezieller Wortschatz zur Verfügung, der für gehörlose Menschen und Gebärdensprachdolmetscher von Bedeutung ist. Besonderer Wert wird auch auf die Entwicklung der Gebärdensprachkompetenz gelegt. Das Wörterbuch umfasst die wichtigen Wortfelder vom Kindergarten über Schule und Ausbildung bis in die Arbeitswelt und unterstützt damit den Bildungsweg des Kindes mittels Sprach-

3 Systembeschreibungen und Methoden

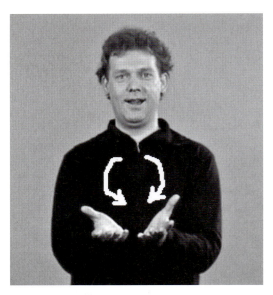

Abb. 3.1 Gebärde /Ball/ aus dem digitalen Wörterbuch der Deutschen Gebärdensprache (Kestner 2009).

die dreiteilige Serie Tommys Gebärdenwelt in Buch- und CD-Rom-Format. Es handelt sich dabei um einen umfangreichen Wortschatz für die offenen Wortklassen, doch es gibt wenige Funktionswörter. Die Kopierqualität der Gebärden aus den Büchern ist gut. Für das Gebärdentraining mit Erwachsenen steht die Serie 777 Gebärden in 3 Folgen zur Verfügung. Dieses Lernprogramm für Erwachsene hat einen sehr umfangreichen Wortschatz der Deutschen Gebärdensprache und verfügt über verschiedene Suchfunktionen nach Themen oder einem bestimmten Wort. Außerdem gibt es ein Extraprogramm, um die Grammatik der Deutschen Gebärdensprache zu erlernen (s. Bezugsquellenverzeichnis S. 190 [2, 3]).

kompetenz durch die DGS. Abb. 3.1 zeigt die Gebärde /Ball/ aus dem digitalen Wörterbuch der Deutschen Gebärdensprache (Kestner 2009; s. Bezugsquellenverzeichnis S. 190 [1]).

Bücher und PC-gestützte Lernprogramme der DGS

Diese Lernprogramme wurden primär für gehörlose Menschen, ihre Angehörigen und alle weiteren Personen im häuslichen, sozial-betreuenden sowie pädagogischen Umfeld erstellt. Die PC-Programme sollen allen genannten Personengruppen helfen, die Deutsche Gebärdensprache zu erlernen. Diese Lernprogramme wurden nicht speziell für die UK entwickelt, sondern werden sekundär für die UK-Intervention zum Gebärdentraining genutzt. Es gibt verschiedene Bücher und CD-Roms für Kinder und Erwachsene zum Erlernen der Deutschen Gebärdensprache. Der große didaktische Vorteil der PC-gestützten Programme sind die Videoclips der Gebärden. Die Videos sind sehr klar erkennbar, die Einstellung der Bewegung beim Gebärden ist in Zeitlupe möglich. Der Ton kann optional an- oder ausgeschaltet werden. Die PC-gestützten Programme sind sehr ansprechend und für das Training hoch motivierend. Auch zum autodidaktischen Arbeiten sind sie gut geeignet. Voraussetzung ist allerdings, dass der Gebärdenlernende eine Maus feinmotorisch bedienen kann. Für Kinder gibt es

Lautsprachbegleitende Gebärden (LBG)

Das System der Lautsprachbegleitenden Gebärden folgt der Grammatik der deutschen Lautsprache und wird in der Literatur auch als „gebärdetes Deutsch" oder „gebärdete Lautsprache" bezeichnet (Boyes Braem 1990). Das System der LBG wird von vielen Gebärdensprachlern abgelehnt, weil es die Grammatik der DGS nicht anwendet, sondern die Regeln der deutschen Lautsprache. Ein gesprochener Satz wird gleichzeitig Wort für Wort gebärdet. Die Lautsprache steht im Vordergrund.

> Im Fachbereich der UK werden Lautsprachbegleitende Gebärden nicht in Form einer Wort für Wort Übersetzung genutzt. Dies stellt für viele uk Menschen mit einer geistigen Behinderung eine Überforderung im Hinblick auf das Sprachsystem und -gedächtnis dar. Stattdessen werden nur die Schlüsselwörter eines Satzes gebärdet (siehe LUG).

Lautsprachunterstützende Gebärden (LUG)

Lautsprachunterstützende Gebärden sind das etablierte Gebärdensystem in der UK. Die gesprochene Äußerung wird synchron von Gebärden begleitet, aber gebärdet werden nur die Schlüsselwörter, d. h. die bedeutungstragenden Wörter der Äußerung. Kurze und prägnante Sätze mit einem eindeutigen Wortschatz werden gebildet, sodass die Kapazität des Arbeitsgedächtnisses und die sprachsystematischen Fähigkeiten des uk Menschen in der Kommunikation berücksichtigt werden.

LUG unterstützt den Spracherwerb rezeptiv und expressiv. Das Kind versteht die Lautsprache leichter, da die Bedeutung simultan in einer weiteren Wahrnehmungsmodalität – der visuellen Wahrnehmung – hervorgehoben wird. Expressiv erweitern sich durch LUG die Mitteilungsmöglichkeiten des Kindes. Das Kind wird besser verstanden, seine Persönlichkeit mit individuellen Wünschen und Bedürfnissen wird von der Umwelt besser wahrgenommen. Dies führt wiederum zu mehr Aktivitäten und zu einer verbesserten Teilhabe im Hinblick auf ein selbstbestimmtes Leben.

Die Gebärden können in verschiedene Kategorien eingeteilt werden. Die folgende Übersicht ist hilfreich für die Interventionsplanung:
- natürliche Gebärden: essen, schlafen
- Gebärden, die Tätigkeiten nachahmen: Auto fahren
- Gebärden, die Formen beschreiben: Ball, Haus
- Gebärden, die Wirkungen und Eigenschaften beschreiben: müde, traurig
- Gebärden, die einzelne semantische Merkmale des Begriffs beschreiben: Katze, Huhn
- abstrakte Gebärden: Zeiten, Farben
- zusammengesetzte Gebärden aus 2 Einzelgebärden: Halsschmerz-Tablette, Gegenteil von

Nach Boyes-Braem (1990) sind am einfachsten Gebärden zu erlernen, die konkret und bildhaft sind. Diesen bildhaften Charakter haben Gebärden, die form- oder tätigkeitsbeschreibend sind oder einzelne Merkmale darstellen.

Gebärdensammlungen

Gebärdenlexikon

Das Lexikon der Deutschen Gebärdensprache in Buchform wurde erstmals 1987 von der Deutschen Gesellschaft zur Förderung der Gehörlosen und Schwerhörigen e. V. veröffentlicht und geht auf die Initiative des Autorenteams zurück, erstmalig den Wortschatz der Deutschen Gebärdensprache systematisch zu erfassen und schriftlich zu dokumentieren (Maisch u. Wisch 2006). Die Gebärden wurden von einem gebärdensprachlich kompetenten Team, das überwiegend aus gehörlosen Menschen bestand, zusammengetragen. Die Mitarbeiter kamen aus verschiedenen deutschen Regionen, sodass eine ausgewogene Repräsentanz der deutschen Gebärdensprachräume vorhanden ist. Es werden norddeutsche, süddeutsche und westdeutsche Varianten eines Begriffs dargestellt. Zusammen mit Lautsprachbegleitenden Gebärden werden die Gebärden der Deutschen Gebärdensprache in einem vierbändigen Lexikon fotografisch abgebildet und dokumentiert:
- Band 1: Grundgebärden
- Band 2: Mensch
- Band 3: Natur
- Band 4: Aufbaugebärden

Man spricht auch von den sogenannten „blauen Büchern".

Das Gebärdenlexikon ist das Standardwerk in Papierform für die Deutsche Gebärdensprache und wird daher auch als „Gebärdenduden" für die deutsche Sprache bezeichnet (Mayer 2007). Der Wortschatz ist sehr umfangreich, es fehlen aber einige relevante Vokabeln der Gegenwart.

Die Gebärdensammlung richtet sich primär an Hörende, die mit gehörlosen Menschen zusammen leben bzw. arbeiten. Das Gebärdenlexikon ist zusammen mit dem digitalen Wörterbuch (Kestner 2009) eine wichtige Quelle und Bezugspunkt für die UK-Intervention, da es sich um ein einheitliches System handelt. Zudem ermöglicht der umfangreiche Gebärdenwortschatz einen offenen Zugang zur Sprache, und die Gebärden können für das Randvokabular individuell ausgewählt werden. Für die Erarbeitung eines alltagsrelevanten Grundwortschatzes ist Band 1 (Grundgebärden) die wichtigste Quelle. Die Gebärden werden durch ein Standbild dargestellt. Zusätzlich gibt es bei jedem Bild eine schriftliche Erläuterung der Bewegungsausführung, und zusätzlich zum Bild zeigen Bewegungspfeile die Richtung und den Verlauf der Bewegung beim Gebärden an. Die Fotos sind für Kinder wenig ansprechend und die Kopierqualität ist mittel bis schlecht (s. Bezugsquellenverzeichnis S. 190 [4, 5]).

Schau doch meine Hände an (SdmHa)

Es handelt sich um eine Sammlung einfacher Gebärden für uk Menschen jeglichen Alters mit einer geistigen Behinderung. Die Gebärden sind an die Deutsche Gebärdensprache (DGS) angelehnt, aber im Vergleich zur DGS motorisch vereinfacht. Deshalb werden sie als „einfache" Gebärden bezeichnet. Ziel der Autoren von SdmHa ist, Menschen mit und ohne Behinderung dabei zu unterstützen in ihrem Alltag miteinander zu kommunizieren. Die Fotos sollen eine Identifikation mit den Gebärdenden auslösen und die Freude an der Kommunikation mittels Gebärden vermitteln. Der Gehörlosenlehrer Ernst Blickle begann in den

50er-Jahren des letzten Jahrhunderts in der Haslachmühle, einer Einrichtung von Pietisten für hörgeschädigte Kinder und Jugendliche mit einer geistigen Behinderung, diese Gebärden aus seiner praktischen Tätigkeit heraus zu entwickeln. Deshalb enthält die Gebärdensammlung auch viele religiöse Gebärden. SdmHa wurde 1994 mit einem Umfang von ca. 700 Gebärden erstmals veröffentlicht.

2008 wurde SdmHa neu aufgelegt und zu einer Buch- und DVD-Rom-Version mit ca. 1000 Gebärden erweitert, sodass mithilfe morphologischer Ableitungen ein Wortschatz von etwa mehreren tausend Wörtern abgedeckt wird. Die Neuauflage wurde um zahlreiche, aktuell relevante Gebärden aus den Wortfeldern der Gegenwart und Berufswelt erweitert. Im Buch sind die Fotos der Gebärden alphabetisch geordnet. Hinzu kommt ein ebenfalls alphabetisch geordnetes Wörterverzeichnis, das es erleichtert, Gebärden innerhalb eines bestimmten Wortfeldes zu finden (z. B. Besen – fegen – kehren). Die Kategorisierung der Gebärden erfolgt zudem nach dem Grad der Abstraktheit. Die Bewegungsausführung auf den Bildern ist gut erkennbar. Die Kopierqualität der Bilder ist ebenfalls gut. Die Neuversion ist ebenso als iPhone-Gebärdensammlung für den mobilen Einsatz anwendbar für Apple iPhone und iPod touch. Damit ist der Benutzer flexibel und mobil unabhängig im Zugriff auf die Gebärdensammlung. Die Antwort auf Fragen und aktuelle Informationen bekommt man unter iPhone@21torr.com (s. Bezugsquellenverzeichnis S. 190 [6, 7]).

Gebärdenunterstützte Kommunikation (GuK)

Das Programm Gebärdenunterstützte Kommunikation ist für Kinder konzipiert und wird in der Frühförderung und im Vorschulbereich eingesetzt. Es besteht aus zwei Teilen: GuK1 (Grundwortschatz) und GuK2 (Aufbauwortschatz) mit fertig erstelltem Material in Form von Karten, auf denen Gebärden, Bildsymbole abgebildet und Wörter aufgeschrieben sind. Zusätzlich enthalten sind leere Karten für weiteres individuelles Vokabular. Es handelt sich um eine Gebärdensammlung mit einem begrenzten Wortschatz von insgesamt 200 Gebärden (GuK1 und GuK2). Die Gebärden von GuK1 sind an das bereits vorgestellte Programm „Schau doch meine Hände an" (SdmHa) angelehnt, während sich GuK2 an der DGS orientiert. Das wichtigste Ziel von GuK ist die unterstützende Funktion beim Spracherwerb. GuK wurde in der Arbeit mit Kindern mit Down-Syndrom erprobt und evaluiert (Wilken 1999). GuK kombiniert Gebärden, Bildsymbole und Schriftsprache in Form von Wortkarten. GuK 1 beinhaltet einen Grundwortschatz, der aus 300 Karten besteht: 100 Gebärden, dazu Bild- und Wortkarten. Zu jeder Gebärde gibt es eine passende Wortkarte, zu den Objekten auch Bildkarten. GuK 2 beinhaltet den Aufbauwortschatz, der ebenfalls aus 100 Gebärden besteht. GuK ist mittlerweile in vielen Praxen und Einrichtungen etabliert. Gebärden werden für die Förderung des Spracherwerbs eingesetzt. Dieser Ansatz findet durch das ansprechende und gut zu finanzierende Material von GuK eine große Verbreitung und Akzeptanz. Die Gebärden werden durch gemalte Bilder eines Mädchens oder eines Jungen sehr klar und einfach dargestellt. Uk Kinder identifizieren sich leicht mit den Bildern und schauen sie gerne an. Die Kopierqualität ist sehr gut. GuK1 orientiert sich an der Gebärdensammlung SdmHa, deren Gebärden an die DGS angelehnt, aber im Vergleich zur DGS motorisch vereinfacht sind. Da der Wortschatz von GuK mit insgesamt 200 Gebärden begrenzt ist, sollte GuK sowohl für das Kern- als auch für das Randvokabular durch weitere Gebärden ergänzt werden. Weiterhin empfiehlt Wilken den Einsatz von GuK erst dann, wenn das Kind bereits die Fähigkeit der geteilten Aufmerksamkeit besitzt (s. Kap. 2) und gezielt kommuniziert, „um die ‚Weckfunktion' der Lautsprache für die normale auditive Wahrnehmungsentwicklung nicht zu gefährden" (Wilken 2002). Diese Indikation wird für Kinder mit starken Beeinträchtigungen in der Kommunikation kontrovers diskutiert, da ihnen damit ein früher Zugang zu GuK im ersten Lebensjahr verwehrt bleibt und eine sensible Phase der Sprach- und Kommunikationsentwicklung therapeutisch nicht genutzt wird. Zudem erreichen viele Kinder mit einer schweren Mehrfachbeeinträchtigung nicht die Einstiegskriterien für GuK. Abb. 3.**2** zeigt die Gebärde /alle/ (s. Bezugsquellenverzeichnis S. 190 [8]).

Makaton (deutsche Übersetzung nach Siegel)

Makaton kombiniert Gebärden und Bildsymbole zu einem gemeinsamen Kommunikationssystem und ist systematisch in 9 Lernstufen aufgebaut. Diese Lernstufen sind entwicklungspsychologisch orientiert. Das Grundvokabular besteht aus 350 Begrif-

Körpereigene Kommunikationsformen

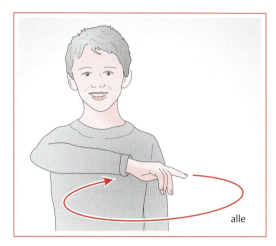

Abb. 3.2 Gebärde /alle/ aus GuK (Gebärden-unterstützte Kommunikation, Konzept: Etta Wilken, Hrsg.: Deutsches Down-Syndrom InfoCenter, Abdruck erfolgt mit freundlicher Genehmigung).

deckt damit begrifflich das gesamte Lebensumfeld ab. Der große Vorteil von Makaton ist der einheitliche Gebrauch eines kombinierten Bild- und Gebärdensystems aller Kinder und Erwachsener innerhalb einer Einrichtung. Dadurch kommunizieren alle Personen in einer Einrichtung und zu Hause in den Familien via UK mittels Makaton. Das fördert die Verbreitung und die Anwendung von UK und schafft Akzeptanz. Nachteil von Makaton im Bereich des Kernvokabulars ist ein eingeschränkter Wortschatz. Deshalb sollte das Makaton-Vokabular für jeden einzelnen Benutzer und sein Umfeld kritisch hinterfragt werden und bei Lücken im Wortschatz durch neue Begriffe des Kern- und Randvokabulars ergänzt werden. Die Verwendung der Methode und das Beziehen von Materialien sind auch ohne entsprechende Fortbildungsveranstaltungen möglich, aber eine systematische Einführung in Makaton und eine kontinuierliche Begleitung durch Makaton-Multiplikatoren erleichtern die Umsetzung in die Praxis. Die Fortbildungsveranstaltungen finden in der Einrichtung statt, die sich dazu entschlossen hat, als unterstützendes Kommunikationssystem Makaton einzuführen. An der mehrteiligen Fortbildung nehmen alle Mitarbeiter einer Einrichtung und alle Bezugspersonen aus dem häuslichen Umfeld teil (s. Bezugsquellenverzeichnis S. 190 [9]).

fen und entspricht dem frühen Wortschatz eines Kindes. Bei den Gebärden handelt es sich um eine vereinfachte Sammlung der englischen Gebärdensprache – British Sign Language (BSL), die erstmals 1972 erschienen ist. Der Begriff Makaton setzt sich aus den Namen der britischen Autorengruppe Margaret Walker, Kathy Johnston und Tony Conforth zusammen. Dieses kombinierte Kommunikationssystem erwies sich in der praktischen Umsetzung als außerordentlich erfolgreich und verbreitete sich innerhalb der englischsprachigen Länder. Für die deutschsprachige Version passte Siegel das Gebärdenvokabular der Deutschen Gebärdensprache an. Ausgangspunkt von Makaton ist ein Kernvokabular mit bestimmten Eigenschaften:

- Das Kernvokabular ist funktional für die alltägliche Kommunikation.
- Es beinhaltet hochfrequente Wörter, die in bestimmte Stufen geordnet sind und nach diesen Stufen erarbeitet werden.
- Es gibt eine basale Ebene in Form von Einwortäußerungen.

Das Kernvokabular wird durch das Aufbauvokabular ergänzt. Das Aufbauvokabular ist personalisiert, also individuell auf den einzelnen Nutzer abgestimmt und entspricht damit dem Randvokabular der Wortschatzauswahl von Boenisch und Sachse. Es hat einen offenen Wortschatz (bis zu 7000 Wörter), ist nach Themen geordnet und

Das Gebärdenbuch: Das kleine 1 × 1 der Gebärdensprache in vier Bänden und das Gebärdenlexikon

Es handelt sich um eine Gebärdensammlung in Buchform, die für Menschen verschiedener Altersstufen erstellt worden ist. Band 1 entwickelte Jacobsen 1999 in einer Werkstatt für Menschen mit einer geistigen Behinderung. Im ersten Band sind 450 Gebärden in 17 Themenbereichen geordnet, die für Erwachsene relevant sind: z. B. Tagesablauf, Arbeitsplatz, Hobbys, Gefühle und Freundschaft. Zu jeder fotografierten Gebärde gibt es ein Bildsymbol in Form einer Zeichnung. Die fotografierten Gebärden sind klar und ansprechend, die Zeichnungen sind für Benutzer, die über keine Schriftsprachkompetenz verfügen und über diesen Weg die Bedeutung der Gebärde verstehen können. Es ist das ausdrückliche didaktische Ziel von Jacobsen, dass Menschen mit einer Behinderung mithilfe dieses Buches die Gebärden selbständig erlernen können. Als zusätzliche visuelle Hilfen für den Lernprozess und die Gedächtnisfunktion gibt es eine Mundbildschrift und eine Gebärdenschrift. Die Bände 2–4 sind identisch zum ersten Band aufgebaut. Sie beinhalten jeweils 450 Gebärden und bauen von der Altersstruktur aufeinander auf: Band 2 beinhaltet Gebärden aus den semantischen Feldern für kleinere Kinder, Band 3 für ältere Kinder (z. B. Wohnen, Schule, Berufe, Verkehr, Gegensätze) und Band 4 für Jugendliche und Erwachsene (z. B. Geografie, Naturwissenschaften, Sozialwissenschaften, Religion, Technik, rund ums Geld), wobei eine genaue Abgrenzung der Altersbereiche nicht möglich ist. Ein Gesamtverzeichnis aller Gebärden ist das Gebärdenlexikon mit 3000 Begriffen. Die Gebärden von Jacobsen sind durch die Fotografien ansprechend und entsprechen weitestgehend korrekt den Gebärden der Deutschen Gebärdensprache und den Lautsprachbegleitenden Gebärden. Voraussetzung für den Gebrauch dieser Gebärdensammlung sind Vorerfahrungen mit Gebärden, da es keine weiteren Erläuterungen zur Bewegungsausführung gibt. Am Ende eines jeden Bandes gibt es ein alphabetisches Wörterverzeichnis. Nachteilig an der Sammlung ist, dass ein weiteres Bildsymbolsystem eine Einheitlichkeit verhindert und die Zeichnungen nicht jedem Benutzer gefallen. Jacobsen hat weiterhin eine dreiteilige Sammlung von 200 Grundgebärden für Erzieherinnen in der Vorbereitung. Die Gebärden sind thematisch sortiert und handeln von der Kindergartenwelt (s. Bezugsquellenverzeichnis S. 190 [10]).

Taktiles Gebärden für hör-seh-behinderte/taubblinde Menschen

Menschen mit einer doppelten Sinnesschädigung des Hörens und Sehens bis hin zur Taubblindheit können sich mithilfe von taktilen oder gefühlten Gebärden verständigen, indem sie in der Kommunikation mit einem Partner die taktil-kinästhetische Wahrnehmung zu Hilfe nehmen. Beim taktilen Gebärden gibt es aber unterschiedliche Möglichkeiten der Handposition. Pittroff (2009) stellt der Betrachtung und Bewertung dieser verschiedenen Handpositionen voran, dass „… sich echte Kommunikation immer dann ereignen wird, wenn beide Partner Zugang zum Kontext, zum Inhalt und zu den Kommunikationsmitteln haben, und wenn sie symmetrisch organisiert ist, unabhängig von dieser oder jener Position der Hände". Gerade Menschen, die taubblind von Geburt an sind, haben gemeinsam mit ihren Bezugspersonen einen schwierigen Weg vor sich. Eine gelungene Kommunikation durch den taktilen Kontakt spielt für die Entwicklung und das Wohlbefinden eines taubblinden Menschen eine große Rolle. Deshalb ist es in der Arbeit mit taubblinden Menschen wichtig, sich über alle bestehenden Möglichkeiten der Handpositionen zu informieren und diese vor allem korrekt anwenden zu können. Es gibt einen Arbeitskreis mit dem Namen „Kommunikation mit hörsehbehinderten/taubblinden Menschen", dem Mitarbeiter aus verschiedenen Einrichtungen für taubblinde Menschen in Deutschland angehören. Dieser Arbeitskreis hat 2009 Empfehlungen zum Taktilen Gebärden ausgesprochen (Pittroff 2009), die in Auszügen im Folgenden dargestellt werden.

Als Grundlagenwissen ist es zunächst relevant, anamnestisch zwischen unterschiedlichen Konditionen zu unterscheiden, die zu einer Hörsehbehinderung bzw. Taubblindheit bei einem Menschen geführt haben.

Erworbene Taubblindheit

Menschen mit einem Usher-Syndrom leiden von Geburt an unter einer erblich bedingten Kombination von langsam fortschreitender Netzhautdegeneration und Gehörlosigkeit (Usher Typ I) oder bereits früh einsetzender Innenohrschwerhörigkeit (Usher Typ II). Während Menschen mit dem Usher Typ II meist noch die Lautsprache erwerben, sind Menschen mit dem Usher Typ I dagegen aufgrund ihrer Gehörlosigkeit auf die Gebärdensprache angewiesen. Sie können die Deutsche Gebärdensprache (DGS) noch mithilfe ihrer nachlassenden Sehkraft erlernen. Wenn sie meist im Erwachsenenalter erblindet sind, übertragen sie ihre Gebärdenkompetenz auf die taktil-kinästhetische Modalität: Sie kommunizieren mittels DGS, aber mit Berührungskontakt. Man spricht von der taktilen Gebärdensprache.

Taktile Gebärdensprache für Menschen mit erworbener Taubblindheit. Eine taubblinde Person legt ihre Hände auf die des Partners und verfolgt somit dessen Bewegungen mit. Es handelt sich sozusagen um ein Zuhören mit den Händen. Der geführte Partner versteht somit die Gebärden und die Mitteilung des anderen taktil-kinästhetisch. Der Sprecher trägt die Zuhörerhände auf seinen Handrücken und sollte darauf vertrauen, dass die Hände des Zuhörers seinen Händen folgen und diese nicht festhalten. Maximal kann der Sprecher mit seinen Daumen die Fingerkuppen des Zuhörers leicht berühren, um somit einen eindeutigen taktil-kinästhetischen Kontakt herzustellen. Beide Hände des Zuhörers liegen auf denen des Sprechers. Wechselt die Sprecherrolle, wechseln alle Hände beider Partner ihre Position, indem sie umgreifen. Die Hände des Zuhörers, der jetzt zum Sprecher wird, sind unten, während die Hände des neuen Zuhörers auf denen des Sprechers liegen.

Bei einem häufigen Wechsel zwischen Sprecher und Hörer, z.B. in einer Diskussion, empfiehlt sich die sogenannte Dialogposition, bei der die Hände bei einem Sprecherwechsel nicht umgreifen. Stattdessen ist bei jedem der beiden Kommunikationspartner eine Hand als Hörerhand und die andere als Sprecherhand festgelegt. Wird eine Beidhandgebärde ausgeführt, bezieht der Sprecher mit der eigenen Hörerhand die unter ihm liegende (aber ruhende) Sprecherhand seines Partners mit ein.

Taktil gebärden mit einem sehenden Partner. Wenn der taubblinde Mensch weiß, dass sein Kommunikationspartner ein ausreichendes Sehvermögen besitzt, kann er in der Rolle des Sprechers auf die Berührung des Partners verzichten. Umgekehrt muss der sehende Partner aber natürlich in jedem Fall seine Gebärden taktil vermitteln.

Kongenitale Taubblindheit

Ein taubblind geborenes Kind hat im Gegensatz zu Menschen mit einer erworbenen Taubblindheit eine vollkommen andere Ausgangsposition für die Entwicklung einer taktilen Gebärdenkompetenz. Es ist von Beginn an auf taktil-kinästhetische Strategien in der Kommunikation angewiesen. Es nimmt die Welt der Dinge und der Personen (Zollinger 1995) durch Berührung und Bewegung wahr. Mithilfe seiner Hände, Füße und seiner Zunge exploriert ein taubblind geborenes Kind Objekte und lernt mittels seines Tastsinns dessen Funktionen kennen. Es muss lernen, die verschiedenen und sequenziellen, d.h. zeitlich nacheinander eintreffenden Informationen zum einem Ganzen zusammenzuführen. Im Vergleich zu einem regelentwickelten Kind mit einem intakten Sehvermögen und einer parallelen, d.h. zeitgleichen Verarbeitung von Informationen hat ein taubblind geborenes Kind eine viel schwierigere Entwicklungsaufgabe, die Welt der Dinge zu entdecken. Mentale Repräsentationen erschafft sich ein taubblind geborenes Kind mithilfe von Bewegungen.

Genauso anspruchsvoll ist es für das Kind, die Welt der Personen zu entdecken, denn der Kontaktaufbau zu einem anderen Menschen kann nur über die Berührung gelingen. Die Kommunikation erfolgt ausschließlich über den taktil-kinästhetischen Kanal. Im Unterschied zu einer erworbenen Taubblindheit kann ein taubblind geborenes Kind nicht auf eine bereits natürlich entwickelte Gebärden- und Lautsprachkompetenz zurückgreifen. Vonen (2002) sieht das Hauptproblem eines taubblind geborenen Kindes darin, dass es weder eine natürliche Sprache besitzt noch ein natürliches sprachliches Umfeld hat.

Für die Kommunikation und die Intervention mit einem taubblind geborenen Kind sind die folgenden Aspekte hilfreich:

Der Hand-zu-Hand-Kontakt zwischen Kind und Bezugsperson muss besonders sensibel aufgebaut werden. Das Kind muss erkennen, dass es seine Hände für unterschiedliche Funktionen einsetzen kann: zur Erkundung von Objekten, zur Unterstützung beim Denken, aber auch zur Kontaktaufnahme und zur Kommunikation mit einem anderen Menschen (Daelman et al. 2000).

Gerade zu Beginn der Kommunikationsentwicklung sollten alle Initiativen des Kindes aufgegriffen werden. Die Bezugsperson folgt dem Aufmerksamkeitsfokus des Kindes und greift jede Initiative auf, sodass ein gemeinsames Thema für eine kommunikative Interaktion entsteht (Rodbroe 1997). Viele taubblind geborene Kinder entwickeln individuelle Gesten und Gebärden. Damit stellen sie etwas Bestimmtes dar. Diese individuellen Gesten und Gebärden sollten für die Kommunikation genutzt werden, indem die erwachsene Bezugsperson diese Art der Bewegung aufgreift. Wenn sich das Kind z.B. auf die Stirn klopft, dann klopft die Bezugsperson dem Kind ebenfalls auf die Stirn und zeigt ihm durch diese Imitation, dass es diese Bewegung wahrgenommen hat. Die Bezugsperson kann dieses Verhalten erweitern bzw. beantworten, indem sie zum einen die Hand des Kindes ergreift und wieder auf dessen Stirn klopft. Oder sie überträgt die Geste des Kindes auf ihren Körper: Die Hand des Kindes liegt auf ihrer Hand und das Kind spürt, wie die Bezugsperson die Geste des Kindes imitiert und an ihre Stirn klopft.

Ein taubblindes Kind und seine Bezugsperson müssen gemeinsam die kommunikativen Basisfunktionen entdecken und in Form eines mentalen Wissens etablieren. Für die Intervention und Beratung der Eltern ist es relevant, die Entwicklungsziele am Ablauf des normalen Spracherwerbs auszurichten. Im ersten Entwicklungsschritt muss das Kind mithilfe der Bezugsperson einen Zugang zur Welt und zum Wort über die taktil-kinästhetische Modalität erlangen. Die Bezugsperson teilt ihre Gefühle und Erfahrungen mit dem taubblinden Kind, damit sich aus dem Gefühl der Zusammengehörigkeit eine basale Dialogfähigkeit des Kindes entwickelt. Diese basale Dialogfähigkeit zeigt sich darin, dass das Kind sozial-kommunikative Fähigkeiten erwirbt: Es kann die Aufmerksamkeit der Bezugsperson intentional lenken. Der nächste Entwicklungsschritt ist der Erwerb der geteilten Aufmerksamkeit auf den Kommunikationspartner und das Thema. In der normalen Entwicklung schaut ein Kind ein Objekt an und blickt zur Bezugsperson, um zu hören, was diese zu dem Objekt sagt. Bei einem taubblind geborenen Kind ist aufgrund der doppelten Sinnesschädigung diese Informationsentnahme ausgeschlossen. Ihm steht als einziger Sinn die Taktil-Kinästhetik zur Verfügung. Deshalb kann das Kind Informationen über ein Objekt und die sprachliche Begleitung der Bezugsperson dazu nur unimodal und zeitlich nacheinander erfahren. Diese Einschränkung erschwert den Erwerb der Zeichenfunktion, eine Verbindung zwischen dem Bezeichneten und der Bezeichnung herzustellen. Nur wenige taubblind geborene Kinder erwerben die Symbolfunktion von Sprache. Die Intervention sollte daher mit bestimmten taktilen Gebärden begonnen werden. Bei der Auswahl der ersten Gebärden sollte eine hohe taktile Ikonizität, also eine große Ähnlichkeit zwischen der Gebärde und ihrer Bedeutung bestehen, wie z. B. bei der Gebärde /essen/: Die Gebärde und der Eindruck, den das Kind taktil-kinästhetisch empfängt, sollten so weit wie möglich identisch sein. Weiterhin relevant für die Intervention sind die Vermittlung persönlicher Fürwörter: „ich" und „du" sowie „mein" und „dein", bei denen als einzige taktile Gebärden der Körper des Kindes berührt werden darf. Diese Vokabeln helfen dem Kind, den wechselseitigen Charakter von Kommunikation zu begreifen. Wenn das Kind positive Erfahrungen in der Kommunikation sammelt, dass seine mimischen, gestischen und stimmlichen Äußerungen richtig verstanden werden, dann kann damit begonnen werden, einen Gebärdenwortschatz und eine Grammatik aufzubauen. Das Gebärdenvokabular sollte an die DGS angelehnt sein mit Modifikationen, die an die Wahrnehmungsfähigkeit, die Kognition und die Motorik des Kindes individuell angepasst sind. Parallel lernt das Kind, die Gebärden für verschiedene kommunikativen Funktionen einzusetzen und sich somit erfolgreich in seinem Alltag verständigen zu können. Folgende kommunikative Funktionen stehen im Vordergrund (Jakob u. Pittroff 2009):

- Aufmerksamkeit des Erwachsenen auf etwas Bestimmtes lenken
- Wünsche äußern
- Bezugsperson an ein Ereignis erinnern, das für das Kind relevant ist
- Geschichten erzählt bekommen

Im Unterschied zur Methodik des taktilen Gebärdens bei erworbener Taubblindheit, die oben bereits beschrieben wurde, gibt es bei kongenitaler Taubblindheit unterschiedliche Auffassungen über die Art des taktilen Gebärdens (Pittroff 2009). Ein positives Feedback vonseiten der Nutzer bekommt das taktile Gebärden ohne Handwechsel, die sogenannte Dialogposition. Viele taubblind geborene Kinder schätzen diese Art zu gebärden, da ihre Hände nicht mehr maximal kontrolliert werden und damit manipuliert werden könnten. Der Kommunikationspartner ist durch das taktile Gebärden ohne Handwechsel besonders gut in der Lage, die persönliche Geste oder die Gebärde des Kindes schnell zu übernehmen; er bestätigt dadurch, dass er sie wahrgenommen hat und kann anschließend gleich die Rückfrage stellen: „(Du möchtest) /essen/? /Was/ (möchtest) /du/ (denn) /essen/?" Die Kommunikation zwischen beiden Partner verläuft gleichberechtigt und aufeinander abgestimmt.

Voraussetzungen

Bestimmte Voraussetzungen müssen erfüllt sein, um mittels Gebärden kommunizieren zu können (Adam 2003, Adam 1996, Leber u. Spiegelhalter 2004). Innerhalb eines Raumes muss eine gewisse Helligkeit und räumliche Nähe vorhanden sein, um die Gebärden des Kommunikationspartners sehen zu können.

Voraussetzungen der unterstützt kommunizierenden Person

Gebärden haben im Spracherwerb eine enge Verknüpfung zur kognitiven Entwicklung und zur Gestenkommunikation. In der Symbolisierungsentwicklung unterscheidet man zwischen referenziellen und symbolischen Gesten. Menschen folgen in der Kommunikation der Zeigegeste von Bezugspersonen und benutzen selbst referenziell den Zeigefinger, um mit anderen ihre Wahrnehmung zu teilen (Tomasello 2009). Symbolische Gesten setzen den Erwerb der Symbolfunktion voraus, weil sie stellvertretend für eine Handlung, einen Gegenstand oder eine Eigenschaft sind. Die uk Person muss also verstehen, dass eine Gebärde stellvertretend für einen bestimmten Gegenstand, eine Handlung oder eine andere Wortart steht. Sie muss lernen, einen realen Gegenstand mit einer Gebärde zu verbinden und diese auch bei Nichtvorhandensein des Objekts als Bedeutungsträger zu verwenden. Es ist aber auch die umgekehrte Erwerbsreihenfolge möglich: Der Benutzer kann durch die Gebärdenkommunikation im Symbolverständnis Fortschritte machen.

Im Bereich der kommunikativen Begegnung ist es hilfreich, wenn die uk Person in der Lage ist, **Blickkontakt** zu einem anderen Menschen aufzunehmen sowie soziale und körperliche Nähe zuzulassen.

Für die uk Person muss es Dinge, Situationen und Handlungen geben, die sie interessant findet und über die sie sich mit anderen austauschen möchte.

Für die expressive Gebärdensprachfunktion müssen **Funktionen der Grob- und Feinmotorik** soweit vorhanden sein, dass Gebärden imitiert und ausgeführt werden können. Gebärden können aber auch nur von den Bezugspersonen parallel zur Lautsprache eingesetzt werden, um das Sprachverstehen zu unterstützen.

Gebärden können auch von Menschen mit einer Körperbehinderung erlernt werden. Die exakte motorische Ausführung der Gebärden ist nicht das primäre Lernziel, sondern die Kommunikationsfähigkeit des Benutzers und seine Freude, sich expressiv auszudrücken. Die Gebärden sind damit Teil des individuellen Kommunikationssystems eines Benutzers (Hüning-Meier 2003). Wichtig für das Gebärdentraining ist es, dass die Ausführung der Gebärden an die motorischen Möglichkeiten des Benutzers angepasst werden. Deshalb werden auch motorisch vereinfachte oder idiosynkratische Gebärden akzeptiert. Die Gebärdensammlung „Schau doch meine Hände an" (s. S. 49) ist besonders geeignet für Menschen mit einer motorischen Beeinträchtigung. Die Gebärden sind an die Deutsche Gebärdensprache (DGS) angelehnt, aber im Vergleich zur DGS motorisch vereinfacht.

Auch für **Kinder mit schweren Sprachentwicklungsstörungen (SES)** im rezeptiven und expressiven Bereich kann der Einsatz von Gebärden hilfreich sein, da Gebärden sowohl das Sprachverstehen unterstützen als auch temporär die Sprachproduktion erweitern, sodass die Kommunikations- und Persönlichkeitsentwicklung sekundär unterstützt werden. Als Gebärdensystem eignet sich die Gebärdenunterstützte Kommunikation (GuK) von Wilken (s. S. 50). Die Gebärden geben dem Kind die Möglichkeit, sich leichter verständlich zu machen und positive Kommunikationserfahrungen zu sammeln. Sie bieten ihm eine Hilfe zur Überbrückung der Diskrepanz von Mitteilungsbedürfnis und den eigenen extrem reduzierten Sprach- und Sprechfähigkeiten (Wilken 2002). Die Gebärdenunterstützte Kommunikation für ein Kind mit SES findet nur vorübergehend statt, denn sobald das Kind lernt zu sprechen, setzt es von sich aus die Gebärden nicht mehr ein und bevorzugt automatisch die Lautsprache (s. Kap. 1). Nur in Situationen mit Bezugspersonen, die ihre Lautsprache nicht verstehen, greifen sie auf die Gebärden zur Verbesserung ihrer Verständlichkeit zurück (Wilken 2002).

Voraussetzungen der Bezugspersonen

Eine wichtige Voraussetzung der Bezugspersonen ist eine gute **emotionale Beziehung** zur uk Person, was sich auch über eine zugewandte Körpersprache dem Benutzer gegenüber ausdrückt.

Teilhabe und Aktivität: In der Diagnostik- und Planungsphase der Therapie müssen die Lebensumstände der uk Person analysiert und dokumentiert werden. Die Vermittlung der Gebärden muss sich an der Alltagswirklichkeit des Lernenden orientieren.

Alle Bezugspersonen sollten eine **authentische Körpersprache** haben und die Gebärden durch eine **eindeutige Mimik und Körperausdruck** unterstützen. Alle Bezugspersonen sollten die Gebärden möglichst oft verwenden. Das bedeutet, die Gebärden möglichst vielen Personen zugänglich zu machen.

Didaktisch gelingt dies, indem z. B. die „Gebärde der Woche" oder „Gebärde des Monats" in der Einrichtung oder in der Familie für alle sichtbar z. B. an einem schwarzen Brett ausgehängt wird und verpflichtend erlernt wird. Weiterhin können Gebärdenposter oder Wandkarten, die den individuellen Gebärdenwortschatz der uk Person zeigen, an prominenter Stelle aufgehängt werden, wo der Benutzer sich oft aufhält und wo es zu kommunikativen Begegnungen mit anderen Menschen kommt.

> **Fallbeispiel**
> Eine 22-jährige Frau mit Down-Syndrom beginnt eine neue Beschäftigung in der hauswirtschaftlichen Abteilung einer Werkstätte für Menschen mit Behinderung. Die junge Frau verständigt sich über LUG. Die Mitarbeiter der Einrichtung kennen diese Kommunikationsform noch nicht. Deshalb wird ein Poster mit den wichtigsten Gebärden aus dem Kern- und individuellen Randvokabular erstellt und in der Großküche, dem Hauptaufenthaltsort der jungen Frau während ihrer Arbeitszeit, aufgehängt.

Eine weitere didaktische Möglichkeit, Gebärden von konkreten Objekten zu erlernen, ist die Kennzeichnung der Objekte durch das Bekleben mit Gebärdenfotos. Wichtige Alltagsobjekte werden im Zuhause und in der Einrichtung mit den Fotos der Gebärden beklebt. Ziel sind der Zugang zur UK rund um die Uhr und eine Gedächtnisstütze für die uk Person und die Bezugspersonen.

Je mehr Bezugspersonen Gebärden einsetzen, umso schneller kann die uk Person sie erlernen. Die **Nachahmung** und das Lernen am Modell spielen auch im Erwerb von LUG eine große Rolle. Eine Kongruenz zwischen Körpersprache und Gebärde sollte immer vorhanden sein. Wenn mittels Gebärden erzählt wird, dass es jemandem schlecht geht, sollte dabei nicht gelacht werden. Gebärden, Mundbild und Mimik müssen gleichzeitig wahrgenommen werden. Die **Wiederholung** spielt eine wichtige Rolle als Lernprinzip: Alle Bezugspersonen sollten möglichst oft lautsprachunterstützend gebärden, damit die uk Person möglichst oft ein Modell hat und sich über die Wiederholung die Bedeutung und die Handführung der Gebärden einprägt.

Der Alltag sollte **kommunikations- und gebärdenreich** durch wiederkehrende Routinen und Formate in Alltagssituationen sein (Bruner 1987, Hüning-Meier 2003). Besonders gut eignen sich Alltagsroutinen, die motivierend für die uk Person sind und häufig stattfinden (s. Kap. 5). Die Zunahme der Gebärdenkompetenz ist in solchen täglich stattfindenden Situationen um ein Vielfaches höher als ein alleiniger Input im Rahmen der Sprachtherapie. Die Logopädin wählt auf der Basis des Tagesablaufs der uk Person Kommunikationsanlässe und die dazu passenden Gebärden aus. Sie bahnt und trainiert die Handführung der Gebärden in der Therapiezeit an und bereitet somit den Transfer in den Alltag vor. Der Transfer dieser Formate mittels Gebärden in den Alltag ist der Kern der Intervention. Der Transfer beginnt mit einer Routine im Tagesablauf (s. Kap. 4); im Anschluss wird die Gebärdenkompetenz im Alltag Schritt für Schritt um neue Routinen erweitert. Didaktisch kann der UK-Tagesverlauf durch eine **Tagesverlaufleiste** unterstützt werden. Abbildungen von Gebärden, aber natürlich auch Bildsymbole, dreidimensionale Symbole, Fotos etc. werden an einer Wand, einer Pinnwand oder auf einem Teppichstück in eine Reihe gebracht und zeigen damit den Tagesverlauf an (Mayer 2007). Diese Leiste hilft der uk Person, indem der Tagesverlauf für sie transparenter wird. Sie hilft gleichzeitig den Bezugspersonen, indem diese an die Gebärden und an weitere Symbole erinnert werden.

Gebärden sollten allen Beteiligten **Spaß** machen, denn je mehr Spaß die uk Person beim Gebärden hat, umso schneller wird sie die Gebärden erlernen. Gebärden sollten deshalb in interessante, altersgerechte Aktivitäten einbezogen werden: Rollenspiele, Singen (→ Buchreihe „Mit den Händen singen"), Fingerspiele, Bilderbücher (z. B. Das Häschen und die Rübe) und Handlungen.

Intentionalität wird über die Bewegungsausführung ausgedrückt, Tempo und Größe der Bewegungen beeinflussen dabei die Bedeutung. Eine sanfte, zurückhaltende Ausführung vermittelt Ruhe. Schnelle, betonte Bewegungen unterstreichen die emotionale Beteiligung.

Kriterien für die Auswahl von Gebärden

Teilhabe und Motivation

Inhalt und Partizipation. Es sollten Gebärden ausgewählt werden, die für die uk Person von Interesse sind. Dies gilt besonders für die ersten Gebärden. Die Gebärden sollten den Bedürfnissen des Lebensalltags entsprechen und die Teilhabe verbessern.

Interesse und Erfolgserlebnisse. Je interessanter die Gebärden, umso höher ist die Lernmotivation und Lerngeschwindigkeit der uk Person. Ebenso wirken sich Erfolgserlebnisse und viel Lob positiv auf die Lerngeschwindigkeit aus.

Aufgreifen idiosynkratischer Gebärden. Hat eine uk Person bereits Eigengebärden in der Kommunikation mit seinen Bezugspersonen entwickelt, sollten diese aufgegriffen und dokumentiert werden. Denn der Fokus liegt auf der Kommunikation und dem konstanten Eingehen auf Äußerungen des Benutzers (Acredolo u. Goodwyn 1999). Im weiteren Verlauf der Intervention kann überlegt werden, ob man mittels korrektiven Feedbacks und sanfter direkter Korrektur mit Handführung die idiosynkratischen Gebärden in die Standardform überführt, um somit die Verständlichkeit der LUG gerade in der Kommunikation mit fremden, aber gebärdenkompetenten Bezugspersonen zu erhöhen.

Motorik

Einfachheit in der Motorik. Gerade am Anfang des Trainings sollten die Gebärden motorisch einfach und leicht durchführbar sein. Deshalb sind grobmotorische Bewegungen und Bewegungsfolgen zunächst zu bevorzugen:
- Armbewegungen sind leichter als Handbewegungen; diese wiederum leichter als Fingerbewegungen.
- Die Gebärden finden im sogenannten Gebärdendreieck (Schulter – Ellenbogen – Taille) statt. Den Handbewegungen wird somit ein fester Rahmen vorgegeben.
- Bewegungen zum Körper hin sind einfacher zu erlernen als Bewegungen vom Körper weg.
- Bewegungen zur Körpermittellinie hin sind einfacher als von ihr weg. Die Überkreuzung der Mittellinie ist am schwierigsten.
- Für die Unterarmstellung gilt: Je weiter die Handflächen nach oben gedreht werden, desto schwieriger ist die Ausführung der Gebärde.
- Bewegungen am Körper sind leichter zu erlernen, da der Benutzer sie zusätzlich taktil-kinästhetisch wahrnehmen kann.
- Besonders schwierig sind wellenförmige Bewegungen der Arme, Hände oder Finger.

Einfachheit in der Gebärdenabfolge. Die motorische Komponente sollte nicht zu kompliziert sein. Denn je mehr Bewegungen, je mehr verschiedene Bewegungen und je mehr gleichzeitig auszuführende Bewegungen, desto motorisch komplexer und damit schwieriger zu erlernen ist die Gebärde. Es sollten nicht mehr als 2 Gebärden nötig sein, um den Begriff zu bilden.

Einhandgebärden sind leichter in der Ausführung als symmetrische Zweihandgebärden, diese wiederum sind leichter auszuführen als asymmetrische Zweihandgebärden. Am schwierigsten sind asymmetrische Zweihandgebärden mit verschiedenen Handformen mit Ausnahme, wenn es sich bei der Handform der unbewegten Hand um eine Ganzhandform handelt. Die Händigkeit wird berücksichtigt, indem die Einhandgebärden immer mit der dominanten Hand ausgeführt werden.

Die einfachste Handform ist die Ganzhandform. Die Komplexität der Handform erhöht sich in folgenden Stufen: Isolierung des Daumens – Isolierung des Zeigefingers – Isolierung von Daumen und Zeigefinger – Isolierung weiterer Finger.

Akzeptanz von motorisch vereinfachten Gebärden. Es sollten auch Gebärden akzeptiert werden, die die uk Person vereinfacht. Eine Hilfestellung ist hierbei die Auswahl von Gebärden, die sich deutlich und in mehreren Merkmalen (Handform, Handstellung, Ausführungsstelle und Bewegung) voneinander unterscheiden, da eine motorisch vereinfachte Ausführung der Gebärde trotzdem noch vom Kommunikationspartner verstanden wird. Wichtig ist eine kontingente Verstärkung jeder Kommunikation.

Visuelle Wahrnehmung

Visuelle Kontrollierbarkeit. Es werden Gebärden leichter im Gebärdenraum vor dem Körper, also im Blickfeld des Gebärdenden erlernt, da der Bewegungsablauf von der uk Person optisch kontrolliert werden kann. Im Umkehrschluss bedeutet dies, das Gebärden neben, hinter oder über dem Kopf schwieriger zu erlernen sind (s. S. 61).

Bedeutung und Wortschatz

Eindeutigkeit. Die Gebärden sollten stets eindeutig und unverwechselbar ausgeführt werden. Sie sollten klar voneinander differenzierbar sein, d.h. die Bewegungsabläufe der einzelnen Gebärden sollten zunächst kontrastreich sein. Im Umkehrschluss bedeutet dies, dass in ihrem Bewegungsablauf ähnliche Gebärden zunächst nicht innerhalb einer Therapiesequenz erlernt werden sollten (z.B. essen – trinken, Käse – Butter).

Anschaulichkeit. Es kann eine Hilfe sein, wenn die Gebärde einen deutlichen Bezug zur Bedeutung des Begriffs hat (hohe Ikonizität) wie z. B. /schlafen/.

Anzahl der Begriffe. Zu Beginn des Gebärdentrainings sollten den individuellen Fähigkeiten der uk Person entsprechend nur wenige Gebärden vermittelt werden, um einer Überforderung vorzubeugen. Dann sollte der Gebärdenwortschatz kontinuierlich um wenige neue Gebärden pro Therapiestunde erweitert werden.

Bedeutungsfelder und Wortarten. Es empfiehlt sich, das Gebärdentraining mit Verben zu beginnen, da diese Wortart Handlungen ausdrückt. Handlungen wiederum können am leichtesten mittels einer Gebärde ausgedrückt werden. Diese ersten Verben sollten sowohl aus dem Kernvokabular (s. S. 71, /haben/, /möchten/, /kommen/ etc.) als auch aus dem individuellen Randvokabular ausgewählt werden. Bei der Auswahl von Verben für das Randvokabular empfiehlt es sich, sowohl die individuellen Bedürfnisse, Interessen und Vorlieben (z. B. verstecken, DVDs gucken) als auch Partizipationsmöglichkeiten (z. B. helfen, erzählen, arbeiten, spielen) zu berücksichtigen.

Die ersten Gebärden sollten von klarer und hoher Bedeutung für das Kind sein. Es soll Gebärden möglichst oft einsetzen und erkennen, dass es mit ihnen etwas bewirken kann. Somit wird die Ursache-Wirkungs-Beziehung in seiner pragmatischen Kompetenz etabliert.

Die Gebärde sollte ein größeres Wortfeld abdecken und stellvertretend für verschiedene Wörter stehen. Das Verstehen einer solchen Äußerung gelingt mithilfe des situativen Kontexts und der subjektiven Interpretation des Kommunikationspartners. Abb. 3.3 zeigt ein Beispiel für das Wortfeld bezogen auf die Gebärde /schlafen/.

In der deutschen Sprache gibt es morphologische Ableitungsmechanismen, die hoch produktiv sind und den Wortschatz schnell und ökonomisch erweitern (Penner et al. 2006). Diese Ableitungsmechanismen können auch für die Erweiterung des Gebärdenwortschatzes genutzt werden.
- *Denominativa:* Verben werden aus Substantiven abgeleitet, indem Substantiv und Verb durch eine identische Gebärde ausgedrückt werden: Schere – schneiden.
- *Nomina-Komposita:* Es handelt sich um zusammengesetzte Substantive, sodass eine neue

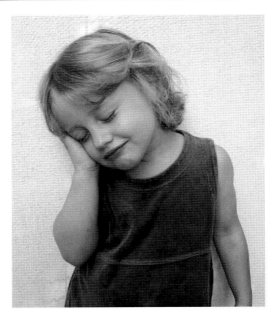

Abb. 3.3 Eine Gebärde der DGS deckt ein größeres Wortfeld ab, am Beispiel /schlafen/: Schlafen, müde, Bett, Schlafzimmer (Abdruck erfolgt mit freundlicher Genehmigung aus: Spiegelhalter, 2005).

Bedeutung entsteht, z. B. Erdbeere + Joghurt = Erdbeerjoghurt. Der Gebrauch von Nomina-Komposita ist im Bereich der Lebensmittel (z. B. verschiedene Eis-, Joghurt-, Suppen- oder Pizzasorten) sehr häufig. Ein Erlernen von Nomina-Komposita unterstützt damit die Autonomie und Teilhabe der uk Person.

Kern- und Randvokabular. Der Gebärdenwortschatz sollte aus einer Kombination von Kern- und Randvokabular bestehen (Michel 2008, Sachse u. Boenich 2009). Für die Arbeit mit einem uk Kind orientiert sich das Vokabular am normalen Spracherwerb und Aufbau des Wortschatzes. Wichtige ersten Gebärden aus dem Kernvokabular sind: weg, da, noch mal, mehr, fertig, Adverbien der Zeit (später, früher etc.) nicht, alle und Fragewörter (was, wann, wo; Hüning-Meier 2003). Adverbien der Zeit werden in Anlehnung an die Grammatik der DGS auch bei einer mehrteiligen Gebärdenäußerung mittels LUG immer vorangestellt: /Morgen kommt meine Oma zu uns/ /Gestern habe ich ein Eis gegessen/.

Das Kernvokabular besteht aus folgenden Wortarten und Begriffsfeldern:

- *Substantive:* wichtige Personen, Tiere, Spielobjekte, Fahrzeuge, Körperteile, Alltagsgegenstände, Kleidung, Nahrungsmittel.
- *Verben:* resultative Verben (an-, aus-, auf-, zumachen), altersgemäße Zustände (fahren, sitzen, schlafen etc.) und Handlungen (essen, trinken, spielen, helfen etc.). Bei den Handlungen ist im Zusammenhang mit der DGS auf das Phänomen der Inkorporation zu achten (Mayer 2007): Die Gebärde für die Handlung (z. B. /fahren/) ist fest mit der Substantivgebärde (z. B. /Auto/, /Motorrad/, /Schiff/) verbunden. Dies hat bei der Ausführung der Gebärde zur Folge, dass 2 Gebärden zu einer Gebärde verbunden werden. Die Handlungsgebärde verändert sich in ihrer Ausführung in Abhängigkeit dazu, mit welchem Substantiv sie kombiniert wird. So ist die Gebärde für /fahren/ verschieden, je nachdem, auf welches Fahrzeug sie bezogen ist. Die Ausführung für /Auto fahren/ unterscheidet sich z. B. wesentlich von der Gebärde /Schiff fahren/.
- Geschlossene Wortklassen
    - *soziale Routinen:* regionale Begrüßung, danke/bitte
    - *Kommentare und Humor*
        - positive Kommentare: prima, toll, super, cool, krass etc.
        - negative Kommentare: Verflixt, Mist etc.
        - Ironie und Witz: Quatsch etc.
- *Adjektive:* skalare Zustände (heiß, warm, kalt, trocken, nass etc.), Eigenschaften (groß, klein, leicht, schwer etc.) und Gefühle (fröhlich, wütend, traurig, glücklich etc.).
- *Namensgebärde:* Der eigene Name kann mithilfe des Fingeralphabets buchstabiert werden. Eine einfachere und persönlichere Möglichkeit ist stattdessen eine Namensgebärde. Die Namensgebärde sollte irgendetwas Typisches der Person darstellen, möglich wären Andeutungen körperlicher Merkmale (z. B. Brille), Frisuren (z. B. Locken) oder Hobbys (z. B. Reiten). Eine Gebärde für die eigene Person ist wichtig, da sie die Individuation stärkt. Der Individuationsprozess beinhaltet die Entfaltung der eigenen Fähigkeiten, Anlagen und Möglichkeiten. Sein Ziel ist die schrittweise Bewusstwerdung, um sich dadurch als etwas Eigenes und Einmaliges zu erkennen und zu verwirklichen.
- *Lob und positive Verstärkung:* Für das Verständnis von Lob und die Freude an der Kommunikation sollten zu den ersten Gebärden Aussagen im Sinne einer positiven Verstärkung gehören, wie z. B. Gut gemacht! Spitze!

Input der Bezugspersonen

Die durch Gebärden begleiteten Äußerungen der Bezugspersonen sollten zu Beginn des Gebärdentrainings kurz und prägnant sein.

Der lautsprachunterstützende Einsatz von Gebärden bewirkt ein klares und gut strukturiertes Sprachmodell der Bezugsperson. Der simultane Gebrauch von Gebärden reduziert die Sprechgeschwindigkeit der Bezugsperson. Dies wirkt sich wiederum positiv auf die langsamere Sprachverarbeitungsfähigkeit des Benutzers aus (Appelbaum 2010, Wilken 2002).

Wiederholung als wichtige Lernstrategie. Die Bezugspersonen gebärden konstant bestimmte Wörter immer parallel zur Lautsprache. Somit bekommt die uk Person eine immer wiederkehrende Präsentation der Gebärden und kann sich diese durch die Wiederholung der Gebärden in den verschiedenen Alltagssituationen leichter merken. Dies gilt besonders für Gebärden, die abstrakt sind wie z. B. /noch mal/. Wird die Lautsprache /noch mal/ in der Situation jedoch oft genug von der Gebärde begleitet (Wiederholung), bringt der Benutzer die Gebärde mit dem Wort in Verbindung und speichert beides ab (Meyer 2007).

Einsatz von Richtungsgebärden. Die Bezugspersonen platzieren die Gebärden, indem sie mit der Gebärde die Richtung anzeigen, aus der etwas beschrieben wird oder in die eine Handlung gehen bzw. wo ein Ereignis stattfinden soll (Appelbaum 2010).

Gebrauch von Gebärden bei Menschen mit Autismus-Spektrum-Störung

Als Prävention vor Stereotypien sollte sich die Gebärdenauswahl speziell für Menschen mit Störungen aus dem autistischen Spektrum auf Gebärden beschränken, die nicht in der Luft enden, sondern ihren Endpunkt am Körper oder auf einer Unterlage haben.

Therapie

Gebärden in der logopädischen Therapie werden im Folgenden hinsichtlich ihrer Zielsetzungen, des methodischen Vorgehens und der Dokumentation vorgestellt.

Zielsetzungen

Nach dem Modell von Musselwhite u. St. Louis (1988) wird in der UK zwischen dem Input, der das Sprachverstehen und die Ansprache der Bezugspersonen beinhaltet, und dem Output, also der aktiven Kommunikation des Benutzers, unterschieden (s. Kap. 1.).

Input. Es ist durchaus möglich, dass uk Personen trotz des Trainings die Gebärden selbst nicht aktiv einsetzen. Die Gebärden werden aber verstanden und unterstützen den Input, also das Sprachverstehen, sodass sie für die uk Person und seine Umwelt ein großer Gewinn für das Sprach- und Situationsverständnis im Alltag sind. Situationen und Emotionen können von den Bezugspersonen mittels Gebärden erklärt werden, was zu mehr Sicherheit und Berechenbarkeit im Alltag der uk Person führt. Die Gebärde strukturiert eine Situation, die einen Menschen mit einer komplexen Beeinträchtigung aufgrund der vielen und zeitgleichen Ereignisse schnell überfordert. Die Alltagssituation ist quasi mit einem „Wimmelbild" zu vergleichen: Die verschiedenen Wahrnehmungseindrücke können nicht zu einem Gesamtbild integriert werden. Der Betroffene empfindet die Situation als Chaos und ist nicht der Lage, sich auf einen Aspekt zu konzentrieren und sinnvoll zu handeln. Der Einsatz einer Gebärde in solch einer Situation ist eine große Hilfestellung für den Betroffenen: Die Gebärde ist wie „ein Loch im Zaun" und greift eine ganz bestimmte Perspektive aus der Gesamtsituation auf. Dadurch wird die Wahrnehmung in ein überschaubares Format überführt. Der Betroffene kann sich auf einen Aspekt konzentrieren, diesen in seine Wahrnehmung integrieren und sinnvoll darauf reagieren.

Nach Rausch (2003) differenziert sich das Sprachverstehen auf zwei verschiedenen Ebenen:
- Die Fähigkeit, einem rein sprachlichen Input (z. B. Aufforderung der Bezugsperson: „Leg bitte die Stifte in den Schrank!") eine Bedeutung zu entnehmen (= Sprachverständnis im engeren Sinne). Es handelt sich um eine kontextfreie sprachliche Dekodierungsleistung.
- Das Zusammenwirken aller Fähigkeiten: sprachlich, nonverbal, paraverbal und situativ, um Sprache im kommunikativen Kontext zu verstehen (= Sprachverständnis im weiteren Sinne).

Im Verlauf des Spracherwerbs erwirbt ein Kind zunächst das Sprachverständnis im weiteren Sinne, bevor es auf der höheren Stufe eine Äußerung rein sprachlich entschlüsseln kann. Diese Entwicklung wird auch als Dekontextualisierungsprozess bezeichnet (Mayer 2007). Entscheidend für diesen Entwicklungsprozess ist nicht der Spracherwerb allein, sondern auch das Verstehen sozialer Interaktionen (Brunner 1987, Zollinger 1995) und die Kognition (Grimm 2003, Penner 2006). Für die Alltagskommunikation ist die höhere Entwicklungsstufe – das Sprachverstehen im engeren Sinne – relevant, weil die zwischenmenschliche Kommunikation primär sprachlich erfolgt. Ein uk Kind muss im Verlauf dieser Entwicklung die Symbolfunktion von Wörtern, Bildsymbolen oder Gebärden erwerben, dass diese stellvertretend für bestimmte Personen oder Objekte sind und sich somit auch auf Abwesendes beziehen können. Dies bedeutet, dass Gebärden unabhängig vom Kontext, also dekontextualisiert sind. Dies entspricht der höheren Entwicklungsstufe des Sprachverstehens im engeren Sinne. Das höchste Lernziel für die UK-Intervention im Bereich Input ist das Erreichen eines Sprachverstehens im engeren Sinne, also eines dekontextualisierten Sprachverstehens. Der Erwerb dieser Entwicklungsstufe zeigt sich bei einer Person, die mittels LUG kommuniziert, folgendermaßen (Boyes Braem 1990):
- sie benutzt Gebärden für abwesende Dinge
- sie verwendet dieselbe Gebärde für verschiedene Vertreter einer Basiskategorie (z. B. /Schere/ für verschiedene Arten von Scheren)
- sie setzt Gebärden für unterschiedliche kommunikative Funktionen ein
- sie kombiniert Gebärden mit anderen symbolischen Zeichen (z. B. Bildsymbole, Lautsprache)

Output. Ein Teil der uk Menschen fängt bereits kurze Zeit nach dem Beginn des Gebärdentrainings an, selbst Gebärden zu produzieren. Sie erweitern ihren aktiven Gebärdenwortschatz kontinuierlich und schnell und verbessern damit ihren Output, also die Sprachproduktion. Mittels der Gebärdenkommunikation können Alltagssituationen erklärend und reflektierend erfasst werden. Es gibt im Einzelnen folgende Zielsetzungen:
- die uk Person kann sich selbst bezeichnen: ich oder Vorname

- sie kann eine Auswahl treffen
- sie kann verschiedene Emotionen äußern
- sie kann Wünsche und Forderungen an andere Menschen stellen
- sie kann mithilfe der Gebärden die Umwelt in Begriffe fassen und leichter kategorisieren
- sie kennt viele Gebärden und kann diese auch auf der Satzebene zu einer mehrteiligen Äußerung kombinieren
- sie kann ein selbstbestimmteres Leben führen

> Ziel von LUG ist Kommunikation und nicht perfektes Gebärden (Mayer 2007)!

Methodisches Vorgehen

Das methodische Vorgehen wird im Hinblick auf mögliche Hilfestellungen, Einsatz von speziellen Materialien, Korrekturen und auf die Förderung der grammatischen Entwicklung beschrieben. Es gibt spezielles Therapiematerial für Gebärden in Form von Gebärdenliederbüchern und -bilderbüchern, deren Einsatz in der Verbindung mit Modellierungstechniken dargestellt wird.

Hilfestellungen

- Visuell
  - Durch Blickkontakt und gleiche Höhe: Vor dem Ausführen der Gebärden sollten im Rahmen der Möglichkeiten der uk Person Blickkontakt und gleiche Höhe hergestellt werden. Die Gebärde und das Mundbild sollten gut sichtbar sein, um so die Synchronizität zu verdeutlichen.
  - Durch den Spiegel: Dies gilt besonders für Gebärden, die Bewegungen über, neben oder hinter dem Kopf erfordern (geringe optische Kontrollierbarkeit).
  - Durch die Lichtquelle: Sie sollte angenehm und schattenfrei sein.
- Motorisch
  - Die Gebärde sollte immer deutlich und in der Ausführung gleich bleibend verwendet werden.
  - Taktil-propriozeptiv: Manchen Kindern hilft es, die Gebärde zunächst mit Handführung zu erlernen.
  - Funktional: Bei einer Gebärde, die eine Funktion beinhaltet (z. B. essen), kann das Imitieren der Tätigkeit eine Hilfestellung sein.
  - Visuell: Bei einer Gebärde, die einen Gegenstand beschreibt, kann das Umfahren des Gegenstands bzw. von Schablonen des Gegenstands eine Hilfestellung sein.
- Auditiv
  - Akustisch: Keine ablenkenden Geräusche und Situationen während der Übungsphase.
  - Sprachlich: Während des Gebärdentrainings sollte einige Minuten bewusst auf die sprachliche Begleitung verzichtet werden, damit sich Kind und Therapeutin voll und ganz auf die visuelle Kommunikation konzentrieren können.
- Situativer Kontext: Gebärden werden in der entsprechenden Situation eingeübt. Das kann für die Intervention bedeuten, dass Situationen in Form von Rollenspielen und In-vivo-Training herbeigeführt werden, in denen der Einsatz bestimmter Gebärden pragmatisch notwendig ist.
- Offene Fragen stellen (Mayer 2007): Ergänzungsfragen (z. B. was, wer, wie, wann) sowie Entscheidungsfragen (z. B. Möchtest du einen Apfel oder eine Banane?) verlangen pragmatisch-kommunikativ eine inhaltliche Antwort. Somit wird die uk Person in einem natürlichen Kontext mit einem sanften pragmatischen Druck aufgefordert, mittels einer Gebärde zu antworten.
- Sprachverstehen im engeren Sinne fördern: Der uk Person wird der dekontextualisierte Gebrauch von Sprache (s. S. 60) durch folgende Strategien veranschaulicht:
  - Verschiedene Bezugspersonen setzen zur Kommunikation Gebärden ein.
  - Dieselben Gebärden treten in unterschiedlichen Kontexten auf und beziehen sich auch auf abwesende Dinge, zurückliegende oder zukünftige Ereignisse.

Einsatz von Materialien

- Zur Erhöhung der Aufmerksamkeit auf die Kommunikation mit den Händen können weiße Handschuhe angezogen werden. Zusätzlich können an den Handschuhen bunte Bänder oder Glöckchen (zusätzlicher auditiver Stimulus) befestigt werden.
- Für das Training von Gebärden, die Formen beschreiben (z. B. Ball, Apfel, Teller) werden

reale Objekte angeboten. Die uk Person hält das Objekt in den Händen, erkundet die Form und ahmt diese Form mit den Händen nach.
- Für das Training von Gebärden, die Tätigkeiten nachahmen (z.B. Schere, Tee), werden die dazugehörigen Objekte angeboten. Dann wird die zum Objekt passende Handlung ausgeführt und auf die Gebärde übertragen.

Korrekturen

- Korrekturen einer vom Kind vereinfachten Gebärde sollten erst dann erfolgen, wenn das Kind die Gebärde viele Male erfolgreich eingesetzt und viele positive Rückmeldungen erfahren hat.
- Korrekturen sollten sehr behutsam und einfühlsam in Form einer indirekten, nichthemmenden Rückmeldung gegeben werden, indem die Gebärde dem Kind nochmals richtig vorgemacht wird.
- Fehler in der Ausführung der Gebärde können durch Handführung korrigiert werden.

Grammatische Entwicklung: von der Ein-Gebärde-Äußerung zu mehrteiligen Äußerungen

- Voraussetzung ist ein Vokabeltraining von Gebärden, die sich auf Satzebene zu einer sinnvollen Äußerung kombinieren lassen (Mayer 2007).
- In der LUG-Kommunikation der Bezugsperson sind **Modalverben** bei Aufforderungen gut geeignet, um in Form einer Zwei-Gebärden-Äußerung parallel sprechen und gebärden zu können: z.B. /Kannst du bitte deine SCHUHE ANZIEHEN?/ oder /Du musst jetzt dein ZIMMER AUFRÄUMEN/.

Gebärdenliederbuchreihen

Die Gebärdenliederbuchreihen sind vollständig konzipierte didaktische Materialien für die UK-Intervention und ermöglichen einen Einsatz von Gebärden in einem sinnvollen kommunikativen Zusammenhang, der allen Beteiligten Spaß macht. Jedes Gebärdenliederbuch ist mit Noten, Gitarrengriffen, Texten und den Abbildungen der Gebärden vollständig aufbereitet. Die Gebärden werden durch Fotografien von Kindern und Jugendlichen mit unterstützenden Bewegungspfeilen dargestellt. Ein ausgewähltes Gebärdenlied kann somit direkt synchron gebärdet und gesungen werden. Zugrunde liegt das didaktische Prinzip einer Verbindung von Musik, Gebärden, Gemeinschaft, Selbstbewusstsein und Freude an der Kommunikation mittels Gebärden.

Mit den Händen singen (Textauszug aus: Leber u. Spiegelhalter 2005)
Ich spreche mit den Händen, ja das könnt ihr seh'n.
Es macht mir sehr viel Spaß, und so könnt ihr mich versteh'n.
Ob Sonne, Regen oder Mann: Ich zeig' es mit den Händen, schaut mich nur richtig an.
Ich sage zu euch allen: „Kommt macht noch mit!"
Denn mit den Händen reden, ja das ist der Hit!

Das uk Kind und all seine Bezugspersonen können spielerisch und mühelos Gebärden erlernen. Die Liederbücher haben verschiedene Themen (z.B. bekannte Kinderlieder wie „Bruder Jakob" oder „Häschen in der Grube", Lieder mit Bewegung wie die Bärenjagd, Weihnachtslieder) und sind in den Gebärden der Deutschen Gebärdensprache (DGS), Schau doch meine Hände an (SdmHa) und/oder Makaton erhältlich. Genaue Beschreibungen der einzelnen Liederbücher finden sich in der Rubrik Materialien. Speziell das Liederbuch „Häuptling sprechende Hand" (Michel 2007) ist für den Wortschatzaufbau in Anlehnung an die DGS konzipiert worden. Es handelt sich dabei um 25 Lieder und weitere Spielideen, die Gebärden zu Wortfeldern aus dem Alltag eines Kindes einüben. Die Gebärden beziehen sich auf die Wortfelder Essen und Trinken, Familie, Haushalt, schulisches Umfeld, Spielplatz, Tagesablauf, Wochentage sowie auf die Adjektive Farben und Gefühle (s. Bezugsquellenverzeichnis S. 190 f [11–15]).

Gebärdenbilderbücher

Das gemeinsame Betrachten von Gebärdenbilderbüchern fördert die linguistische Kompetenz eines uk Kindes in den Modalitäten Verstehen und Produktion in verschiedenen laut- und gebärdensprachlichen Bereichen und ist damit eine effektive Methode für die UK-Intervention. Zudem fördert das Bilderbuchbetrachten die kognitiv-sprachliche Entwicklung der Dekontextualisierung. Das gemeinsame Betrachten eines Bilderbuchs ist eine Protosituation für eine dialogische Spracheinführung (Grimm 2003). Die Herstellung eines gemeinsamen Aufmerksamkeitsfokus wird durch das Bilderbuch erleichtert. In der Interaktion mit seiner Bezugsperson erfährt das uk Kind eine motivierende und datenliefernde Funktion für die Laut- und Gebärdensprache. Während des Vorlesens erfolgt die Einführung neuer Gebärden/Wörter, kindliche Fragen und Antworten der Bezugsperson etablieren einen Wortschatz und dem Kind werden variable und seinem grammatischen Entwicklungsstand entsprechende Sätze angeboten. Studien mit sprachgesunden Kindern zeigen, dass eine didaktisch aufbereitete Bilderbuchsituation positive und nachhaltige Effekte auf den Spracherwerb hat (Dale et al. 1996, Swinson u. Ellis 1988, Whitehurst et al. 1988). Dieser didaktische Ansatz wird auf die UK-Intervention übertragen. Der erste Schritt und Voraussetzung für das gemeinsame Betrachten eines Bilderbuchs ist eine sensitive Adaptation der Bezugsperson an den Entwicklungsstand, die Interessen und die Bedürfnisse des Kindes. Das Thema des Bilderbuchs, die Wortwahl und die grammatische Komplexität der Äußerungen der Bezugsperson sollte dem kindlichen Entwicklungsniveau entsprechen und in der Zone der nächsten Entwicklung liegen (Wygotski 1993). Eine wichtige Voraussetzung beim Buchanschauen ist eine geteilte Aufmerksamkeit des Kindes, dass es das Buch und die Bezugsperson, die gleichzeitig spricht und die Schlüsselbegriffe der Äußerungen gebärdet, gut im Blick hat. Die Bezugsperson sollte alle Gebärden mit einer klaren Mimik und Körpersprache in ihrem Ausdruck unterstützen. Alle Handlungen im Bilderbuch sollten bedeutsam und auf die bisherigen kindlichen Erfahrungen und momentanen Bedürfnisse des Kindes abgestimmt sein. Das Kind sollte beim Buchanschauen selbst aktiv werden dürfen, denn dann zeigt es mit viel Freude auf Objekte und Handlungen, die es interessieren (Buschmann 2009). Im zweiten Schritt setzt die erwachsene Bezugsperson bestimmte sprachlehrorientierte Äußerungen und Strategien (Dannenbauer 2002) beim gemeinsamen Betrachten eines Gebärdenbilderbuchs ein. Diese modellierten Äußerungen beziehen sich zunächst auf die rezeptive Seite der Sprachverarbeitung, wobei das Kind eine innere Repräsentation der Zielstrukturen aufbaut und diese mit seiner momentanen Sprachverarbeitungsstruktur vergleicht. Die Gebärden-Spontanimitationen des Kindes scheinen dabei eine Art Brückenfunktion zwischen Modellrezeption und Ausdruck zu bilden (vgl. Grimm 2003).

Wichtig für die Interaktion ist das Verhalten der Bezugsperson, nach dem eigenen Beitrag eine **Pause** einzulegen, abzuwarten und somit dem Kind Zeit für die Planung seiner Äußerung in Form einer Imitation, Frage oder Initiative etc. zu geben. Folgende Sprachlehrstrategien können eingesetzt werden (Buschmann 2009, Dannenbauer 2002, Grimm 2003, s. Tab. 3.**1**).

Folgende Gebärdenbilderbücher unterstützen das Gebärdentraining:

Bilderbuch „Das Häschen und die Rübe" (Schwarzburg-von Wedel). Das Bilderbuch erzählt ein chinesisches Wintermärchen mit Bildern und Gebärden. Frierende und hungernde Tiere geben sich in Freundschaft und Hilfsbereitschaft eine Karotte weiter, bis sie wieder bei dem kleinen Hasen ankommt, der als erster auf die Idee kam, die Karotte weiterzugeben und sie dann endlich selber frisst. Die Schlüsselwörter der Satzaussagen werden auf der dem Bild gegenüberliegenden Textseite in Form von Gebärden nach der Deutschen Gebärdensprache dargestellt. Das uk Kind lernt im Kontext des Märchens Gebärden kennen und kann sie einüben.

Bilderbuch-Reihe „Marie spricht mit den Händen". Es handelt sich um eine Bilderbuchreihe, in deren Mittelpunkt das kleine Mädchen Marie steht. Marie lernt mittels lautsprachbegleitenden Gebärden zu kommunizieren. Im ersten Band dieser Reihe besucht Marie zum ersten Mal ihren Kindergarten. Sie lernt, dass sich die anderen Kinder ihrer Gruppe mit Gebärden verständigen und entdeckt die Kommunikation mittels Gebärden als ein neues und aufregendes Spiel. Das Bilderbuch soll über die Geschichte hinaus allen Bezugspersonen eines uk Kindes Anregungen geben, Gebärden im Alltag einzusetzen. Zusätzlich können mithilfe zusätzlicher Spielkarten Gebärden spielerisch gelernt und im Tagesablauf eingesetzt werden. Weitere Bände aus der Reihe „Marie spricht mit den Händen" sind geplant: Eine Woche mit Marie, Marie hat Geburtstag, Marie ist krank und Marie kommt in die Schule (s. Bezugsquellenverzeichnis S. 191 [16, 17]).

Tab. 3.1 Sprachlehrstrategien.

Strategie		Beispiele
evokative Technik	anspornende Ansprache an das Kind in Form von Fragen	Bezugsperson (B): „Sieh, was ist das?"
	anspornende Ansprache in Form von Ausrufen	B: „Oh, schau mal!"
	bestätigendes Aufgreifen der kindlichen Äußerung	Kind (K) gebärdet: /Hase/ B spricht und gebärdet gleichzeitig: „Ja, der kleine Hase/*Hase*/." „Genau, der kleine Hase/*Hase*/."
	Wiederholung	K gebärdet: /Hase suchen Futter/ B spricht und gebärdet gleichzeitig: „So, so, der kleine Hase/*Hase*/ sucht/*suchen*/ Futter/*Futter*/."
Modellierung der kindlichen Äußerung durch die Strategien der Wiederholung + der Expansion (grammatische Ebene)		K gebärdet: /suchen Esel/ B spricht und gebärdet gleichzeitig: „Ja, der Esel/*Esel*/ sucht /*suchen*/ auch Futter /*Futter*/."
Modellierung der kindlichen Äußerung durch die Strategien der Wiederholung + der Extension (lexikalische Ebene)		K gebärdet: /Esel/ B spricht und gebärdet gleichzeitig: „Ja, ein Esel/*Esel*/. Der Esel/*Esel*/ ist nicht/*nicht*/ zu Hause/*Haus*/."
korrektives Feedback		K gebärdet: /Hase finden Apfel/ B spricht und gebärdet gleichzeitig: Der Hase/*Hase*/ findet/*finden*/ zwei gelbe Rüben/*Rübe*/.
häufiges Benennen wichtiger Wörter in der Geschichte		
wechselseitige Beiträge: sich äußern und zuhören		
häufiges Wiederholen und Wiedererzählen der Geschichte		

Dokumentation (Hüning-Meier 2003)

Der Gebärdenwortschatz muss von Anfang an dokumentiert und gepflegt werden. Dies gilt besonders für Menschen, die Eigengebärden verwenden oder die Gebärden ungenau und damit schwer verständlich ausführen. Die Dokumentation kann danach aufgebaut werden, welche Gebärden rezeptiv verstanden und welche Gebärden expressiv benutzt werden. Es entsteht ein Nachschlagewerk für die uk Person und die Bezugspersonen, die den Benutzer ein Leben lang begleitet und unterstützt. Die Gebärden werden zumeist mit anderen Formen (z.B. Schrift, Symbole) kombiniert.

Vor- und Nachteile

Gebärden sind als körpereigene und unabhängige Kommunikationsform jederzeit verfügbar und ortsunabhängig (Braun 2000). Sie haben einen unbegrenzten und damit offenen Wortschatz. Diese **Vorteile** kommen besonders zum Tragen, wenn die uk Person sich selbständig fortbewegen und die Gebärden analog zur Sprechfunktion ausführen kann – im Unterschied zu einem Kommunikationsbuch oder einer elektronischen Hilfe, die als externe Kommunikationssysteme transportiert (z.B. in einem Rucksack) und in der Kommunikationssituation zur Verfügung gestellt werden müssen. Gebärden erlauben also eine schnelle und spontane Kommunikation (Hüning-Meier 2003), die oftmals mit einer hohen Akzeptanz und Identifikation der uk Person mit seiner Kommunikationsform einhergeht. Gebärden werden wie die eigene Stimme empfunden, da sie wie die Stimmfunktion ein hohes non- und paraverbales Potenzial besitzen: Der Ausdruck von Intentionalität (z.B. bei der Mitteilung von Gefühlen und Befindlichkeiten) ist uneingeschränkt möglich. Beide Kommunikationspartner benutzen ein gemeinsames Zeichensystem. Die frühe Kommunikation mittels Gebärden unterstützt das Sprachverstehen, die Sprachproduktion und die kommunikativen Kompetenzen des Kindes (Wilken 2002). Ebenso haben sie einen positiven Einfluss auf den Blickkontakt und die Aufmerksamkeit (Hüning-Meier 2003). Die verbesserten kommunikativen Kompetenzen wiederum fördern die Motivation und Aktivität des Kindes (Wilken 2002). Im Unterschied zur Deutschen Gebärdensprache mit einer eigenständigen Grammatik werden Gebärden für die Kommunikation im UK-Bereich immer lautsprachunterstützend eingesetzt. Die uk Person bekommt damit von der Wahrnehmung her einen simultanen auditiven und visuellen Input. Diese Visualisierung der Sprache ist ein effektiver Kompensationsmechanismus und eine geeignete Hilfestellung (Penner 2006, Wilken 2002). Lautsprachunterstützende Gebärden sind motorisch und wahrscheinlich auch kognitiv einfacher zu erlernen als Wörter (Braun 2003, Mayer 2007) und erleichtern damit dem Benutzer den Zugang zur Sprache. Dies gilt besonders für Gebärden von hoher Ikonizität (Appelbaum 2010): Dies bedeutet, dass eine große Ähnlichkeit zwischen Gebärde und Bedeutung besteht, wie z.B. bei der Gebärde /essen/. Die Kommunikation mit Gebärden fördert die Entwicklung der Symbolfunktion und kommt damit sekundär auch dem Lautspracherwerb zugute (Kristen 2002, Mayer 2007).

Aufseiten der Kommunikationspartner führt das simultane Sprechen und Gebärden dazu, dass sich die Kommunikationsgeschwindigkeit verlangsamt, was der langsameren Verarbeitungsfähigkeit des uk Partners entgegen kommt. Weiterhin achtet der Kommunikationspartner in besonderer Weise auf die Aufmerksamkeit des anderen und bleibt in seinem Blickfeld (Mayer 2007).

Der größte **Nachteil** von Gebärden ist allerdings ihre eingeschränkte Verständlichkeit in der Kommunikation mit Partnern, die mit Gebärden nicht vertraut sind. Dann beschränkt sich das Verständnis auf Gebärden mit einer hohen Ikonizität und Konventionalität (z.B. Hallo zur Begrüßung, Gebärde für schlafen oder schimpfen), deren Bedeutung sich aus dem situativen Kontext erschließen lässt. Ein großes Problem des Einsatzes von Gebärden im Fachbereich von UK sind die unterschiedlichen Gebärdensysteme und -sammlungen, die eine Verständigung der Gebärdenden untereinander einschränken können. Im Fachbereich von UK werden auch Gebärden der Deutschen Gebärdensprache (DGS) eingesetzt. Auch die Deutsche Gebärdensprache hat im Unterschied zur American Sign Language keinen einheitlichen Wortschatz. In der Deutschen Gebärdensprache gibt es viele Dialekte. Benennt ein Süddeutscher den Sonntag, legt er seine Hände vor der Brust zusammen, als Zeichen für den Kirchgang. Ein Norddeutscher streicht sich dagegen seinen feinen Sonntagsanzug über Brust und Bauch glatt. Der Grund für das Fehlen einer Standardhochform ist die lange Unterdrückung der Deutschen Gebärdensprache. 1880 wurde auf dem Mailänder Kongress der hörenden Taubstummenlehrer beschlossen, die Gebärdensprache aus dem Unterricht an den Gehörlosenschulen zu verbannen und stattdessen Lippenablesen und Sprechen zu unterrichten. Die Folgen des Beschlusses von 1880 sind bis heute spürbar. Die Deutsche Gebärdensprache wurde erst 1998 von einzelnen Bundesländern anerkannt. 2002 erfolgte die Anerkennung auf Bundesebene im Sozialgesetzbuch und im Gleichstellungsgesetz (RVO §9 BGG). Die sogenannte orale Methode in der Erziehung gehörloser Menschen hatte auf den Gebärdenwortschatz auch den Einfluss, dass regional unterschiedliche Gebärden entstanden. Gerade ältere Gebärdenbenutzer übersetzen Wörter eins zu eins aus der Lautsprache in die Gebärdensprache und orientieren sich dabei an der Lautsprache. So wird die Gebärde für das lautsprachliche Nominakompositum „Wolkenbruch" in Form der Zeichen für „Wolke" und „Gebärde" gebildet anstatt einfach einen starken Regen zu gebärden. 2009 erschien das erste gesamtdeutsche digitale Wörterbuch der Deutschen Gebärdensprache (Kestner 2009), das auf S. 47 beschrieben wird.

Fazit

Menschen mit einer geistigen oder Mehrfachbehinderung sowie mit einer Autismus-Spektrum-Störung profitieren von lautsprachunterstützenden Gebärden (Adam 1996, Adam 2003). Weiterhin kann im Rahmen einer Sprachentwicklungsstörung der temporäre Einsatz eines Gebärdensystems wie z. B. GuK sinnvoll sein, um dem Kind einen leichteren Zugang zur Sprache zu eröffnen. Leider gibt es im UK-Bereich kein einheitliches Gebärdensystem. Primär sollten die Gebärden der Deutschen Gebärdensprache zur Kommunikation eingesetzt werden. Die Auswahl der Gebärden erfolgt aus den Gebärdensystemen und Gebärdensammlungen für gehörlose oder speziell für uk Menschen. In der Praxis werden auch Gebärden unterschiedlicher Systeme miteinander kombiniert. Relevant für die weitere Verbreitung der Kommunikation via Gebärden im deutschsprachigen UK-Bereich wäre die Entwicklung eines einheitlichen Gebärdensystems. Ein einheitliches Gebärdensystem gibt es momentan nur innerhalb einer Einrichtung wie z. B. in der Haslachmühle und den Zieglerschen Anstalten in Wilhelmsdorf. Dieses gemeinsame Gebärdensystem gebrauchen nach Möglichkeit alle Personen – unterstützt kommunizierende und Mitarbeiter – und setzen es zur Kommunikation ein.

> Ein gemeinsames Gebärdenkommunikationssystem verbessert die Verständigung untereinander, erhöht die Kommunikationsrate und schafft die Voraussetzungen, Spaß an der Kommunikation zu haben und ein selbstbestimmteres Leben zu führen.

Nichtelektronische Kommunikationsformen

Nichtelektronische Kommunikationsformen sind **körperfremd** und **hilfsmittelgestützt**. Zu ihnen gehören **tastbare Zeichen** und **Abbildungen**. Tastbare Zeichen sind dreidimensional und werden deshalb besonders von stark sehbehinderten oder blinden Menschen verwendet. Sie bilden die Vorstufe zur Erarbeitung zweidimensionaler Abbildungen (Hüning-Meier u. Pivit 2005).

Motorisch-haptisches System: tastbare Zeichen

Motorisch-haptische Kommunikationssysteme werden im Gegensatz zu Bildsymbolen und Schrift taktil-visuell verarbeitet. Bezeichnet werden sie als tastbare Zeichen bzw. Symbole („tangible symbols"; Rowland u. Schweigert 1989, Rowland u. Schweigert 2000a) oder als Objektsymbole („objects of references"; Ockelford 2002, Rascher-Wolfring 2009). Tastbare Zeichen sind dreidimensionale Objekte in Form von realen Gegenständen, Miniaturobjekten oder Teilen von realen Gegenständen, die in Schachteln, Schalen oder Setzkästen der uk Person und ihren Bezugspersonen für den kommunikativen Austausch zur Verfügung stehen (Hüning-Meier u. Pivit 2005). Als Kommunikationsform sind sie hilfreich für Menschen, die aus unterschiedlichen Konditionen nicht in der Lage sind, konventionellere und abstraktere Zeichensysteme, wie z. B. Bildsymbole oder Gebärden, zu gebrauchen. Sie repräsentieren das Vokabular der uk Person und stehen stellvertretend für Objekte, Personen, Tiere, Handlungen, Ereignisse und/oder Situationen. Deshalb sollten sie für die uk Person **klar und eindeutig wahrnehmbar** sein, indem sie entweder so aussehen oder sich so anfühlen wie der Begriff, für den sie stehen.

Vorteile und Nachteile

Tastbare Zeichen sind besonders für die Kommunikation mit Menschen geeignet, die in einem oder mehreren der Bereiche Kognition, Gedächtnis, Sehsinn und visuelle Wahrnehmung Probleme haben (Rowland u. Schweigert 1989, Rowland u. Schweigert 2000a). Tastbare Zeichen haben folgende **Vorteile**. Sie sind:

- **ikonisch** und **konkret**: Es besteht eine große Ähnlichkeit zwischen dem tastbaren Symbol und dem Bezeichneten, z. B. eine *Tasse* für die Handlung *trinken*.
- **permanent** und **dauerhaft** vorhanden: Der Benutzer hat das tastbare Symbol ständig vor Augen, es steht ihm ständig zur Verfügung. Dies entlastet die Gedächtnisfunktion, denn der Benutzer muss sich nicht an das Symbol erinnern, sondern nur in der Lage sein, es wiederzuerkennen. Rascher-Wolfring (2009) spricht deshalb von einem stabilen Kommunikationssystem.
- **flexibel** einsetzbar: Das tastbare Zeichen kann von beiden Kommunikationspartnern flexibel eingesetzt werden, indem es dem Partner gezeigt wird und dadurch eine Kommunika-

tion entsteht, wie z.B. das Äußern eines Wunsches.

Nachteilig sind die Aufbewahrung und der Transport tastbarer Zeichen. Wenn die uk Person über ein großes Vokabular tastbarer Zeichen verfügt, ist es irgendwann nicht mehr möglich, diese in jeder Situation dabei zu haben. Wenn dies der Fall ist, sollte das bisherige Kommunikationssystem des Benutzers um eine weitere hilfsmittelgestützte Kommunikationsform wie z.B. Gebärden und/oder Bildsymbole ergänzt werden (Hüning-Meier u. Pivit 2005).

Materialien

Tastbare Zeichen haben eine klare und konkrete Verbindung zu den visuellen oder taktilen Eigenschaften des Bezeichneten. So kann eine *Zahnbürste* visuell stellvertretend für die Handlung *Zähne putzen* stehen, oder ein *Ball* taktil stellvertretend für das *Spielobjekt*.

Tastbare Symbole unterscheiden sich hinsichtlich ihres Abstraktheitsgrades (Rowland u. Schweigert 1989, Rowland u. Schweigert 2000b). Für die Planung der Intervention sollte deshalb überlegt werden, welche Art von tastbaren Symbolen für die uk Person verständlich und damit zur Kommunikation geeignet ist. Die Bedeutung eines tastbaren Symbols ist nicht universell, sondern individuell verschieden, d.h. die tastbaren Symbole werden nach dem Kriterium ausgewählt, ob sie für die uk Person bedeutungsvoll sind.

Konkrete, identische Objekte: einfachste Form tastbarer Symbole. Es handelt sich um Objekte, die eins zu eins für das Bezeichnete stehen. So ist eine Zahnbürste, die von der Farbe, dem Modell und der Marke identisch ist mit der Zahnbürste des Kindes ein identisches Symbol. Auch Miniaturobjekte können konkrete Stellvertreter des Bezeichneten sein. So steht z.B. ein kleines Plastikpferd für den Begriff Pferd.

Assoziierte Objekte/Teile von realen Gegenständen. Ein Objekt wird mit dem bezeichneten Begriff assoziiert. So steht z.B. ein Spülschwamm für die Handlung Spülen, oder Teile von realen Gegenständen stehen stellvertretend für das gesamte Objekt des Bezeichneten. So steht z.B. ein Autoschlüssel für den Begriff Auto.

Ähnliche Objekte. Es handelt sich um tastbare Symbole, die ein oder zwei gemeinsame Eigenschaften mit dem bezeichneten Begriff haben. Diese Kategorie ist der zweiten sehr ähnlich. So steht z.B. eine Kuchenform stellvertretend für den Begriff Kuchen.

Abstrakte Objekte: komplexeste Form tastbarer Symbole. Es handelt sich um abstrakte Gegenstände, die keine direkte Verbindung zum Bezeichneten mehr haben. Z.B. besucht das uk Kind einen Kindergarten und geht dort in die sogenannte Igelgruppe. Auf der Tür zum Gruppenraum hängt ein zweidimensionaler Igel aus Holz. Das Kind hat als tastbares Symbol einen dreidimensionalen Igel aus Plastik, der ebenfalls für die Igelgruppe steht und sie bezeichnet.

Tastbare Zeichen setzen sich aus folgenden Materialien zusammen:
- Reale Gegenstände oder Teile von realen Gegenständen stehen als Zeichen für
  - ein bestimmtes *Objekt*, z.B. eine Limonadenflasche für das Getränk Limonade,
  - eine bestimmte *Handlung*, z.B. ein Autoschlüssel für Autofahren oder
  - ein bestimmtes *Ereignis* im Tages-, Wochen- oder Jahresablauf, z.B. ein Becher für das Frühstück (Tag), ein Hartgummireifen für den Besuch des Schwimmbads (Woche) und eine Kerze für den Geburtstag (Jahr).
- Miniaturobjekte bzw. Modelle von realen Gegenständen stehen ebenso als Zeichen für Objekte (z.B. eine Plastikbanane für eine echte Banane), Handlungen (z.B. ein Puppenstubenbett für schlafen) und Ereignisse (z.B. ein Spielzeugpferd für die Reittherapie).

Indikation

Tastbare Zeichen als Kommunikationsform sind hilfreich für:
- Menschen mit einer Sehbeeinträchtigung oder Blindheit bzw. einer Hörsehbehinderung oder Taubblindheit. Bei dieser Personengruppe sind die tastbaren Zeichen meist nur eine Komponente des multimodalen Kommunikationssystems. Daneben profitieren diese Menschen in ihrer Kommunikation von gefühlten Gebärden (s. S. 52) und von einer elektronischen Hilfe mit einem auditiven Scanning.

- Menschen mit einer schweren geistigen Behinderung, die noch keine Symbolfunktion entwickelt haben und deshalb Bildsymbole nicht kommunikativ einsetzen können. Die tastbaren Zeichen fördern die Entwicklung der Symbolfunktion.
- Kinder mit einem schweren kognitiven und sprachlichen Entwicklungsrückstand.

Tastbare Zeichen in der therapeutischen Praxis

Tastbare Zeichen werden als primäre Kommunikationsform eingesetzt, wenn sie z.B. den gesamten Wortschatz einer uk Person darstellen. Im Rahmen eines multimodalen Kommunikationssystems können sie auch eine von mehreren Komponenten sein. Dann werden sie nur in bestimmten Situationen oder bei bestimmten Partnern eingesetzt. Wichtig für die Kommunikation ist, dass die tastbaren Zeichen beiden Partnern bei Bedarf immer zur Verfügung stehen. Deshalb ist die Art der Aufbewahrung in Form von Schachteln oder fest installierten Setzkästen relevant.

Die Auswahl tastbarer Zeichen sollte sehr behutsam sein. Die Bezugsperson beobachtet den uk Menschen in einer bestimmten Situation, für die ein tastbares Zeichen benötigt wird. Sie stellt ihr verschiedene, gefahrlose Objekte zur Verfügung und findet heraus, welches Objekt für den uk Partner in dieser Situation das Bedeutsamste ist. Dieser Prozess erfordert viel Geduld und Unterstützung, aber keine Manipulation in Bezug auf die Auswahl des Objektsymbols vonseiten der Bezugsperson. Die uk Person lernt ein neues tastbares Zeichen kennen, indem sie mit dem Objekt handelt und die Möglichkeit hat, das Objekt zu betrachten sowie mit den Händen und ggf. mit dem Mund zu erkunden.

Die tastbaren Zeichen werden sowohl zur Unterstützung des **Sprachverstehens** als auch für die **Sprachproduktion** eingesetzt (s. Kap. 1). Für die Unterstützung des Sprachverstehens spricht die Bezugsperson, während sie das tastbare Zeichen gleichzeitig in der Hand hält, auf das sich ihre Aussage bezieht. Sie zeigt es dem uk Partner deutlich (simultaner visueller Input) bzw. gibt es ihm in die Hand (simultaner taktiler Input). Z.B. fragt die Bezugsperson: „Möchtest du draußen Ball spielen?" und bringt einen Ball in das Blickfeld des uk Partners.

Für die Sprachproduktion mittels tastbarer Zeichen gibt es 2 Möglichkeiten:
- Bei der **direkten Selektion** hält der uk Partner das Zeichen in der Hand und zeigt bzw. gibt es der Bezugsperson, um z.B. einen Wunsch zu äußern. Der Benutzer gibt der Bezugsperson einen Autoschlüssel und drückt damit seinen Wunsch aus, mitkommen zu dürfen.
- Bei der **indirekten Selektion** zeigt die Bezugsperson nacheinander verschiedene tastbare Zeichen, bis das gewünschte Zeichen über eine Ja-Reaktion des uk Partners ausgewählt wird.

Tastbare Zeichen gehören zu den partnerabhängigen Kommunikationsformen, weil der unterstützt Kommunizierende auf einen Partner angewiesen ist, der sein Verhalten richtig versteht, verbalisiert und den Dialog mithilfe der Kokonstruktion (s. Kap. 1) inhaltlich weiterführt.

In der Literatur wird diskutiert (vgl. Beukelman u. Mirenda 2005), ob reale Gegenstände oder Miniaturgegenstände leichter als Zeichen zu verstehen sind. Evidenz gibt es für beide Sichtweisen. Deshalb sollte in der Praxis für jede uk Person individuell ausprobiert werden, mit welcher Art von tastbaren Zeichen diese am besten zurechtkommt.

Viele Menschen mit einer geistigen Behinderung sind in der Lage, sowohl identische als auch assoziierte und ähnliche Objekte als tastbare Zeichen zu verstehen und zur Kommunikation einzusetzen (Mirenda u. Locke 1989).

Für Menschen mit einer Sehbeeinträchtigung/Blindheit bzw. mit einer Hörsehbeeinträchtigung/Blindtaubheit muss die Auswahl tastbarer Symbole sehr sorgsam und individuell auf die Wahrnehmungsfähigkeit des Betroffenen abgestimmt sein. Studien zeigen, dass identische Objekte für diese Personengruppe besonders gut geeignet sind (Rowland u. Schweigert 2000b).

Tastbare Zeichen als Strukturierungshilfe im Alltag

Tastbare Zeichen vermitteln einer uk Person Informationen und Sicherheit, wenn die tastbaren Symbole eingesetzt werden, um bestimmte wiederkehrende Situationen im Alltag und Jahresablauf antizipieren zu können (s. S. 79). Rascher-Wolfring (2009) spricht von einer Vorweganpassung: Für alltäglich wiederkehrende Handlungen wie z.B. Mahlzeiten, Toilette oder Spiel stehen stellvertretend tastbare Zeichen. Nimmt die uk Person ein bestimmtes Objektsymbol wahr, kann es damit die folgende Situation antizipieren. Der Alltag wird durch die tastbaren Zeichen strukturiert, indem ein Objekt immer als Ankündigung für das kommende Ereignis vorgeschaltet wird. Dies erleichtert der uk Person das Sprach- und Situationsverständnis und vermittelt Sicherheit. Zudem bekommt die Bezugsperson wichtige Informationen in Bezug auf die innere Befindlichkeit der uk Person. Sie beobachtet, wie diese auf das tastbare Zeichen reagiert, ob sie z. B. Vorfreude oder Ablehnung zeigt (Bober et al. 2008). Tastbare Zeichen verdeutlichen der uk Person Zeitabläufe und sind deshalb vielfältig einsetzbar: Ablauf eines Tages, einer Woche, eines Jahres mit wiederkehrenden Festen in Form von Tages-, Wochen- und Jahresplänen inklusive z. B. eines Heimfahrkalenders. Praktisch umgesetzt wird dies durch Regalsysteme wie z. B. ein Tagesregal, das der uk Person den Tagesablauf durch eine festgelegte Reihenfolge der tastbaren Symbole visuell und/oder taktil-kinästhetisch repräsentiert. Die zweite Möglichkeit sind Schachtelsysteme wie z. B. eine Wunschkiste, in der sich tastbare Symbole als Stellvertreter für beliebte Aktivitäten befinden; die uk Person kann sich selbständig aussuchen, was sie unternehmen möchte.

Übergang von tastbaren Zeichen zu anderen Symbolarten

Die tastbaren Symbole können in unterschiedliche andere Symbolarten überführt werden, wenn die uk Person in der Lage ist, eine zunehmend abstraktere Symbolfunktion zu erwerben, denn diesem Überführungsprozess liegt eine zunehmende Abstrahierung zugrunde. Tastbare Objektsymbole, mit denen Handlungen möglich sind, können in eine Gebärde überführt werden. Eine zweite Möglichkeit ist die Überführung in grafische Symbole: Im ersten Schritt werden die tastbaren Symbole verkleinert und auf eine Unterlage aufgeklebt. Dann wird das tastbare Symbol in die Zweidimensionalität überführt, indem es gegen ein Bild ausgetauscht wird. Das Bild wiederum kann zunehmend abstrakter werden, indem es sich zuerst um ein Foto, später um ein grafisches Symbol von unterschiedlichem Abstraktionsgrad handelt. Der letzte mögliche Entwicklungsschritt wäre der Übergang zur Schrift (Rascher-Wolfring 2009).

Grafisch-visuelle Systeme

Grafisch-visuelle Kommunikationsformen umfassen Abbildungen, wie z. B. Fotos, Bilder, Symbole oder Schrift. In der UK werden diese häufig unter dem Begriff **Bildsymbole** zusammengefasst. Bildsymbole sind zweidimensional und stehen repräsentativ für eine Bedeutung. Dabei sind sie meist nicht sprachgebunden und haben selten einen Lautbezug (Franzkowiak 2005).

Fotos sind konkret und bilden die Realität ab. Für die Repräsentation eines Vokabulars sind sie allerdings nur bedingt geeignet. Hüning-Meier u. Pivit (2005) weisen darauf hin, dass Fotos der Entwicklung von Symbolverständnis auf Dauer eher entgegenstehen, da es Schwierigkeiten in der Übertragung geben kann. Die uk Person hat in diesem Fall Probleme, den konkret abgebildeten Gegenstand zu generalisieren. Z. B. kann sie das Foto ihres Elternhauses nicht als Symbol für die Bedeutung „Haus" annehmen. Grafische Symbole bilden im Vergleich eindeutiger einen Zusammenhang zwischen dem symbolisierenden Gegenstand und dem symbolischen Konzept.

Abb. 3.**4** gibt eine Übersicht über verschiedene grafische Symbole, welche überwiegend aus Symbolsammlungen stammen. Eine Ausnahme bilden Bliss-Symbole; hierbei handelt es sich um ein Symbolsystem, welches im Gegensatz zu den Symbolsammlungen einem Regelwerk folgt und gemäß diesem erweiterbar ist. Bliss besteht aus verschiedenen Grundelementen, denen einzeln oder zusammengesetzt eine Bedeutung zugeordnet werden kann. Durch das Zusammensetzen dieser Elemente kann es erweitert werden. Darüber hinaus existieren Indikatoren, welche grammatische Funktionen übernehmen. Auf diese Weise können unterschiedliche Wortarten wie Substantiv, Verb und Adjektiv oder der Plural angezeigt werden. Bliss zeichnet sich im Gegensatz zu den meisten anderen Symbolsammlungen und -systemen darin aus, dass anhand der Bliss-Symbole Sätze gebildet werden können. Dabei werden Artikel sowie Deklinationen und Konjunktionen in der Regel weggelassen (Franzkowiak 1999).

Es gibt sowohl piktografische als auch ideografische Symbole. Piktogramme sind vereinfachte grafische Darstellungen des Zielbegriffs. Sie sieht man häufig im Alltag, z. B. am Bahnhof (Piktogramm für Gepäckaufbewahrung) oder an der Toilettentür (Piktogramm für Damen- oder Herrentoilette).

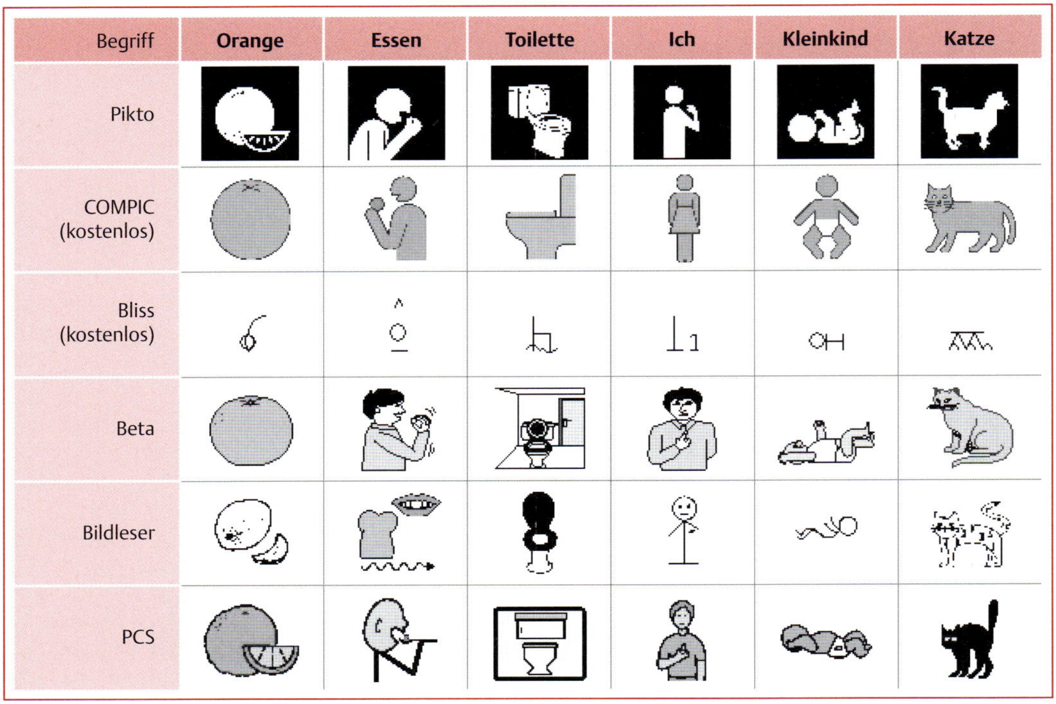

3 Systembeschreibungen und Methoden

Begriff	Orange	Essen	Toilette	Ich	Kleinkind	Katze
Pikto						
COMPIC (kostenlos)						
Bliss (kostenlos)						
Beta						
Bildleser						
PCS						

Abb. 3.4 Übersicht Bildsymbole (The Picture Communication Symbols ©1981–2010 by DynaVox Mayer-Johnsson LLC. All rights reserved worldwide. Used with permission).

Ideogramme symbolisieren hingegen einen bestimmten Gedanken, z. B. eine „Welle" für den Begriff „Wasser".

Des Weiteren unterscheiden Wörter sich in ihrer Bildhaftigkeit (Ikonizität). Bildproduzierende Begriffe sind Begriffe, zu denen einem spontan eindeutige Bilder einfallen (Bober u. Franzkowiak 2001), wie z. B. „Katze" oder „Orange"; weniger bildproduzierend bzw. Wörter mit einer niedrigeren Ikonizität sind Wörter wie „morgen" oder „aber".

Grafisch-visuelle Systeme sind ein wichtiger Baustein der UK. Nachfolgend werden exemplarisch für diesen Bereich die Kölner Kommunikationstafeln/-ordner beschrieben.

Kölner Kommunikationstafeln und der Kölner Kommunikationsordner

Die Kölner Kommunikationstafeln und der Kölner Kommunikationsordner (Sachse u. Boenisch 2009) repräsentieren einen kombinierten Wortschatz aus Kern- und Randvokabular in Form von Bildsymbolmaterialien, deren Wort- und Symbolauswahl dem physiologischen Spracherwerb im Deutschen folgt. Die Auswahl der Wörter des Kern- und Randvokabulars basiert auf Daten des normalen Spracherwerbs im Deutschen (Grimm 2003, Grimm u. Weinert 2002, Kauschke 1999, Richter et al. 2001, Szagun 2006) und auf einer Studie zur Wortschatzentwicklung bei Kindern mit einer Körperbehinderung (Boenisch et al. 2007), die im Kap. 2 näher beschrieben wird. Für diese Art des kombinierten Wortschatzaufbaus gibt es Evidenz: Allein die Kombination aus Kern- und Randvokabular auf der externen Hilfe führt dazu, dass UK häufiger zur Kommunikation eingesetzt wird (McGinnis 1991, Morrow et al.1993, Yorkston et al.1990, Yorkston et al. 1988).

Der Einsatz der Kölner Kommunikationstafeln und -ordner wird im Kapitel 5 unter „Modellierungstechniken" durch die kontinuierliche Modellierung der Bezugspersonen und unter „Förderung der Sprache" durch den systematischen Sprachaufbau ausführlich beschrieben. Sachse und Boenisch (2009) verstehen das Konzept des Kern- und Randvokabulars nicht nur konkret auf die Bildsymboltafeln und -ordner bezogen, sondern als grundlegendes Förderprinzip. Eine Übertragung auf andere Kommunikationsformen wie z. B. Gebärden und elektronische Hilfen ist sinnvoll, denn es entspricht dem derzeitigen Wissensstand, wie der Wortschatzaufbau bei einem uk Kind teilhabe- und entwicklungsorientiert am besten gelingt (s. S. 57).

Kernvokabular

Grundlage eines Wortschatzes für ein uk Kind ist das sogenannte Kernvokabular, das die 200–300 Wörter der deutschen Sprache enthält, die am häufigsten verwendet werden und eine erfolgreiche Alltagskommunikation ermöglichen (Sachse 2007b). Dazu gehören vor allem Funktionswörter wie z. B. Personalpronomen (ich, du etc.), Konjunktionen (und, oder etc.), Fragepronomen (was), Negation und andere Adverbien (nicht, auch, noch mal etc.) sowie Hilfs- (sein, haben etc.), Modal- (können, möchten etc.) und einige Vollverben (essen, sagen, geben, kommen etc.). Neben den Verben gehören zum Kernvokabular auch Adjektive (gut, wach, klein, groß etc.) und wenige Substantive in Form von wichtigen Personen für das Kind (Mama, Papa, Oma, Opa, Namen von Geschwistern und Freunden etc.). Ergänzt wird das Kernvokabular in den verschiedenen Wortarten durch wichtige Floskeln zur Gesprächssteuerung (bitte wiederholen, ich kann das alleine etc.) und für soziale Routinen (danke, bitte, hallo, tschüss etc.). Das Kernvokabular ist auf der Tafel bzw. im Ordner fest angeordnet. Die feste Anordnung ermöglicht das Lernen von abstrakten Symbolen durch den Prozess der **motorischen Automatisierung**: die Symbole sind immer am gleichen Ort. Damit kann das uk Kind auch schwer verständliche, abstrakte Symbole (z. B. noch mal, auch, nicht) verstehen und erlernen. Auf der Grundlage des Prinzips der motorischen Automatisierung ist es in der Lage, auch ohne ein Verständnis für die Bildsymbole die Tafel zur Kommunikation einzusetzen. Es findet ein Lernen in der Schnittstelle (s. Kap. 2) statt: Die motorische Automatisierung unterstützt den Erwerb des Verständnisses für Bildsymbole. Die motorische Ansteuerung der Symbole wird für ein Kind mit einer motorischen Beeinträchtigung dadurch erleichtert, dass lexikalische Gegensätze (z. B. ja – nein, gut – schlecht) getrennt voneinander stehen, um im Falle einer nicht intendierten Bewegung versehentlich falsche Aussagen und Missverständnisse zu vermeiden. Das uk Kind hat damit eine gute Voraussetzung, die Bildsymbole zielgerichtet und ohne Anstrengung anzusteuern.

Das Kernvokabular hat verschiedene **Vorteile**:

Es stellt dem Kind **situationsunabhängige Kombinations- und Ausdrucksmöglichkeiten** zur Verfügung wie z. B. ich auch, und du?, ich will nicht, ich kann das auch, kommst du mit? etc. Die Kombination dieser Wörter zu Äußerungen ist nicht auf ein bestimmtes Thema beschränkt, sondern in jeder Alltagssituation des Kindes hilfreich: Essen, Spielen, Singen, Anziehen, Besuch, Zu-Bett-gehen, Lernen etc. Der Wortschatz ist wegen des überwiegenden Anteils an Funktionswörtern vielseitig kombinierbar und situationsunabhängig. Tatenhove (2009) geht von 50–200+ Kernwörtern aus, zu denen ein uk Kind bereits ab seiner frühen Kindheit einen Zugang haben sollte. Die erste Kommunikationstafel aus den Kölner Materialien von Boenisch u. Sachse setzt diese Forderung in die Praxis um. Diese Kernwörter sind die Basis für den Einsatz von UK im Alltag und sollten über den schulischen Kontext hinaus eine lebenslange Nachhaltigkeit bekommen.

Das Erlernen des Kernvokabulars ist also von immenser Bedeutung, da es dem Kind eine grundlegende Ausdrucksmöglichkeit für die gesamte Lebensspanne ermöglicht. Dem Kind eröffnet sich damit eine langfristige Perspektive in Bezug auf seine Sprach- und Kommunikationsfähigkeit. Vonseiten der Logopädin und anderer Berufsgruppen ist eine Implementierung und Dokumentation eines langfristigen und systematischen Förderplans für den Sprachaufbau unbedingt erforderlich (von Tatenhove 2009).

Das Kernvokabular unterstützt die Sprachentwicklung, da es auf Wörtern der physiologischen Sprachentwicklung basiert. Diese sind einerseits lexikalisch so ausgewählt, dass sie altersentsprechende Wortfelder abdecken. Andererseits steht dem Kind ein spezieller Wortschatz mit Begriffen wie z. B. auch, mehr, nicht, was, warum zur Verfügung, der die Satzentwicklung des Deutschen unterstützt (Kauschke 1999).

Das Kernvokabular stellt in Form eines Bildsymbolordners/-tafel die Hilfe dar, um kommunikative Funktionen wie z. B. Zustimmung oder Bekunden von Interesse ausdrücken zu können. Die Kölner Kommunikationstafeln können mit dem Therapiebaustein der COCP-Programms (s. Kap. 5) kombiniert werden: Das Kind übt kommunikative Funktionen mit der Tafel / dem Ordner in seinem Alltag ein. In wiederkehrenden Kommunikationssituationen und Routinen wird das Kernvokabular mit hoher Frequenz geübt und gebraucht.

Ein weiterer Vorteil für die Logopädin ist die Zeitersparnis bei der Erstellung einer Kommunikationshilfe. Es muss nicht mehr für jedes Kind einzeln eine Kommunikationstafel erstellt werden, sondern das Kernvokabular ist vorgegeben und wird durch das individuelle Randvokabular ergänzt (Pivit 2008). Diese zeitliche Ressource ist auch für die logopädische Therapie ein Vorteil, weil sich die Vorbereitungszeit, die nicht vergütet wird, damit zumindest verkürzt.

Eine Standardisierung der Kommunikationstafel hat innerhalb einer Einrichtung den Vorteil, dass jedes Kind dieselbe Struktur des Kernvokabulars hat. Die Mitarbeiter kennen somit die Struktur, finden sich leichter zurecht und setzen die Tafel selbstverständlich zur Kommunikation ein (Pivit et al. 2008).

Randvokabular

Das vorstrukturierte und vorbereitete Kernvokabular wird nach den Bedürfnissen des Kindes und den Erfordernissen seiner Umwelt um das Randvokabular erweitert. Das Randvokabular besteht vorrangig aus Inhaltswörtern (Substantive, Verben und Adjektive), die dem Kind eine themenspezifische Unterhaltung durch ein spezielles Vokabular (z. B. Spiel „Puppendoktor": Pflaster, Pinzette, verbinden, krank) ermöglichen. Es handelt sich dabei um zentrale Inhalte und Themen, die für das Kind und sein soziales Umfeld individuell von großer Bedeutung sind sowie um ein Vokabular, mit dem das Kind im Gesprächsverlauf neue Akzente setzen kann. Das Randvokabular ist interessen- und bedürfnisorientiert für das uk Kind und seine Bezugspersonen sowie situationsbezogen. Methodisch erfassbar wird das Randvokabular durch die Videoanalysen und Tagebuchaufzeichnungen (z. B. Verwendung der Tagesuhr), wie sie im Kapitel 4 beschrieben werden.

Bei der Erstellung des Randvokabulars sollte auf eine **systematische, individuell erweiterbare Struktur** geachtet werden. Das Randvokabular ist wie das Kernvokabular auf die gesamte Lebensspanne eines uk Menschen ausgerichtet. Dem uk Menschen steht ein komplexer und je nach Wortfeld unterschiedlicher Wortschatz zur Verfügung, der im Laufe seines Lebens teilhabe- und bedürfnisorientiert „mitwächst" bzw. sich reduziert.

Für die Erstellung von Kommunikationstafeln gibt es Evidenz, dass Substantive im Vergleich zum Kernvokabular, das überwiegend aus Funktionswörtern besteht, am meisten abgebildet werden (Balandin u. Iacono 1998a, Balandin u. Iacono 1998b, Yorkston et al 1990). Die Gründe liegen darin, dass speziell konkrete Substantive, in der UK auch bildproduzierende Wörter bzw. Symbole mit einer hohen Ikonizität (z. B. Hund, Auto, Schaukel) genannt, leichter abzubilden sind als alle anderen Wortarten. Daraus wird die Schlussfolgerung abgeleitet, dass diese konkreten Substantive auch leichter erlernt werden können (Hünig-Meier u. Pivit 2005). Sachse u. Boenisch (2009) gehen aber davon aus, dass ein alleiniges Verstehen eines konkreten Substantivs in Form eines Bildsymbols nicht automatisch bedeutet, dass dieses Symbol auch zur Kommunikation eingesetzt wird.

Struktur und Aufbau der Kombination von Kern- und Randvokabular

Der Wortschatzaufbau durch die Kombination aus Kern- und Randvokabular kann in Form einer Kommunikationstafel und/oder eines Kommunikationsordners erfolgen. Beide Materialien besitzen eine einheitliche Struktur: Das Kernvokabular ist außen auf dem Ordner und damit gut sichtbar, das Randvokabular befindet sich auf den erweiterbaren Innenseiten. Die Innenseiten sind nach individuellen Themen und Wortarten geordnet (z. B. Freunde, Gefühle, Zeit, Floskeln). Die disponierte Stelle für das Kernvokabular soll beide Kommunikationspartner motivieren, diese Wörter auch zu benutzen. Nachfolgend werden der Aufbau und der methodische Einsatz beschrieben.

Erste Kommunikationstafel mit 40 Feldern

Die erste Tafel enthält einen Wortschatz von 40 Symbolen, die somit den frühen Meilenstein im Spracherwerb, die ersten 50 Wörter, in UK nachvollzieht. Das bereits genannte Prinzip der motorischen Automatisierung wird ab dieser ersten Kommunikationstafel als didaktisches Prinzip eingesetzt. Das uk Kind lernt die Bildsymbole in der festen Anordnung kennen. Diese feste Anordnung ist eine Lernhilfe und ermöglicht einen sukzessiven Sprachaufbau, da das uk Kind die Bildsymbole auf der komplexeren Kommunikationstafel mit

Nichtelektronische Kommunikationsformen

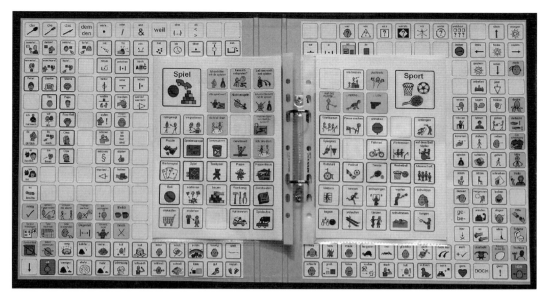

Abb. 3.5 Kölner Kommunikationsordner mit Kernvokabular außen und Randvokabular in der Mitte beispielhaft mit den PCS-Symbolen (Sachse u. Boenisch 2009); Symbole von: The Picture Communication Symbols © 1981–2010 by DynaVox Mayer-Johnsson LLC. All rights reserved worldwide. Used with permission).

140 Feldern an derselben Stelle wiederfinden wird. Es kann das gelernte System und die bekannte Struktur beim Wechsel von der ersten Tafel auf die komplexere Kommunikationstafel übertragen.

Kommunikationstafel als Basismodell mit 140 Feldern und Kommunikationsordner

Die Tafel bzw. der Ordner differenzieren sich parallel zur Wortschatzentwicklung des uk Kindes immer weiter aus. Der Wortschatz ist deutlich umfangreicher im Vergleich zur ersten Tafel. Tafel und Ordner bilden die Struktur für einen Wortschatz über die gesamte Lebensspanne. Deshalb sind die Wortarten auf der Tafel und im Ordner einheitlich angeordnet und durch einen Rand farblich identisch markiert:
- oben links: Artikel, darunter Possessivpronomen und wichtige Personen
- oben in der Mitte: Konjunktionen, darunter Präpositionen, Modal- und Hilfsverben
- oben rechts: W-Fragewörter, Adverbien der Zeit, Vollverben, soziale Routinen,
- unten links: Floskeln, Mengenangaben, Adjektive und Ja-Reaktion
- unten rechts: Präfixformen ge-/be- für Partizip Perfekt Passiv, Adverbien, Kommentare, wichtige Bedürfnisse und Nein-Reaktion

Der Kommunikationsordner kann schnell einen Umfang von über 400 Feldern erreichen, mit denen das uk Kind und seine Bezugspersonen flexibel und schnell in verschiedenen Situationen kommunizieren können.

Die Materialien können über die Kölner Universität bestellt werden (Bezugsadresse siehe Anhang IX) und bestehen sowohl aus einer laminierten Vorlage für die verschieden Tafeln und den Ordner als auch aus einer CD-ROM. Die CD-ROM enthält alle Dateien für die Tafeln und den Ordner zum Ausdrucken. Weiterhin gibt es die Möglichkeit in Kombination mit den Softwareprogrammen Boardmaker und Metacom (s. S. 94), die Tafeln und die Vorlagen für den Ordner individuell weiter zu bearbeiten. In diesem Falle können auch die Felder individuell in ihrer Größe bearbeitet und vergrößert bzw. verkleinert werden.

Wichtige Voraussetzungen für den Einsatz der Kölner Materialien sind eine gute Sichtbarkeit und eine feste Position der Kommunikationshilfe sowohl für das Kind als auch für den Kommunikationspartner. Abb. 3.5 zeigt den Kölner Kommunikationsordner mit 140 Wörtern als Kernvokabular und dem integrierten Randvokabular für den weiteren Wortschatzaufbau.

Methoden

M. Lell

Picture Exchange Communication System (PECS)

PECS ist die Abkürzung von „Picture Exchange Communication System"; gemeint ist eine Kommunikation durch Übergeben von Bildkarten. Die Methode wurde ab Mitte der 80er-Jahre von Lori Frost und Andrew Bondy am Delaware Autism Centre in den USA ursprünglich für junge Kinder mit Autismus und anderen sozialkommunikativen Defiziten entwickelt. Zur Zielgruppe gehörten Kinder, die gar nicht sprechen und solche, die Sprache nicht zielgerichtet als Kommunikationsmedium in der sozialen Interaktion einsetzen konnten. Im Laufe der Zeit stellte sich heraus, dass auch ältere Kinder und sogar Erwachsene von PECS profitieren (Frost u. Bondy 2002).

Die Bezeichnung „Picture Exchange" (Austausch von Bildern) könnte fälschlicherweise zu der Annahme führen, dass es sich um einen reziproken Austausch von Bildkarten handelt. Der Austausch bezieht sich jedoch ausschließlich darauf, dass das Kind dafür, dass es seiner Bezugsperson eine Karte übergibt, einen gewünschten Gegenstand oder eine „Dienstleistung" von dieser erhält. Nur das Kind übergibt Bildkärtchen, der Partner formuliert dabei, was diese jeweils bedeuten und kommuniziert seinerseits sprachlich mit dem Kind.

Das Programm basiert auf diversen Techniken der Verhaltenstherapie. In 6 Phasen untergliedert, werden gewisse kommunikative Fähigkeiten – sehr übersichtlich und kleinschrittig auseinander hervorgehend – aufgebaut und eingeübt. In den Phasen I und II wird hierzu ein Cotrainer („Physical Prompter") benötigt. Dies ist eine weitere Person, die dem Kind Hilfestellungen gibt und Impulse des Kindes mittels Körperführung umlenkt; sie vermittelt dem Kind beispielsweise durch Führen der Hand, was es tun soll. Unter dem Aspekt der Generalisierung wird dabei von Anfang an großer Wert darauf gelegt, dass das Kind in möglichst vielen Bereichen seines natürlichen Lebensumfelds und mit verschiedenen Personen Gelegenheit dazu hat, die jeweils neuen Fähigkeiten einzuüben und anzuwenden. Methodisch kommen ausgeklügelte und genau definierte Vorgehensweisen zum Einsatz, beispielsweise die Art und Weise der Verhaltensformung (Shaping), der Hilfestellung (Prompting), des Ausblendens von Hilfen (Fading), der Rückwärtsverkettung (Backward Chaining), der Fehlerkorrektur und des differenzierten Verstärkens.

PECS bietet mit den Bildkärtchen ein einfaches und preisgünstiges Medium, das eine eindeutige Verständigung ermöglicht und gleichzeitig Ablauf und Effekt eines kommunikativen Aktes veranschaulicht. Es handelt sich um eine Methode, die besonders geeignet ist, die Initiative und Eigenverantwortlichkeit für kommunikative Handlungen zu stimulieren und die kommunikative Aktivität zu steigern. In kleinen Schritten lernt der Betroffene, seinem jeweiligen Kommunikationspartner selbstständig und aus eigenem Antrieb eine Bildkarte und später sogar einen aus den Kärtchen selbst erstellten „Satzstreifen" zu übergeben.

In seiner Zielsetzung will PECS pragmatische und sozial-interaktive Kompetenzen aufbauen und ein Medium für einfache kommunikative Funktionen sein: Der Klient soll lernen, auf einen Kommunikationspartner zuzugehen und sich bei ihm bemerkbar zu machen, Wünsche zu äußern, eine Auswahl zu treffen und schließlich persönliche Eindrücke mitzuteilen und zu kommentieren. Durch den unmittelbaren Erfolg werden die meisten Personen kommunikativer; einige sprechen auch mehr und zielgerichteter, andere beginnen – vorwiegend in der vierten Phase – zu sprechen. Auch das Sprachverständnis verbessert sich, weil das entsprechende Angebot exakt mit dem Interessensfokus der autistischen Person übereinstimmt. Die auf diese Weise aufgebauten Fähigkeiten spielen in der Sprachentwicklung eine große Rolle und tragen dazu bei, soziale und kognitive Kompetenzen zu erweitern. Für manche ist die Kommunikation mit PECS dauerhaft befriedigend, für andere ist PECS ein Zwischenschritt auf dem Weg zu sprachlicher Kommunikation oder zu einem elektronischen Kommunikationsgerät.

Die folgende Beschreibung des methodischen Vorgehens befähigt nicht zum unmittelbaren Einsatz in der Sprachtherapie, da sich gravierende Fehler einschleichen können, die zu einer ungewollten Abhängigkeit von Hilfestellungen oder zu Misserfolgen führen könnten. Voraussetzung für die Anwendung von PECS ist daher eine Fortbildung, bei der die speziellen Techniken und Teilschritte unter Supervision erlernt und erprobt werden. Eine Kontaktadresse findet sich im Anhang IX, S. 191.

Obwohl PECS altersunabhängig einsetzbar ist, wird nachfolgend der Einfachheit halber die Zielgruppe der Intervention überwiegend mit „Kind" bezeichnet.

Die 6 Trainingsphasen von PECS

Phase I: Kommunikation initiieren lernen; Bildkarte gegen Objekt austauschen. Das Kind lernt in dieser Phase, dem Kommunikationspartner eigenständig eine Bildkarte zu übergeben, um einen gewünschten Gegenstand zu bekommen. Zunächst gilt es jedoch, die individuellen Interessen und Vorlieben des Kindes zu ermitteln und Bildkarten zu erstellen, die diesen entsprechen. Die Bildkarten zu beschriften bringt den Vorteil, dass alle Bezugspersonen sich mit gleicher Wortwahl auf sie beziehen und dass das Kind mit dem Schriftbild einen weiteren Stimulus erhält.

Auf diese Weise vorbereitet, generiert der jeweilige Kommunikationspartner Situationen, in denen das Kind motiviert ist, etwas Bestimmtes zu bekommen; beispielsweise zeigt er dem Kind einen höchst verlockenden Gegenstand oder eine kleine Leckerei oder er vergnügt sich selbst damit. In der Nähe des Kindes liegt gut erreichbar eine Bildkarte, auf der dieses Objekt dargestellt ist. Der Cotrainer ist beobachtend und einsatzbereit zur Stelle. Erst wenn vom Kind eine Initiative ausgeht, den interessanten Gegenstand an sich zu nehmen, greift der Cotrainer blitzschnell ein. Hand auf Hand steuert er die Bewegung des Kindes zum Bildkärtchen hin um. Geführt lässt er dieses vom Kind aufnehmen, zum Partner herüberreichen und diesem in die Hand legen. Der Kommunikationspartner händigt unmittelbar danach das gewünschte Objekt aus, als hätte das Kind sprachlich darum gebeten. Zudem lobt er das Kind verbal („Gut gemacht!") und benennt das Objekt („Ball") oder formuliert als Sprachmodell für das Kind dessen Absicht („Ich möchte den Ball!"). Für etwa 15–20 Sekunden darf das Kind den Gegenstand genießen; dann nimmt ihn der Partner wieder an sich, um einen weiteren Trainingsdurchgang zu ermöglichen. Rückwärtsverkettend blendet der Cotrainer seine Hilfe immer mehr aus, bis das Kind die komplette Handlungssequenz eigenständig bewältigt. Ansonsten hält sich der Cotrainer komplett aus dem interaktiven Prozess heraus.

Ziel ist es, dass das Kind täglich etwa 40 solcher Austauscherfahrungen macht – mit allen möglichen Objekten, in diversen Situationen und Umgebungen und gegenüber verschiedenen Personen. Daher ist es sinnvoll, die verschiedenen benötigten Kärtchen mit Klettband auf stabilen Kartons in einem Kommunikationsordner aufzubewahren, der möglichst immer in der Nähe des Kindes ist.

Phase II: Aktionsradius erweitern und sich beim Partner bemerkbar machen. Phase II beginnt damit, dass die Bildkarte nun mit Klettband auf einem Kommunikationsbuch oder einer Tafel befestigt ist und das Kind das Bild erst davon ablösen muss, bevor es dieses dem Partner übergibt. Im weiteren Vorgehen wird der Aktionsradius des Kindes erweitert. Mit der Karte in der Hand soll es eine gewisse Entfernung zum Kommunikationspartner zurücklegen, bevor es von diesem den gewünschten Gegenstand erbittet. Der Cotrainer greift – wenn nötig – unterstützend ein. Während sich zunächst das Kommunikationsbuch direkt beim Kind befindet und nur der Partner in winzigen Schritten den Abstand vergrößert, sollte das Kind am Ende dieser Phase eigenständig zuerst eine gewisse Entfernung zum Kommunikationsbuch zurücklegen, die Bildkarte holen und dann die Distanz zum Kommunikationspartner überwinden können.

Phase III: Bildkarten unterscheiden. Erst jetzt geht es darum, eine einzelne Bildkarte selbständig aus mehreren Möglichkeiten auszuwählen. Bei dieser Auswahlaufgabe kommt es darauf an, dass das Kind die Bildkarten inhaltlich zu unterscheiden und gemäß dem eigenen Wunsch auf die richtige Bildkarte zuzugreifen lernt. Dazu wird kein Cotrainer benötigt. Das Kind erfährt dabei, dass die einzelnen Kärtchen eine ganz bestimmte Bedeutung haben. Die Position der Bilder auf der Kommunikationstafel sollte immer wieder vertauscht werden, damit es sich nicht die Position, sondern den Bildinhalt merkt. Eine weitere Steigerung wird erreicht, indem das Kind die Bildkarten auf Einlegeblättern im Kommunikationsbuch heraussuchen muss und die Gegenstände, mit denen das Kind sich gerne beschäftigt, außerhalb seiner Sichtweite gebracht werden, sodass es nur anhand der Bildkarten seine Auswahl trifft. Auch in dieser Phase kommen genau definierte Verfahren zum Einsatz, mit denen beispielsweise überprüft wird, ob das Kind eine gewählte Bildkarte auch mit dem favorisierten Objekt assoziiert und gegebenenfalls eine Fehlerkorrektur eingeleitet wird.

Phase IV: Bilden von Satzstrukturen. Das Kind lernt jetzt, auf einem sogenannten Satzstreifen zuerst die „Ich möchte"-Karte und dann die entsprechende Bildkarte anzubringen; von da ab übergibt es dem Kommunikationspartner den Streifen mit dem ganzen „Satz", damit es ein bestimmtes Objekt bekommt. Zudem lernt es in dieser Phase, mit dem Finger auf jede Bildkarte zu tippen, während die Bezugsperson ausspricht, was diese jeweils bedeutet. Wenn das Kind dies beherrscht, wird der Ansprechpartner durch eine geeignete Intonation und eine Pause vor dem letzten Wort das Kind anregen, selbst sprachlich aktiv zu werden. Reagiert dieses in irgendeiner Form sprachlich, sei es durch unspezifischen Stimmeinsatz, einen Laut, eine Silbe oder gar das Aussprechen des ganze Wortes, wird es dafür sehr gelobt und bekommt das gewünschte Objekt länger oder mehr davon. Kommt keine sprachliche Reaktion, nennt der Partner das fehlende Wort und das Kind bekommt selbstverständlich auch den eingeforderten Gegenstand.

Gleichzeitig mit dem Beginn von Phase V wird dem Kind gezeigt, wie es das gewünschte Objekt mit Attributkarten genauer definieren und z. B. um den blauen Luftballon, den großen Schokoriegel oder das volle Glas Saft bitten kann.

Phase V: Beantworten der Frage: „Was möchtest du?" Erst in dieser Phase wird das Kind gezielt mit einem gestischen Hinweis auf die „Ich möchte"-Karte zum ersten Mal nach seinen Wünschen gefragt. Mit dieser Zeigegeste wird seine Aufmerksamkeit, überleitend zu Phase VI, auf das Verb gerichtet; die Zeigegeste wird rasch wieder ausgeblendet. Das Kind soll am Ende dieser Phase nicht mehr nur zur spontanen Wunscherfüllung, sondern auch responsiv auf eine Frage hin den Satz: „Ich möchte…" auf dem Satzstreifen produzieren und diesen übergeben.

Phase VI: Diverse Sinneseindrücke mitteilen. Ziel der letzten Phase ist, das Kind dazu anzuregen, seinen Bezugspersonen mitzuteilen, was ihm in seiner Umgebung auffällt und dies zu kommentieren. Übergangsweise soll es auf gezielte Fragen hin einen entsprechenden Satzstreifen erstellen, diesen übergeben und so kommunizieren, was es beispielsweise sieht, hat, hört oder riecht. Auch hier wird in kleinen Schritten geübt, zwischen den einzelnen Verben zu unterscheiden und entsprechend mit Sätzen im Muster „Ich sehe…", „Ich möchte…", „Ich höre…", „Ich habe…" zu antworten. Das Kind wird dazu ermuntert, die neuen Satzanfänge auch spontan zu gebrauchen, z. B. bei einem Spaziergang oder beim Anschauen von Büchern.

Über diese 6 Phasen hinaus gibt es weiterführende Empfehlungen bezüglich entscheidender („critical") sozialer Fähigkeiten wie um Hilfe bitten, etwas ablehnen und annehmen, ja und nein sagen, um eine Pause bitten, warten lernen und Anweisungen befolgen u. a. (Frost u. Bondy 2002).

Diskussion

Vorteile des Einsatzes von PECS. Durch PECS eröffnen sich manchen sprachlosen Kindern innerhalb kürzester Zeit Welten. Über räumliche und zeitliche Grenzen hinweg Wünsche zu äußern und eine Auswahl zu haben, ermöglicht eine gewisse Selbstbestimmung und verbessert die Lebensqualität unter Umständen erheblich. So im Falle eines Dreizehnjährigen, der von heute auf morgen keine Windel mehr benötigte, weil er (nach nur 8 Wochen) mithilfe der Toilettenkarte erstmals sein Bedürfnis kommunizieren konnte. Auch solche Kinder, deren Sprache sehr von Stereotypien und Echolalien geprägt ist, profitieren von PECS, da ihnen Wege einer zielgerichteten Kommunikation aufgezeigt werden. In seiner verhaltenstherapeutischen Ausrichtung werden Lernformate geschaffen, die Kindern mit Autismus und sozialkognitiven Problemen entgegen kommen und überhaupt ein Lernen ermöglichen. Die inhaltliche Schwerpunktsetzung auf das Initiieren von kommunikativen Akten, das Äußern von Wünschen und Hinweisen auf besonders interessante Dinge entspricht genau den Funktionen, die Tomasello (Tomasello 2009) als entscheidend für die sprachliche und soziale Entwicklung identifiziert hat. So schafft PECS – eingesetzt vor allem bei jungen Kindern – entscheidende Grundlagen für die weitere interaktive und kommunikative Entwicklung.

In verschiedenen Untersuchungen und Fallstudien wird berichtet, dass die Klienten durch PECS kommunikativer werden und dass in Phase IV die lautsprachliche Aktivität vor allem bei jüngeren Kindern bis zum Alter von 6 Jahren stark ansteigt. (Millar et al. 2006; http://www.pecsusa.com/research.php).

Weiterführende Aspekte im Umgang mit PECS. Um eine Frage nach eigenen Sinneseindrücken zu beantworten oder andere auf etwas Ungewöhnliches oder Beeindruckendes aufmerksam zu machen, soll das Kind in Phase VI auf Sätze nach dem Schema „Ich sehe…", „Ich höre…" zurückgreifen. Dies erscheint fragwürdig, da dies nicht dem üblichen Sprachgebrauch entspricht. In einer natürlichen Situation würde man auf die Frage „Was möchtest du? oder „Was siehst du?" nicht mit einem ganzen Satz, sondern nur fragmentarisch antworten, z.B.: „den Ball" oder „eine Sternschnuppe". Und um andere auf etwas hinzuweisen, würde man eher sagen: „Schau mal, eine Sternschnuppe!" Ein striktes Einhalten von Mustern kommt jedoch dem Bedürfnis nach Struktur und Gleichmäßigkeit von autistischen Menschen entgegen, sodass hier der Zweck die Mittel heiligen könnte, zumal sich syntaktisch auf dem eingeübten Muster „Ich möchte/sehe…" eine Veränderung der Variablen Verb, Subjekt und Objekt rasch herbeiführen lässt, um so – über die Vorgaben von PECS hinaus – psycholinguistisch orientierten Ansätzen folgend beliebige SPO-Sätze einzuführen.

In der englischen Vorgabe wird auf die Artikel verzichtet. Der Partner würde also einen Satzstreifen so ausformulieren: „I want lion." oder „I want red lion." Im Deutschen jedoch ist dies wegen der komplizierten Regeln der morphologischen Angleichung an Kasus und Genus nicht zu empfehlen. Anstatt „Ich möchte Löwe." oder „Ich möchte gelb Löwe." muss es also unbedingt heißen: „Ich möchte den Löwen" beziehungsweise „Ich möchte den gelben Löwen."

Kinder mit sozialkognitiven Problemen verwechseln häufig die Pronomina „ich" und „du". Bei PECS formuliert jedoch der Partner die Bedeutung der Kärtchen oder Satzstreifen und spricht stellvertretend für das Kind. Dafür kommen 2 Möglichkeiten in Betracht. Bei der Variante „Ah, du möchtest den Ball." wird zwar die Bedeutung des Satzstreifens aufgegriffen, aber das Kind erhält kein Modell dafür, was es selbst sagen sollte. Kinder, die zu Echolalie neigen, wiederholen die Äußerung der Bezugsperson wörtlich: „Du möchtest den Ball", sodass das Pronomen nicht stimmt. Daher empfehlen Frost und Bondy, dass der Partner modellhaft für das Kind spricht: „Ich möchte den Ball."; aber auch hier stimmt aber das Subjekt nicht, denn nicht er selbst, sondern das Kind möchte ja den Ball. Auflösen lässt sich dieser Konflikt durch eine einleitende Äußerung wie: „Ah, das bedeutet: Ich möchte den Ball." oder „Das heißt: Ich möchte den Ball."

Ein weiterer Aspekt betrifft vor allem Personen mit Autismus: Die Fähigkeit, eigenständig Karten aufzunehmen und zu übergeben, erweitert ihre Handlungskompetenz wesentlich. Diese Fähigkeit lässt sich nämlich auch in anderen Bereichen pädagogisch und therapeutisch nutzen und bietet den Betroffenen vielfältige Gelegenheiten, ihr eigenes Wissen und Können selbst zu erfahren und unter Beweis zu stellen, und zwar unangefochten – im Gegensatz zu FC (s. Kap. 1). Auch wenn sich dadurch nicht automatisch Motivation, Antrieb, Konzentration, Aufmerksamkeitslenkung, Durchhaltevermögen und Kooperationsbereitschaft verbessern, können auf diese Weise doch Erfolgserlebnisse herbeigeführt werden, die zu weiteren Entwicklungsschritten anregen. So lassen sich im schulischen Unterricht beispielsweise Rechenaufgaben, die Synthese von Wörtern aus Buchstaben oder die Abfrage von Wissen durch das Übergeben von Kärtchen gestalten. Auch in der logopädischen Therapie kann das Übergeben von Bildern auf diversen Ebenen eingesetzt werden, z.B. auf lexikalisch-semantischer Ebene bei Übungen zur Kategorisierung und semantischer Differenzierung, auf phonologischer Ebene zur Identifizierung von Silbenanzahl, Anfangslauten und Reimwörtern, auf syntaktischer Ebene zur Verbesserung des Sprachverständnisses, zum Aufbau folgerichtigen Erzählens, zum Erlernen von sozialen Konventionen (Begrüßung, Gratulation…) und Smalltalk.

Anzuregen wäre auch, den PECS-Bildkartenwortschatz durch Kernvokabular (z.B. „noch einmal", „mehr", „etwas anderes"), das im Alltag mit hoher Frequenz vorkommt und in vielen verschiedenen Situationen steuernd eingesetzt werden kann, sowie durch ganzheitliche Ausdrücke, die das soziale Zusammenleben regeln oder für das individuelle Kind wichtig sind, zu erweitern, wie „Entschuldigung", „Sind wir wieder gut?", „Darf ich mitmachen?", „Ich brauche ein Taschentuch!", „Ich kann das selber machen.", „Hallo", „Tschüss" und andere (s. S. 70).

❗ PECS hat viele Vorteile
- zeigt, wie Kommunikation abläuft
- orientiert sich an den Interessen der betreffenden Person und erhöht so die Motivation
- wird in natürlichen Situationen angewendet
- strebt von Anfang an Generalisierung an
- bezieht möglichst alle Bezugspersonen ein
- erweitert die interaktive Kompetenz
- trainiert selbständiges Initiieren von Kommunikation
- steigert die kommunikative Aktivität
- stellt ein einfaches und preisgünstiges alternatives Kommunikationsmedium dar
- ist allgemein verständlich
- basiert didaktisch auf verhaltenstherapeutischen Erkenntnissen
- ist kleinschrittig und übersichtlich aufgebaut: 6 Phasen
- erhöht und strukturiert Sprachangebote bei eindeutigem Bezug
- aktiviert bei einigen das Sprechen
- lässt sich methodisch gut auf pädagogische und therapeutische Inhalte ausdehnen
- ist geeignet für kommunikationsbeeinträchtigte Menschen jeden Alters

Treatment and Education of Autistic and Related Communication Handicapped Children (TEACCH)

TEACCH („Treatment and Education of Autistic and Related Communication Handicapped Children") ist die Bezeichnung eines von Eric Schopler in den 60er-Jahren in North Carolina in den USA entwickelten staatlichen Förderprogramms für Menschen mit Autismus. Zugleich benennt es das damit verbundene pädagogische Konzept. In einem ganzheitlichen und umfassenden Ansatz bietet es Leitlinien für eine individuelle pädagogische Begleitung und Gestaltung des jeweiligen Lebensumfelds, damit autistisch geprägte Menschen sich in die Gesellschaft eingliedern können und möglichst selbständig zurechtkommen. Übersetzt heißt TEACCH: Therapie und pädagogische Förderung autistischer und in ähnlicher Weise kommunikationsbehinderter Kinder (Häußler 2005). Die Maßnahmen wirken allerdings nicht nur bei autistischen Beeinträchtigungen unterstützend: so z. B. bei Menschen jeden Alters mit geistiger Behinderung, Demenzerkrankung, Problemen in der Verhaltenssteuerung sowie bei Kindern mit Aufmerksamkeitsstörung und Hyperaktivität.

Es stellt sich die Frage, warum TEACCH hier als dem Spektrum der UK zugehörig betrachtet wird. TEACCH zielt darauf ab, die diversen Schwierigkeiten und Lernstörungen, die sich aus Besonderheiten in Wahrnehmung, Art und Weise kognitiver Informationsverarbeitung sowie problemlösender Handlungskompetenz ergeben, zu kompensieren. Da die Betroffenen aus den natürlichen Konstellationen und dem üblichen sprachlichen Angebot nicht die nötigen Informationen ableiten können, wird ihnen durch eine spezielle, möglichst durchgängige Aufbereitung von Lern- und Alltagssituationen und den Einsatz von Hilfsmitteln sehr individuell und eben „unterstützt" kommuniziert, was sie jeweils wann und wo tun sollen und wie sie sich zurechtfinden können. Auf der Basis solcher Orientierungs- und Verständnishilfen wird es ihnen möglich, zu verstehen, worum es geht, überhaupt bedeutsame Erkenntnisse zu gewinnen und in maximaler Selbstständigkeit den Ablauf eines Tages zu bewältigen. Unterstützt durch individuell angepasste Medien werden also Informationen vermittelt, die Ordnung in das subjektiv erlebte Chaos bringen, das Leben in seiner Dynamik und mit all seinen Regeln des sozialen Miteinanders vorhersehbar und berechenbar machen und angemessenes Handeln ermöglichen. Dabei kommen auch hier verhaltenstherapeutische Techniken zur Anwendung.

Vor allem sind es Maßnahmen der **Strukturierung** und der **Visualisierung**, die bei dieser Methode des sogenannten „structured teaching" angewendet werden. Struktur zu geben bedeutet, ein probates Bezugssystem zur Verfügung zu stellen, welches beispielsweise den zeitlichen Ablauf eines Urlaubstags oder einer logopädischen Behandlungsstunde vermittelt, die Orientierung im Raum verbessert und inhaltliche Zusammenhänge begreiflich macht. Wie bei einer To-do-Liste hilft Struktur, mehrere als gleichzeitig empfundene Anforderungen seriell hintereinander zu schalten, sodass man seinen Fokus auf immer nur einen Aspekt richten kann, und zwar auf genau den, auf den es gerade ankommt. Dies entlastet das Gehirn ungemein, verschafft Sicherheit und erhöht die Handlungskompetenz. Das Selbstvertrauen kann wachsen, Motivationseinbrüche und Angstreaktionen wegen Überforderung werden vermieden. Ähnlich einem Kochrezept oder Bauplan lassen sich komplexe Handlungen in ihrem folgerichtigen und zeitlichen Ablauf in kleinsten Teilschritten darstellen, an denen man sich sukzessive orientieren kann. Auf diese Weise lässt sich beispielsweise der Ablauf des Kaffeekochens strukturieren. Max – ein intellektuell hochbegabter Junge – hat (im

Alter von 17 Jahren) schließlich doch noch duschen gelernt. In der Dusche hingen hierzu laminierte Blätter, auf denen jeder kleinste Teilschritt festgehalten war: vom Aufdrehen und Zudrehen des Wasserhahns bis hin zum Öffnen der Shampooflasche und dem Entnehmen des Shampoos, vom Einseifen bis zum Abwaschen des Schaums und schließlich zum Abtrocknen und Verlassen der Dusche. Mit einer Klammer markierte Max den jeweils aktuellen Abschnitt. Am Ende wurde er mit einer angenehmen Tätigkeit belohnt, z. B. damit, ein naturwissenschaftliches Video anzuschauen.

Visuelle Hilfen werden dabei sehr individuell auf die jeweiligen Fähigkeiten und auf das Abstraktionsniveau des einzelnen Betroffenen abgestimmt. Sie können in Form von Schrift-, Symbol- und Fotokärtchen oder kleinen Gegenständen sowie Markierungen, Plänen und Listen auf vielfältige Weise eingesetzt werden. Alle möglichen Aspekte können so geklärt werden, beispielsweise eine linguistisch geprägte Aufgabenstellung in der logopädischen Therapie, ein komplexer Handlungsablauf wie das Duschen, aber auch wann man was sagt, wie man um Informationen oder um eine Pause bittet oder anderen eigene Befindlichkeiten mitteilt. Visuelle Darstellungen haben den Vorteil, dass sie beliebig lange und oft zur Verfügung stehen, sodass Betroffene bei Gedächtnisproblemen immer wieder auf sie zurückgreifen können und auch dann eine Chance haben, sie zu verarbeiten, wenn sie länger dazu brauchen. Menschen mit Autismus verstehen häufig Bilder oder Schrift besser als gesprochene Sprache und können diese auch leichter in eine Handlung umsetzen. Bilder und schriftliche Anweisungen können auch Sprachverständnisprobleme überbrücken oder sogar das Sprachverständnis verbessern helfen.

Die Prinzipien und Ideen von TEACCH lassen sich also fast unbegrenzt einsetzen: im schulischen Lernen, in der logopädischen Therapie, beim Aufbau pragmatischer kommunikativer Funktionen, zur Gestaltung des Arbeitsplatzes, beim Erlernen lebenspraktischer Fähigkeiten, im häuslichen Alltag oder bei der Freizeitgestaltung. Immer wieder geht es dabei darum, dass Menschen sich orientieren können und in ihrer Handlungs- und Entscheidungsfähigkeit unterstützt werden.

Bereiche der Strukturierung (Häußler 2005):
- **Strukturierung des Raumes:** Klärung der räumlichen Zuordnung von Personen (Wo ist wer?), von Aktivitäten (Wo passiert was?) und von Gegenständen (Wo ist was?). Hilfsmittel können sein: Raumteiler, Teppiche, Markierungen, farbige Kennzeichnung mittels Klebebändern, Beschriftungen, Schilder.
- **Strukturierung der Zeit:** Klärung der zeitlichen Abfolge (Wann passiert was? Wann soll ich was tun? Was kommt zuerst? Was kommt dann?) und der Dauer (Wie lange dauert das? Wann bin ich fertig?). Mögliche Hilfsmittel: Zeitpläne aller Art, wie Tagesabschnitts-, Tages-, Wochen-, Monatspläne, Jahreskalender; Zeitmesser (Kurzzeitmesser, Sanduhr, Timer, Uhr); mengenmäßig begrenztes Material: Eine Aufgabe ist fertig, wenn alles Material bearbeitet ist.
- **Arbeitsorganisation und Aufgabenpläne:** Definieren von Inhalt der Arbeit (Was soll getan werden?), Menge (Wie viele Aufgaben?), Ende (Wann ist die Arbeit beendet?), Motivation (Was kommt danach? Belohnung wie Spaziergang, Stück Schokolade, Lieblingsspiel) und oft auch der Reihenfolge (Wann ist was zu tun?). Hilfsmittel: „To-do-Liste" (als Plan oder in Form von einzelnen Kärtchen mit Arbeitsaufträgen – jeweils schriftlich oder bildlich dargestellt); systematische Anordnung der Arbeitsmaterialien, die z. B. links vom Tisch des Betreffenden bereitgestellt sind und rechts vom Tisch im „Fertigkorb" abgelegt werden, wenn die Aufgabe erledigt ist; Anleitungen (z. B. zum Zubereiten eines Obstsalats).
- **Gestaltung des Materials:** Übersichtlichkeit in Anordnung des Materials, Arbeitsfläche und Aufgabenstellung; Hilfsmittel: Schablonen (z. B. Tischset mit aufgemaltem Geschirr und Besteck als Hilfe zum Tischdecken), Korb-, Tablett-, Schuhkartonaufgaben, Aufgabenmappen.
- **Erarbeiten funktionaler Routinen:** Einüben immer wiederkehrender Verhaltensschemata: einerseits für sich wiederholende Alltagssituationen, andrerseits um Strukturierungshilfen tatsächlich zu benutzen und mit Plänen systematisch und regelhaft umzugehen (z. B. Einhalten der Arbeitsrichtung von oben nach unten oder von links nach rechts, Ablegen der Kärtchen für Erledigtes im „Fertigkorb" oder Markieren von Erledigtem auf der To-do-Liste).

3 Systembeschreibungen und Methoden

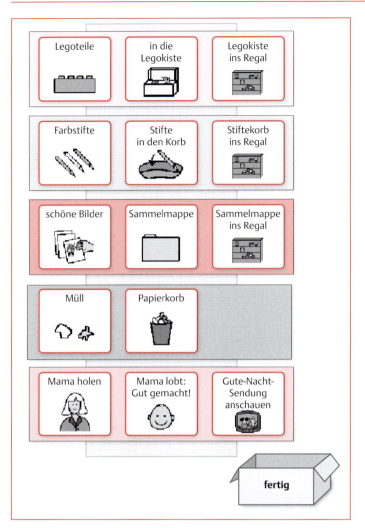

Abb. 3.6 Instruktionsplan, mit dessen Hilfe Linus lernte, sein Zimmer aufzuräumen (Symbole von: The Picture Communication Symbols ©1981–2010 by DynaVox Mayer-Johnsson LLC. All rights reserved worldwide. Used with permission).

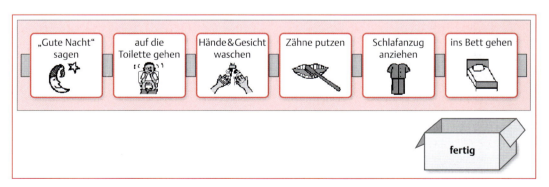

Abb. 3.7 Erste Version eines Instruktionsplans für das Zu-Bett-Gehen des 5-jährigen Tom. (Symbole von: The Picture Communication Symbols ©1981–2010 by DynaVox Mayer-Johnsson LLC. All rights reserved worldwide. Used with permission).

Nichtelektronische Kommunikationsformen

Fallbeispiel Linus

Der 6-jährige Linus war völlig überfordert damit, abends sein Zimmer aufzuräumen. Allerdings konnte er einen sehr komplexen Instruktionsplan, der eigentlich aus mehreren Einzelplänen bestand, nutzen. Den Plan hatte er selbst zusammen mit seiner Mutter erstellt (Abb. 3.**6**). Die in unterschiedlicher Farbe markierten Streifen, auf denen jeweils eine Teilaufgabe ins Bild gesetzt war, waren laminiert und als eine Art To-do-Liste untereinander auf einem länglichen Stück Fotokarton mit Klettband befestigt. Linus lernte, jeweils den obersten Streifen abzunehmen und als Erinnerungshilfe auf einen kleinen Schemel zu legen; immer, wenn er einen Teilschritt beendet hatte, legte er den Streifen in die „Fertig"-Schachtel. Zuletzt holte Linus seine Mutter herbei, die ihn ausgiebig lobte; wenn er rechtzeitig fertig war, durfte er als Belohnung eine Kindersendung im Fernsehen anschauen. Innerhalb von wenigen Tagen war Linus in der Lage, völlig eigenständig und auch zügig sein Zimmer in Ordnung zu bringen.

Fallbeispiel Tom

Die Bilder in Abb. 3.**7** und Abb. 3.**8** stellen eine erste und eine erweiterte Version der Teilschritte der abendlichen Routine des Zu-Bett-Gehens des 5-jährigen Tom dar und waren als laminierte Bildkärtchen mit Klettband auf einem Stück Karton bzw. Rasenteppich befestigt. Tom hat Down-Syndrom, litt unter einer schweren Sprachverständnisstörung und konnte sich weder sprachlich, noch über Gebärden verständigen. Die Kärtchen waren zunächst als eine Art Instruktionsplan für das allabendliche Ritual gedacht, der in Leserichtung von links nach rechts abgearbeitet wurde. Das Kärtchen, das den jeweils anstehenden Teilschritt darstellte, wurde zunächst auf einen gesonderten Bereich geheftet und – wenn die Handlung beendet war – in den „Fertigkorb" gelegt. Allerdings hat der Junge, sehr zum Erstaunen seiner Eltern, die Kärtchen fast auf Anhieb kreativ benutzt, um das Zu-Bett-Gehen selbst einzuleiten und kundzutun, dass er weiß, was als nächstes kommt bzw. Variationen in der Abfolge entstehen zu lassen. Daher wurden ihm in schneller Folge immer mehr Kärtchen angeboten. Über das visuell Instruierende und Strukturierende hinaus wurden für Tom die Kärtchen zum reziproken Medium der Kommunikation.

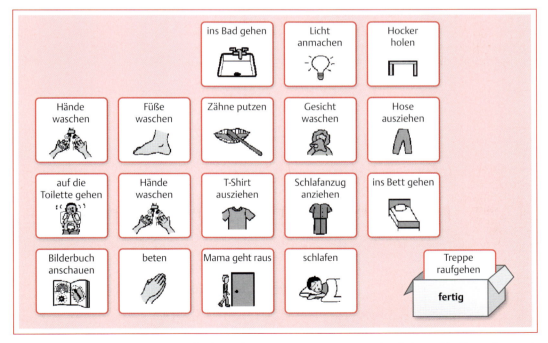

Abb. 3.**8** Teilschritte des Zu-Bett-Gehens für den 5-jährigen Tom: erweiterte Version. (Symbole von: The Picture Communication Symbols ©1981–2010 by DynaVox Mayer-Johnsson LLC. All rights reserved worldwide. Used with permission).

Visuelle Variantenpläne

Visuelle Variantenpläne (Contingency Maps) sind eine Sonderform visueller Verstehenshilfen, die von Brown u. Mirenda erstmals 2006 veröffentlicht wurden. Sie sind eine Weiterentwicklung von visuellen Ablaufplänen, die anhand von Bildern oder in schriftlicher Form dazu beitragen sollen, die Folgen bestimmter Handlungsweisen vorhersehbar zu machen und so kausale Zusammenhänge zu vermitteln.

Bei Personen mit Autismus ist beispielsweise das Repertoire an problemlösenden Handlungsmustern eingeengt: wenn sie etwas haben oder tun möchten oder eine Anforderung verweigern, wenn eine Situation durch störende Reize für sie unerträglich wird, wenn eine Veränderung zu Irritationen führt, wenn Routinen durchbrochen werden oder wenn eine Situation in ihrer Komplexität zum Chaos gerät und das Sprachverständnis zur Klärung nicht ausreicht. Oft aus heiterem Himmel belasten schwierige und inakzeptable Verhaltensweisen wie Wutanfälle, Kooperationsverweigerung, Aggressionen gegen Dinge und Menschen, Stören, autoaggressives Verhalten und dergleichen das soziale Miteinander und auch das persönliche Lernen. In den Visuellen Variantenplänen werden Beziehungen zwischen einer bestimmten Ausgangssituation, möglichen daraus entspringenden Verhaltensweisen und jeweils nachfolgenden Konsequenzen ins Bild gesetzt: sogenannte Wenn-dann-Beziehungen. Dabei werden unangemessene und ineffektive Verhaltensweisen des Betroffenen in ihren Folgen solchen gegenübergestellt, die sozial besser verträglich sind und im Ergebnis den eigentlichen Wünschen entsprechen würden. Denkbar wäre es auch, auf diese Weise alltägliche Umgangsregeln oder Regeln der Dialoggestaltung zu vermitteln. Da jeweils 2 Verhaltensalternativen in Form von Ablaufplänen dargestellt werden, wird hier die amerikanische Bezeichnung „Contingency Maps" mit „Visuelle Variantenpläne" ins Deutsche übersetzt. An anderer Stelle ist von „Konsequenzmappen" (Köppe u. Köppe 2007) die Rede oder von „Alternativen-Übersicht" (Hallbauer 2007).

Visuelle Variantenpläne wurden als zusätzliche Verstehenshilfen im Kontext eines „Functional Equivalence Trainings" (FET) entwickelt (Brown u. Mirenda 2006). Bei einem solchen Training zum Aufbau sozial kompatibler Verhaltensweisen geht man von der Funktion eines problematischen Verhaltens aus. Im Mittelpunkt der Überlegungen steht das Ergebnis, das der Klient anstrebt. Wie er auf andere, sozial angemessene Weise sein jeweiliges Ziel tatsächlich und viel effektiver erreichen kann, soll dem Betroffenen mithilfe eines solchen Visuellen Variantenplans kommuniziert werden. Einzelfallstudien an mehreren Kindern und Jugendlichen belegen eine sehr erfolgreiche und anhaltende Zunahme erwünschter Verhaltensweisen und Abnahme von Problemverhalten (Hallbauer 2007).

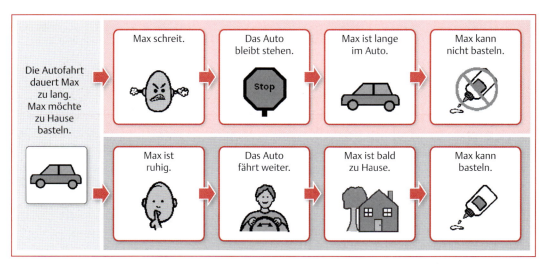

Abb. 3.9 Visueller Variantenplan, welcher es Max erleichterte, sich im Auto ruhig zu verhalten. (Symbole von: The Picture Communication Symbols ©1981–2010 by DynaVox Mayer-Johnsson LLC. All rights reserved worldwide. Used with permission.)

Nichtelektronische Kommunikationsformen

Fallbeispiel Max

Max fing im Alter von 7 Jahren bei Autofahrten häufig an zu schreien, schnallte sich ab und schlug auf den Fahrer ein. Die Fahrt dauerte ihm zu lang, denn er wollte eigentlich zu Hause sein und basteln. Die Folge seines Verhaltens war, dass der jeweilige Fahrer stehen blieb, bis Max sich beruhigt hatte; die Autofahrt dauerte dadurch häufig sehr lang. Der in Abb. 3.9 gezeigte Visuelle Variantenplan half Max, die Zusammenhänge zu durchschauen.

Ein Visueller Variantenplan sollte, wie Abb. 3.9 zeigt, Folgendes beinhalten:
- die typische Ausgangssituation, die dem Problemverhalten bzw. der erwünschten Verhaltensvariante vorausgeht
- das Problemverhalten und seine Folgen
- ein alternatives, erwünschtes Verhalten und dessen Folgen

Ideal ist es dabei, wenn sich jeweils aus dem erwünschten oder problematischen Verhalten **natürliche Konsequenzen** ergeben, wie im Falle von Max. Manchmal ist dies jedoch nicht möglich und die Folgen müssen künstlich von Eltern oder Lehrern vorgegeben werden.

Die Bilderfolgen farbig zu markieren und z. B. die ungünstige Variante auf roten, die erwünschte Variante auf grünen Untergrund zu setzen, hebt die Unterschiede hervor und kommt all denen entgegen, die stark visuell denken. Da viele das Medium Schriftsprache nutzen können, ist es auch sinnvoll, die Bilder schriftlich zu erläutern.

Visuelle Variantenpläne ermöglichen es, konträre Bedingungsfolgen von Ursache und Wirkung zu verstehen und über sie zu reflektieren. Es empfiehlt sich, in ruhigen Situationen anhand der Übersicht die jeweiligen Varianten immer wieder zu besprechen; so ist es dem Betroffenen möglich, aus der Distanz heraus gleichzeitig das jeweilige Ergebnis beider Verhaltensvarianten zu betrachten. In aktuellen Problemsituationen kann der entsprechende Übersichtsplan als **Erinnerungshilfe** dienen. Dass diese Form der Verhaltensmodifikation so effektiv und nachhaltig ist, liegt mit daran, dass der Betroffene sich selbst, aufgrund eigener Reflexion für eine bestimmte Handlungsweise entscheidet und selber Verantwortung für sein Handeln übernimmt.

Visuelle Variantenpläne ermöglichen es:
- die Folgen und Ergebnisse von problematischem Verhalten und günstigeren Verhaltensweisen abzusehen,
- über Verhaltensvarianten und deren Ergebnisse zu reflektieren,
- sich selbst für ein sozial angemessenes Verhalten zu entscheiden,
- problematisches Verhalten abzubauen.

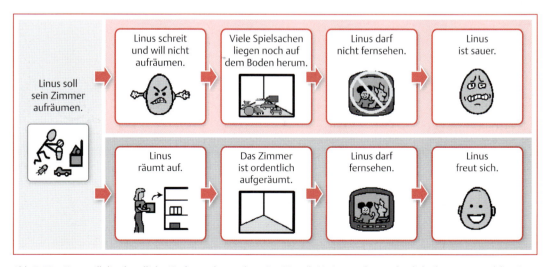

Abb. 3.**10** Linus will die abendliche Kindersendung sehen. Der Visuelle Variantenplan verdeutlicht ihm, unter welcher Bedingung er fernsehen darf. (Symbole von: The Picture Communication Symbols ©1981–2010 by DynaVox Mayer-Johnsson LLC. All rights reserved worldwide. Used with permission).

3 Systembeschreibungen und Methoden

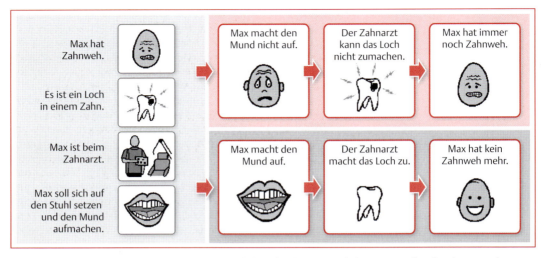

Abb. 3.11 Max will, dass er keine Zahnschmerzen mehr hat; der Plan vermittelt ihm, wie er selbst dazu beitragen kann. (Symbole von: The Picture Communication Symbols ©1981–2010 by Dynavox Mayer-Johnsson LLC. All rights reserved worldwide. Used with permission).

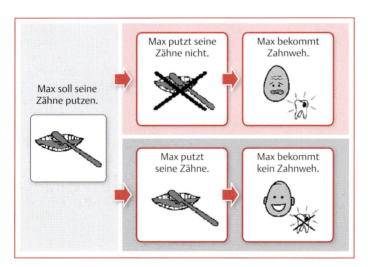

Abb. 3.12 Max will nie wieder Zahnschmerzen bekommen: er muss also seine Zähne putzen. (Symbole von: The Picture Communication Symbols ©1981–2010 by DynaVox Mayer-Johnsson LLC. All rights reserved worldwide. Used with permission).

Fallbeispiel Linus
Zunächst wollte Linus sein Zimmer nicht aufräumen. Seine Eltern führten die Regel ein, dass er nur dann eine abendliche Kindersendung ansehen darf, wenn er zuvor sein Zimmer aufgeräumt hat. Mithilfe des Instruktionsplans (s. S. 80; Abb. 3.6) und der Erkenntnis aus dem in Abb. 3.10 dargestellten Bedingungsgefüge konnte Linus eigenständig und rechtzeitig die lästige Aufgabe erledigen.

Ein weiteres Beispiel findet sich in Abb. 3.11 und Abb. 3.12: Max versteht, weshalb er beim Zahnarzt kooperieren muss und was er tun kann, damit er keine Zahnschmerzen bekommt.

Elektronische Kommunikationsformen

Das Angebot der elektronischen Kommunikationsformen wächst aufgrund verbesserter Technologien stetig. Die Auswahl der Hilfsmittel, welche von uk Menschen verwendet wird, ist sehr groß, und die unterschiedlichen technischen und methodischen Möglichkeiten einzelner Geräte sind für den Laien nur schwer beurteilbar. Detaillierte Angaben zu einzelnen elektronischen Geräten zur Kommunikation und Umfeldsteuerung findet man bei den verschiedenen Hilfsmittelanbietern. Diese sind auf der Homepage von ISAAC e. V. (www.isaac-online.de) gelistet. Empfehlenswert ist außerdem die Online-Datenbank „barrierefrei kommunizieren" (www.barrierefrei-kommunizieren.de). Sie enthält eine herstellerunabhängige Sammlung behinderungskompensierender Techniken und Technologien für Computer und Internet. Ermöglicht wird eine Suche sowohl nach Herstellern als auch nach Produkten. Informationen zu rechtlichen Bestimmungen der Hilfsmittelversorgung und zur Beantragung werden im Kap. 1 gegeben.

Elektronische Kommunikationshilfen

D. Päßler-van Rey

Dem Einsatz elektronischer Kommunikationshilfen in der Sprachtherapie steht eine große Skepsis gegenüber. Bei Kindern wird zu Unrecht befürchtet, dass sie den Spracherwerb und die Entwicklung der Lautsprache hemmen (s. Kap. 1). Bei Menschen mit erworbenen Sprach- und Sprechstörungen im Erwachsenenalter werden elektronische Hilfen oft als letzte Therapiemöglichkeit beurteilt und eingesetzt, wenn nach langer Therapiezeit, keine oder nur sehr kleine Verbesserungen der Lautsprache erreicht wurden (Wahn 2002, Schäfer 2009). Dies widerspricht der Philosophie von UK, die die Gleichwertigkeit aller zur Verfügung stehenden Kommunikationsmittel unterstreicht (s. Kap. 1).

Merkmale elektronischer Sprachausgabegeräte

Es gibt zahlreiche und mit sehr unterschiedlichen Funktionen ausgestattete elektronische Kommunikationshilfen. Deren Einteilung kann auf verschiedene Weise vorgenommen werden. Es wird zwischen Geräten ohne und mit Sprachausgabemodalität unterschieden. Hilfen ohne Sprachausgabe treten im Bereich der Kommunikationsgeräte immer mehr in den Hintergrund (Bünk et al. 2005). Deshalb liegt der Schwerpunkt dieses Buches auf Sprachausgabegeräten. Diese werden auch als Talker, VOCA = Voice Output Communication Aid, SGDs = Speech-Generating Devices oder SAGE = Sprachausgabegerät bezeichnet. Im Folgenden wird die Abkürzung SAGE verwendet. Aufgrund des ständig wachsenden und vielfältigen Angebots auf dem deutschsprachigen Markt sowie des laufenden technischen Wandels werden exemplarisch für die logopädische Praxis relevante Merkmale aufgezeigt.

Sprachausgabe. SAGE können sowohl über einen digitalisierten, als auch über einen synthetischen Sprachoutput verfügen.

Digitalisierte Sprache wird im Unterschied zu synthetischer nicht künstlich vom Computer produziert, sondern bezeichnet natürliche Lautsprache, die über ein Mikrofon aufgenommen wird (Bober u. Franzkowiak 2001). Von den meisten Anwendern wird sie als angenehm empfunden. Ihre Qualität ist neben der Sprecherstimme zu einem großen Teil abhängig von den technischen Möglichkeiten bei der Aufnahme. Nachteil digitalisierter Nachrichten ist, dass das Hilfsmittel nur das wiedergeben kann, das vorher gespeichert wurde. Veränderungen der Satzstruktur und Grammatik, wie das Formulieren von Fragen, Tempusveränderungen o. ä. sind spontan nicht möglich, ohne vorab entsprechende Aussagen aufgenommen zu haben.

Bei der *synthetischen* Sprachausgabe wird die Nachricht über eine Tastatur (integriert im Gerät, als Displaytastatur oder extern angeschlossen) eingegeben und in eine künstliche Stimme umgewandelt. Dieses Verfahren wird als *text-to-speech* bezeichnet. Die Sprachsynthesen sind von sehr unterschiedlicher Qualität, was Verständlichkeit, Modulation und Prosodie betrifft. Es gibt künstliche weibliche oder männliche sowie Kinder- und Erwachsenenstimmen. Das Prinzip text-to-speech hat den Vorteil, dass jeder über Schrift eingegebene Input akustisch wiedergegeben werden kann. Dadurch wird die sprachliche Flexibilität des Nutzers erhöht, denn er kann unmittelbar auf den Gesprächspartner reagieren, ohne auf vorher eingespeicherte Aussagen angewiesen zu sein. Außerdem kann er ein auditives Feedback der eingegebenen Grapheme, Silben oder Phrasen bekommen. Dies ist im Einzelfall sinnvoll, z. B. zur Unterstützung des Schriftspracherwerbs bei Kindern (s. Kap. 5) oder bei Menschen mit erworbenen Beeinträchtigungen von Schriftsprache und Phonologie. Durch text-to-speech ist die uk Person, aber auch die behandelnde Sprachtherapeutin unabhängig von einem Sprecher, der ansonsten für die Tonaufnahmen zu Verfügung stehen müsste.

An der Carl von Ossietzky Universität zu Oldenburg wurde ein Programm entwickelt, womit digitalisierte Sprache nach dem Prinzip text-to-speech umgewandelt werden kann. Dabei wird Schriftsprache in Lautsprache übersetzt. Hierzu ist es notwendig, die gewünschte, natürliche Stimme in Form linguistisch und nach Kriterien der Koartikulation berücksichtigender Wortlisten bzw. Texte aufzunehmen und anschließend zu bearbeiten. Mithilfe dieser Listen kann eine Stimme generiert werden, die mit einer speziellen Software und einem PC beliebige Nachrichten sprechen kann. Bisher ist sie nicht automatisch in Verbindung mit beliebigen elektronischen Kommunikationshilfen einsetzbar. Genutzt werden kann diese Methode nach Angaben des Entwicklers E. Mendel bei Menschen mit fortschreitender Verschlechterung der Sprechverständlichkeit, z. B. aufgrund einer Amyotrophen Lateralsklerose (ALS) oder Parkinson sowie bei laryngektomierten Menschen. Die Sprachaufnahmen müssen zu einem Zeitpunkt vorgenommen werden, an dem die Lautsprache noch relativ unbeeinträchtigt und der Betroffene ausreichend belastbar ist (nähere Informationen unter http://meine-eigene-stimme.de und im Hilfsmittelverzeichnis).

Lautstärke/Verständlichkeit. Eine ausreichende Lautstärke spielt eine entscheidende Rolle beim Einsatz in der Kommunikation in Gruppen oder bei Hintergrundgeräuschen. Zudem ist die Aufnahmequalität bzw. die der synthetischen Sprachausgabe unterschiedlich. Bei einigen Geräten können zusätzliche externe Lautsprecher angeschlossen werden. Allerdings ist dadurch die Handlichkeit eines Talkers u. U. stark eingeschränkt.

Fremdsprachen. Einige SAGE sind mit synthetischer Stimme in unterschiedlichen Sprachen verfügbar (z. B. Lightwriter, Power Talker). Dies kann relevant für schulpflichtige Kinder oder auch mehrsprachige Anwender sein. Erhältlich sind u. a. englisch oder türkisch. Nicht immer ist ein Wechsel zwischen den Sprachen innerhalb eines Gesprächs möglich. Digitalisierte Stimmen können selbstverständlich in jeder beliebigen Sprache aufgenommen werden.

Display. Eine Einteilung von Kommunikationshilfen erfolgt auch aufgrund des Displays, also ihrer Kommunikationsoberfläche. Diese ist vergleichbar mit einem Bildschirm bzw. einer Kommunikationstafel.

Bei einem *statischen Display* werden die verschiedenen Oberflächen, auf denen z. B. Vokabulare zu unterschiedlichen Themen oder Personen gespeichert sind, manuell ausgetauscht. Die jeweilige Schablone ist codiert, sodass das Hilfsmittel die damit verknüpften Sprachnachrichten zuordnen kann. Zum Beispiel trägt eine Papierschablone zu biografischen Daten die Nummer A1. Nachdem diese in das SAGE eingelegt wurde, muss diese Nummer angegeben werden, damit der Talker die unter A1 zugeordneten Sprachnachrichten korrekt wiedergeben kann. Umfang und Größe der Felder pro Seite sind entweder vom Gerät vorgegeben oder können frei gewählt werden. Ein Feld ist gleichbedeutend mit einem Item und bezeichnet den Ort, der angesteuert werden muss, um eine Äußerung zu aktivieren (Bober u. Franzkowiak 2001). Das Tauschen der Schablonen setzt gewisse motorische Fertigkeiten voraus. Dies kann dazu führen, dass der unterstützt Kommunizierende beim Auswechseln der Schablonen auf Hilfe angewiesen ist.

Im Gegensatz zum statischen steht ein *dynamisches Display*. Die verschiedenen Ebenen und/oder Items können miteinander verknüpft werden. Dabei gelangt der Anwender automatisch über die Auswahl eines Feldes in die nächste Ebene. Ebenen sind Untergruppen. Zum Beispiel wählt der Nutzer das Feld „Infos zu meiner Person". Das Hilfsmittel springt nun in die nächste Ebene. Dort sind Felder zu den Themen „Beruf", „Hobby", „Familie" o. Ä. aufgelistet. Beim Klicken auf das Symbol „Hobby" öffnet sich die nächste Ebene mit den Items „Fußball", „Spazieren", „Kino" etc. Das manuelle Auswechseln der Kommunikationsschablonen entfällt. Die Eingabe erfolgt i. d. R. über einen Touchscreen. Die Kommunikationsoberfläche lässt sich individuell aufbauen, was die Anzahl der Items pro Seite sowie deren Gestaltung (Größe, Farben, Bildsymbole) und Feedbackfunktionen (*akustisch* über Kopfhörer, z. B. für Nutzer mit einer Sehbehinderung; *visuell* durch farbliche Hervorhebung des gewählten Items) betrifft. Diese vielfältigen Einstellungsoptionen gestatten einerseits größtmögliche Individualität, andererseits können sie überfordern. Vor dem Aufbau eines Vokabulars steht deshalb unbedingt eine gründliche Planung. Sowohl deren sprachliche Inhalte als auch die Strukturierung und Darstellung sind neben anderen Einflussfaktoren (vgl. Partizipationsmodell in Kap. 1) unbedingte Voraussetzungen dafür, dass das SAGE die kommunikativen Möglichkeiten des Anwenders erweitert.

Displaybeleuchtung. Je nach Lichteinfall sind die Darstellungen auf den Bildschirmen der SAGE unterschiedlich gut zu erkennen. Vor der Anschaffung ist deshalb zu überlegen, in welcher Umgebung (in oder außerhalb von Räumen) die Geräte eingesetzt werden sollen.

Größe. Komplexe SAGE mit unterschiedlichen Ebenen gibt es in der Größe eines Handys bis hin zu DIN A3 und darüber hinaus. Kleinere Geräte sind leichter zu transportieren und können bei motorischer Beeinträchtigung einer Körperhälfte (z. B. Halbseitenlähmungen) einhändig bedient werden (z. B. TouchSpeak). Der Anwender hält dabei das SAGE in der Hand und steuert die Felder mit dem Daumen an. Die Anzahl der Items pro Seite ist durch die Größe begrenzt. Dies gilt v. a. für den Gebrauch von Fotos: Je kleiner die Darstellung, desto schlechter ist sie zu erkennen. Größere Hilfen verfügen i. d. R. über ein größeres Display, das bei visuellen und/oder motorischen Beeinträchtigungen notwendig sein kann.

Gewicht. Von einigen hundert Gramm bis zu mehreren Kilogramm entscheidet das Gewicht über die Transportfähigkeit oder die Handhabung einer Hilfe, z. B. das Verrutschen auf einer glatten Oberfläche. Dem kann mit rutschfesten Unterlagen entgegengewirkt werden. Zu beachten ist außerdem, ob das Gerät an einem Rollstuhl montiert oder von einem „Läufer" benutzt wird.

Stabilität. Die SAGE variieren z. B. in Form von stoßfesten Plastikumschalungen (z. B. GoTalk) oder darin, in welchem Maße sie vor Spritzwasser geschützt und speichelfest sind.

Betriebsdauer. Die Akkuleistung ist u. a. abhängig von den Leistungsmerkmalen und Energieoptionen. So schalten sich einige Geräte automatisch bei Nichtbenutzung ab. Mittlerweile sind die meisten SAGE während des Aufladevorgangs voll funktionsfähig.

Speicherkapazität. Diese umfasst bei Einfachtastern nur wenige Sekunden. Je nach Einsatzbereich kann dies ausreichend sein (z. B. wiederkehrende Aussagen eines Buches abspielen, s. Kap. 5). Die Speicherkapazität der SAGE hat dank moderner Speichermedien weiter zugenommen. Dennoch sollten digitalisierte Fotos komprimiert werden. Steininger et al. (2009) empfehlen für diesen Zweck die Software XnView, die unter www.xnview.com gratis erhältlich ist.

Datensicherung/Bearbeitung der Kommunikationsoberfläche. Einige SAGE werden zur Übertragung von Daten, wie z. B. Digitalfotos oder Geräuschen mit dem PC verbunden. Darüber hinaus werden manche Kommunikationshilfen am PC konfiguriert und die Vokabulare anschließend auf das Gerät geladen. Die Entwicklung des Vokabulars kann so gut dokumentiert werden. Dies hat außerdem den Vorteil, Vokabulare verschiedener Anwender z. B. auf dem Praxiscomputer sichern zu können. Auf diese Weise können in der logopädischen Therapie erarbeitete Materialien für andere Nutzer angepasst werden. Zum Beispiel wurde für Person X eine Oberfläche mit Bildsymbolen zum Hobby „Garten" erarbeitet (Rasen mähen, Blumen gießen, Rosen schneiden etc.) und abgespeichert. Diese kann dann in das Vokabular von Person Y übertragen werden. Die Anpassung der Hilfe am Computer bietet außerdem die Möglichkeit, gemeinsam mit der uk Person Veränderungen auf dem SAGE vorzunehmen, direkt auszuprobieren und ggfs. überarbeiten zu können. Dadurch wird der uk Mensch besser an den Modifikationen beteiligt. Andere Optionen zur Speicherung von Daten bieten Memory-Sticks (Anschluss über USB) oder Speicherkarten.

Textverarbeitung am PC. Einige SAGE können mit dem PC verbunden werden. Zum Beispiel kann so die individuell gestaltete und ansteuerbare Tastatur der Kommunikationshilfe genutzt werden, um die Textverarbeitungssoftware am PC zu gebrauchen.

Anschlussmöglichkeiten/Ansteuerung. Über einen Drucker können Papierversionen der Vokabulare oder am Gerät erstellten Texte angefertigt werden. Diese werden zur Herstellung von Übungsmaterial oder zur Dokumentation des Interventionsverlaufs benutzt. Neben Anschlüssen für Lautsprecher oder Mikrofon sind Ausgänge für verschiedene Ansteuerungssysteme relevant. Dies gilt besonders bei Nutzern mit aktuell oder zukünftig zu erwartenden motorischen Beeinträchtigungen, die die Felder nicht direkt, sondern indirekt über ein sogenanntes Scanning ansteuern (s. S. 90). Um dies zu ermöglichen, stehen diverse Sensoren zur Auswahl. Sie reagieren auf Schallwellen (Sprachsteuerung), Druck, Berührung oder auf Bewegungen. Zudem gibt es Blas-Saug-Sensoren und Systeme, welche durch Muskelspannung des Anwenders aktiviert werden. Des Weiteren erleichtern sogenannte *Führungsschablonen* die Fingerführung bei der direkten Selektion. Dies sind gelochte Abdeckplatten, die über dem Display befestigt sind. Daneben gibt es Einstellungsparameter am Gerät, wie z. B. verzögerte Auslösezeiten, die Menschen mit Tremoren oder Spastiken die Ansteuerung erleichtern können. Ist eine in der mündlichen Kommunikation beeinträchtigte Person in der Lage, kleinste willkürliche Bewegungen auszuführen, so sollte die Verwendbarkeit von elektronischen Kommunikationsformen überprüft werden.

Umfeldsteuerung. Darüber hinaus verfügen einige Kommunikationshilfen zusätzlich über Möglichkeiten zur Umfeldsteuerung und -kontrolle (s. S. 90). Elektronische Geräte können so trotz schwer eingeschränkter Motorik bedient werden, bei entsprechender technischer Ausstattung auch Fenster oder Türen. Manchmal sind in der Hardware (der elektronischen Kommunikationshilfe) die Voraussetzungen gegeben, um Signale an die elektronischen Geräte zu senden, in der notwendigen Software aber ist eine Umfeldkontrolle nicht vorgesehen (Bünk et al. 2005).

Positionierung. Halterungssysteme können notwendig sein, um eine optimale Ansteuerung zu gewährleisten. Es gibt Rollstuhl-, Tischhalterungen oder Bauchtaschen. Spezielle Gummimatten verhindern außerdem das Wegrutschen auf glatten Oberflächen (z. B. auf dem Tisch). Bei den Leistungserbringern kann man sich entsprechend beraten lassen. Die Hilfsmittelversorgung enthält die notwendige Anpassung. Diese wird häufig von der Hilfsmittelfirma oder einem Sanitätshaus vorgenommen.

Bünk et al. (2005) nennen verschiedene Aspekte, die bei der Auswahl von Halterungssystemen zu beachten sind. Es werden 2 Gruppen unterschieden:
- Halterungen am Rollstuhl
  - Lässt sich die Halterung leicht am Rollstuhl befestigen?
  - Ist sie gut wegschwenkbar und ist dies ggf. vom Nutzer allein durchführbar?
  - Wie stabil und sicher ist die Halterung?
- Halterungen für „Läufer"
  - Kann das Gerät geschützt am Körper getragen werden?
  - Kann der Tragegurt auch unabhängig von der Tasche am Gerät befestigt werden?
  - Hat die Tasche ein Sichtfenster (mit oder ohne Folie), das die Bedienung des Geräts ohne Auspacken ermöglicht?
  - Verringert die Folie die Berührungsempfindlichkeit des Touchscreens so, dass die Ansteuerung erschwert wird?

Anschaffungskosten. Diese hängen stark von den Leistungsmerkmalen und den individuell durchgeführten Anpassungen ab. Kommunikationshilfen sind verordnungsfähig (s. Kap. 1). Einige Sprachausgabegeräte bieten optionale Funktionen an, wie z. B. SMS oder Internet. Die Kosten hierfür werden i. d. R. nicht vom Leistungsträger übernommen, können aber vom Nutzer privat bezahlt werden.

Integrierte Kommunikationsprogramme und Vokabulare. Einige Sprachausgabegeräte verfügen über ein vorinstalliertes Vokabular. Dieses ist nicht immer nach linguistischen Gesichtspunkten aufgebaut oder auf eine bestimmte Nutzergruppe ausgerichtet. Manchmal existiert kein Handbuch, aus dem hervorgeht, welche Inhalte und welchen Umfang das Vokabular hat (Bünk et al. 2005).

Integrierte Kommunikationsprogramme, wie Gateway (z. B. in Verbindung mit der Kommunikationshilfe DynaVox erhältlich, s. Fallbeispiel in Kap. 5), Wortstrategie/Quasselkiste (für Minspeak-Kommunikationshilfen, z. B. EcoTalker, Lighttalker), Sono Lexis / Sono Key (jeweils für Tobii Communicator) oder MindExpress (z. B. für SMART, MOBI oder in Verbindung mit einem PC) haben einen bestimmten Wortschatz vorinstalliert. Dieser ist eingebettet in verschiedene Wortstrategien, die die Anordnung und Auswahl der Felder bestimmen. Passt diese Strategie gut zum Fähigkeitsprofil und den Bedürfnissen der uk Person, bieten sie den Vorteil, dass das Vokabular nur noch individualisiert und erweitert werden muss. Zudem ermöglichen viele Kommunikationsprogramme eine Verständigung auf Satzebene unter Berücksichtigung syntaktischer und morphologischer Regeln. Dazu müssen mehrere Felder hintereinander aktiviert werden. Das Programm flektiert Verben, bildet Satzarten oder verändert das Tempus. Bei einem entsprechenden Fähigkeitsprofil des Nutzers ist dieses Vorgehen unbedingt sinnvoll (s. Kap. 5). Für uk Personen mit einem „non-verbal"-Profil (s. Kap. 1) und ggf. zusätzlichen neuropsychologischen Einschränkungen (bezogen auf Aufmerksamkeit, Merkspanne, Lernvermögen) ist eine Nutzung dieser Kommunikationsprogramme oft nicht durchführbar (Beck u. Fritz 1998). In der Regel können alle Oberflächen mit o.g. integrierten Kommunikationsprogrammen, vereinfacht und individuell angepasst werden. Es stellt sich jedoch die Frage, ob dann eine Versorgung mit einer weniger komplexen Hilfe mit dem Bestreben bei gleicher Eignung das preiswertere SAGE zu beantragen, nicht ausreichend gewesen wäre. Kommunikationshilfen mit installierten Beispielvokabularen sind Aladin Talk und TouchSpeak. Hier steht ein Bildsymbol für eine Aussage (Wort- oder Satzebene). Eine Wortstrategie ist nicht enthalten. Die Beispielvokabulare sind nach semantischen (alle Getränke, alle Körperteile etc.) oder situativen Kategorien (Restaurant, Arztbesuch etc.) sortiert.

Didaktisches Material. Viele Hilfsmittelvertreiber bieten Materialien für den UK-Einsatz an, z.B. in Form von Trainingsvorschlägen und Kommunikationstafeln. Diese können überwiegend von der Homepage heruntergeladen werden. Darüber hinaus gibt es dort kostenlose Newsletter, in denen Einsatzmöglichkeiten und Praxiserfahrungen verschiedener UK-Methoden aufgeführt werden. Des Weiteren stehen im Internet diverse Erfahrungsberichte zur Verfügung, die über Eingabe in den entsprechenden Suchmaschinen gefunden werden können. Außerdem wird in der ISAAC-Zeitschrift regelmäßig über den Einsatz in der Praxis berichtet.

Ansteuerungstechniken

Die Auswahl – in der UK auch als Selektion bezeichnet – von Feldern einer Kommunikationshilfe kann direkt oder indirekt erfolgen.

Bei **direkter Selektion** deutet der Anwender unmittelbar auf das gewünschte Feld. Dies kann er mithilfe eines Körperteils wie dem Finger, der Nase oder dem Fuß tun, aber auch durch willkürliche Bewegungen der Augen (sogenanntes Eye Gaze System) oder des Kopfes. Zudem werden Ansteuerungshilfen eingesetzt. Dazu gehören Zeigestöcke oder Laserpointer, Joysticks oder andere Mausersatzgeräte. Damit können der Cursor des Computers gesteuert oder auch Felder der Kommunikationshilfe ausgewählt werden.

Die **indirekte Selektion** wird dann eingesetzt, wenn der Anwender einzelne Felder nicht oder nur sehr stark verlangsamt direkt auswählen kann. In der Literatur wird dies häufig mit dem Begriff **Scanning** gleichgesetzt (Bober u. Franzkowiak 2001). Bei dieser Selektionstechnik bewegt sich ein sogenannter Scanning-Indikator z.B. in Form eines Lichtpunkts oder Markierung von Feld zu Feld (visuelles Scanning). Die Geschwindigkeit ist einstellbar. Beim auditiven Scanning werden die Titel der angezeigten Felder zudem auditiv z.B. über Kopfhörer angegeben. Über ein vereinbartes Signal, z.B. die Aktivierung von externen Sensoren, wird das entsprechende Feld oder die Funktion ausgelöst. Es gibt verschiedene Scanning-Muster, die im Bewegungsablauf des Scanning-Indikators variieren. Bei progredienten Erkrankungen, die eine Verschlechterung der motorischen Fähigkeiten erwarten lassen (z.B. Amyotrophe Lateralsklerose), sollte frühzeitig über die Anschaffung von Geräten nachgedacht werden, welche eine Umstellung von direkter auf indirekte Selektion ermöglichen (z.B. Lightwriter, SPOK 21). Nachfolgend werden verschiedene Scanning-Methoden erläutert.

Scanning-Methoden

Die Auswahl der passenden Scanning-Methode wird beeinflusst von den kognitiven und motorischen Fähigkeiten des Anwenders. Meist ist die Mitteilungsgeschwindigkeit beim Scanning im Vergleich zur direkten Selektion verlangsamt. Jedoch gibt es innerhalb der verschiedenen Methoden Unterschiede in der Geschwindigkeit.

Für das automatische Scanning wird ein externer Sensor benötigt. Beim manuellen Scanning erfolgt die Bewegung des Indikators nicht automatisch, sondern mit jeder Aktivierung des Sensors. Auch ein Scanning über 2 Taster ist möglich.

Lineares Scanning. Das Scanning wird über ein externes Signal ausgelöst. Die Felder werden nacheinander in einer festen Reihenfolge angezeigt. Mit der erhöhten Anzahl der Felder eines Hilfsmittels nimmt die Auswahlgeschwindigkeit deutlich ab. Um dem entgegen zu wirken, werden alternative Scanning-Muster eingesetzt: das Gruppe-Item-Scanning und Zeile-Spalte-Scanning. Hierbei springt der Indikator nach Auslösen des Scannings von Zeile zu Zeile bzw. zu Gruppen von Items, welche nach bestimmten Kriterien sortiert wurden (z.B. nach Situationen: Gruppe Einkaufen). Nach einem externen Signal wandert er in der entsprechenden Zeile bzw. Gruppe von links nach rechts, bis das gewünschte Item per Tastendruck ausgewählt wird.

Block-Scanning. Bei einer großen Anzahl von Feldern auf der Kommunikationsoberfläche kann ein Block-Scanning sinnvoll sein. Zuerst werden festgelegte Felderblöcke ausgelöst, dann die gewünschte Zeile und schließlich das Feld.

Prädiktives Scanning. Ähnlich einer Wortvorhersage springt der Indikator nach Auslösen des ersten Feldes auf die Felder, die mit hoher Wahrscheinlichkeit im Anschluss ausgewählt werden möchten.

Inverses Scanning. Der Scanning-Indikator bewegt sich so lange, wie der externe Sensor aktiviert wird. Die gewünschte Reaktion wird hierbei beim Loslassen und nicht beim Auslösen des Tasters bewirkt (Sachse 2005).

Partner-Scanning. Dies ist kein elektronisches Verfahren. Der Gesprächspartner übernimmt hierbei die Aufgabe des Scanning-Indikators, indem er nacheinander Felder, Itemgruppen oder Spalten anzeigt. Im Prinzip kann auch das Stellen geschlossener Fragen (Möchtest du etwas zu trinken? – Wasser, Saft, Limo etc.) oder das Anreichen verschiedener Gegenstände (Möchtest du das Stofftier? Möchtest du das Kissen? etc.) als Scanning bezeichnet werden (Sachse 2005). Der unterstützt Kommunizierende bestätigt die Auswahl durch ein individuell festzulegendes Signal. Dieses muss nicht verbal erfolgen, sondern z.B. in Form von Blickbewegungen oder Mimik/Gestik. Die Abhängigkeit vom Gesprächspartner ist bei dieser Methode besonders hoch (s. Kap. 1).

Adaptionshilfen

Adaptionshilfen dienen dazu, Geräte und Gebrauchsgegenstände trotz motorischer, kognitiver oder neuropsychologischer Beeinträchtigungen anzuwenden. Unterschieden werden elektronische und nichtelektronische Hilfen zur Ansteuerung (Institut der deutschen Wirtschaft Köln, REHADAT: GKV-Hilfsmittelverzeichnis 2010). Im häuslichen Bereich fallen darunter u. a. **Ess- und Trinkhilfen, Anzieh- oder Greifhilfen.** Bei motorischen Beeinträchtigungen kommen zur Unterstützung beim Schreiben Griffverdickungen oder Führungsschablonen für Tastaturen zum Einsatz. Dies sind gelochte Abdeckplatten, die auf der Tastatur befestigt sind. Die Fingerführung wird auf diese Weise erleichtert. Neben Führungsschablonen können z. B. bei Tremoren oder Spastiken verzögerte Auslösezeiten oder eine Herabsetzung der Auslösekraft, d. h. der Kraft, die beim Betätigen eines Schalters aufgewendet wird, die Bedienung erleichtern. Bei Gebrauchsaufhebung der Hände sind spezielle **Kopf- oder Fußschreibhilfen** erhältlich, die die Anbringung von entsprechenden Schreibgeräten ermöglichen. Außerdem kann bei schwer beeinträchtigter Greiffunktion die Nutzung eines Schreibgerätehalters sinnvoll sein. Zu den **Lesehilfen** gehören u. a. Blattwendegeräte (Abb. 3.**13**). Diese ermöglichen das Umblättern von Buchseiten.

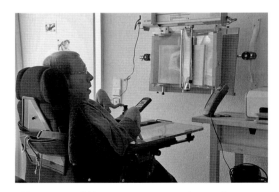

Abb. 3.**13** Umfeldsteuerung am Beispiel eines Blattwendegeräts (Abdruck erfolgt mit freundlicher Genehmigung der RehaVista GmbH/DynaVox).

Zur Verwendung von elektrischen Geräten gibt es eine Vielzahl sogenannter **Bedienungssensoren**. Diese reagieren auf Schallwellen (z. B. Sprachsteuerung), Berührung, Druck oder Zug, Bewegung sowie Licht. Ausgehend von diesen Bedienungsmodulen wird ein Signal an ein Steuerungssystem (sogenanntes **Umfeldkontrollgerät**) geleitet. Dieses gibt dann einen Impuls an die Bedienungseinheit. Der Anwender ist dadurch auf deutlich weniger Fremdhilfe angewiesen.

Umfeldsteuerung. Durch den Einsatz von Adaptionshilfen können einige Nutzer erstmals ihre Umwelt eigenständig beeinflussen. Die Hilfen ermöglichen die Bedienung elektronischer Geräte (z. B. Fernseher, Radio, Mixer, Fön) das Ein- und Ausschalten von Licht, Öffnen und Schließen von Türen und Fenstern oder Ansteuerungshilfen für elektronische Kommunikationsgeräte. Einige Kommunikationshilfen (z. B. Tobii CEye, DynaVox EyeMax) und entsprechende PC-Software bieten auch Möglichkeiten der Umfeldkontrolle. Besonders bei schwer bewegungsbeeinträchtigten Menschen können Adaptionshilfen zur Führung eines „selbstbestimmten Lebens" (vgl. SGB IX § 57) von besonderer Bedeutung sein. Bedienungssensoren sind i. d. R. an den Anwender anpassbar, wenn dieser willkürliche Bewegungen von Gliedmaßen, Augen, Kinn, Mund, Zunge oder eine bewusste Lenkung des Luftstroms (pusten, saugen) ausführen kann. Auch die Bedienung durch Erfassung der Muskelspannung ist möglich. Die Festlegung auf eine für den Anwender optimale Ansteuerungsmethode erfolgt im Einzelfall über ein Ausprobieren der unterschiedlichen Möglichkeiten. Dabei ist die Fähigkeit zur **bewussten Kontrolle** von Bewegungen unbedingt notwendig. Zudem erfolgt die optimale Platzierung der Bedienungssensoren nicht unbedingt im Sitzen, sondern ggf. im Liegen oder Stehen (Kristen 2002).

Adaption von batterie- oder netzbetriebenen Geräten. Adaptionshilfen können zur Aktivierung von elektrischen Geräten oder Spielzeug eingesetzt werden, um Ursache-Wirkungs-Zusammenhänge zu verdeutlichen oder den Umgang mit Ansteuerungshilfen einzuüben (s. Kap. 5). Batteriebetriebenes Spielzeug wird mit einem Batterieunterbrecher und einem externen Taster adaptiert. Das Spielzeug (z. B. Stoffhund, Eisenbahn) bewegt sich, sobald ein Taster oder eine andere Ansteuerungshilfe gedrückt werden. Mit einem Switch Latch and Timer bzw. Power Link können die Geräte darüber hinaus für eine festgelegte Zeit eingeschaltet bleiben und ausgeschaltet werden. Eingesetzt werden können auch Küchengeräte (Abb. 3.**14**). Menschen jeden Alters, die motorisch eingeschränkt sind, können dadurch in die Lage versetzt werden, selbstständig an Gruppenaktivitäten teilzunehmen. Bei dem Gerät All-Turn-It-Spinner bewegt sich per Tastendruck ein Zeiger und weist per Zufallsprinzip auf einzelne Felder. Die Felder sind frei gestaltbar, z. B. mit den Augen eines Würfels, sodass der Nutzer an einem Würfelspiel teilnehmen kann, ohne dabei auf Hilfe angewiesen zu sein.

Beispiele für elektronische Sprachausgabegeräte

Im Folgenden werden statische und dynamische elektronische Kommunikationshilfen mit Sprachausgabe beschrieben. Es werden nicht alle Funktionen jedes einzelnen Geräts aufgezeigt, sondern es geht vielmehr um grundsätzliche Unterschiede der verschiedenen Gerätegruppen. Exemplarisch werden einzelne Hilfen abgebildet.

Statische Systeme

Taster. Es können je nach Gerät einzelne (z. B. BIGMack, Talking Brix) oder mehrere digitalisierte Sprachnachrichten hintereinander (z. B. LITTLE Step-by-Step), Geräusche oder auch Musik wiedergegeben werden.

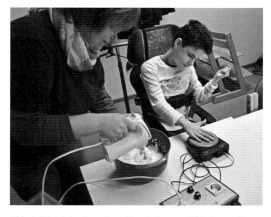

Abb. 3.**14** Adaption eines Handmixers mit Taster und Powerlink (Abdruck erfolgt mit freundlicher Genehmigung der RehaVista GmbH/DynaVox).

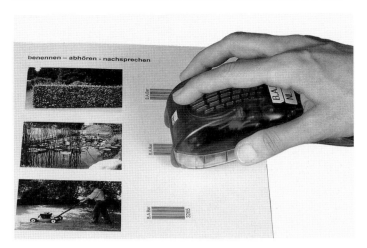

Abb. 3.15 B.A.Bar mit Aachener Therapiematerialien (Foto: Incap GmbH).

Eingesetzt werden Einfach- oder Mehrfachtaster (z. B. iTalk2) zur Kommunikationsanbahnung, als Gedächtnisstütze oder auch als Ansteuerungshilfen für Kommunikationshilfen oder elektrische Geräte.

Beispiele für den Einsatz von einfachen Hilfen mit Sprachausgabe:
- „Mitsingen" von Refrain oder Strophen eines Liedes
- Übermitteln von Nachrichten (z. B. Erzieherin/Logopädin berichtet vom Tag im Kindergarten, Kind kann Eltern davon „erzählen")
- Zuordnung von Geräuschen zu Bildkarten
- auf sich aufmerksam machen
- Handlungsabläufe/Gedächtnis unterstützen (z. B. Kaffee kochen: Wasser eingießen, Kaffeepulver in Filter geben, Filter einlegen, Kaffeemaschine einschalten)

Strichcodelesegerät B.A.Bar. B.A.Bar (Abb. 3.15) spielt digital abgespeicherte Mitteilungen ab, die es speziellen Strichcodes zuordnet. Die gewünschte Aussage wird über ein internes Mikrofon auf dem Gerät aufgenommen und automatisch mit den Barcodes verknüpft. Wird das B.A.Bar über den entsprechenden Code geführt, wird die gespeicherte Mitteilung abgehört.

Eine Wiederholung ist unbegrenzt möglich. Zusätzlich ist eine Echofunktion integriert. Dadurch kann der Nutzer seine gesprochene Nachricht mit der abgespeicherten vergleichen, um sich ggf. zu korrigieren. Die Strichcodes sind selbstklebend und dadurch vielseitig einsetzbar. Sie können kopiert werden und behalten dabei ihre Eigenschaften.

B.A.Bar kann u. a. in folgenden Bereichen eingesetzt werden (Gabus u. von Holzen 2002):
- nichtelektronische Hilfen (Kommunikationstafeln und -bücher) können mit einer Sprachausgabe unterlegt werden, z. B. zur Kommunikation mit Menschen, die nicht lesen und/oder kein Symbolverständnis haben
- Bilderbücher können zum Sprechen gebracht werden (s. Kap. 5)
- Unterstützen einer Handlung / des Gedächtnisses, indem die einzelnen Schritte vertont werden
- Erlernen der Bedeutung eines Bildsymbols: ähnlich einem Vokabeltraining können die Strichcodes neben die zu lernenden Bildsymbole geklebt und so immer wieder abgerufen werden
- Artikulationstraining: mithilfe der Echofunktion kann der Anwender seine Äußerung mit der vorgegebenen vergleichen und sich ggf. korrigieren
- Training der Wortfindung, z. B. durch häufiges Wiederholen des Zielworts bzw. Einsetzen von Self-Cueing-Strategien (Vorgabe von Hinweisen für das Zielwort: Welche semantische Kategorie? Was macht man damit? Wie sieht es aus?)

B.A.Bar kann von Menschen mit Hemiparesen und/oder Gliedmaßenapraxien überwiegend sicher bedient werden. In einer Gruppenstudie wurde außerdem die Wirksamkeit eines supervidierten Heimtrainings mit B.A.Bar bei Menschen mit Aphasie untersucht (Nobis-Bosch et al. 2006, 2010).

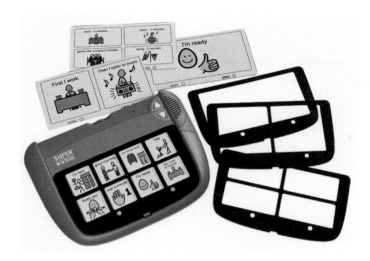

Abb. 3.**16** Statisches Display am Beispiel SuperTalker (mit Fingerführraster und Schablonen; Abdruck erfolgt mit freundlicher Genehmigung der Reha-Media GmbH, Duisburg; Symbole von The Picture Communication Symbols © 1981–2010 by Dynavox Mayer-Johnsson LLC. All rights reserved worldwide. Used with permission).

Durch das B.A.Bar-Heimtraining wurden stabile signifikante Verbesserungen der sprachlichen und kommunikativen Leistungen der Probanden erreicht.

Sprachausgabegeräte mit statischem Display. Für diese programmierbaren Kommunikationshilfen wird meist ein auf Bildsymbolen basierendes Vokabular aufgebaut. Sie sind mit digitalisierter Sprachausgabefunktion ausgestattet. Im Vergleich zu bebilderten Kommunikationstafeln haben sie dadurch den Vorteil, dass ihre Aussagen eindeutig sind und der Nutzer ein auditives Feedback erhält (Boenisch u. Engel 2001). Manche Systeme sind mit mehreren Ebenen ausgestattet, deren Kommunikationsschablonen manuell ausgetauscht werden müssen (s. S. 86). Dadurch sind sie für mehrere Nutzer verwendbar, z.B. als Unterstützung in der logopädischen Behandlung. Spezielle Software wie Boardmaker, Symbol Mate, Symbol for Windows oder METACOM enthalten Formatvorlagen für viele Kommunikationsgeräte, und es können eigene angefertigt werden. Beispiele für Kommunikationshilfen mit statischen Display sind: GoTalk, Easy Talk, Super Talker (Abb. 3.**16**). Die gleichbleibende Oberfläche unterstützt die motorische Automatisierung.

Dynamische Systeme

Sprachausgabegeräte mit dynamischen Display. Komplexe Kommunikationshilfen mit dynamischem Display bieten eine Vielzahl an Einstellungsoptionen. Felder können i.d.R. mit Schrift und/oder Bildsymbolen unterlegt werden. Die Sprachausgabe ist synthetisch oder digitalisiert. Meist kann zwischen dem Vokabularmodus und dem Schriftsprachmodus gewechselt werden. Die Kommunikation wird dadurch flexibler. Kombinationsgeräte dieser Art sind dann sinnvoll, wenn der Anwender rezeptiv oder produktiv über Schriftsprachefähigkeiten verfügt oder diese in Zukunft erwerben wird. Im Einzelfall sind Geräte mit zusätzlichem Zeichenmodus zu empfehlen, um die Kommunikation durch nichtsprachliche Zeichen zu ergänzen (z.B. bei beeinträchtigtem Wortabruf). Außerdem können im Zeichenmodus handschriftliche Eingaben direkt auf dem Bildschirm getätigt werden, sodass keine Tastatur notwendig ist. Der Anwender benutzt hierzu einen speziellen Stift, mit dem er direkt auf das Display schreiben kann (z.B. Kommunikationshilfe Touch-Speak). Moderne Geräte bieten zudem Optionen, wie Telefonieren, Internetfähigkeit oder das Senden und Empfangen von SMS an. Meist müssen die damit verbundenen Kosten privat durch den Leistungsempfänger getragen werden.

Einige komplexe elektronische Hilfen verfügen über Anschlüsse und Einstellungsmöglichkeiten zur Umfeldsteuerung. Die verwendeten Bildsymbole sind herstellerabhängig. Die Besonderheit von dynamischen Oberflächen ist außerdem, dass die Ebenen miteinander verknüpft werden können (s. Kap. 5). Dabei wird einer Nachricht eine feste Tastenkombination zugewiesen (z.B. Haus + ich bedeutet „Ich wohne in der Musterstraße 20"). Auf

3 Systembeschreibungen und Methoden

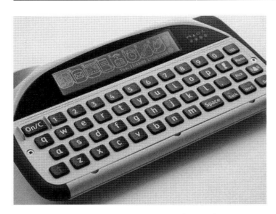

Abb. 3.17   Schriftsprachbasiertes Sprachausgabegerät am Beispiel Lightwriter (Reha-Media GmbH, Duisburg).

diese Weise steigt der Umfang des Vokabulars über die maximale Tastenanzahl hinaus.

Semantische Kodierung am Beispiel MinSpeak. Bei MinSpeak werden Wörter entsprechend ihrer Semantik gruppiert. Die einzelnen Bilder werden als Ikonen bezeichnet. Durch die Kombination von festgelegten Ikonensequenzen werden neue Wörter oder Sätze gebildet, ohne dass dafür zusätzliche Felder angelegt werden. Dadurch wird die Kommunikationsgeschwindigkeit erhöht. MinSpeak-Geräte (z. B. LightTalker, SmallTalker, Eco-Talker) haben einen bereits vorinstallierten Wortschatz, der ergänzt werden kann. Die MinSpeak-Strategie ist so angelegt, dass grammatische Regeln beachtet werden und eine Vielzahl von Anpassungen im Gespräch spontan möglich sind (z. B. Verbflexion, Steigerung von Adjektiven, Tempusveränderungen etc.) Allerdings muss der Anwender in der Lage sein, die Ikonen-Sequenzen zu memorieren.

Schriftsprachbasierte Sprachausgabegeräte

Bei diesen „sprechenden Schreibmaschinen" werden über eine Tastatur Nachrichten eingegeben (z. B. SPOK 21, TypeSpeak, Dialo) Die Sprachausgabe erfolgt synthetisch über das Prinzip Text-to-Speech. Der Lightwriter (Abb. 3.17) verfügt über gegenüberliegende Displays. Der Gesprächspartner kann auf diese Weise Nachrichten auch beim Stummschalten der Lautstärke mitlesen, ohne dass das Gerät gedreht werden muss.

Die Tastaturen sind im unterschiedlichen Umfang variabel. Sie differieren in der Anpassbarkeit der einzelnen Felder nach Größe, Aussehen und Möglichkeit zur Nutzung individueller Zeichen. Zudem kann die Anordnung der Tasten verschiedenen sein (z. B. QWERTZ oder ABC-Tastatur). Bei der Sprachausgabe ist im Hinblick auf den Schriftspracherwerb oder Beeinträchtigungen der Schriftsprache zu überprüfen, ob Buchstaben sowohl lautierend als auch buchstabierend wiedergegeben werden können. Durch eine **alphanumerische Kodierungsstrategie** können Phrasen oder Sätze unter einer Kombination von Buchstaben und/oder Ziffern abgespeichert werden (z. B. Tastenkombination N + Funktionstaste, „Guten Tag. Meine Name ist Mustermann.") Auch durch Wortvorhersagefunktionen kann die Kommunikationsgeschwindigkeit erhöht werden. Dabei werden nach Eingabe von Buchstabenkombinationen Wörter oder Phrasen mit hoher Vorkommenswahrscheinlichkeit vorgeschlagen, die vom Anwender ausgewählt werden können. Die internen Wortlisten sollten nach Möglichkeit erweiterbar bzw. lernfähig sein. Unbedingt zu beachten ist, dass das System Paragraphien bzw. Orthographiefehler oft nicht verlässlich korrigieren kann, sodass ausschließlich auf Schriftsprache basierende Systeme für Menschen mit stark beeinträchtigter Schriftsprache nur bedingt geeignet sind. Eingesetzt werden rein auf Schriftsprache basierende Geräte häufig bei uk Personen mit einem nonspeaking-Profil (s. Kap. 1), also z. B. bei Beeinträchtigungen der Spontansprache aufgrund einer Dysarthrophonie oder einer Sprechapraxie.

Software für Kommunikationsgeräte

Dazu gehören spezielle Computerprogramme, mit denen Kommunikationstafeln, Seiten für Kommunikationsbücher oder Oberflächen für statische Displays erstellt werden können (z. B. Boardmaker, Symbol Mate, METACOM, Symbol for Windows). Die Anwendungsmöglichkeiten dieser Systeme sind vielfältig (s. S. 69 ff). Im Vergleich zum mühsamen Zusammensuchen und Herstellen per Hand mindern sie den Zeit- und Arbeitsaufwand erheblich. Einmal erstellte Seiten können abgespeichert, mehrfach ausgedruckt und individuell an die Bedürfnisse unterschiedlicher Nutzer angepasst werden. Auf diese Weise wachsen die Kommunikationsoberflächen mit dem uk Menschen mit. Je

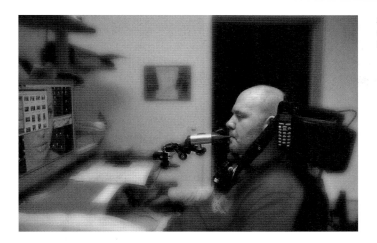

Abb. 3.**18** Ansteuerung am Beispiel eines Mausersatzgeräts (LifeTool GmbH, Linz, Österreich).

nach Software stehen unterschiedliche Bildsymbole (s. S. 69) zur Verfügung, und eigene Fotos können verwendet werden.

Außerdem erhältlich ist Software, die den Umgang mit herkömmlichen PCs erleichtert. Zum Beispiel können Schreibprogramme mit einer synthetischen Sprachausgabe ausgestattet werden, um so ein auditives Feedback der Schriftsprache zu ermöglichen (z. B. Software Multitext).

Darüber hinaus gibt es Programme, die Personen, welche nicht über Schriftsprache verfügen, in die Lage versetzen, mithilfe von Symbolen E-Mails zu gestalten (z. B. Pilotus). Die zugeschriebene Bedeutung der einzelnen Vokabularsymbole oder festgelegten Ikonensequenzen (bei MinSpeak-Gerät PowerTalker) wird in Schriftsprache umgewandelt und auf diese Weise dem nicht uk Gesprächspartner zugänglich.

Darüber hinaus ist eine Erweiterung des PCs in eine Kommunikationshilfe oder zur Umfeldsteuerung möglich (z. B. Boss Kommunikator und Boss4Help). Beim Einsatz von Sprachsteuerungssystemen können phonetisch-phonologische Abweichungen des Anwenders allerdings nicht immer korrekt umgewandelt werden.

Zum Training im Umgang mit speziellen Eingabehilfen, wie z. B. Mehrfachtastern stehen Übungsprogramme zur Verfügung (z. B. Catch Me, Switch Trainer). Außerdem sind Programme erhältlich, mit denen das Ursache-Wirkungs-Prinzip verdeutlicht werden kann und die Anwender den Umgang mit den Ansteuerungshilfen lernen können (s. Kap. 5; KlickTool AAC, ein „sprechendes" Bilderbuch; PABLO, ein Malbuch; Lära Mera Hipp, verschiedene Spiele zum Tastertraining).

Hardware zur Eingabeunterstützung

Es gibt eine Vielzahl von Spezialtastaturen oder -mäusen, die an den herkömmlichen PC oder an Kommunikationshilfen und Umfeldkontrollgeräte angeschlossen werden können. Eingesetzt werden diese bei Einschränkungen der Feinmotorik und -koordination. Das Angebot umfasst Groß-, Klein- und Displaytastaturen sowie spezielle Computermäuse, die bei Beeinträchtigungen der Hand- und Armfunktion die Benutzung des PCs ermöglichen. Möglich ist auch eine Ansteuerung mit dem Mund. Das Mausersatzgerät IntegraMouse (Abb. 3.**18**) erfüllt alle Aufgaben einer gewöhnlichen Computermaus, wird jedoch mit dem Mund über minimale Lippenbewegungen und Saugen oder Blasen gesteuert.

Systemübergreifende Kommunikationsformen

Eine **Ja/Nein-Reaktion** kann durch unterschiedliche Kommunikationsformen übermittelt werden, z.B. körpereigen durch eine Kopfbewegung oder hilfsmittelgestützt in Form von 2 Bildsymbolen. Deshalb wird die Ja/Nein-Reaktion im Folgenden als systemübergreifende Kommunikationsform vorgestellt.

In der Konversation ist eine Ja/Nein-Reaktion eine grundlegende Verständigungsform als Antwort auf eine **Entscheidungsfrage.** Sie ist abhängig von bestimmten Voraussetzungen in beiden Modalitäten Input und Output.

Voraussetzungen im Input und Output. Auf den ersten Blick erscheint es einfach, mit einer nicht oder kaum sprechenden Person kommunizieren zu können, indem der Kommunikationspartner ihr Ja/Nein-Fragen stellt. Als Output muss der uk Partner lediglich eine zustimmende oder ablehnende Reaktion zeigen. Die Komplexität einer Ja/Nein-Reaktion liegt aber im Input, in den Fragestellungen. Linguistisch gibt es verschiedene Arten von Entscheidungsfragen, die ein abstraktes und kontextfreies Sprachverstehen auf der Satzebene erfordern (Beukelman u. Mirenda 2005). Die folgenden Beispiele verschiedener Ja/Nein-Frageformate verdeutlichen die komplexen Anforderungen an die pragmatisch-kommunikativen Kompetenz, einschließlich der Sprachkompetenz:

- Möchtest du am See spazieren gehen? (ja/nein: Zustimmung/Ablehnung)
- Magst du am See spazieren gehen? (ja/nein: Vorliebe äußern)
- Ist das der See? (ja/nein: Bezeichnung)
- Warst du schon mal an diesem See? (ja/nein: Informationen austauschen)

! Das Verstehen von Ja/Nein-Fragen hängt vom Sprachverstehen der uk Person ab (Kloe et al. 2001, Volbers 1992). Um alle Ja/Nein-Frageformate verstehen und darauf angemessen antworten zu können, muss die uk Person rezeptiv eine hohe Sprachkompetenz besitzen, die auch die pragmatisch-kommunikative Kompetenz und das mentale Wissen verschiedener Frageformate einschließt. In Abhängigkeit vom Inhalt der Fragen muss die uk Person in der Lage sein, lexikalisch und syntaktisch komplexe Aussagen unabhängig vom Kontext zu verstehen.

Diese Voraussetzung ist aber nicht bei jedem uk Menschen gegeben. Dann kommt es zu Problemen, Missverständnissen und fehlenden Reaktionen auf eine Ja/Nein-Frage. Deshalb ist eine Einschätzung der rezeptiven Sprachkompetenz eine wichtige Voraussetzung, um eine Ja/Nein-Reaktion zu erarbeiten.

Als Output gibt es verschiedene Möglichkeiten, wie die uk Person Ja und Nein äußern kann:

- Körpereigene Kommunikationsformen
  - affektiv-emotionale Reaktionen: *Ja* = Zustimmung = Lachen – *Nein* = Ablehnung = abweisende Mimik
  - konventionelle Gesten: *Ja* = Nicken – *Nein* = Schütteln des Kopfes
  - symbolisch-abstrakte Reaktionen: z.B. Augenbewegung: *Ja* = nach oben bzw. rechts gucken – *Nein* = nach unten bzw. links gucken

  Genau wie Gebärden haben körpereigene Ja/Nein-Reaktionen die Vorteile, dass sie spontan, schnell, hilfsmittelunabhängig sind und über ein hohes non- und paraverbales Potenzial verfügen, sodass sie neben der Antwort auch die Intention des Kommunizierenden mitteilen.
- Hilfsmittelgestützte Formen
  - Ja/Nein-Bildsymbole
  - Ja/Nein-Wortkarten

Im Rahmen einer teilhabeorientierte Kommunikation ist es wichtig, dass die Ja/Nein-Reaktion eindeutig und klar erkennbar ist. Die uk Person sollte es als leicht und angenehm empfinden, wenn sie Ja und Nein äußert.

Einsatz in der Therapie. Nach Beukelman und Mirenda (2005) besteht ein großes Problem darin, dass das Training der Ja/Nein-Reaktion bisher wenig in Studien untersucht worden ist. Als ersten Schritt im Training werden die Bezugspersonen darüber aufgeklärt, wie komplex die Sprachverarbeitung bei Ja/Nein-Frageformaten ist. Denn die Ja/Nein-Reaktion wird im Alltag von vielen Menschen als eine einfache Leistung eingestuft und deshalb in der Interaktion mit einer uk Person vorausgesetzt. Diese Voraussetzung ist aber bei jeder uk Person nicht gegeben und sollte deshalb zu Beginn des Trainings mit allen Bezugspersonen besprochen werden.

Das Training der uk Person beginnt mit der Auswahl einer bestimmten Ja/Nein-Reaktion. Es gelten dabei die Kriterien, die bereits oben genannt worden sind. Es sollten zu Beginn nur Fragen gestellt werden, die der Gesprächspartner selber sicher mit Ja oder Nein beantworten kann (Yorkston u. Beukelman 2007). Ist die Motorik der uk Person so schwer beeinträchtigt, dass keine körpereigene Ja/Nein-Reaktion möglich ist, werden Hilfsmittel wie z. B. ein Sprachausgabegerät eingesetzt. Setzt die uk Person bereits eine Reaktion für Ja und/oder Nein ein, sollte diese Kommunikationsform in jedem Fall aufgegriffen werden. Die Ja/Nein-Reaktion sollte dokumentiert werden und allen Kommunikationspartnern bekannt sein, besonders dann, wenn es sich um eine unkonventionelle und idiosynkratische Form handelt, die von fremden Personen nicht verstanden wird. Denn die Förderung der Ja/Nein-Reaktion findet im Alltag statt und geht von einer kontingenten Verstärkung aller Ja/Nein-Antworten der uk Person aus.

Die einfachste Funktion einer Ja/Nein-Antwort (vgl. Volbers 1992) ist die Zustimmung bzw. Ablehnung eines Objekts oder einer Handlung (Beukelman u. Mirenda 2005). Volbers (1992) spricht von einer sogenannten intentionalen Frage.

Zwei Beispiele verdeutlichen dieses Frageformat. Gefragt wird nach:
- Objekten: „Möchtest du einen Apfel?" „Möchtest du einen Kakao?" etc.
- Handlungen: „Möchtest du baden?" „Möchtest du Musik hören?" etc.

Mit dieser kommunikativen Funktion sollte das Training beginnen. Studien (Duker u. Jutten 1997, Sigafoos et al. 2004) weisen darauf hin, dass es in Abhängigkeit vom Sprach- und Situationsverstehen der uk Person nötig sein kann, diese kommunikative Funktion mit allen Items einzeln einzuüben und für jede Situation und neue Umgebung ebenfalls ein eigenes Training der Items durchzuführen.

4 Diagnostik

Erhebung der Vorgeschichte/Anamnese ... 101

Einsatz von Diagnostikverfahren 101

Beratung und Beginn der Arbeit im Kernteam 115

Das Fähigkeitsprofil der uk Person 117

Schriftliche Dokumentation 117

4 Diagnostik

Die logopädische Diagnostik im Fachbereich der UK geht von einem hypothesengeleiteten und prozessorientierten Vorgehen aus (vgl. Schrey-Dern 2006). Die im Rahmen der Diagnostik erhobenen Daten und Informationen werden in Hinblick auf eine ressourcenorientierte Therapie ausgewertet und interpretiert. Damit ist die Grundlage für Entscheidungen über Art und Ausgestaltung der logopädischen Intervention sowie weiterer Fördermaßnahmen gegeben (Berg 2007). Der enge Zusammenhang zwischen Diagnostik und Therapie kann als ein wechselseitiger, dynamischer Prozess bezeichnet werden. Dies bedeutet: Die Diagnostik ist immer auch Bestandteil der Intervention, was zur Folge hat, dass Therapie und Behandlungspläne im Verlauf der Therapie immer wieder an den aktuellen Behandlungsstand der uk Person angepasst werden. Die Diagnostik umfasst folgende Bereiche (Baumgartner 2008, Heim et al. 2005):

- Erhebung der Vorgeschichte/Anamnese
- Einsatz von Diagnostikverfahren
- Beratung und Beginn der Arbeit im Kernteam
- Schriftliche Dokumentation

Im Zentrum der Diagnostik steht die einzelne uk Person und ihr linguistisches Fähigkeitsprofil, ergänzt um die Beurteilung der Kontextfaktoren im familiären, schulischen bzw. beruflichen Umfeld einerseits und um die multidisziplinäre Befunderstellung im kognitiven, motorischen, sensorisch-perzeptiven und sozial-emotionalen Bereich andererseits (Berg 2007). Die Diagnostik berücksichtigt **UK-spezifische Aspekte,** die im Folgenden vorgestellt werden.

Der Einstieg in die diagnostische Abklärung und Beratung geht von der Fragestellung aus, wie die Kommunikationsfähigkeiten der nichtsprechenden Person vor dem Hintergrund ihres Lebensumfelds erweitert werden können (Boenisch u. Sachse 2007). Dabei muss der Therapeutin klar sein, dass eine alleinige Versorgung mit einem Hilfsmittel in der Regel keine ausreichende Hilfeleistung ist (Boenisch u. Sachse 2007). In der Praxis ist das häufig der Grund für ein Scheitern der UK. Es handelt sich vielmehr um den Beginn der Intervention in Form einer kontinuierlichen Begleitung der uk Person und ihrer Bezugspersonen. Das wichtigste Ziel ist nicht eine Verbesserung der Lautsprache, sondern der Einsatz von UK im Alltag, denn angestrebt wird primär eine Verbesserung der gesamten kommunikativen Situation (Boenisch 2009). UK hat nicht nur die betroffene Person im Blick, sondern auch ihr soziales Umfeld.

> Mit dem Beginn des Erstkontakts ist die therapeutische Arbeitsweise zweiseitig, indem gleichberechtigt sowohl die uk Person als auch ihre wichtigsten Bezugspersonen in die Befunderhebung, Beratung und Planung der Intervention mit einbezogen werden. Nur dann ist eine UK-Intervention erfolgreich.

Im Mittelpunkt der Diagnostik steht die Untersuchung der vorhandenen Kommunikations- und Sprachfähigkeiten (s. Kap. 1) der uk Person. Dies bedeutet bei einem Erwachsenen, dass neuropsychologische Fähigkeiten zu berücksichtigen sind, während bei einem Kind der allgemeine Entwicklungsstand (Aufmerksamkeit, Konzentration, Kognition) in die Untersuchung einfließt. Deshalb ist eine Verknüpfung der Ebenen der Körperfunktionen, der Aktivitäten und der Teilhabe bereits in der Diagnostik relevant im Hinblick auf eine erfolgreiche UK-Intervention (Giel u. Liehs 2010).

Diagnostikverfahren in UK haben das Ziel, sowohl die gegenwärtigen als auch die künftigen kommunikativen Bedürfnisse und Fähigkeiten der uk Person unter Berücksichtigung der Kontextfaktoren zu erfassen (Beukelman u. Mirenda 2005). Ziel ist ein Kommunikationssystem, das „mitwächst" in Bezug auf die verschiedenen Lebensphasen und die sich verändernden Lebensbedingungen (Kindergarten, Schule, Ausbildung, Berufsleben etc.) mit immer neuen Kommunikationspartnern.

Ein **individuell geeignetes Kommunikationssystem** wird in der Diagnostik durch Hilfsmittelanpassung, Auswahl geeigneter Kommunikationsformen und eines geeigneten Vokabulars ermittelt. Das System sollte über ein möglichst umfangreiches Vokabular verfügen, das stets erweiterbar und individuell auf den Benutzer abgestimmt ist. Die Grundlage des Vokabulars ist das Kernvokabular (Kap. 3), das die 200–300 Wörter einer Sprache enthält, die am häufigsten verwendet werden und eine erfolgreiche Alltagskommunikation ermöglichen (Sachse 2007b). Dazu gehören vor allem Funktionswörter, die nach den Bedürfnissen des Anwenders und den Erfordernissen seiner Umwelt um das Randvokabular erweitert werden. Das Randvokabular besteht vor allem aus Inhaltswörtern, die dem Anwender eine themenspezifische Unterhaltung durch ein spezielles Vokabular (z. B. Auswahl von Getränken in der Werkstattkantine: Wasser, Apfelsaftschorle, Limonade etc.) ermöglichen. Boenisch u. Sachse (2007) haben auf dieser Basis ein Förderkonzept mit Bildsymbolmaterialien entwickelt (Kap. 3).

Im Folgenden wird zunächst der allgemeine Ablauf der Diagnostik beschrieben, um dann auf UK-spezifische Verfahren für unterschiedliche Altersgruppen und Konditionen einzugehen.

Erhebung der Vorgeschichte/Anamnese

Das Anamnesegespräch besteht aus der Befragung der uk Person, ihrer Angehörigen und weiterer Bezugspersonen aus dem sozial-betreuenden Umfeld. Eine wichtige Voraussetzung für eine hypothesengeleitete und individuell abgestimmte Arbeitsweise von Beginn an sind Vorabinformationen in Form von ärztlichen Befunden, Entwicklungsberichten, neuroradiologischen Befunden etc. Die Auswertung der Unterlagen vor dem eigentlichen Untersuchungstermin ist zwingend notwendig, um gezielte Fragen zu stellen und bestimmte Untersuchungsverfahren auszuwählen, die die uk Person und ihre Angehörigen in Bezug auf den zeitlichen Aufwand, die Mitarbeit und Konzentration gut bewältigen können. Die Anamneseerhebung hat den Vorteil, in ihrer Durchführung einfach und ökonomisch zu sein, da in relativ kurzer Zeit von ca. 30–60 Minuten je nach Komplexität viele Informationen über die Vorgeschichte der uk Person und ihre Beziehung zu anderen Menschen gesammelt werden können. Es ist von Vorteil, wenn neben der Familie auch weitere Bezugspersonen des sozial-betreuenden Umfelds in einem persönlichen Gespräch um ihre Beschreibung und Beurteilung gebeten werden, wie z. B. die verantwortliche Erzieherin im Kindergarten, die Klassenlehrerin in der Schule oder die verantwortliche Betreuerin in der Werkstatt. Diesem Prinzip folgt auch das Untersuchungsverfahren Soziale Netzwerke von Blackstone u. Berg (2006), das als spezifisches Diagnostikinstrument im weiteren Verlauf noch vorgestellt wird. Die hypothesengeleitete Denkweise beginnt bereits mit der Anamneseerhebung, weil der Einfluss der Kontextvariablen, z. B. in Bezug auf bestehende Kommunikationsbarrieren, klar wird. Im Hinblick auf die logopädische Untersuchung der uk Person können Vorentscheidungen getroffen werden, welche Verfahren überhaupt eingesetzt werden können und ob ihr Einsatz weiterführende Informationen für die Beratung und Interventionsplanung erbringt.

Einsatz von Diagnostikverfahren

Allgemeine Verfahren

Die zweiseitige Arbeitsweise mit der uk Person und ihren Bezugspersonen zu gleichen Teilen wird bei der Durchführung von Untersuchungsverfahren fortgesetzt. Die logopädische Untersuchung besteht aus einer gezielten Auswahl verschiedener Verfahren, um einerseits Informationen über die kommunikativen Bedürfnisse sowie über die Fähigkeiten und Einschränkungen der uk Person in verschiedenen sprachlichen und nichtsprachlichen Funktions- bzw. Entwicklungsbereichen zu sammeln. Auf der anderen Seite können weitere Informationen, die über die bereits beschriebene

Anamnese hinausgehen, in Bezug auf die Interaktion des sozialen Umfelds mit der uk Person sowie auf kommunikative Situationen und soziale Tagesabläufe gesammelt werden, die mithilfe der Verfahren **Soziale Netzwerke** (Blackstone u. Berg 2006) und **Tagesuhr** (Boenisch u. Sachse 2007) spezifisch erfasst werden (Darstellung im Folgenden).

Verglichen mit der Diagnostik bei z. B. Sprachentwicklungsstörungen liegen keine vergleichbaren standardisierten oder informellen Diagnostikverfahren für Kinder mit komplexen sensorischen, kognitiven, psychomotorischen und sprechmotorischen Beeinträchtigungen vor (Beukelman u. Mirenda 2005). Daher gestaltet sich die Diagnostik der individuellen Kommunikationsmöglichkeiten einer Person ohne Lautsprache aufgrund ihres Komplexitätsgrads äußerst schwierig (Boenisch 2009). Die Kommunikationsfähigkeit ist eng mit motorischen, kognitiven, sprachlichen und sensorischen Fähigkeiten verbunden und kann nicht isoliert von diesen erfasst werden. Standardisierte Testverfahren haben den Vorteil, dass sie durch die starke Strukturierung der Testsituation die Kompetenz im überprüften Bereich erfassen (Berg 2007) und somit wichtige Erkenntnisse für die linguistische Interventionsplanung (z. B. im Sprachverstehen) bereit stellen. Ein sinnvolles Vorgehen wäre der Einsatz standardisierter und informeller Verfahren, die aber für die betroffene Person modifiziert worden sind. In Tab. 4.1 werden standardisierte und informelle logopädische Prüfverfahren aufgeführt, die in der Diagnostik bei einer nicht oder kaum sprechende Person als Teil einer Entwicklungsdiagnostik eingesetzt werden können (die UK-spezifischen Verfahren sind durch kursive Schrift gekennzeichnet). Die Verfahren beziehen sich daher auf die rezeptive Modalität, die pragmatisch-kommunikative Kompetenz und nichtsprachliche Bereiche, die für eine UK-Versorgung relevant sind, sowie auf das soziale Umfeld. Die UK-spezifischen Verfahren werden im weiteren Verlauf des Kapitels genauer beschrieben.

Die Gestaltung der Diagnostik sollte in Einklang mit der Philosophie der UK (Kap. 1.) stehen und deshalb vom Erstkontakt an auf die Fähigkeiten und Stärken der uk Person und ihrer Familie ausgerichtet sein. Deshalb sind differenzierte **Beobachtungsverfahren in einem naturalistischen Kontext** am besten für eine UK-Diagnostik geeignet (Boenisch u. Sachse 2007). Dies gilt besonders für die Untersuchung der pragmatisch-kommunikativen Fähigkeiten, die im Mittelpunkt der UK-Diagnostik stehen. Ein psychometrischer Test der Pragmatik ist ein Widerspruch an sich (Paul 2007): Die starke Strukturierung, die eine Testsituation ausmacht, steht im Widerspruch zu einer realen Kommunikationssituation. Aber auch die bisher veröffentlichten deutschsprachigen Beobachtungsverfahren haben Nachteile: In ihrer Zusammenstellung scheinen sie willkürlich zu sein (Boenisch 2009). Eine Systematik nach vorgegebenen Fragestellungen oder Zielsetzungen für die Intervention ist nicht vorhanden, ebenso fehlt eine wissenschaftliche Fundierung. Der Grund hierfür ist, dass es noch keine einheitliche Theorie zur Entwicklung pragmatisch-kommunikativer Fähigkeiten und damit keine modellgeleitete Unterscheidungsfähigkeit gibt (Spreen-Rauscher 2007). Boenisch (2009) spricht von einem Dilemma der Diagnostik, weil „gerade in der Unterstützten Kommunikation der diagnostische Prozess unmittelbar an die kommunikative Förderung gebunden ist". Die Beobachtung der uk Person in verschiedenen alltäglichen Kommunikationssituationen und die Schulung des diagnostischen Auges auf feinste kommunikative Signale in Form von Initiativen und Reaktionen sind Schlüsselkompetenzen der Logopädin. Fröhlich u. Haupt (1987) beschreiben diese Haltung der Therapeutin/Pädagogin als ein sensitives Sicheinstellen, das auf der Grundlage körpernaher Begegnungen einen tiefen emotional-kommunikativen Kontaktaufbau ermöglicht (Braun u. Kristen 2003).

Videografierte Interaktionsanalyse

Die videografierte Interaktionsanalyse ist Teil der direkten Arbeit mit der sozialen Umgebung und hat zum Ziel, bereits kommunikationsreiche und kommunikationsfördernde Situationen und Verhaltensweisen aller beteiligten Personen sowie auch bestehende Beschränkungen und Barrieren, die die uk Person an der aktiven Teilnahme an der Alltagskommunikation hindern, zu identifizieren (Beukelman u. Mirenda 2005). Die höchste Aussagequalität erreicht man durch 3 **Videoaufnahmen**, die repräsentativ die verschiedenen situativen Kontexte und die wichtigsten Kommunikationspartner der uk Person zeigen. In der ersten Videosequenz wird eine Interaktion mit einer oder mehreren Bezugspersonen aus der Familie aufgezeichnet, die für alle Beteiligten eine vertraute und häufige Situation ist (z. B. während einer Mahlzeit). Als zweite Videosequenz wird

Tab. 4.1 Diagnostikverfahren einer logopädischen Entwicklungsdiagnostik in UK.

Modalität/Bereich	Verfahren	Inhalt
Pragmatik-Kommunikation	Das Pragmatische Profil (Dohmen et al. 2009)	qualitativ-beschreibende Analyse pragmatischer Fähigkeiten
	Triple C: Checklist of communication competence (Kristen 2007)	Erfassen der kommunikativen Kompetenz von der präintentionalen bis zur beginnenden ziel- und partnergerichteten Kommunikation
	PVCS-Kurzform (Sarimski u. Steinhausen 2007)	Beurteilung vorsprachlicher Kommunikation nicht oder kaum sprechender Kinder
	CSBS-DP (Schelten-Cornish 2006)	Beurteilung früher sprachlicher und sozialer Fähigkeiten (Gefühlsausdruck, Blickkontakt, Kommunikation und Gesten)
	Skalen zur Beurteilung der sozial-kommunikativen Entwicklung (Sarimski u. Möller 1991)	Beurteilung früher pragmatischer Kompetenzen (Verhaltenslenkung und Initiierung einer gemeinsamen Aufmerksamkeitsausrichtung)
Sprachverstehen	PDSS (Kauschke u. Siegmüller 2010)	Band Lexikon/Semantik: Wortverständnis (Nomen, Verben, Adjektive, Farbadjektive u. Präpositionen)
	TROG-D (Fox 2009)	Überprüfung des Grammatikverständnisses
	SETK 3–5 (Grimm 2001)	Verstehen von Sätzen
	SETK 2 (Grimm 2000)	Verstehen von Wörtern und Sätzen
	MSVK (Elben u. Lohaus 2000)	Verstehen von Wörtern und Sätzen
	Reynell Sprachentwicklungsskalen (Sarimski 1985)	Beurteilung des Sprachverständnisses: Skala B für körperbehinderte Kinder; minimale motorische Reaktion (z. B. Augenbewegungen)
Kognitive Entwicklung	Test of Aided-Communication Symbol Performance TASP (Bruno 2003)	Abklärung des Symbol- und Sprachverständnisses für den Aufbau von bildsymbolgestützten Kommunikationsoberflächen mit PCS-Symbolen
	Diagnostik von Kognition und Kommunikation (Kane 2003)	Beobachtung früher kognitiver Kompetenzen nach dem Modell der sensomotorischen Intelligenz von Piaget und der vorsprachlichen Kommunikation
	Entwicklungsprofil (Zollinger 1995)	Überprüfung praktisch-gnostischer, symbolischer und sozial-kommunikativer Kompetenzen
	Ordinalskalen zur sensomotorischen Entwicklung (Sarimski 1987)	Untersuchung der sensomotorischen Intelligenz nach dem Modell von Piaget
Kommunikation im sozialen Umfeld	Soziale Netzwerke (Blackstone u. Hunt 2006)	Analyse der kommunikativen Gesamtsituation einer uk Person
	COCP-Programm (Heim u. Jonker 1996)	videografierte Interaktionsanalyse und Arbeit im Kernteam

eine typische Alltagssituation (Kindergarten, Schule, Wohngruppe, Arbeitskollegen) aus dem sozial-betreuenden bzw. schulischen oder beruflichen Umfeld (während einer Mahlzeit, im Stuhlkreis, in der Schulpause etc.) gewählt. Die dritte Videoaufnahme besteht aus einer Beobachtung der Kommunikationssituation mit der noch unbekannten Person, z.B. der Logopädin in der Erstuntersuchung. Beobachtet und beurteilt werden verschiedene Situationen (z.B. Begrüßung, Gespräch, bewusst eingebautes Missverständnis, kontextgebundenes und freies Sprachverstehen, Spiel, Erprobungssituationen mit UK; Boenisch u. Sachse 2007).

Die Dauer pro Aufnahme sollte ca. 15–20 Minuten betragen. Beobachtet und beurteilt werden das Verhalten der Bezugsperson und der uk Person sowie der situative Kontext mit seinen Rahmenbedingungen. Ist die uk Person in einer Ausgangsposition, in der sie im Rahmen ihrer Möglichkeiten an den Aktivitäten dieser Situation teilnehmen kann? Der Umfang möglicher Beschränkungen ist in allen Bereichen groß und im Hinblick auf die uk Person und ihre Bezugspersonen individuell verschieden. Die Reduzierung bzw. im bestmöglichen Fall die Aufhebung bestehender Beschränkungen während der Kommunikation ist ein relevanter und früher Bestandteil der Intervention, weil sie der uk Person und ihren Bezugspersonen überhaupt erst die Voraussetzung gibt, kommunikationsförderndes Verhalten zu zeigen und weiter zu entwickeln.

UK-spezifische Verfahren

Im Folgenden werden verschiedene UK-spezifische Verfahren vorgestellt. Sie gehen alle von strukturierten Beobachtungssituationen aus und beziehen das soziale Umfeld mit ein.

Soziale Netzwerke

Aus dem Amerikanischen übersetzt wurden die Sozialen Netzwerke von Wachsmuth (Blackstone u. Berg 2006). Soziale Netzwerke basieren auf dem Partizipationsmodell und der ICF-Klassifikation (Francois 2007, Wachsmuth 2006). Sie haben das Ziel, die kommunikative Gesamtsituation der uk Person mit ihren verschiedenen Bezugspersonen in all ihren vorhandenen Möglichkeiten und Defiziten zu erfassen und die Intervention auf den Kommunikationsprozess ausgerichtet zu planen.

Tab. 4.2 Die fünf „Circles of Friends".

Circles of Friends	Kommunikationspartner
Kreis 1	Personen, mit denen man lebenslang kommuniziert, wie z.B. Familienangehörige oder andere, bei denen die Person lebt
Kreis 2	enge Freunde und Verwandte
Kreis 3	die Bekannten
Kreis 4	die bezahlten Helfer
Kreis 5	fremde Personen

Die Informationen werden unter Einbeziehung des Wissens der Bezugspersonen und insbesondere unter Einbeziehung der uk Person selbst erhoben. In einem 17-seitigen Interview wird die momentane Kommunikation der betroffenen Person aus der Sicht zweier Bezugspersonen und, wenn möglich, aus der Sicht der uk Person selbst erfasst. Die Ergebnisse werden anschließend auf 4 Bögen in Diagrammen anschaulich zusammengefasst und sind eine wichtige Diskussionsgrundlage für das Kernteam. Denn die Interventionsplanung hat das Ziel, eine möglichst optimale Inklusion für die uk Person im Alltag zu erreichen. Die hohe Bedeutung der Kommunikationspartner wird in den 5 „Circles of Friends" (Tab. 4.2) ausgedrückt, die in Abb. 4.1 dargestellt sind.

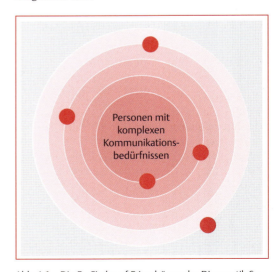

Abb. 4.1 Die 5 „Circles of Friends" aus der Diagnostik Soziale Netzwerke (Blackstone u. Berg 2006).

Die Sozialen Netzwerke ermitteln die individuellen Kreise der uk Person, um folgende Fragestellungen für die Interventionsplanung zu beantworten:
- Wer sind die wichtigsten, geschicktesten und beliebtesten Kommunikationspartner?
- In welchen Kreisen fehlen Kommunikationspartner?
- Was gibt es für aktuelle und gewünschte Gesprächsthemen?
- Gibt es Kommunikationspartner, die bereit sind, durch ein Training einen hilfreicheren Umgang mit UK zu lernen bzw. so ein Training anderen zu lehren?

Gerade bei der 2. Frage zeigt sich häufig das Phänomen, dass uk Menschen jeglichen Alters viele Partner im 4. Kreis der bezahlten Helfer (Lehrer, Therapeuten, Betreuer) haben, aber wenige Partner im 2. und 3. Kreis der Freunde und Bekannte. Geht man davon aus, dass Kommunikation sehr häufig ein Ausdruck von sowie ein Wunsch nach sozialer Nähe ist (Wachsmuth 2006), stellen die fehlenden Freunde und Bekannte eine große Einschränkung auf der Ebene der Aktivitäten dar, denn damit gibt es keinen sinnvollen Anlass zur Kommunikation und Partizipation. Weiterhin untersucht das Verfahren die Effektivität der Kommunikationsformen in den einzelnen Kreisen, sodass dieses Verfahren auch zur Evaluation des Kommunikationssystems geeignet ist. Die Sozialen Netzwerke untersuchen Aspekte, die die Gesamtsituation der uk Person im Blickfeld haben und häufig ausschlaggebend sind für den Erfolg oder Misserfolg einer Intervention.

Kommunikation einschätzen und unterstützen

Dieses Material besteht aus einem **Poster** mit Begleitheft und dient der Befunderstellung, Beratung und Interventionsplanung für uk Personen mit kongenitaler Kondition, die noch nicht pragmatisch-kommunikativ eine intentionale Kommunikationsfähigkeit bzw. semantik-lexikalisch die frühen Phasen des Worterlernens erworben haben (Leber 2009). Es verknüpft modellgeleitet die vorsprachliche pragmatische-kommunikative Entwicklung in ihrem Übergang zur sprachlichen Entwicklung mit dem Erwerb eines initialen Lexikons. Dieser Kommunikations- und frühe Spracherwerb wird grafisch auf der horizontalen Ebene des Posters vorgestellt. Auf der vertikalen Ebene des Posters sind die 3 Zielsetzungen des Verfahrens aufgeführt:
- Einschätzen,
- förderdiagnostische Fragen,
- Unterstützen.

Leber folgt mit diesem Aufbau dem prozessorientierten Charakter im Bezugsrahmen der UK, dass Diagnostik und Beratung (Rubriken: Einschätzen und förderdiagnostische Fragen) nicht von der Intervention (Rubrik: Unterstützen) zu trennen sind. Das Poster ist Grundlage für theorie- und modellgeleitete Besprechungen zur Interventionsplanung im Kernteam (S. 115 u. Kap. 5). Die Entwicklungsschritte der Kommunikations- und Sprachentwicklung können in Form des horizontalen Stufenmodells von allen Mitgliedern des Kernteams nachvollzogen werden. Leber (2009) beschreibt diesen Beurteilungsprozess folgendermaßen: „Um die Fähigkeiten einer Person einschätzen zu können, muss die beobachtende Person zunächst einmal wissen, worauf sie achten muss und vor allem auch, wofür diese Beobachtung nützlich sein soll. Auf dem Poster sollen Zusammenhänge dargestellt werden, die für die Unterstützung der Kommunikation hilfreich sind". Die Einschätzung ist der Startpunkt für die Intervention. Es werden Therapiemöglichkeiten in Form von verschiedenen Kommunikationsformen, Didaktiken (z. B. Vokabelauswahl) und Methoden in der Rubrik Unterstützen vorgestellt, die zu der jeweiligen Entwicklungsstufe der uk Person zu Beginn der Intervention passen. Das Kernteam wählt auf der Grundlage des momentanen Entwicklungsstands therapeutische Angebote aus, mit dem Ziel, dass die uk Person die nächste Entwicklungsstufe erreicht. Weiterhin werden mögliche Alternativen zu den bisherigen Kommunikationsformen vorgestellt. Der Bogen begleitet die Arbeit im Kernteam als modellorientierte Grundlage und als Ideenquelle für die Intervention.

Diagnostiktest TASP – zur Abklärung des Symbol- und Sprachverständnisses in der UK

Hierbei handelt es sich um die deutsche Version (Hansen 2009) des amerikanischen TASP-Test of Aided-Communication Symbol Performance der Sprachtherapeutin Joan Bruno (2009). An der Modifikation für die deutschsprachige Version waren unter Federführung der Diplompädagogin

Franca Hansen Fachdisziplinen aus unterschiedlichen Bereichen der UK beteiligt (Hansen 2008, Hansen 2009). Der TASP liefert Hinweise für den Aufbau von Kommunikationsoberflächen und erleichtert das Definieren von UK-Therapiezielen. Die Bildsymbole stammen aus der PCS-Symbolsammlung (Mayer-Johnson LLC 1981–2009). Der Testaufbau orientiert sich an der unauffälligen kindlichen Sprachentwicklung.

Zielgruppe sind Menschen aller Altersstufen, für die eine komplexe Kommunikationshilfe angepasst werden soll. Voraussetzung zur Durchführung sind eine ausreichende Konzentrationsfähigkeit für die Dauer von 10–20 Minuten, ein ausreichendes Symbolverständnis für Strichzeichnungen sowie die Fähigkeit, aus einer Menge von 4 Bildsymbolen eines auswählen zu können.

Der TASP besteht aus 4 Untertests, welche unabhängig voneinander durchgeführt werden können. Die gesamte Bearbeitungszeit beträgt ca. 45–90 Minuten. Die Untertests liefern Aussagen zur kommunikativen Kompetenz bezogen auf folgende Punkte:

- **Symbolgröße und Anzahl der Felder:** Überprüft werden Symbolseiten mit einer Größe von 2×2 bis 8×16 Feldern. Der Proband wird gebeten, vorgegebene Zielwörter (Substantive) auf der Oberfläche anzuweisen. Zusätzlich wird überprüft, inwieweit er Bildsymbole aus der Erinnerung wiederfinden kann, ohne die Seite abscannen zu müssen. Dies soll Hinweise dafür liefern, ob eine Kommunikationshilfe mit mehreren Ebenen (dynamisch oder ein mehrlagiges Kommunikationsbuch) für den Probanden geeignet ist.
- **Wortarten:** Der Proband soll Bildsymbole auf einer 2×4-Feldertafel anweisen, die Wörter unterschiedlicher grammatikalischer Kategorien (z. B. Verben, Adjektive, Präpositionen) darstellen. Dieser Untertest überprüft, welche Wortarten erschlossen werden können oder ob bestimmte Bildsymbole trainiert werden sollten. Eine ausführliche Überprüfung des Grammatikverständnisses erfolgt nicht.
- **Kategorienverständnis:** Hier werden die semantischen Kategorisierungsleistungen für Oberbegriffe (z. B. Kleidung) sowie die Einteilung nach grammatikalischen Kriterien (z. B. Verben) überprüft.
- **Syntaxverständnis und Anwendung von Satzbau:** Untersucht werden das Sprachverständnis sowie die Fähigkeit, Situationen und Satzteile durch Aneinanderreihen von mehreren Bildsymbolen wiederzugeben. Die Komplexität des Untersuchungsmaterials steigt, z. B. von einfachen Zweiwortsätzen bis zu Nebensatzkonstruktionen und Fragen (Bsp. Testleiter: „Was macht das Baby, wenn es müde ist?" Zielreaktion Bildsymbole „Baby" und „schlafen").

Scenario-Test

Erstmals steht ein normiertes und standardisiertes Verfahren zur Analyse des multimodalen Kommunikationsverhaltens von Menschen mit Aphasie, welches dem WHO-Kriterium einer partizipationsnahen Untersuchung entspricht, zur Verfügung (van der Meulen et al. 2008, van der Meulen et al. 2010). Der Scenario-Test ist eine Weiterentwicklung des Rijndam-Scenario-Tests (RIJST, van de Sandt-Koenderman et al. 2007). Bisher ist nur eine niederländische Version erhältlich, die Anpassung für den im deutschsprachigen Raum wird jedoch zeitnah angestrebt.

Der Scenario-Test misst multimodale Kommunikationsfähigkeiten wie z. B. Spontansprache, Schriftsprache, Zeichnen, Gesten sowie Hilfsmittel in Form von Kommunikationsbuch oder elektronischen Hilfen gleichermaßen. Zudem wird die Abhängigkeit vom Gesprächspartner in der Kommunikation erfasst. Anhand der Ergebnisse lassen sich Schwerpunkte für eine multimodale Herangehensweise in der logopädischen Therapie ableiten. Außerdem wird eine objektive Verlaufsdiagnostik möglich.

Zielgruppe sind Menschen mit einer mittelschweren bis schweren Aphasie. Bei leichteren Aphasien kann der Scenario-Test eingesetzt werden, um zu ermitteln, ob zusätzlich zur Spontansprache verbal-alternative Methoden der Informationsvermittlung gebraucht werden. Bei Wernicke-Aphasien mit pathologischem Sprechzwang und stark eingeschränkter Störungseinsicht ist dieses Verfahren häufig nicht durchführbar.

Der Scenario-Test umfasst 2 Übungsitems und 6 Hauptszenarios, welche jeweils aus 3 Teilsituationen bestehen. Diese sind inhaltlich aufeinander aufgebaut. Die Inhalte der Szenarios orientieren sich an Alltagssituationen wie z. B. Arztbesuch oder Einkaufen. Die Anweisung durch den Testleiter erfolgt mündlich. Zur Verdeutlichung werden dem Patienten außerdem Schwarz-Weiß-Darstellungen gezeigt. Der Testleiter übernimmt die Rolle des Gesprächspartners. Während der Untersuchung stehen dem Patienten zur Vermittlung der

Inhalte Papier und Bleistift sowie individuelle Kommunikationshilfen (z. B. Kommunikationsbuch oder elektronische Hilfen) zur Verfügung. Gezählt werden vermittelte Propositionen und inwieweit Hilfen durch den Testleiter notwendig sind. Diese Hilfen erfolgen in einer festgelegten Hierarchie und bestehen z. B. aus der Aufforderungen zur Nutzung einer anderen Modalität. Bei der Entwicklung des Scenario-Tests wurde berücksichtigt, dass Menschen mit Aphasie häufig nicht in der Lage sind, Gespräche zu initiieren oder zwischen einzelnen Modalitäten zu wechseln. Die gewählte Modalität hat keinen Einfluss auf die Höhe der errechneten Leistungspunkte. Die Durchführung und Auswertung per Videoanalyse hat einen zeitlichen Umfang von ca. 30–40 Minuten. Zur Interpretation der Ergebnisse stehen normierte Werte zur Verfügung. Diese ermöglichen eine auf wissenschaftlichen Kriterien beruhende, präzise Eingangs- und Verlaufsdiagnostik (Greener et al. 2002).

Tagesuhr

Die Tagesuhr dient der Visualisierung und Strukturierung der kommunikativen Anlässe im Tagesverlauf einer uk Person (Boenisch u. Sachse 2007, Tetzner u. Martinsen 2000). Sie gibt einen Überblick über verschiedene Themen, Kommunikationspartner und Kommunikationsorte. Bezugspersonen aus den verschiedenen sozialen Kontexten, d. h. Angehörige und Mitarbeiter, dokumentieren zu Hause bzw. in der Einrichtung die Situationen im Tagesablauf und die kommunikativen Handlungen. Die Aufzeichnungen ermöglichen konkrete Daten über die Bedürfnisse, Interessen und Fähigkeiten der uk Person. Mithilfe der Tagesuhr können folgende Informationen gesammelt werden (Boenisch u. Sachse 2007):
- Zu wem hat die uk Person Kontakt?
- Wie komplex sind ihre Äußerungen? (→ Beispiele notieren)
- In welchen Situationen treten Probleme und Barrieren auf? (→ Beispiele notieren)
- Initiiert die uk Person Gespräche?
- Welche Themen und Personen sind für die uk Person besonders interessant und wichtig?

Nicht erfragt wird die Komplexität der Gespräche. Daher sollten ergänzend Gesprächsdokumentationen i. S. von Spontansprachproben erstellt werden. Im Anhang II befindet sich die Vorlage einer Tagesuhr.

Skalen zur Beurteilung der sozial-kommunikativen Entwicklung

Es handelt sich dabei um ein Verfahren, das die Fähigkeiten der Verhaltenslenkung und der Initiierung einer gemeinsamen Aufmerksamkeitsausrichtung erfasst (Sarimski u. Möller 1991, Seibert u. Hogan 1982). Die Skalen beurteilen den Entwicklungsverlauf vom Neugeborenen, das von sich aus noch keinen Kontakt zur sozialen Umwelt während seines Spiels aufnimmt bis zum Entwicklungsstand eines 2-jährigen Kindes, das den Symbolcharakter von Sprache (Piaget 1969) erfasst hat und Zweiwortäußerungen gebraucht. Der theoretische Hintergrund geht von der Annahme aus, dass sozial-kommunikative Fähigkeiten zu Beginn der Entwicklung eine Integrationsleistung verschiedener kognitiver, sozialer und emotionaler Entwicklungsbereiche sind. Im Verlauf des 1. Lebensjahrs entwickelt das Kind durch die Interaktion mit seinen Bezugspersonen zunächst nichtsprachliche pragmatisch-kommunikative Kompetenzen, die sich durch den Erwerb der Intentionalität und durch den Sprechbeginn in sprachlich-pragmatische Fähigkeiten im engeren Sinne umwandeln (Möller u. Ritterfeld 2010). Die vorsprachliche Fähigkeit der **Verhaltenslenkung** differenziert sich zur kommunikativen Funktion des Äußerns eines Wunsches aus, während sich die vorsprachliche Initiierung einer **gemeinsamen Aufmerksamkeitsausrichtung** zur kommunikativen Funktion des Benennens, Beschreibens und Antwortens entwickelt.

Die Skalen zur Beurteilung der sozial-kommunikativen Entwicklung sind für die logopädische Praxis ein modell- und entwicklungsorientiertes, leicht durchzuführendes und zeitökonomisches Verfahren. Untersucht werden Kinder, die sich auf einer frühen Stufe der Sprach- und Kommunikationsentwicklung befinden. Zudem liegt ein weiterer Vorteil der Anwendung der sozial-kommunikativen Skalen in ihrer empirisch belegten Vergleichbarkeit mit den Skalen der sensomotorischen Entwicklung (Sarimski 1987, Uzgiris u. Hunt 1975). Es wird davon ausgegangen, dass sich die vorsprachlichen und frühen sprachlichen Fähigkeiten parallel zur sensomotorischen Intelligenz entwickeln. Die Skalen wurden ursprünglich von Seibert und Hogan (1982) als **Early Social-Communication Scales** (ESCS) entwickelt und an Stichproben normal entwickelter und mental retardierter Kinder erprobt (Mundy et al. 2003).

Sarimski u. Möller haben 1991 eine Zusammenstellung der ESCS für den deutschsprachigen Raum veröffentlicht, die sich an das umfangreichere Manual der ESCS anlehnt. Sie führten eine Untersuchung mit einer Stichprobe an 21 geistig behinderten Kindern im Alter zwischen 2;7 und 9;4 Jahren durch. Diese Studie belegt die Validität der Skalen, dass sie eine qualitative Zuordnung kindlicher Verhaltensweisen zu einer Stufe des Entwicklungsmodells erlauben.

Das Diagnostikmodell zeigt auf der horizontalen Ebene die beiden kommunikativen Funktionen der Aufmerksamkeitsausrichtung und der Verhaltenslenkung. Bei der Aufmerksamkeitsausrichtung versucht das Kind, die Aufmerksamkeit des Erwachsenen auf ein gemeinsames Thema zu richten. Dies kann ein bestimmtes Objekt, eine Person oder ein Ereignis sein. Im späteren Spracherwerb zeigt sich diese Funktion in der Form des Benennens, Beschreibens oder Antwortens. Unter Verhaltenslenkung versteht man Verhaltensweisen, mit denen das Kind versucht, das Verhalten der Bezugsperson zu steuern, um ein bestimmtes Ziel zu erreichen. Hier liegt der Ursprung für die später auf sprachlicher Ebene sich entwickelnde pragmatische Fähigkeit, einen Wunsch zu äußern.

Auf der vertikalen Ebene ist die entwicklungspsychologisch angenommene Abfolge von 5 Stufen einer zunehmenden Komplexität der kindlichen Kommunikation abgebildet. Auf der Stufe 0 erfolgt keine Kontaktaufnahme mit dem Erwachsenen während der Beschäftigung mit einem Objekt. Das Kind fokussiert seine Aufmerksamkeit auf das Objekt. Auf Stufe 1 kommt es zu kontingenten einfachen Interaktionen. Das Kind benutzt undifferenzierte Interaktionsmuster i.S. von unspezifischen Handlungen, indem es z.B. Blickkontakt zum Erwachsenen aufnimmt oder auf den Tisch klopft, wenn ein gewünschtes Ereignis aufhört. Die soziale Umwelt beantwortet die kindlichen Initiativen. Das Kind lernt, dass seine Initiativen kontingent und vorhersagbar beantwortet werden. Seine Interaktionsmuster differenzieren sich zur nächst höheren Entwicklungsstufe aus. Auf der Stufe 2a treten differenzierte Interaktionsmuster auf, die bereits konventionalisierter sind. Die kindliche Entwicklung hat damit ca. um den 9. Lebensmonat den relevanten Wendepunkt zum Erwerb des Intentionalitätskonzepts erreicht (Doil 2002). Auf der Grundlage der geteilten Aufmerksamkeit beteiligt sich das Kind aktiv steuernd an der Kommunikation und äußert Wünsche und Bedürfnisse in Form von nonverbalen Ausdrucksmitteln. So zeigt das Kind spontan auf ein gewünschtes Objekt oder schaut abwechselnd zwischen Erwachsenem und Objekt hin und her. Auf der Stufe 2b ist das Kind in der Lage, diese differenzierten Interaktionsmuster zu koordinieren. Es zeigt auf ein Objekt, schaut die Bezugsperson an und lautiert dabei. Die Auswahl und Kombination dieser kommunikativen Verhaltensweisen erscheinen bereits konventionalisiert und werden auch von Erwachsenen verstanden, die das Kind nicht kennen. Auf Stufe 3 im Alter von ca. 12 Monaten hat sich die Umwandlung von der nichtsprachlichen, intentionalen Kommunikation in die sprachliche Kommunikation vollzogen. Die Kommunikation ist von nun an gebunden an formal-linguistische Fähigkeiten. Es treten antizipatorisch-repräsentationale Interaktionen in den Vordergrund. Das Kind gebraucht bereits einzelne Wörter, um die Aufmerksamkeit der Bezugsperson zu lenken. Diese Wörter sind kontextabhängig und treten nur beim Anblick des gewünschten Objekts auf. Die höchste Stufe 4 des Modells beinhaltet die Interaktionen symbolisch-repräsentationaler Natur. Die Sprachentwicklung des Kindes befindet sich in einer Phase der enormen Wortschatzerweiterung und der Entwicklung grammatischer Strukturen (Zweiwortäußerungen). Seine Wunschäußerungen und Antworten sind verbal und kontextunabhängig. Es hat den Symbolcharakter der Sprache erfasst und kann auf abwesende Dinge und zeitlich frühere oder zukünftige Ereignisse Bezug nehmen. Im Anhang III (S. 171) befindet sich der **Diagnostikbogen der sozial-kommunikativen Skalen**. Der Diagnostikbogen ermöglicht eine Zuordnung der kommunikativen Verhaltensweisen des Kindes zum strukturellen Entwicklungsmodell. Dieses Untersuchungsverfahren misst auf ordinalem Niveau, denn den Skalen liegt das Entwicklungsmodell Piagets zugrunde. Dieses Modell geht davon aus, dass sich die einzelnen Entwicklungsstufen der kommunikativen Kompetenzen nach dem erreichten Entwicklungsniveau der ihnen zugrunde liegenden Strukturen unterscheiden (Seibert u. Hogan 1982, Seibert et al. 1984). Somit kann der Entwicklungsstand des Kindes als Ausprägungsgrad einer bestimmten Fähigkeit bestimmt werden, indem das beobachtbare Verhalten des Kindes einer Stufe auf der Skala zugewiesen wird. Zeigt das Kind z.B. koordinierte intentionale Verhaltensweisen, entspricht dies der Stufe 2b auf der Skala.

Die Untersuchungsmethode geht von einer **halbstrukturierten Beobachtungssituation** aus, in der die Logopädin versucht, kommunikative Verhaltensweisen des Kindes zu evozieren. Es handelt sich um **Verhaltensproben**, in denen das Kind interessante Objekte zwar sehen, aber nicht erreichen kann. Im Folgenden werden die Verhaltensproben aufgeführt:

a. Ein Aufziehfrosch wird aufgezogen und läuft im Blickfeld des Kindes ab. Der Frosch wird dem Kind angeboten.
b. Eine Formbox wird in Reichweite des Kindes aufgestellt. Den ersten Bauklotz wirft die Untersucherin in die Box. Sie gibt dem Kind zu verstehen, dass es die nun folgenden Bauklötze in die Formbox werfen solle. Nachdem 4 Bauklötze dargeboten sind, erscheint eine Spielzeugkuh.
c. Die Untersucherin erzeugt Seifenblasen. Dann wird die Seifenblasendose fest verschlossen und dem Kind präsentiert.
d. Ein Luftballon wird aufgeblasen, die Luft wieder herausgelassen, und der Ballon wird dem Kind überreicht.
e. Nachdem die Untersucherin einen Ball dreimal zwischen dem Kind und sich selbst hin- und hergerollt hat, wird beim vierten Mal anstatt des Balls eine Puppe angeboten.
f. Die Untersucherin kündigt dem Kind an, es könne jetzt malen und gibt ihm Papier. Ein Buntstift wird, dem Kind sichtbar, außer Reichweite platziert.
g. Bei einem Holzpuzzle mit großen Teilen wird ein Teil durch ein falsches ersetzt. Die Untersucherin versucht, das Kind spielerisch in das Zusammensetzen des Puzzles zu verwickeln.
h. Zwischendurch klopft die Untersucherin insgesamt dreimal an die Tischkante, woraufhin ein Stoffbär erscheint und das Kind begrüßt. Beim vierten Mal ertönt das Klopfgeräusch abermals, aber der Stoffbär erscheint nicht.
i. Ein Stück Schokolade wird vor den Augen des Kindes in ein Schraubglas gelegt und der Deckel fest verschlossen. Das Glas wird dem Kind gereicht.

Jede Verhaltensprobe darf maximal zweimal wiederholt werden. Wenn das Kind auch dann keine kommunikative Reaktion zeigt, sollte die Logopädin eine andere Probe durchführen. In der Praxis hat sich bewährt, einzelne Verhaltensproben über die Untersuchung verteilt durchzuführen. Sie können auch gut in andere Diagnostikverfahren integriert werden, z. B. in das Entwicklungsprofil nach Zollinger (1995). Außerdem sollte die Logopädin eine gezielte Auswahl der einzusetzenden Proben treffen. Denn die Verhaltensproben zeigen 2 unterschiedliche Muster, die eine Reaktion beim Kind auslösen sollen und eine kognitiv unterschiedlich hohe Anforderung an das Kind stellen. Die leichteren Verhaltensproben (a., c., d., f., i.) sind diejenigen, bei denen das Kind ein begehrtes Objekt zwar sieht, es aber aus eigener Initiative nicht erreichen kann und die erwachsene Bezugsperson um Hilfe bitten muss. Z.B. kann das Kind das Glas mit dem Schraubverschluss und dem Inhalt der Schokolade nicht selbständig öffnen und muss die Logopädin um Hilfe bitten. Das zweite Muster (b., e., g., h.) geht von einem Missverständnis aus, indem für das Kind ein plötzliches und unerwartetes Ereignis eintritt. Z.B. reicht die Untersucherin dem Kind beim Spiel mit der Formbox anstelle des Holzklötzchens einen unpassenden Gegenstand wie eine Spielzeugkuh. Wie reagiert das Kind kommunikativ, um die Logopädin auf das Missverständnis aufmerksam zu machen und ihre Handlung zu korrigieren?

Bei beiden Mustern muss das Kind zunächst kommunikativ initiativ werden, indem es die Aufmerksamkeit der Untersucherin auf sich lenkt (Initiierung gemeinsamer Aufmerksamkeitsausrichtung). Das Beobachtungsziel ist im ersten Schritt herauszufinden, ob und mit welchen Verhaltensweisen das Kind die Aufmerksamkeit der Logopädin auf sich lenkt. Im zweiten Schritt wird beobachtet, auf welche Weise das Kind der Logopädin seinen Wunsch vermittelt bzw. das Missverständnis aufklärt (Initiative zur Verhaltenslenkung). Alle kommunikativen Reaktionen des Kindes werden dann im dritten Schritt einer Stufe des Entwicklungsmodells zugeordnet, sodass der Befund im sozial-kommunikativen Bereich erstellt werden kann.

Ist bei den Verhaltensproben keine angemessene Probe dabei, die eine kommunikative Reaktion des Kindes auslöst oder auslösen würde, kann die Logopädin die Proben für das Kind modifizieren, indem sie individuell auf das Kind und seine Interessen abgestimmte Verhaltensproben nach den beiden oben genannten Mustern konzipiert.

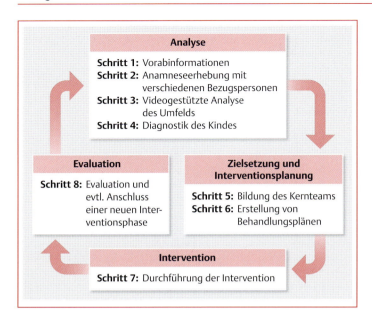

Abb. 4.2 Inhalte und zyklische Form des COCP-Programms.

Diagnostik im Rahmen des COCP-Kommunikationsförderprogramms für Kinder

Abb. 4.2 zeigt das COCP-Kommunikationsförderprogramm im Überblick und verdeutlicht den zyklischen Charakter des Programms, denn am Ende einer Interventionsphase kann sich eine neue Intervention direkt anschließen (Heim et al. 2005).

Schritt 1: Vorabinformationen

Die Logopädin wertet vorab Informationen in Form von ärztlichen Befunden, Entwicklungsberichten, Therapie- und Kindergartenberichten, neuroradiologischen Befunden etc. aus.

Schritt 2: Anamneseerhebung

Auf dieser Basis führt sie Anamnesegespräche mit den Eltern und weiteren Bezugspersonen aus dem sozial-betreuenden Umfeld. Als didaktische Grundlage empfiehlt sich der **UK-spezifische Anamnese- und Befundbogen**, der im Anhang VI (S. 174) abgedruckt ist. Denn seine Fragestellungen beziehen sich sowohl auf das Kind selbst als auch auf sein soziales Umfeld: Neben Fragen zur Sprach- und Kommunikationsentwicklung des Kindes wird nach der Kommunikationsumgebung, wichtigen Partnern und Themen sowie nach Barrieren, die eine Kommunikation verhindern, gefragt. Die Befragten nehmen Stellung, wie sie das sprachliche und sozial-kommunikative Verhalten des Kindes erleben und welche Probleme sie wahrnehmen.

Schritt 3: Videogestützte Analyse des Umfelds

Das Umfeld des Kindes wird mithilfe von Videoaufnahmen analysiert. Dazu werden sowohl Videoaufnahmen im häuslichen Umfeld des Kindes sowie in der sozial-betreuenden Einrichtung erstellt. Die Aufnahme soll eine Kommunikationssituation zwischen dem Kind und der Bezugsperson aus dem jeweiligen Kontext zeigen. Die Länge der Aufnahme beträgt ca. 10–20 Minuten. Die Bezugsperson erhält die Anweisung, sich vorab einen sinnvollen Anlass zur Kommunikation mit dem Kind zu überlegen und ggf. Materialien, die sie für geeignet hält, einzusetzen. Sie soll mit dem Kind natürlich kommunizieren, wie sie es im Alltag macht. Eine weitere Methodik ist ein Besuch der Logopädin in der Familie des Kindes und eine Hospitation in der sozial-betreuenden Einrichtung. Dabei schaut sich die Logopädin die örtlichen und personalen Gegebenheiten in Beziehung zur Kommunikation an.

Schritt 4: Diagnostik des Kindes

Die logopädische Untersuchung des Kindes geht folgenden Fragestellungen (in Anlehnung an Boenisch u. Sachse 2007, Schrey-Dern 2006) nach:
- Wie weit sind die Kommunikation, das Sprachverstehen und die sprachproduktiven Leistungen auf den einzelnen linguistischen Ebenen entwickelt?
    - Kommunikation (Pragmatik-Kommunikation)
    - Aussprache (Phonetik-Phonologie)
    - Wortschatz (Semantik-Lexikon)
    - Grammatik (Morphologie-Syntax)
- Wie stellen sich die Einschränkungen und Fähigkeiten in jedem einzelnen Bereich dar?
- Erfassen begleitender nichtsprachlicher Fähigkeiten und Einschränkungen:
    - Kognition: wichtige Bereiche für UK:
        - Aufmerksamkeit, Konzentration, Mitarbeit
        - Sensomotorik, Funktionsverständnis, Symbolfunktion
        - Konzeptbildung, Kategorisierung
    - Motorik:
        - Position, Haltung
        - Feinmotorik: Gebärden
        - Ansteuerung: direkt – indirekt
    - Sensorik, Wahrnehmung:
        - Hörvermögen – Sehvermögen – Tastsinn
    - Emotionalität: Temperament des Kindes
    - Soziabilität, sozial-kommunikative Funktionen:
        - Ist das Kind bereits in der Lage, intentional zu kommunizieren?
        - Hat es die Ursache-Wirkungs-Beziehung in der Kommunikation erworben?
        - Setzt es multimodale Kommunikationsformen ein und schöpft es seine expressiven Möglichkeiten aus, um etwas mitzuteilen?
    - Weitere wichtige Bereiche:
        - auf sich aufmerksam machen
        - Initiative ergreifen
        - Auswahl treffen
        - Strategien zum Klären von Missverständnissen
- Was sind die momentanen Wünsche und Bedürfnisse des Kindes in den verschiedenen Kommunikationssituationen?

Die Logopädin erstellt den Befund mit folgenden Methoden (in Anlehnung an Boenisch u. Sachse 2007, Schrey-Dern 2006):
- Verhaltensbeobachtung in einer freien Spiel- und Kommunikationssituation: Beobachtet werden das Kommunikations- und Sprechverhalten sowie das Verhalten des Kindes auf sprachliche Aufforderungen.
- Standardisierte und informelle Prüfverfahren (s. S. 101 f u. Tab. 4.1).

Die Logopädin erstellt auf der Grundlage des Befundes einen Vorschlag für ein Kommunikationssystem des Kindes und für kommunikative Funktionen, die im Rahmen der Intervention gefördert werden. Sie bringt den Befund und den Vorschlag in das erste Treffen des Kernteams mit ein.

Schritt 5: Bildung des Kernteams und Beginn der Zusammenarbeit

Das Kernteam bildet sich nach dem Prinzip, dass die wichtigsten erwachsenen Kommunikationspartner des Kindes an den Treffen des Kernteams teilnehmen (s. S. 115). Dies bedeutet, dass mindestens ein Teilnehmer aus dem Elternhaus und ein Teilnehmer aus der betreuenden Einrichtung zusammen mit der koordinierenden Logopädin das Kernteam bilden. Mit dieser Voraussetzung wird sichergestellt, dass das gesamte soziale Umfeld des Kindes aktiv in die Therapie mit einbezogen ist (Granlund u. Olsson 1988). Die Ziele der Intervention werden in einem partnerschaftlichen, transparenten Prozess mit allen Bezugspersonen gemeinsam festgelegt (Sarimski 2009). Die Effektivität der Intervention ist von einer kontinuierlichen und zielorientierten Zusammenarbeit des Kernteams abhängig.

Die Treffen des Kernteams finden regelmäßig statt, es empfiehlt sich einmal pro Monat bzw. einmal in 2 Monaten. Die Arbeit der Logopädin besteht aus 3 Bereichen:
- Sie arbeitet mit dem Kind selbst.
- Sie leitet die Mitglieder des Kernteams zur Kommunikation mit dem Kind an.
- Sie organisiert und moderiert die regelmäßigen Treffen des Kernteams.

Das Kind steht im Mittelpunkt eines transdisziplinären Behandlungskonzepts, das von verschiedenen Bezugspersonen seines sozialen Umfelds einschließlich seiner Familie getragen wird und inhaltlich durch die gemeinsamen Zielsetzungen aufeinander abgestimmt ist. Ziel ist es, dass das Kind in seinem Alltag eine Struktur erfährt, die ihm ständig Anreize für die Weiterentwicklung seiner kognitiven, kommunikativen und sprachlichen Verarbeitungsstrukturen bietet.

Das erste Treffen des Kernteams ist der Beginn der Zusammenarbeit. Dieses erste Treffen hat folgende Inhalte:

Vorstellung des Befunds. Die Logopädin fasst die Ergebnisse der Anamnesegespräche, Untersuchungs- und Beobachtungsverfahren zusammen und gibt eine Entwicklungseinschätzung des Kindes in folgenden Bereichen:
- Sprachverständnis und Kognition
- Kommunikationsformen und kommunikatives Verhalten
- kommunikative Beziehungen und Emotionalität
- Motorik und Sprachproduktion
- Wahrnehmung und Sinnesfunktionen

Vorstellung und Diskussion des künftigen Kommunikationssystems des Kindes. Voraussetzung für eine Diskussion der Interventionsplanung im Kernteam ist die Vermittlung grundlegender theoretischer Grundlagen im Bereich der allgemeinen Entwicklung und des kindlichen Kommunikations- und Spracherwerbs. Ziel ist es, das Kernteam mit Entwicklungsmodellen der kognitiven, kommunikativen und sprachlichen Fähigkeiten vertraut zu machen. Für das erste Treffen des Kernteams empfiehlt es sich, ein Sprachentwicklungsmodell vorzustellen, das die biologischen Reifungsprozesse und die Optimierung des sprachlichen Angebots der Bezugspersonen in ihrer dynamischen Wechselbeziehung zueinander als wichtige Faktoren für die kindliche Entwicklung betrachtet. Das bereits vorgestellte Konzept „Kommunikation einschätzen und unterstützen" (Leber 2009) kann zu diesem Zweck im Kernteam eingesetzt werden. Auf der Grundlage des theoretischen Wissens sind die Bezugspersonen in der Lage, die beobachtbaren Verhaltensweisen des Kindes einer bestimmten Entwicklungsstufe zuzuordnen. Darüber hinaus werden sie für die Beobachtung der nächsten zu erwartenden Entwicklungsschritte sensibilisiert.

Der Einblick in die Abfolge einzelner Entwicklungsstufen ermöglicht dem Kernteam eine modellorientierte Entwicklungsförderung. Theoretische Grundlage ist das Konstrukt der Zone der nächsten Entwicklung (Oerter 2008, Wygotski 1993), das im Kapitel 2 (Phase 1: Interaktionsprobleme der Bezugspersonen) beschrieben wurde.

> Es wird ein Interventionsplan auf der Basis des kindlichen Entwicklungsstands aufgestellt, der festlegt, welche kommunikative Funktion und welche Kommunikationsform das Kind erlernen soll. Die Auswahl der zu erlernenden Funktion und Form erfolgt auf der Grundlage des bereits beschriebenen Lernprinzips der Zone der nächsten Entwicklung.

Im Anschluss macht die Logopädin einen konkreten Vorschlag zu den 2 Kernbereichen der Intervention:

1. Zukünftiges multimodales Kommunikationssystem des Kindes. Die infrage kommenden Kommunikationsformen sind im Überblick:
- Mimik, Körpersprache (Haltung, Bewegung und Handlungen)
- Blickrichtung und Augenbewegung
- Zeigen
- Gesten, Gebärden, Handzeichen
- Laute und Lautsprache
- externe akustische Signale: Geräusche wie z.B. Hupe oder Klingel
- dreidimensionale Symbole
- grafische Formen: Fotos, Bilder, Zeichnungen, grafische Symbole
- Schriftsprache
- Kommunikationstafeln und -bücher
- elektronische Kommunikationshilfen

2. Zu erlernende kommunikative Funktionen. Die infrage kommenden kommunikativen Funktionen werden im Kapitel 5: Training sozial-kommunikativer Fähigkeiten vorgestellt. Kommunikative Funktionen und Kommunikationsformen sind eng miteinander verbunden, da das Kind eine Kommunikationsform wie z.B. Gebärden gebraucht, um einer kommunikativen Funktion Ausdruck zu geben wie z.B. einen Wunsch zu äußern. Die Logopädin stellt ihre Überlegungen im Kernteam vor. Der Vorschlag wird im Team diskutiert und eine gemeinsame Entscheidung bezüglich des neuen Kommunikationssystems für das Kind getroffen. Im Anhang IV (S. 172) befindet sich ein **Musterbogen für die Interventionsplanung** in UK, der den Entscheidungsprozess im Kernteam hilft zu strukturieren.

Festlegung des Interventionszeitraums und der Zielsetzung in diesem Zyklus. Im nächsten Schritt wird der Interventionszeitraum festgelegt. In der Praxis hat sich ein Zeitraum von **6 Monaten pro Behandlungszyklus** bewährt. Dann wird das

Interventionsziel gemeinsam festgelegt: Welche neue kommunikative Funktion oder welche neue Kommunikationsform soll das Kind in seinem Alltag erwerben?

Didaktisch können diese beiden Interventionsziele mithilfe der Goal-Attainment-Skalen (Simeonsson 1986, Beushausen 2009) festgelegt werden. Die G.A.-Skalen werden ab S. 113 vorgestellt.

Schritt 6: Konkrete Behandlungsplanung, Erstellung von Behandlungsplänen

Die therapeutische Umsetzung der einzelnen Ziele bedarf eines Behandlungsplans, der konkret die Umstände und die Situationen beschreibt, in der eine bestimmte kommunikative Funktion des Kindes ausgelöst wird. Der Behandlungsplan ist auf die Handlungsmöglichkeiten der einzelnen Mitglieder des Kernteams ausgerichtet. Dies bedeutet, dass der Plan individuell auf die jeweilige Situation im häuslichen Umfeld, in der sozialen Einrichtung und logopädischen Therapie abgestimmt wird, auch wenn alle 3 Behandlungsebenen ein gemeinsames Ziel wie z. B. das Ergreifen einer Initiative verfolgen. Im Anhang V (S. 173) ist die **Vorlage eines Behandlungsplans** abgedruckt. Innerhalb eines Interventionszeitraums trifft sich das Kernteam regelmäßig und aktualisiert die Behandlungspläne. Es ist die Aufgabe der Logopädin, die Behandlungspläne sowohl für die Familie als auch für die soziale Einrichtung zu erstellen. Nach jedem Treffen im Kernteam erstellt die Logopädin neue Behandlungspläne für die Familie und die soziale Einrichtung. Ist z. B. das Interventionsziel die Erarbeitung des Kern- und Randvokabulars mithilfe der Kölner Kommunikationstafeln, ist der Austausch im Team über aktuell erarbeitete Wörter wichtig. Didaktisch können die entsprechenden Wörter in Form von Bildsymbolen über eine vergrößerte Tafel in der Einrichtung oder im Elternhaus visuell hervorgehoben werden.

Evaluation der Therapie

Die Goal-Attainment-Skalen (G.A.S.) sind eine Methode, die eine Evaluation von Interventionsfortschritten bei Menschen mit komplexen Kommunikationseinschränkungen und besonderen Bedürfnissen in unterschiedlichen Bereichen ermöglicht (Beushausen 2009, Simeonsson 1986). Die Individualisierung der Skalen auf die einzelne Person, die Offenheit der zu evaluierenden Bereiche und die Orientierung an den Ressourcen prädestinieren diese Messmethode für die Dokumentation von Interventionsfortschritten im Bereich der UK. Die Skalen dokumentieren das Erreichen von Interventionszielen und können zur gemeinsamen Bewertung mit der uk Person und seinen Bezugspersonen im Rahmen des Kernteams eingesetzt werden.

Die G.A.S. ermöglichen die Messung individueller Fortschritte, indem das Kernteam konkrete Zielsetzungen für einen Interventionserfolg festlegt, die in verschiedenen Abstufungen aufgebaut sind. Es handelt sich dabei um eine Quantifizierung des Zielerreichungsgrads. Veränderungen kommunikativer und sprachlicher Funktionen, die sich im Verlauf eines vorher festgelegten Interventionsintervalls zeigen, können somit festgelegt werden. Darüber hinaus können bestimmte Einzelaspekte, die vom Kernteam als bedeutsam für die UK-Intervention angesehen werden, mithilfe der Skalen reflektiert und evaluiert werden.

Die Auswahl der Zielsetzungen und ihr inhaltlicher Aufbau erfolgen methodisch in Schritten. Im **ersten** Schritt werden die Ziele gemeinsam im Kernteam festgelegt, wobei für den Entscheidungsprozess folgende Kriterien hilfreich sind:

- bisherige Entwicklung bzw. bisheriger Verlauf der ausgewählten kommunikativen Funktion oder Kommunikationsform;
- momentaner Entwicklungsstand der Funktion bzw. momentaner Gebrauch der Kommunikationsform;
- realistische Einschätzung im Hinblick auf die Durchführbarkeit der Förderung dieser Funktion/Kommunikationsform;
- Festlegung der zeitlichen Dauer des Interventionsintervalls (3 oder 6 Monate etc.) zur Förderung dieser Funktion bzw. Kommunikationsform.

Das Kernteam diskutiert die Auswahl möglicher Funktionen und legt sich auf eine bestimmte Anzahl fest, wobei Simeonsson (1986) die Empfehlung gibt, pro Interventionsintervall 4–5 Ziele festzulegen. Im vorigen Abschnitt zum COCP-Programm werden die G.A.-Skalen maximal für 2 Ziele pro Interventionsintervall festgelegt.

Im **zweiten** Schritt werden die Ziele ihrer Priorität nach geordnet: Welches Interventionsziel ist dem Kernteam das wichtigste, welches das zweitwichtigste usw.?

Die Bewertung der Zielsetzungen wird im Team mithilfe der folgenden Kriterien offen diskutiert:
- Die zu erlernende Funktion bzw. Kommunikationsform ist eine wichtige Voraussetzung für die Teilhabe an der Kommunikation (z.B. Erlernen des Sprecherwechsels für die Fähigkeit, einen Dialog zu führen).
- Die zu erlernende kommunikative Funktion hat eine hohe Auftretenshäufigkeit im Alltag der Person (z.B. um etwas bitten).
- Die Fähigkeit besitzt einen hohen sozialen Wert (z.B. Begrüßung/Verabschiedung).
- Die zu erlernende Funktion unterstützt die Selbstständigkeit und Partizipation der Person (z.B. selbstständige Ansteuerung eines Kommunikationsgeräts).

Im **dritten** Schritt bewertet jedes Teammitglied mithilfe von Gewichtungszahlen die einzelnen Ziele für sich und legt somit seine persönliche Bedeutung fest:
- 3 Punkte = höchste Valenz = äußerst relevantes Ziel
- 2 Punkte = mittlere Valenz = sehr relevantes Ziel
- 1 Punkt = geringe Valenz = relevantes Ziel

Die Punktwerte der einzelnen Teammitglieder werden für jede Zielsetzung addiert. Somit entsteht eine Rangfolge der Zielsetzungen.

Im **vierten** Schritt erfolgt die inhaltliche Festlegung der einzelnen Zielsetzungen mit der Abstufung in 5 konkret beobachtbare Zielerreichungsindikatoren. Die Skala zeigt ein Spektrum vom niedrigsten Ergebnis −2 über die Werte −1, 0, +1 bis zum höchsten erwarteten Interventionserfolg von +2. Die erwarteten Entwicklungsschritte werden in Form von operationalen und konkreten Beschreibungen in der horizontalen Ebene unter jede Zielsetzung eingetragen. Zumeist wird der aktuelle Entwicklungsstand der Funktion als die niedrigste Entwicklungsebene von −2 bestimmt. Der aktuelle Entwicklungsstand kann auch höher in der Skala eingesetzt werden, wenn bei der Person eine degenerative Erkrankung oder bei einem Kind eine regressive Entwicklung vorliegt. Die einzelnen Zahlenwerte werden bestimmten Entwicklungsschritten der Person in dieser Zielsetzung zugeordnet, so repräsentiert z.B. der Punktwert +2 den größtmöglichen Entwicklungsschritt innerhalb des festgelegten Interventionsintervalls. Die Formulierungen der einzelnen Skalenpunkte sollten für alle Teammitglieder klar und gut verständlich sein. Es hat sich praktisch bewährt, wenn die Zielsetzungen in ihren Abstufungen vorformuliert in die Kernteamsitzung mitgebracht werden, sodass eine Diskussionsgrundlage vorliegt und Änderungen bei Bedarf vorgenommen werden können. Auch hier ist das Finden eines Konsensus sehr wichtig, damit es in der Evaluation nicht zu Missverständnissen und unterschiedlichen Auffassungen bezüglich der Entwicklungsfortschritte kommt.

Tab. 4.3 zeigt das Beispiel einer G.A.-Skala für ein 4-jähriges Mädchen mit einer Autismus-Spek-

Tab. 4.3 Beispiel G.A.-Skala: Claudia, 4 Jahre, Autismus-Spektrum-Störung, keine funktionale Lautsprache, verständigt sich bisher über intentionales Schreien, besucht eine heilpädagogische Tagesstätte. Interventionszeitraum von 6 Monaten.

Skala	Ziel 1: Kommunikationsform: Gebärden aus dem Kern- und individuellen Randbereich	Ziel 2: kommunikative Funktion: um etwas bitten Hilfe der Bezugsperson: Prompting
+2 höchster zu erwartender Entwicklungsstand	erlernt die ersten 30 Gebärden	setzt die Gebärde /helfen/ in allen Situationen und bei fremden Kommunikationspartnern ein
+1 Entwicklungsstand höher als erwartet	erlernt die ersten 15 Gebärden	setzt die Gebärde /helfen/ in allen Situationen bei vertrauten Kommunikationspartnern ein
0 erwarteter Entwicklungsstand	erlernt die ersten 10 Gebärden	setzt die Gebärde /helfen/ nach erwartungsvoller Zeitverzögerung der Bezugsperson ein
−1 Entwicklungsstand geringer als erwartet	erlernt eine Gebärde	setzt die Gebärde /helfen/ nach Aufforderung und Modell der Bezugsperson ein
−2 niedrigster Entwicklungsstand	erlernt keine Gebärde	setzt die Gebärde /helfen/ in der gemeinsamen Ausführung mit der Bezugsperson ein

+2: Ziel zu 100% erreicht, +1: Ziel zu 75% erreicht, 0: Ziel zu 50% erreicht, −1: Ziel zu 25%, −2: unveränderter Ausgangszustand

trum-Störung (ASS) in einem Interventionsintervall von 6 Monaten.

Der **fünfte** Schritt besteht aus der Evaluation, die je nach Festlegung entweder nur am Ende des Interventionsintervalls oder auch früher während der Intervention (z. B. nach dem 2. und 4. Monat) und ebenfalls in einer Follow-Up-Untersuchung (z. B. 3 Monate nach dem Ende der Intervention) durchgeführt wird. Die Teammitglieder dokumentieren den Verlauf der Therapie, indem sie das beobachtbare Erreichen von Entwicklungsfortschritten oder das Ausbleiben in den Skalen aufzeichnen. Grundlage der Beurteilung ist im besten Fall eine sich wiederholende videografierte Interaktionsanalyse oder eine Beobachtung des betreffenden Verhaltens in einer Kommunikationssituation mit der uk Person. Die Skalenwerte der verschiedenen Zielsetzungen im Verlauf der Interventionsphase und die daraus hervorgehende Ableitung des erreichten Entwicklungsstands sind Grundlage sowohl für eine inhaltliche Diskussion im Team als auch für die Evaluation der eigenen Behandlung im Sinne der evidenzbasierten Praxis. G.A.-Skalen haben damit den Vorteil, dass die Logopädin ihre eigene Behandlung auf Effizienz und Effektivität überprüfen kann. Denn die G.A.-Skalen lassen sich mittels einer Umrechnungsformel in mathematische Kennwerte für die Evaluation umwandeln; statistisch gibt es 2 Auswertungsmöglichkeiten, entweder auf der Basis einer Prozentwertverteilung oder auf der Basis einer T-Wert-Verteilung. Die G.A.-Skalen besitzen die Gütekriterien der Reliabilität und Validität und werden bereits in der angloamerikanischen Therapieforschung eingesetzt. Nach Blackstone u. Berg (2006) kann das auf S. 104 vorgestellte Verfahren der Sozialen Netzwerke mit den G.A.-Skalen kombiniert eingesetzt werden.

Beratung und Beginn der Arbeit im Kernteam

Im Zentrum der Beratung steht nicht die Kommunikationshilfe, sondern die Kommunikation an sich als wichtigster Ausgangspunkt der Analyse und Reflexion im Hinblick auf eine Problemlösung. Der prozessorientierte Charakter der Diagnostik in UK führt zu einer Struktur, in der Anamnese und Untersuchung nicht von der Beratung zu trennen sind. Boenisch (2009) geht von folgenden 2 UK-spezifischen Schlüsselkompetenzen für die Beratung aus: Zum einen sollte ein umfangreiches Wissen über die veränderte Kommunikationsstruktur nichtsprechender Menschen vorhanden sein sowie ein ausgeprägtes Einfühlungsvermögen und die Fähigkeit, mögliche Aussagen zu antizipieren.

Die Logopädin erhält in der Anamnese Aussagen verschiedener Personen bezüglich der Einschätzung der kommunikativen und sprachlichen Fähigkeiten der betroffenen Person. Bei divergierenden Meinungen der einzelnen Personen kann sie folgendermaßen vorgehen. Sie versucht durch objektive Beobachtungen wie z. B. durch eine videografierte Interaktionsanalyse Widersprüche aufzulösen. In der Praxis tritt ab und zu der Fall ein, dass die Bezugspersonen eines Kindes ohne funktionale Lautsprache die subtilen und wenig konventionalisierten Verhaltensweisen des Kindes wie z. B. Augen- oder Klopfbewegungen nicht als kommunikative Handlungen deuten. Auf der anderen Seite kommt es auch vor, dass Eltern wertvolle Informationen über die kommunikativen Fähigkeiten ihres Kindes geben, die die Logopädin in der Momentaufnahme der Untersuchung nicht erkannt hat.

Weiterhin stellt die Logopädin die gegenwärtigen Chancen und Risiken für eine Verbesserung der Sprache und Kommunikation allen beteiligten Personen vor. Beukelman u. Mirenda (2005) weisen darauf hin, dass die Gefahr von Falschdiagnosen immer besteht; dies gilt besonders dann, wenn Berichte und/oder die Meinung der Angehörigen und weiterer Bezugspersonen konträr zu den Befunden sind. Deshalb ist die Besprechung der Ergebnisse im Rahmen der Diagnostik Teamarbeit, in der die Meinungen aller Beteiligten (uk Person, Angehörige und weitere Bezugspersonen aus dem Familien- und Freundeskreis, Fachleute) gleichberechtigt nebeneinander bestehen. Das wichtigste Ziel der Beratung ist das **Finden eines Konsensus:** Diese Übereinstimmung ist die Grundlage für die weitere Teamarbeit während der Intervention und ermöglicht ein gemeinsames Handeln. Der Übergang von der Diskussion der Ergebnisse im Rahmen der Diagnostik zur Interventionsplanung ist fließend (s. S. 110). Das Team, das sich während der Diagnostik um die uk Person bildet, ist das Kernteam, das im Folgenden näher erläutert wird.

Das Kernteam. Der Begriff „Kernteam" verweist auf das Prinzip, dass neben der uk Person alle Bezugspersonen im familiären, betreuenden-sozialen und ggf. beruflichen Umfeld in die UK-Förderung mit eingebunden sind. Es handelt sich um einen festgelegten Personenkreis. Im Fall eines Vorschulkindes bildet sich das Kernteam z.B. aus der Familie (Eltern, Geschwister, Großeltern etc.) und aus Mitarbeiterinnen und Mitarbeitern des Kindergartens (Erzieherinnen, behandelnde Therapeutinnen etc.). Besonders wichtig ist das Einbeziehen von Personen, die später aktiv an der Gestaltung der Umgebung mit UK für die uk Person beteiligt sind. Aus jedem sozialen Kontext, der für die uk Person relevant ist, sollte mindestens eine Bezugsperson dem Team angehören. Die Logopädin als Spezialistin für die Bereiche Kommunikation und Sprache ist in der Lage, innerhalb des Kernteams eine koordinierende und lenkende Funktion in der Diagnostik, Planung, Durchführung und Evaluation der Intervention zu übernehmen. Die Arbeit im Kernteam verlangt von jeder Berufsgruppe, dass der Betreffende seine Fachdisziplin vertritt und seine Ergebnisse den anderen allgemein verständlich mitteilt, eben auch der uk Person und dem Teammitglied, das die Familie und/oder den Freundeskreis vertritt. Denn dieser Arbeit im Kernteam liegt der Gedanke zugrunde, dass alle Teammitglieder unabhängig von ihrem theoretischen Hintergrund in der Entscheidungsfindung gleichberechtigt sind. Somit entsteht ein **multidisziplinäres Team** bzw. Runder Tisch (Giel u. Liehs 2010) unter Leitung einer koordinierenden Fachkraft. Das multidisziplinäre Team handelt fachübergreifend i.S. einer Transdisziplinarität und wird damit den komplexen Bedingungen, Voraussetzungen und Ressourcen einer kommunikativ schwer beeinträchtigten Person am ehesten gerecht (Fewell 1991).

Die Verantwortung für eine erfolgreiche Intervention liegt bei allen Mitgliedern des Kernteams, und nur in diesem Fall ist eine Intervention auch erfolgreich. Deshalb ist es wichtig, bereits frühzeitig während der Diagnostikphase ein **kooperatives Kernteam** aus den oben beschriebenen Personen zu bilden. Dies ist eine von 3 Strategien, die Locke u. Mirenda (1992) für das Finden eines Konsensus im Kernteam empfehlen. Als zweite Strategie wird die oben bereits erwähnte Koordination und Leitung des Kernteams hervorgehoben, sodass jedes Teammitglied seine Beobachtungen und Vorstellungen strukturiert und präzise vorträgt und durch eine Moderation das Ergebnis als Konsensus formuliert und schriftlich dokumentiert wird. Als dritte Strategie wird die gemeinsame Anwesenheit mehrerer Teammitglieder während zumindest einiger Diagnostiksequenzen empfohlen, um den interdisziplinären Austausch anzuregen und sich in der Diskussion auf eine gemeinsame Situation beziehen zu können.

Lässt sich innerhalb des Teams keine Übereinstimmung finden bzw. kommt überhaupt kein Team zustande, liegt eine große Erschwernis für die Intervention vor. Von einer Förderung, die allein durch die Logopädin oder eine andere einzelne Person getragen wird, ist abzuraten, da das Grundprinzip der Partizipation am Alltagsleben durch UK nicht aufrecht erhalten werden kann. Als Mindestvoraussetzung muss sich ein Kernteam bilden, das für die uk Person in Alltagssituationen Strukturen schafft und diese kontinuierlich und verlässlich bereit stellt, ohne dass es für die einzelne Person in einer Überforderung der eigenen Ressourcen mündet und die Intervention dadurch im weiteren Verlauf abgebrochen werden muss, was für die uk Person den Verlust einer erworbenen Ausdrucksfähigkeit und/oder eines verbesserten Verstehens sowie einer größeren Selbständigkeit bedeutet.

Um UK innerhalb einer Einrichtung zu implementieren und damit eine wichtige Voraussetzung für die Bildung stabiler Kernteams zu schaffen, ist die Veranstaltung eines pädagogischen Tages geeignet (Mayer 2007). Ein pädagogischer Tag zum Thema UK wird dazu genutzt, sich mit dem Thema UK theoretisch (z.B. Leitbild) und/oder praktisch (Materialien und Materialherstellung) zu beschäftigen. Für die erfolgreiche Umsetzung von UK in einer Einrichtung sind bestimmte Arbeitsstrukturen Voraussetzung. Für die Mitarbeiter zugängliche Nachschlagewerke, Gebärden- und Bildsymbolsammlungen und -systeme (Papier- und Software-Formate), Fotoapparate, Farbdrucker und Farbkopierer sowie Laminier- und Schneidegeräte.

Das Fähigkeitsprofil der uk Person

Der therapeutische und pädagogische Ansatz für die Interventionsplanung ist das Fähigkeitsprofil der uk Person. Die Auswahl eines ersten Kommunikationssystems orientiert sich an den bereits vorhandenen Fähigkeiten und Funktionen der Person (Ressourcenorientierter Ansatz nach Boenisch u. Sachse 2007). Deshalb sind die Beobachtung und Analyse des Kommunikationsverhaltens in verschiedenen alltagsnahen Kontexten in der Diagnostik so relevant. Im Kinderbereich kann der Übergang von einer vorsprachlichen in eine sprachlich-symbolische Kommunikation durch die Erweiterung der vorhandenen Kompetenzen des Kindes erfolgen. Setzt das Kind z.B. spontan Gesten zur Kommunikation ein, kann ein Gebärdentraining sinnvoll sein, das seine visuell-motorischen Fähigkeiten berücksichtigt. Äußert sich das Kind dagegen vermehrt durch Vokalisationen, kann als Hilfsmittel für die vorhandenen auditiv-vokalen Fähigkeiten ein Gerät mit Sprachausgabe sinnvoll sein. Tab. 4.4 zeigt in Anlehnung an den Ressourcenorientierten Ansatz eine Taxonomie der Verarbeitungsebenen und schlägt in Abhängigkeit zu den Wahrnehmungsfähigkeiten der uk Person eine Kommunikationsform vor.

Die Tabelle erleichtert die Auswahl geeigneter Kommunikationsformen für die uk Person. Die Empfehlungen der Logopädin für die Auswahl eines Kommunikationssystems sollten immer von der uk Person und ihren vorhandenen Kompetenzen ausgehen und in enger Abstimmung mit der Familie und dem sozial-betreuenden Umfeld stattfinden und sich nicht nach persönlichen Vorlieben und Kenntnissen der Therapeutin für eine bestimmte Kommunikationsform richten (Braun u. Kristen 2003). Hat die Logopädin in der empfohlenen Kommunikationsform keine ausreichenden Kenntnisse, ist es ein Zeichen ihrer Professionalität, die Intervention nicht selbst durchzuführen und die uk Person und ihre Bezugspersonen bei der Suche nach einer geeigneten Therapeutin zu unterstützen. Eine weitere Möglichkeit, sich gerade zu Beginn in das Fachgebiet der UK praktisch einzuarbeiten, ist ein gemeinsamer Termin mit der uk Person, ihren Angehörigen und evtl. weiteren Bezugspersonen aus dem sozial-betreuenden Umfeld in einer Beratungsstelle für UK. Es gibt ein bundesweites Netz von Beratungsstellen, an denen ausschließlich Experten verschiedener Berufsgruppen für UK tätig sind. Durch ein vielseitiges Materialangebot (Symbolsysteme, Hilfsmittel, Literatur etc.) können verschiedene Wege in der UK-Versorgung gemeinsam reflektiert werden. Francois (2008) beschreibt anhand eines Fallbeispiels den Ablauf eines Diagnostikprozesses in einer Beratungsstelle für UK.

Tab. 4.4 Ressourcenorientierter Ansatz: Auswahl geeigneter Kommunikationsformen durch die Orientierung an den Ressourcen der u. k. Person

Wahrnehmung		Kommunikationsform
Input	Verarbeitung	
taktil	propriozeptiv	dreidimensionale Objekte
	räumlich	taktiles Gebärden
visuell	räumlich	Gebärden, Fingeralphabet
	zweidimensional	Fotos, Bildsymbole, Schrift
akustisch	auditiv	Sprachausgabegerät

Schriftliche Dokumentation

Die schriftliche Dokumentation besteht je nach Grundkondition der uk Person aus einem logopädischen Anamnese- und Befundbogen eines bestimmten Fachgebiets (kindliche Sprach- und Sprechstörungen, Aphasie, Dysarthrie) und zum anderen aus einem UK-spezifischen Anamnese- und Befundbogen, der im Anhang VI des Buches (S. 174) abgedruckt ist und als Vorlage und Leitfaden für die Diagnostik dient. Er ist einsetzbar für uk Personen jeglichen Alters und jeglicher zugrunde liegender Kondition. Es handelt sich dabei um den Diagnostikbogen zur Erfassung aller Kommunikationsformen, der in den 90er-Jahren am Forschungsinstitut in Hoensbroek, Niederlande unter der Leitung von Hans van Balkom entwickelt wurde und in der logopädischen Praxis erprobt worden ist. Der Anamneseteil erfasst die Einschätzung der kommunikativen Fähigkeiten in den Bereichen der Motorik, Sensorik (Hör- und Sehvermögen), Kognition (z. B. Aufmerksamkeit und Gedächtnis) und Sprache. Es wird erfragt, über welche Kommunikationsformen die betreffende Person verfügt (z. B. Gebärden, Schriftsprache) und ob sie diese in der Interaktion mit anderen spontan und in verschiedenen pragmatischen Funktionen (Frage/Antwort, Erzählen etc.) gebraucht. Die verschiedenen Situationen, in denen die Person kommuniziert und die wichtigsten Kommunikationspartner werden aufgeführt. In Anlehnung an das Partizipationsmodell von Beukelman u. Mirenda (2005) wird nach bestehenden Beschränkungen und Barrieren gefragt, welche die Kommunikation der Person mit ihrem Umfeld erschweren bzw. verhindern. Diese Beschränkungen können sowohl bei der Person selbst als auch bei den Kommunikationspartnern oder in der Gestaltung der Umgebung liegen. Ein wichtiges Ziel des Diagnostikbogens ist das Erfassen der gegenwärtigen und zukünftigen Kommunikationsmöglichkeiten, um die kommunikativen Bedürfnisse und Ressourcen der Person so weit wie möglich zu erfüllen. Alle Ergebnisse dienen als Grundlage für die Gestaltung des Kommunikationssystems und seine erfolgreiche Implementierung in die Lebenswelt der kommunikativ beeinträchtigten Person. Alternativ zu diesem Befundbogen können folgende sonderpädagogische Verfahren eingesetzt werden: der Diagnosebogen zur Abklärung kommunikativer Fähigkeiten (Kristen 2003) und die komplexe Handreichung zur UK-Diagnostik (Boenisch u. Sachse 2007, Download unter: http://www.vonloeper.de/Diagnostikundberatung/pdf/Diagnoseb%F6gen%20Boenisch%20Sachse.pdf).

5 Logopädische Praxis

Erstintervention in UK 120

Autismus-Spektrum-Störungen (ASS) 140

Elektronische Kommunikationshilfen: Vokabularaufbau ohne Kodierung und Grammatikfunktionen 151

Fallbeispiel: UK-Versorgung bei schwerer Sprechapraxie und leichter Aphasie 155

5 Logopädische Praxis

Erstintervention in UK

Das Konzept der logopädischen Erstintervention in UK setzt verschiedene Methoden ein, um ein uk Kind im Erwerb kommunikativer und sprachlicher Fähigkeiten intensiv zu unterstützen. Dem zugrunde liegt die Erkenntnis, dass zwischen der Entwicklung der pragmatisch-kommunikativen Ebene und den anderen sprachlichen Bereichen eine Wechselwirkung besteht. In der frühen Sprachentwicklung der ersten 2 Lebensjahre sind pragmatisch-kommunikative Fähigkeiten ein „Entwicklungsmotor" für den Erwerb des frühen Wortschatzes (Dohmen u. Vogt 2004). Die Entwicklung eines Kindes ist von Anfang an in besonderer Weise auf Interaktion und Kommunikation angewiesen, kommunikative Begegnungen und Beziehungen sind essenziell für ein Leben als Mensch (Wachsmuth 2006, Wilken 2002). Deshalb sollte ein Kind **so früh wie möglich erfolgreiche Kommunikationserfahrungen** sammeln können (Kitzinger et al. 2003, Mayer 2007, Otto u. Wimmer 2005). Dieses Verhältnis zwischen Pragmatik-Kommunikation und den anderen sprachlichen Ebenen kehrt sich ab dem 3. Lebensjahr um. Die pragmatische Entwicklung ist jetzt abhängig von den formal-linguistischen Fähigkeiten des Kindes (Möller u. Ritterfeld 2010). Daraus ergeben sich für die sozial-kommunikative Entwicklung negative Konsequenzen. Ein kommunikativ schwer beeinträchtigtes Kind macht in der Kommunikation bei der Einleitung und Aufrechterhaltung von Gesprächen aufgrund seiner Defizite negative Erfahrungen, d.h. es ist für gleichaltrige Kinder kein begehrter Spielgefährte und wird zunehmend ausgeschlossen. Das uk Kind kann darauf mit einem niedrigen Selbstwertgefühl und sozialem Rückzug bzw. Aggressivität reagieren (Gertner et al. 1994, Grimm u. Wilde 1997, Sachse 2007a). Das Ziel der Erstintervention ist deshalb die Planung eines individuell auf das uk Kind abgestimmten Therapieprogramms, das im Sinne der ICF-Klassifikation auf den vorhandenen Fähigkeiten aufbaut und die Kommunikationsbedürfnisse des Kindes und seiner Bezugspersonen berücksichtigt. Denn nicht oder kaum sprechende Kinder lernen nicht von allein, unterstützt zu kommunizieren (Heim et al. 2005). Aus Untersuchungen geht hervor, dass die systematische Förderung vorsprachlicher Kompetenzen sich effektiv auf die sprachliche Entwicklung des Kindes auswirkt (Fey et al. 2006, Warren et al. 2006, Yoder u. Warren 1998, Yoder u. Warren 1999, Yoder u. Warren 2002). Dabei muss die Therapie die **primären Bezugspersonen in die Intervention mit einbeziehen**, interaktions- und entwicklungsorientiert sein und auf der Basis eines alltagsorientierten Zugangs zur Kommunikation mit dem uk Kind arbeiten (Boenisch 2009, Heim et al. 2005, Sarimski 1993, Sarimski 2009).

Von einer ausschließlichen „Intervention im stillen Kämmerlein" mit dem uk Kind ist dringend abzuraten, denn zwischenmenschliche Kommunikation ist immer ein zweiseitiger, sich wechselseitig bedingender Prozess (Bußmann 1990). Gerade dies sollte von der ersten Kontaktaufnahme an im Rahmen der Diagnostik beachtet werden. Auch die sich anschließende Interventionsplanung verfolgt diese Linie konsequent weiter und wird als **personenzentriert** bezeichnet (O'Brian u. Mount 1991, Mount 1991). Nach Falvey et al. (1994) geht ein personenzentrierter Ansatz dabei von folgenden Annahmen aus:

- Die alltäglichen Ereignisse und Aktivitäten aller Teilnehmenden am Kommunikationsprozess stehen im Mittelpunkt.
- Die Kommunikation in der Familie und im sozialen Umfeld ist relevanter als die Kommunikation in der Sprachfördersituation.
- Die dritte Annahme wurde bereits genannt, nämlich dass die uk Person und ihre Bezugspersonen gleichermaßen in der Befunderhebung analysiert werden.

In Kapitel 4 wurde das Diagnostikverfahren Soziale Netzwerke vorgestellt. Dieses Verfahren geht vom personenzentrierten Ansatz aus und plant auch aus diesem Blickwinkel die Intervention.

Eine modellorientierte Förderung bestimmter kognitiv-symbolischer, sozial-kommunikativer und sprachlicher Fähigkeiten ist die Grundlage, die dem uk Kind die Interaktion mit seinen Bezugspersonen erleichtert. Als positive Folge kann das Kind eine intrinsische Motivation zur Kommunikation entwickeln. Das uk Kind lernt in der Therapie ein zentrales Interaktionsprinzip kennen: Wenn es sich mitteilt, kann es etwas bewirken (Mayer 2007, Wilken 2002). Das Hauptziel dieses entwicklungsbegleitenden Ansatzes ist die **optimale Entfaltung der kommunikativen Kompetenz** des Kindes (Wilken 2002), indem vermehrt Gelegenheiten des uk Kindes zur Kommunikation geschaffen werden (Beukelman u. Mirenda 2005). Die Förderung von Kommunikation und Sprache hat auch einen positiven Effekt auf das Selbstbewusstsein und die Selbstständigkeit des Kindes (Mayer 2007). Auf der Grundlage verschiedener Kommunikationsformen wird ein individuell angepasstes Kommunikationssystem für das uk Kind konzipiert, das seinen Fähigkeiten und Stärken entspricht. Das **uk Kind erlernt, mithilfe seines multimodalen Kommunikationssystems deutlich, zielgerichtet und angenehm zu kommunizieren** (Heim et al. 2005). Zu Beginn der Intervention wird ein erstes Kommunikationssystem mit dem Ziel erstellt, dem uk Kind die Kommunikation und Interaktion mit seinen Bezugspersonen zu erleichtern. Nach dem Partizipationsmodell (Rosenberg u. Beukelman 1988, Beukelman u. Mirenda 2005) gelten als Bezugspunkt die kommunikativen Bedürfnisse eines lautsprachlich kommunizierenden gleichaltrigen Kindes.

Den Rahmen für die Kommunikation bilden **natürliche und spontane Interaktionen mit seinen Bezugspersonen**. Das bedeutet, dass die Kommunikationspartner dem uk Kind häufige Gelegenheiten zur Kommunikation bieten müssen. Alle wichtigen Bezugspersonen werden deshalb intensiv in die Intervention mit einbezogen, um die kommunikative Entwicklung des uk Kindes teilhabeorientiert zu stimulieren. Das wichtigste Ziel der Erstintervention ist, die Entwicklungschancen des Kindes durch kommunikationsreiche Interaktionen in natürlichen Situationen des Alltags zu optimieren. Die Lernangebote werden dem uk Kind in seiner alltäglichen Umwelt gemacht. Responsive und sensible Interaktionsformen der Bezugspersonen, die in den Alltag des uk Kindes integriert sind, fördern nachweislich die Entwicklung des Kindes (Guralnick 1997, Guralnick 1998, Guralnick 2005, Sarimski 2009). Der Alltag des uk Kindes wird kommunikationsreich gestaltet, dabei sind die Lernangebote hinsichtlich ihres Interaktionsstils und ihres Sprachangebots sensibel an die Möglichkeiten des Kindes angepasst. Diese Anpassung erfolgt in Anlehnung an das bereits vorgestellte Konstrukt der Zone der nächsten Entwicklung (s. Kap. 2 u. Kap. 4). Dieses Konstrukt geht davon aus, dass sich kindliche Fähigkeiten erst durch den Kontext gemeinsamer Handlungen mit einer erwachsenen Bezugsperson entwickeln. Der Erwachsene strukturiert und lenkt die kindlichen Handlungen in der Art, dass beim Kind das komplexeste Verhalten hervorgerufen wird, das seinem momentanen Entwicklungsstand entspricht. Das Kind erwirbt somit ein immer höheres Kompetenzniveau, wenn die Interaktion mit der Bezugsperson innerhalb dieser Zone stattfindet. Aus Studien geht hervor, dass kommunikative Verhaltensweisen durch diesen Ansatz strukturiert gefördert werden (Letto et al. 1994).

Wenn sich die Kommunikation zwischen dem uk Kind und seinen Bezugspersonen verbessert, ist die Voraussetzung geschaffen, dass sich sprachliche und speziell pragmatisch-kommunikative Fähigkeiten des uk Kindes entwickeln können. Methodisch orientiert sich das hier beschriebene Konzept der Erstintervention eng an den Kriterien und der Methodik des niederländischen Kommunikationsförderprogramms COCP (Heim u. Jonker 1996), den Kölner Kommunikationstafeln (Sachse u. Boenisch 2009), der patholinguistischen Therapie bei Sprachentwicklungsstörungen (PTSS; Kauschke u. Siegmüller 2006) sowie dem Ansatz der interaktiven Frühförderung (Sarimski 1993, Sarimski 2009).

Voraussetzungen für die Intervention

Vonseiten des Kindes müssen keine Voraussetzungen erfüllt sein, wie z. B. ein bestimmter Entwicklungsstand, um mit dem Programm zu beginnen. Beukelman u. Mirenda (2005) gehen davon aus, dass jedes Kind unabhängig vom Schweregrad seiner Beeinträchtigungen ein Entwicklungspotenzial besitzt, um Fähigkeiten im Rahmen der Intervention mit UK zu erwerben. Die zugrunde liegende

Philosophie der Erstintervention geht davon aus, dass gerade ein Kind mit schwersten sprachlichen und kommunikativen Beeinträchtigungen intensiv durch UK therapeutisch und pädagogisch gefördert werden muss. Das Kind und seine Familie sollen reichhaltige Erfahrungen und Gelegenheiten zu einer sinnvollen Kommunikation bekommen. Der „Voraussetzungslosigkeit" aufseiten des Kindes steht aber eine klare Voraussetzung aufseiten der Bezugspersonen gegenüber, damit die Intervention gelingt. Die Bezugspersonen müssen die **Bereitschaft zu einer aktiven Mitarbeit** in die Planung und Durchführung des Programms einbringen. Das Kommunikationsförderprogramm ist auf die Mitarbeit der Bezugspersonen angewiesen, weil sie die Grundlage für die Umsetzung des Programms darstellen. Ohne die Mitarbeit der Bezugspersonen hat das uk Kind keine Gelegenheit, sein Kommunikationssystem einzusetzen und kommunikative Funktionen zu erlernen. Die Intervention wird scheitern.

Das **uk Kind sollte einen integrativen oder heilpädagogischen Kindergarten besuchen**. Ein Kindergartenbesuch ist für ein uk Kind von großer Relevanz, da keine noch so störungsspezifisch und sprachsystematisch ausgerichtete Therapie den entwicklungsfördernden Aspekt eines Umgangs mit anderen Kindern ersetzen kann (Guralnick 1990).

Aufbau der Erstintervention

Das Behandlungskonzept umfasst 5 Bereiche. Beginnend bei der Arbeit im Kernteam wird an der Gestaltung der Interaktion mit dem uk Kind unter Zuhilfenahme von Partnerstrategien und Modellierungstechniken gearbeitet in Kombination mit der modellorientierten Entwicklungsförderung von Kommunikation, Kognition und Sprache sowie dem Einsatz elektronischer Hilfsmittel und der Förderung schriftsprachvorbereitender Fähigkeiten.

Arbeit im Kernteam

Ein zentrales Element der Intervention in UK ist die Arbeit im Kernteam bzw. am runden Tisch (Giel u. Liehs 2010) weil sie die Voraussetzung für den Transfer der UK in den Alltag ist (s. Kap. 4). Abb. 4.2 im Kapitel Diagnostik zeigt das COCP-Kommunikationsförderprogramm im Überblick, das mit der Analyse und der Arbeit im Kernteam startet und einen zyklischen Charakter besitzt (Heim et al. 2005). Die Logopädin ist verantwortlich für die Koordination und Durchführung der UK-Intervention. Die logopädische Arbeit bezieht sich sowohl auf die direkte Arbeit mit dem Kind selbst als auch auf die Anleitung der Bezugspersonen (Light et al. 1992). Beide Aufgabengebiete haben denselben Stellenwert. Die Intervention im Rahmen des COCP-Programms beginnt mit der Diagnostik und Therapieplanung. Die Schritte 1–6 werden im Kap. 4 beschrieben.

Die Intervention im Rahmen des COCP-Programms findet in einem bestimmten Zeitraum statt, der zu Beginn jedes Interventionsintervalls vom Kernteam festgelegt wird. In der Praxis hat sich ein Zeitraum von 6 Monaten pro Interventionsintervall bewährt. Das Kernteam trifft sich während dieser Zeit regelmäßig, z.B. einmal pro Monat oder einmal alle 2 Monate. Nach jedem Interventionsintervall werden die Zielsetzungen und die Inhalte für die kommende Intervention im Kernteam geplant.

Die videografierte Interaktionsanalyse bleibt ein wichtiger Bestandteil der direkten Arbeit mit den wichtigsten Bezugspersonen des Kindes. Ausgangspunkt ist wiederum eine Videoaufnahme, die eine Kommunikationssituation zwischen dem Kind und der jeweiligen Bezugsperson zeigt. Die Länge der Aufnahme beträgt ca. 10–20 Minuten. Die Bezugsperson erhält die Anweisung, sich vorab einen sinnvollen Anlass zur Kommunikation mit dem uk Kind zu überlegen und ggf. Materialien, die sie für geeignet hält, zu verwenden. Sie soll mit dem uk Kind so kommunizieren, wie sie es nach dem aktuellen Interventionsplan täglich macht.

Die Videoaufnahme erfolgt nach der Vorgabe von Heim (2001) alle 2 Monate. Die Logopädin wertet die Aufnahme in Anlehnung an Sarimski (2009) in 3 Schritten aus:

1. Wie ist das Sprach- und Kommunikationsverhalten des Kindes zu beschreiben, seine Aufmerksamkeit, seine Interaktion, seine Initiative, seine Freude an der Kommunikation?
2. Wie sind das Sprachmodell und das Kommunikationsverhalten der Bezugsperson? Ist ein Sprecherwechsel (Turn Taking) konstant erkennbar, sind Sensitivität für die kindlichen Signale, Reaktionsbereitschaft auf die kindlichen Kommunikations- und Handlungsformen, interaktionsreiche Strukturierung der Situation und Umgebung, angemessene Hilfen

(z. B. Prompting) und progressive Abstimmung auf die Zone der nächsten Entwicklung erkennbar?
3. Wie ist die Passung zwischen dem Verhalten der Bezugsperson und dem Hilfebedarf des Kindes?

Es erfolgt eine gemeinsame Nachbesprechung. Die Nachbesprechung findet entweder im Rahmen der monatlichen Teamsitzung oder in einem Einzelgespräch zwischen der jeweiligen Bezugsperson und der Logopädin statt. Es ist das Ziel, dass die verschiedenen Bezugspersonen entwicklungs- und kommunikationsfördernde Verhaltensweisen in der Kommunikation mit dem uk Kind entdecken und reflektieren (Heim et al. 2005, Sarimski 1993). Das methodische Vorgehen in der Nachbesprechung beginnt mit der Frage, welche Kommunikationsformen das Kind einsetzt, um was für eine Absicht (kommunikative Funktion) auszudrücken. Die konkreten Instruktionen lauten: „Was macht das Kind? Was will das Kind damit ausdrücken?" Die Beobachtung, welche kommunikativen Verhaltensweisen das Kind zeigt, wird einer Stufe in der Goal Attainment Skala (s. Kap. 4) zugeordnet. Dann folgt eine gezielte Selbstbeobachtung der Bezugspersonen im Ablauf der Aktionen und Reaktionen in der Kommunikation mit dem Kind. Die Bezugspersonen lernen somit, hilfreiche und hinderliche Elemente in ihrem Verhalten zu erkennen. Der Fokus sollte auf den hilfreichen Elementen liegen. Auf diese Weise werden die Bezugspersonen für die entwicklungsförderlichen Möglichkeiten sensibilisiert, über die sie verfügen. Eine Reflexion und Korrektur hinderlicher Verhaltensweisen findet im nächsten Schritt statt und sollte besonders dann erfolgen, wenn die Bezugsperson ein sehr unausgeglichenes, direktives Interaktionsverhalten mit geringer Kommunikationsbereitschaft, geringer Sensibilität für den Hilfebedarf oder einer drohenden Überforderung des Kindes zeigt. Dann wird gemeinsam überlegt, wie ein hinderliches Verhalten in Richtung auf ein individuell auf das Kind abgestimmtes, vermehrt kooperatives Kommunikations- und Sprachangebot umstrukturiert werden kann. Ein Ergebnis der Besprechung ist, sowohl die hilfreichen Verhaltensweisen als auch die ehemals hinderlichen und jetzt geänderten Elemente im Verhalten in den nächsten Behandlungsplan aufzunehmen. Weiterhin wird gemeinsam überlegt, ob das Kind bezüglich seines Kommunikationssystems und seines kommunikativen Ausdrucksverhaltens noch Hilfebedarf hat. Liegt ein Hilfebedarf vor, werden Modifikationen in Bezug auf das Unterstützte Kommunikationssystem und/oder Umstrukturierungen der Kommunikationssituationen vorgenommen.

Nach Ende einer Interventionsphase wird der Behandlungserfolg mithilfe der Goal Attainment Skalen gemessen und die Intervention damit bewertet. Das Programm hat einen zyklischen Charakter (Heim et al. 2005), denn direkt im Anschluss an die Auswertung einer Interventionsphase kann sich eine neue Interventionsphase anschließen. Diese profitiert von der Analyse und Reflexion der vorherigen Interventionsphase. Das Programm wird beendet, wenn das Kind ein multimodales Kommunikationssystem besitzt, das seinen individuellen Stärken und Fähigkeiten entspricht und mit dem es deutlich, zielgerichtet und angenehm kommunizieren kann (Heim et al. 2005). Weiterhin setzt es dieses Kommunikationssystem im Alltag mit verschiedenen Partnern konstant ein, um damit unterschiedliche altersgemäße kommunikative Funktionen ausführen zu können. Die Bezugspersonen sollten ihrerseits zufrieden bezüglich der Kommunikation mit dem Kind sein. Es ist individuell je nach Kind unterschiedlich, wie viele Zyklen das Programm durchläuft, bis es abgeschlossen werden kann.

Gestaltung der Interaktion mit dem Kind

Der Aufbau eines kommunikationsreichen Systems zwischen Kind und den Bezugspersonen ist die Basis der UK-Intervention, auf der sich Prozesse des kindlichen Erkennens und Lernens vollziehen können (Heim et al. 2005, Sarimski 1993). Ziel ist es, die Wechselbeziehung kindlicher und erwachsener Beiträge entwicklungsfördernd auszugestalten. Das zugrunde liegende Behandlungskonzept ist ein modifizierter Ansatz des „milieu teaching models" (Hart u. Roger-Warren 1978), das sowohl spezifisch auf die UK-Intervention abgestimmt wurde (Angelo u. Goldstein 1990, Calculator u. Glennen 1985, Warren et al.1993, Yoder et al. 1994) als auch aus den aktuellen Ansätzen zur Prävention von Sprachentwicklungsstörungen bekannt ist (Buschmann 2009, Möller u. Spreen-Rauscher 2009). Die **Kommunikationsstrategien werden allen Bezugspersonen des Kindes vermittelt**. Eine Voraussetzung für eine kommunikationsreiche Interaktion mit dem Kind ist das **Wissen um die besonderen Bedingungen**, die in der

Kommunikation mit ihm gelten. Die Strategien im Umgang mit dem Kind müssen deshalb auf seinen **behinderungsspezifischen und individuellen Hilfsbedarf abgestimmt sein** (Dunst et al. 2000, Sarimski 2009). Die Betonung des interaktiven Rahmens, in dem die UK-Intervention stattfindet, hat ihre Begründung in den speziellen Konditionen, die ein uk Kind in seiner Interaktion mit der Umwelt hat. Light et al. (1985) haben in ihren Studien zum Interaktionsgeschehen nichtsprechender Kinder eine starke Asymmetrie zugunsten der Bezugspersonen nachgewiesen. Die Interaktionsproblematik beider Seiten wird im Kapitel Spracherwerb beschrieben. Light et al. folgerten aus diesen Studien, dass ein **soziales Training der Bezugspersonen für eine ausgewogene Kommunikation** mit einem uk Kind unabdingbar ist. Im Rahmen eines solchen Trainings lernen die Bezugspersonen bestimmte Strategien bewusst einzusetzen, um kindliche Beiträge im kommunikativen Interaktionsprozess zu stimulieren. Heim et al. (2005) sprechen von sogenannten **Partnerstrategien**. Die im Folgenden vorgestellten Partnerstrategien stammen ebenfalls aus dem Programm COCP (Heim u. Jonker 1996). Die Partnerstrategien fördern im Dialog mit dem Kind die pragmatisch-kommunikative Entwicklung des Kindes in Form von kommunikativen Funktionen, die alltagsrelevant sind und die kindliche Selbständigkeit unterstützen.

Partnerstrategien

Strukturierung der Umgebung. Der Alltag des uk Kindes wird so strukturiert, dass eine entwicklungs- und kommunikationsfördernde Umwelt für das Kind entsteht. Das Kind wird in täglich wiederkehrenden Alltagssituationen motiviert, eine kommunikative Initiative zu ergreifen. Das Ziel ist **Kommunikation „rund um die Uhr"**. Dies bedeutet, dass sich das Kind durch das Kommunikationssystem in allen Situationen des Alltags effektiv mitteilen kann. Dies gilt sowohl für die häusliche Umgebung als auch für das weitere soziale Umfeld (z. B. den Kindergarten). Die Anregung von intentionaler und wechselseitiger Kommunikation bei einem Kind gelingt (Möller u. Ritterfeld 2010, Tomasello 2009), wenn es

- etwas braucht (Verhaltenslenkung),
- etwas nicht möchte (Ablehnung),
- andere auf etwas hinweisen möchte (gemeinsame Aufmerksamkeitsausrichtung),
- einem anderen Menschen helfen möchte.

Diese Motive werden in Kommunikationssituationen eingebaut, um eine kommunikative Reaktion des uk Kindes hervorzurufen. Es handelt sich um kommunikative Anlässe, die für das Kind einen hohen Aufforderungscharakter haben, eine Initiative zu ergreifen. So werden z. B. Objekte, die für das Kind von Interesse sind, so platziert, dass sie für das Kind zwar sichtbar, aber nicht erreichbar sind. Geeignete Materialien sind z. B. Aufziehtiere und -fahrzeuge, ein Glas mit Schraubverschluss, in dem sich etwas Interessantes zum Spielen oder etwas Leckeres zum Essen befindet, Murmeln für eine Murmelbahn, Massagetiere. Die Förderung basiert auf der Bereitschaft aller Bezugspersonen, kontingent auf die kommunikativen Initiativen und Reaktionen des Kindes einzugehen. Kind und Bezugsperson sind nach Möglichkeit in einer Face-to-Face-Position und haben somit direkten Blickkontakt zueinander. Die Bezugsperson zeigt ein responsives Verhalten, indem sie die kindlichen Initiativen aufgreift und durch ein abgestimmtes Angebot ausgestaltet. Das Kind setzt alle vorhandenen Kommunikationsformen und Kommunikationshilfsmittel ein. Die Bezugsperson bringt sich in die Kommunikationssituation mit ein und versucht, gemeinsam mit dem Kind bedeutungsvolle Handlungen auszuführen (Zollinger 1995). Nach Granlund u. Olsson (1985) sind in solchen Situationen besonders Objekte geeignet, die einen wahrnehmbaren Effekt für das Kind erzeugen und dem Kind Erfahrungen im Bereich der Ursache-Wirkung-Beziehung vermitteln. Dies gelingt in der UK-Erstintervention durch die speziellen Schaltsysteme für elektrische und batteriebetriebene Geräte. Diese Schaltsysteme werden im Kap. 3 dargestellt.

Beachtung der kindlichen Aufmerksamkeitsausrichtung. Die Lenkung und das Beibehalten der kindlichen Aufmerksamkeit sind elementare Voraussetzungen für Lernprozesse. Der Blickkontakt und die Blickrichtung des Kindes sind wichtige Orientierungshilfen für die Bezugsperson, den Aufmerksamkeitszustand zu beurteilen. Der Erwachsene bringt sich zu Beginn jeder Interaktion in das Blickfeld des uk Kindes und versucht, durch eine unterschiedlich gestaltete Kombination aus Lenkung und Responsivität (Sarimski 1993) die kindliche Aufmerksamkeit über eine längere Zeit aufrechtzuerhalten. Eine reizarme Umgebung kann dazu beitragen, dass sich das Kind besser konzentrieren kann. Eine variationsreiche Mimik und

Ansprache kann das Kind zusätzlich in seiner Aufmerksamkeit unterstützen.

Der Führung des Kindes folgen. Die Bezugsperson beobachtet das uk Kind und reagiert darauf mit einer Handlung, die sich direkt auf das Kind bezieht. Das Kind bemerkt, dass ein bestimmtes Verhalten zu einem Feedback des Erwachsenen führt. Das Erkennen dieses Zusammenhangs ist ein wichtiger Entwicklungsschritt, die Ursache-Wirkung-Beziehung auf die Kommunikation zu übertragen. Die Bezugsperson kann diese Fähigkeit dadurch fördern, dass sie zunächst die Laute, Gesten und Handlungen des Kindes aufgreift und nachahmt. Das uk Kind bemerkt, dass es eine Interaktion beginnen und den Ablauf der Handlungen mitbestimmen kann. Die Bezugsperson beobachtet die Blickrichtung des Kindes und verbalisiert die Gegenstände oder Ereignisse, die sich im Blickfeld des Kindes befinden. Im Umgang mit Objekten greift die Bezugsperson die kindlichen Handlungen auf und versucht, ein abwechselndes Spiel zu entwickeln. Dadurch dass die Bezugsperson das Kind nachahmt, hält sie die Aufmerksamkeit des Kindes aufrecht. Dies trägt dazu bei, dass das Kind in einer folgenden Kommunikationssequenz seinerseits motivierter ist, Laute, Gesten oder Handlungen des Erwachsenen nachzuahmen. Die Bereitschaft des Kindes, auf das Angebot der Bezugsperson einzugehen, wächst mit der Bereitschaft des Erwachsenen, auf das Kind einzugehen.

Positive Verstärkung aller Kommunikationsversuche. Der erste Schritt in der frühen Kommunikationsförderung ist das Aufgreifen aller kommunikativen Verhaltensweisen des Kindes. Die Bezugsperson beobachtet das uk Kind und reagiert auf eine kommunikative Initiative durch eine **kontingente Verstärkung**. Wichtig ist bei dieser Strategie ein **sensibles Beobachtungsvermögen** des Erwachsenen. Er muss in der Lage sein, auch eine unspezifische Handlung als einen intentionalen Kommunikationsversuch des Kindes zu begreifen. In diesem Zusammenhang kann dem Kind ebenfalls das Abwechseln in der Kommunikation vermittelt werden. Die Bezugsperson achtet darauf, dass nach jedem Beitrag von ihrer Seite ein Beitrag des Kindes erwartet wird. Kind und Bezugsperson wechseln sich gegenseitig ab. So wird ein Sprecherwechsel in die Kommunikation zwischen beiden Partnern fest etabliert.

Modellierungstechniken

Prompting: Stimulation eines kindlichen Beitrags über mehrere Stufen. Die Bezugsperson kann das Kind systematisch über mehrere Stufen stimulieren, wenn es spontan keine kommunikative Initiative oder Reaktion zeigt (Light u. Binger 1998). Diese Hilfestellung wird als Prompting bezeichnet. Das Prompting wird im Kap. 1, S. 13 ausführlich dargestellt.

Kontinuierliche Modellierung der alternativen Kommunikationsform zur Sprach- und Kommunikationsförderung. Die Bezugsperson benutzt kontinuierlich und kompetent das alternative Kommunikationssystem mit und ist dem uk Kind damit ein wichtiges Modell. Dies gilt für alle Kommunikationshilfen: Gebärden, Kommunikationstafeln, Kommunikationsordner und elektronische Hilfen. Diese Form der kontinuierlichen Modellierung ist ein zielsprachlicher Input und wird als **wichtigstes Prinzip** im Rahmen einer UK-Intervention verstanden (Sachse u. Boenisch 2009, Diekmann et al. 2007). Das uk Kind bekommt gezeigt, wie es sein Kommunikationssystem flexibel im Alltag einsetzen kann. Der Alltagsbezug wird dadurch hergestellt, dass die Bezugsperson möglichst oft das Kommunikationssystem beiläufig benutzt und sensibel auf die Kommunikationsversuche des Kindes reagiert (Sachse u. Boenisch 2009). Das Lernen am Modell gehört zu den wichtigsten sozialkognitiven Fähigkeiten eines Kindes (s. Kap. 2) und ist zentral für die Entwicklung der Kommunikationsfähigkeit (Szagun 2006, Tomasello 2009). In der Interaktion mit Bezugspersonen lernt das Kind über Imitation wichtige sprachliche und kommunikative Fähigkeiten. Im Fall eines uk Kindes lernt es seine Kommunikationshilfe in der Verständigung mit anderen Menschen einzusetzen. Das ist nach von Tatenhove (2009) beim Gebrauch einer Kommunikationstafel mit Kern- und Randvokabular, wie er im Folgenden noch beschrieben wird, der primäre Fokus dieser Strategie. Das Kind soll erlernen, wie es Symbole in der Kommunikation einsetzt; sekundär geht es darum, wo das Kind auf der Tafel ein Symbol findet. Die kontinuierliche Modellierung versucht die im Kap. 2 beschriebene Asymmetriehypothese (Grove u. Smith 1997, Smith u. Grove 2003) zu kompensieren. Im Vergleich zu einem normal hörenden und sprechenden Kind hat ein uk Kind andere Voraussetzungen für die Sprach- und Kommunikationsentwicklung. Häufig wird von einem uk Kind von Anfang an erwartet (Sachse u. Boenisch 2009), dass es expressiv seine alternative Kommunikationsform gebraucht, ohne ein entsprechendes Modell zu haben. Denn wie bereits im Kap. 2 beschrieben wurde, setzen die Bezugspersonen spontan diese Modellierung in der Regel nicht ein, sondern müssen die Modellierung durch ein Interaktionstraining erlernen und ihr Verhalten durch Videoanalyse und Reflexion (s. S. 122) verändern. Es gibt noch eine weitere unterstützende Funktion der kontinuierlichen Modellierung: Das gleichzeitige Sprechen und Benutzen der externen Kommunikationshilfe vonseiten der Bezugsperson unterstützt und fördert das Sprachverständnis des Kindes.

In Anlehnung an Dannenbauer (2002), Wendlandt (2006) und Buschmann (2009) werden im Folgenden sprachentwicklungsfördernde Modellierungsstrategien im Bezugsrahmen der UK vorgestellt, die nachweislich eine unterstützende Funktion auf die Entwicklung sprachlicher Kompetenzen eines uk Kindes haben (Calculator u. Glennen 1985, Warren et al. 1993). Die Bezugsperson schafft durch ihr sprachliches Vorbild die Rahmenbedingungen zur Entwicklung sprachlicher und kommunikativer Fähigkeiten (Gulker 1992, Papoušek u. Papoušek 1990).

Handlungsbegleitendes Sprechen: Self Talk und Parallel Talk. Im Kontext von UK werden diese Strategien auch als Verbalisieren (Sachse u. Boenisch 2009) bezeichnet. Beim Parallel Talk beschreibt die Bezugsperson die Handlungen und Gefühle des Kindes.

Beispiele
- Bezugsperson (B) sagt: „Du isst ein Stück Schokolade." und zeigt parallel auf die Bildsymbole: /du/ – /essen/ – /Schokolade/
- „Komm, wir ziehen deine Jacke an!" und gebärdet parallel /Jacke/ – /anziehen/
- „Du bist richtig wütend, weil..." und zeigt parallel auf die Bildsymbole /du/ – /wütend/

Beim Self Talk, den sogenannten „Selbstgesprächen" begleitet die Bezugsperson ihr eigenes Handeln sprachlich. Im Kontext von UK wird diese Strategie auch als Aktivitätsankündigung (Sachse u. Boenisch 2009) bezeichnet.

Beispiele
- B beschreibt in der Gegenwart des Kindes, was sie sieht: „Das Osterei ist bunt." und zeigt parallel auf die Bildsymbole /Ei/ und /bunt/
- B beschreibt das, was sie im Moment tut: „Ich gebe dir einen anderen Stift." und gebärdet parallel /ich/ – /geben/ – /dir/ – /Stift/
- B kommentiert die Situation: „Die Kartoffeln sind noch zu heiß. Du musst leider noch einen Moment warten." und gebärdet parallel /Kartoffeln/ – /heiß/ – /du/ – /warten/

Zu Beginn jeder Sequenz im Parallel oder Self Talk steht die geteilte Aufmerksamkeit des Kindes. Kind und Bezugsperson richten ihre Aufmerksamkeit auf ein gemeinsames Thema. Der sprachliche Kommentar der Bezugsperson verbindet sich mit den Handlungen und Erfahrungen, die das Kind in diesem Moment in der Objektwelt macht. Die Bezugsperson benennt kontextbezogen Objekte, Personen, Tätigkeiten und Ereignisse, die sich im Blickfeld des Kindes befinden und setzt dabei simultan auch die Kommunikationsform des Kindes z. B. Gebärden oder Zeigen auf ein Bildsymbol ein.

Die Bedeutungsentnahme wird zusätzlich durch den Einsatz para- und nonverbaler Kommunikationsformen unterstützt. Eine variationsreiche Mimik und Ansprache (Papoušek u. Papoušek 1990) unterstützen das Kind in der Aufrechterhaltung der Aufmerksamkeit und erleichtern das Sprachverstehen. Ist das Sprachverständnis des Kindes noch situations- und kontextgebunden (Rausch 2003), empfiehlt es sich, Kommunikationssituationen mit einem klaren Bezug zum „Hier und Jetzt" zu gestalten und auf Aussagen über abwesende Dinge zu verzichten (Sachse u. Boenisch 2009). Der konkrete Handlungsbezug ist für das Kind eine wichtige Hilfestellung für die Bedeutungsentnahme des Inputs vonseiten der Bezugsperson. Z. B. spielen Kind und Therapeutin Puppenküche. Die Therapeutin begleitet ihre Fragen an das Kind: „Was sollen wir für die Puppe heute kochen?" mit Bildsymbolkarten, auf denen Zutaten abgebildet sind. Sie hält nacheinander die Karten hoch und benennt sie: „Karotten?" – „Spinat?" – „Kartoffeln?" Das Kind kann nach einer gewünschten Bildkarte greifen, darauf schauen oder zeigen. Die Wortwahl und die grammatische Komplexität der Äußerung sind dem kindlichen Sprachentwicklungsstand angepasst.

Parallel und Self Talk können mit der sprachlichen Strukturierung des Tagesablaufs kombiniert werden und werden weiter unten unter dem Punkt „Strukturierung des Tagesablaufs und Schaffen wiederkehrender Routinen" erklärt.

Erweiterung. Nach von Tatenhove (2009) erweitert die Therapeutin ihre jeweilige Aussage um 2–3 Wörter im Vergleich zur aktuellen, durchschnittlichen mittleren Äußerungslänge des Kindes.

Die Sätze als Input sollten folgende Kriterien erfüllen:
- kurz und präzise, aber vollständig
- langsam und deutlich vorgetragen
- oft wiederholt

Hat das Kind beim Antworten auf eine Frage Probleme, sein Kommunikationssystem angemessen einzusetzen, empfehlen Sachse u. Boenisch (2009) die folgende Hilfestellung: Die Therapeutin stellt eine Frage und fügt sogleich „modellierte" Antwortvorschläge hinzu, um dem Kind den Einsatz des Kommunikationssystems zu erleichtern (z. B. beim Musik hören „… ist dir die Musik zu laut, zu leise oder gut so?").

Korrektives Feedback. Unterläuft dem Kind eine unverständliche Äußerung, greift die Therapeutin den kindlichen Beitrag auf und gibt ihn vollständig und sprachlich korrekt wieder.

Modellorientierte Entwicklungsförderung der Kommunikation, Kognition und Sprache

In der Therapie fördert die Logopädin kommunikative, kognitive und sprachliche Fähigkeiten des Kindes. Auf der Grundlage dieser erworbenen Fähigkeiten kann sich das uk Kind leichter im Alltag mit seinen Bezugspersonen verständigen.

Förderung der pragmatisch-kommunikativen Kompetenz

Partizipation an der Umwelt. Die aktive Teilhabe eines uk Kindes an seiner Umwelt ist das wichtigste Interventionsziel und basiert theoretisch sowohl auf dem Partizipationsmodell (Beukelman u. Mirenda 2005) als auch auf der ICF. Der Fokus der Intervention richtet sich damit auf eine teilhabeorientierte Herangehensweise beim Aufbau einer kommunikativen Kompetenz des Kindes. Ausgangspunkt der Intervention sind die Bedürfnisse sowie die Fähigkeiten des Kindes, aktiv an einer Kommunikation teilzunehmen. Deshalb ist es relevant, in der Diagnostik gegenwärtige und potenzielle Barrieren zu identifizieren, die das Kind von dieser Teilhabe abhalten. Der erste Schritt in der Intervention ist, diese Barrieren zu beseitigen und dem Kind damit einen Zugang zur Kommunikation in allen Situationen des Alltags zu ermöglichen. Die Kommunikationsbedürfnisse orientieren sich neben den individuellen Bedürfnissen auch an den Bedürfnissen, die ein gleichaltriges lautsprachlich kommunizierendes Kind hat. Das Ziel ist die Zunahme kommunikativer Gelegenheiten und die Möglichkeit einer bedeutungsvollen Teilnahme an natürlichen und alltäglichen Kommunikationssituationen.

> Partizipation ist die einzige Voraussetzung zur Kommunikation. Ohne sie gibt es keinen, mit dem man sprechen könnte, nichts, worüber man sprechen könnte und keinen Anlass zur Kommunikation (Beukelman u. Mirenda 2005).

Strukturierung des Tagesablaufs und Schaffen wiederkehrender Routinen und Formate. Im Kap. 2 wurde ein wichtiges Unterstützungssystem für den Spracherwerb, die Formate, beschrieben (Bruner 1987). Es handelt sich dabei um routinemäßig wiederholte Interaktionen zwischen Kind und erwachsener Bezugsperson im Alltag (Möller u. Ritterfeld 2010). Wiederkehrende Routinen und Formate im Tagesablauf schaffen viele Gelegenheiten des gegenseitigen Austausches. Auf der Basis der Tagesuhr (s. Anhang II, S. 170) wird der Tagesablauf des Kindes sprachlich strukturiert, indem wiederkehrende, auf Erfahrung beruhende Handlungen und bestimmte sprachliche Muster miteinander kombiniert werden. Es handelt sich dabei um **repetitive Äußerungen der Bezugspersonen**, die in Form eines **natürlichen Dialogs in die Alltags- und Spielhandlungen** integriert werden. Das Kind bekommt dadurch eine Transparenz und Sicherheit. Es beginnt zu antizipieren, was als nächstes geschieht. Die immer gleich ablaufenden Tätigkeiten werden von kontextgebundener sprachlicher Stimulation mit variablen Satzstrukturen begleitet. Wichtig ist, soziale Routinen wie z. B. Begrüßung und Verabschiedung sowie Floskeln zur Gesprächssteuerung ebenfalls im Tagesablauf zu berücksichtigen. Die im Folgenden vorgestellten Kölner Kommunikationstafeln geben kindersprachlich geeignetes soziales Vokabular vor.

Beispiel für eine sprachliche Strukturierung des Tagesablaufs für die 3-jährige Maria:
- Beim Aufstehen:
  - Guten Morgen, Maria! Bist du schon wach?
  - Komm, steh bitte auf!
- Auf dem Weg ins Badezimmer:
  - Wir gehen die Treppe hoch ins Badezimmer.
- Im Badezimmer:
  - Da sind Seife und ein Waschlappen. Du wäschst dir selbst das Gesicht. Das kannst du alleine, aber sag mir Bescheid, wenn du Hilfe brauchst.
  - Da ist eine Zahnbürste. Die Zähne putzen wir damit.
- Beim Anziehen:
  - Was möchtest du heute anziehen?
  - Hier sind Socken, Hemd, Hose und Pullover. Such dir etwas aus.
  - Welchen Pullover möchtest du anziehen?

Weiterhin können diese Formate auch in **sprachspielerischer Form** umgesetzt werden. Dabei kommen zusätzliche sprachliche Unterstützungselemente in Form einer überzogenen Betonung und rhythmisierter Sprache zum Einsatz. Folgende Formate mit einem sprachspielerischen Charakter können ebenfalls eingesetzt werden (Buschmann 2009, Möller u. Ritterfeld 2010, Zollinger 1995): Gib-und-Nimm-Spiele, Guck-Guck-da-Spiele, Winke-Winke-Spiele, Kniereiter, Abzählverse und einfache Benenn-Spiele mit ersten Bilderbüchern.

Training sozial-kommunikativer Fähigkeiten. Der Aufbau eines interaktiven Systems zwischen uk Kind und Bezugsperson ist die Basis der Behandlung, auf der sich Prozesse des Lernens und Erkennens im Kind entwickeln können. In der Arbeit mit dem Kind werden die bereits vorgestellten Partnerstrategien von der Bezugsperson bewusst eingesetzt, um kindliche Beiträge im kommunikativen Interaktionsprozess zu stimulieren. Bei den kindlichen Beiträgen handelt es sich um kommunikative Funktionen, die unterteilt werden in eine **Initiative** und/oder eine **Reaktion**. Eine Initiative ist definiert als eine kommunikative Handlung, mit der das Kind von sich aus die Aufmerksamkeit der Bezugsperson auf etwas Neues richtet. Bei einer Reaktion hingegen handelt es sich um einen kommunikativen Beitrag des Kindes, der sich auf einen vorherigen Beitrag der Bezugsperson bezieht. Das COCP-Programm (Heim et al. 2005) ist systematisch über 15 Stufen aufgebaut und vollzieht die Entwicklung kommunikativer Funktionen von frühen Fähigkeiten wie z. B. der gemeinsamen Aufmerksamkeitsausrichtung zu den später erworbenen und komplexeren Funktionen wie z. B. einen Witz erzählen nach. Die komplexeren Funktionen zeichnen sich dadurch aus, dass sie bereits eng mit formal-linguistischen und kognitiven Fähigkeiten (z. B. Perspektivwechsel) verbunden sind (Möller u. Ritterfeld 2010). Die kommunikativen Funktionen werden immer in einem natürlichen Kontext stimuliert. Eine **kommunikative Handlung des Kindes wird immer positiv verstärkt**. Wichtige Voraussetzungen für den Erfolg des Programms sind, dass das Kind in allen Kommunikationssituationen auf sein multimodales Kommunikationssystem zurückgreifen kann und die kommunikativen Anlässe im Sinne der wiederkehrenden Routinen oft wiederholt werden. Durch die Wiederholung erlernt das Kind die kommunikativen Funktionen und entwickelt sich pragmatisch-kommunikativ weiter. Der Erwerb einer Funktion ist daran erkennbar, dass das Kind sein Kommunikationssystem in verschiedenen Situationen mit unterschiedlichen Partnern gebraucht, um diese Funktion auszuführen. Das macht eine erfolgreiche Kommunikation via UK aus.

Abb. 5.1 zeigt einen Überblick über die 15 kommunikativen Funktionen und Bausteine des Partnertrainings. Die kommunikativen Funktionen sind hierarchisch nach zunehmender kommunikativer Komplexität geordnet. Die einzelnen Funktionen werden ausführlich anhand von Beispielen im Anhang VII (S. 184 ff) beschrieben.

Förderung der Kognition

Förderung des Symbolspiels. Im Kap. 2 wurde bereits der Zusammenhang zwischen Symbolisierungsfähigkeiten und dem Spracherwerb erklärt. Symbolisierungsfähigkeiten sind eine notwendige, wenn auch nicht die einzige Voraussetzung für einen symbolischen, kontextfreien Wort-, Gebärden- und Sprachgebrauch (Hecking u. Schlesiger 2010). Verschiedene Studien haben einen Zusammenhang in der Entwicklung der Symbolfunktion von Sprache, Gesten und Gebärden sowie des Spielverhaltens belegt (Patterson u. Westerby 1994, Rescorla u. Goossens 1992, Thal 1991). Man geht davon aus, dass das Symbolspiel quasi eine Brücke für die Symbolfunktion von Sprache ist. Das uk Kind kann im Spiel mit der Bezugsperson

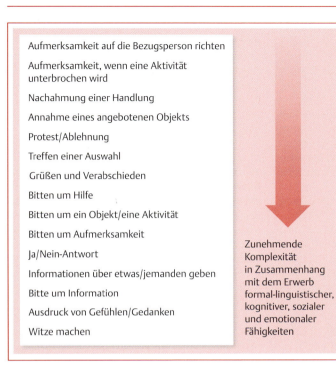

Abb. 5.1 Erlernen kommunikativer Funktionen des Kindes im Rahmen des COCP-Programms.

symbolische Erfahrungen sammeln. In Anlehnung an Zollinger (1995) sind Orientierungs- und Anknüpfungspunkt für das therapeutische Handeln immer die spontanen Tätigkeiten des Kindes. Das Kind handelt mit Objekten, aber es hat noch nicht entdeckt, dass es mit seinen Handlungen etwas bewirken und die Welt verändern kann, indem es ihnen eine Bedeutung gibt. Genau hier unterstützt die Therapeutin das Kind, indem sie den Handlungen des Kindes durch ihre Sprache und eigene Handlungen eine Bedeutung gibt. Z. B. spielt das Kind mit Kochutensilien und füllt 2 kleine Kugeln abwechselnd von einer Schüssel in einen Topf und umgekehrt. Die Therapeutin sagt: „Ui, du hast 2 Klöße im Topf gekocht. Die sind jetzt fertig und richtig heiß. Komm, wir nehmen einen Löffel und legen sie damit in die Schüssel. Ui, die Klöße sind so heiß, komm, wir pusten, um sie etwas abzukühlen." Wenn das Kind diese symbolische Handlung interessant findet, wird es auf die Handlung der Therapeutin eingehen und sie bitten, diese zu wiederholen oder es imitiert die symbolische Handlung und wiederholt sie damit selbst. Dann hat sich die funktionale Handlung in ein Symbolspiel verändert, denn das Spielgeschehen hat eine Bedeutung bekommen. Ausgehend von vielen Erfahrungen kann sich das Symbolspiel des Kindes entwickeln. Das Kind richtet seine Aufmerksamkeit auf das Resultat seiner Handlungen und hat damit eine innere Vorstellung von Handlungen erworben, seine Handlungen sind symbolisch. Die kindliche Perspektive verändert sich: Nicht mehr das Kind selbst, sondern die symbolische Handlung steht im Mittelpunkt des Interesses. Daraus entwickelt sich ein lineares Symbolspiel, bei dem eine Handlung die nächste symbolische Handlung hervorruft. Ein schlafender Teddy wird z. B. aufgeweckt, ausgezogen, gewaschen und angezogen. Jede neue Handlung ergibt sich aus der vorherigen Situation. Die höchste Stufe des Symbolspiels besitzt eine geplante Struktur. Das Kind hat eine Spielidee, die es mit unterschiedlichen Materialien seiner inneren Vorstellung folgend entsprechend ausführen kann. Es kann je nach eigenem Interesse bestimmte Handlungen im Spiel flexibel erweitern, verkürzen oder auslassen. Z. B. spielen Kind und Therapeutin mit einer Eisenbahn, die anstelle von tatsächlichen Waggons und einer Lokomotive aus verschieden großen Bausteinen besteht. Das Kind mag besonders das Ein- und Ausfahren aus dem Bahnhof, weshalb der Tisch im Therapieraum den Bahnhof darstellt und dort das Kind und die Therapeutin spielen, wie sie Züge hin- und her rangieren. Für ein uk Kind mit einer motorischen Beeinträchtigung ist es relevant, Spielaktivitäten durch Hilfsmittel wie z.B. Schaltsysteme (s. Kap. 3) zu adaptieren (Levin u. Scherfenberg 1986, Levin u. Scherfenberg 1990). Die Schaltsysteme schaffen nicht nur einen Anlass für eine sinnvolle Kommunikation und dienen somit der Kommunikationsanbahnung, sondern sie vermitteln dem Kind auch praktische Erfahrungen zum Erwerb der kognitiven Struktur der Ursache-Wirkung-Beziehung. Das uk Kind mit einer motorischen Beeinträchtigung hat durch die Schaltsysteme mehr Entfaltungsmöglichkeiten und Mitwirkung an Aktivitäten. Das Kind spielt nicht nur allein mit der Therapeutin, sondern teilhabeorientiert möglichst oft mit anderen Kindern. Mithilfe der beiden folgenden Mitspielerstrategien kann das uk Kind aktiv am Spiel teilnehmen (Levin u. Enselein 1990):

- Das Kind teilt sich mit einem anderen Partner eine Spielerrolle und dieser Partner unterstützt das Kind in seiner Körperfunktion.
- „Turn-Taking-Spiele": Schalter für adaptiertes Spielen werden zwischen verschiedenen Kindern hin- und hergereicht.

Früher Einsatz von Symbolen. Im Kap. 2 wurde bereits erwähnt, dass sich die Symbolfunktion von Sprache ab dem 12. Lebensmonat entwickelt. Ein Kind, das unterstützt durch Gebärden, dreidimensionale Objekte oder Bildsymbole kommuniziert, sollte parallel zur Lautsprache so früh wie möglich mit Symbolen vertraut werden. Romski et al. (1988) haben gezeigt, dass auch Menschen mit schwerer geistiger Behinderung in der Lage sind, abstrakte Symbole in der Kommunikation einzusetzen.

Die Therapie zur Förderung einer gebärdenunterstützten Kommunikation wird ausführlich im Kap. 3 beschrieben.

Abstrakte dreidimensionale Symbole oder Bildsymbole in Form von Kommunikationsbüchern, -tafeln oder als Deckblatt einer elektronischen Kommunikationshilfe können einem uk Kind ebenfalls zu einem frühen Zeitpunkt der Symbolentwicklung angeboten werden. Voraussetzung ist, dass das Kind Objekte oder Bilder auf einer der verschiedenen Entwicklungsstufen (z.B. Fotos oder Zeichnungen mit einem immer höheren Abstraktionsgrad) erkennt und ihnen eine Bedeutung zuweisen kann (Reichle et al. 1998, s. Kap. 4 TASP-Test). Eine frühe Versorgung mit Symbolen als Wortschatz hat einen positiven Effekt auf die spätere grammatische Entwicklung. Dieser Ansatz wird auch bei den Kölner Kommunikationstafeln (Sachse u. Boenisch 2009; s. Kap. 3) oder der MOHECO Kommunikationsmappe (Pivit et al. 2008; s. Kap. 3) umgesetzt.

Förderung der Sprache

Wortschatzaufbau: Kern- und Randvokabular. Die Auswahl eines Wortschatzes für ein uk Kind ist ein diffiziler und hoch sensibler Prozess, denn seine Wortschatzentwicklung verläuft qualitativ und quantitativ anders als bei einem lautsprachlich kommunizierenden Kind. Der Zugriff auf den aktiven Wortschatz ist ein vollkommen anderer als im normalen Spracherwerb. Ein uk Kind kann nicht selbst entscheiden, welche Wörter es von sich aus gebraucht. Es ist abhängig von einem Wortschatz, der hinsichtlich der Auswahl und der visuellen Präsentation der Wörter in Form einer externen Hilfe (Kommunikationsbuch/-tafel und/oder einer elektronischen Hilfe) von einer anderen Person bestimmt worden ist.

Leber u. Spiegelhalter (2004) formulieren die Situation für ein uk Kind folgendermaßen: „Jedes Kind hat einen individuellen Wortschatz, und es erfordert viel Einfühlungsvermögen, den potenziellen Wortschatz eines Kindes, das selbst nicht sprechen kann, zu erahnen." In der Intervention werden die Kölner Kommunikationstafeln und der Kölner Kommunikationsordner (Sachse 2009, Sachse u. Boenisch 2009) eingesetzt, die im Kap. 3 vorgestellt werden. Eine weitere Kommunikationstafel ist die die MOHECO Kommunikationsmappe (Pivit et al. 2008), deren Bezugsadresse im Kap. 3 abgedruckt ist.

Förderung primärer und sekundärer Entwicklungsbereiche. Sachse u. Boenisch (2009) unterscheiden zwischen verschiedenen Zielsetzungen beim Kern- und Randvokabular: Primär für die Sprach- und Kommunikationsentwicklung ist der Zugang des Kindes zu einem Wortschatz, mit dem es sich in jeder Alltagssituation mitteilen kann. Seine pragmatisch-kommunikative Kompetenz wird dadurch gefördert. Weiterhin soll sich auch die Grammatikentwicklung verbessern, indem das Kind durch einen großen Wortschatz angeregt wird, mehrsymbolische Äußerungen zu bilden. Wichtig ist auch hier die Modellfunktion der

Bezugspersonen. Durch den Einsatz von Modellierungstechniken und durch die Strategie der Ko-Konstruktion (s. Kap. 1, S. 13) muss die Bezugsperson die morphologischen Endungen nach Zeigen auf die Felder entsprechend umwandeln und korrekt benennen. Die hier gezeigte Anordnung zielt sekundär aber auch auf eine frühzeitige Vorbereitung der Lese- und Schreibrichtung, da viele Sätze gemäß der Leserichtung zusammengesetzt werden können.

Förderung der Grammatik. Das primäre Ziel der Therapie im grammatikalischen Bereich ist das Erlernen eines kreativen Einsatzes von Sprache. Die Basis dazu ist einerseits ein flexibler und differenzierter Wortschatz in Form des beschriebenen Kern- und Randvokabulars und andererseits die Anwendung syntaktischer Regeln der deutschen Sprache. Auf dieser Basis ist ein uk Kind in der Lage, immer neue und eigene Aussagen mithilfe seines Kommunikationssystems zu bilden. Damit hat es einen offenen Zugang zur Sprache und ist in seiner Kommunikation autark. Dieses Ziel wird nur erreicht, wenn in der UK-Intervention eine Kombination aus lexikalischem und grammatikalischem Training stattfindet.

Eine **sprachsystematische Vorstrukturierung** geht der eigentlichen Therapiestunde voraus. Grammatische Zielstrukturen werden im Sinne einer Generierung von Sätzen festgelegt. Die ausgewählte Zielstruktur sollte in der Zone der nächsten Entwicklung liegen, sodass das uk Kind sprachlich-expressiv Fortschritte mit seinem alternativen Kommunikationssystem machen kann. Begonnen wird der **Satzaufbau mit Zwei-Symbol-Äußerungen** in Form von Gebärden oder Bildsymbolen (repräsentiert auf einer elektronischen oder nichtelektronischen Hilfe), die analog der Sprachentwicklung im Deutschen bestimmten semantischen Funktionen entsprechen (von Tetzchner et al. 1998). Man beginnt mit den semantischen Funktionen: Handlungsträger + Handlung bzw. Handlungsträger + Objekt. Der Handlungsträger ist das Kind selbst oder eine Bezugsperson des Kindes, die es sehr mag (z. B. seine Oma). Vom Kind oder der Bezugsperson gibt es als visuelle Repräsentation ein Foto bzw. eine Namensgebärde. Gemeinsam bilden Kind und Therapeutin in einem sinnvollen kommunikativen Kontext bestimmte Formen von Zwei-Symbol-Äußerungen mit dem Foto der Person als Handlungsträger und einem zweiten Bildsymbol bzw. einer Gebärde von einer Handlung (Handlungsträger + Handlung) oder einem Objekt (Handlungsträger + Objekt). Das Kind benötigt viele Male ein Modelling der Therapeutin, wie es mit seiner Kommunikationshilfe eine Zwei-Symbol-Äußerung bilden kann, bevor es von sich aus eine solche bildet. Im weiteren Verlauf der Therapie werden die grammatischen Strukturen auf der Ebene der Zwei-Symbol-Äußerungen erweitert. Es werden Zwei-Symbol-Äußerungen präsentiert und modelliert, die der Syntax im Deutschen entsprechen. Tab. 5.1 zeigt eine Übersicht aller regelgeleiteten Zwei-Symbol-Äußerungen im Deutschen.

Als nächster Entwicklungsschritt folgt orientierend an der Grammatikentwicklung die Förderung der **Hauptsatzstruktur mit der Verbzweitstellung**. Methodisch wird zur Einführung der sprachlichen Zielstruktur die **Inputspezifizierung** (Kauschke u. Siegmüller 2006) eingesetzt. Die Inputspezifizierung ist ursprünglich eine Methode zur Behandlung bei Sprachentwicklungsstörungen (Kauschke u. Siegmüller 2006, Penner u. Kölliker-Funk 1998). Sie kommt zum Einsatz, wenn es darum geht, ein Kind für eine neu zu erwerbende sprachliche Regel zu sensibilisieren. Dies geschieht durch einen gezielten Input, der die zu erwerbende Zielstruktur wie z. B. die Verbzweitstellung im Hauptsatz enthält. Das uk Kind bekommt durch einen gezielten sprachlichen Input vonseiten der Therapeutin gezeigt, wie es mithilfe seines Kommunikationssystems die Zielstruktur selbst realisieren kann. Die Therapeutin spielt dem Kind 5–10 Minuten eine Sequenz vor und benutzt dabei die Kommunikationsformen des Kindes (Gebärden, Zeigen auf Bildsymbole, Benutzen des Sprachausgabegerätes etc.). Das Kind hört und sieht dem Input der Therapeutin zu. Es soll die ihm angebotene Zielstruktur simultan visuell und auditiv wahrnehmen und somit für die Zielstruktur sowie für die Art der Übermittlung durch sein Kommunikationssystem sensibilisiert werden. Jede Inputsequenz muss vorbereitet werden, indem das Sprachmaterial im Hinblick auf die Zielstruktur aufbereitet und die Situation vorstrukturiert wird. Für die sprachliche Aufbereitung wird ein Text erstellt, der didaktisch natürlich, frequent, prägnant, variabel, flexibel, kontrastreich und funktional eingebettet sein sollte (Kauschke u. Siegmüller 2006). Dem Kind wird der Text in Form eines Dialogs vorgetragen, wobei entweder sich 2 Handpuppen miteinander unterhalten oder die Therapeutin mit einer Handpuppe im Gespräch ist. Einer der „Kommunikationspartner" in diesem

Tab. 5.1 Inventar regelgeleiteter Zwei-Symbol-Äußerungen im Deutschen.

Semantische Funktion der Zwei-Symbol-Äußerungen	Beispiele
Demonstrativ/Adverb und Objekt:	
a) Vorhandensein	da Auto, Hund da, ich da
b) Nichtvorhandensein	Hase weg, Milch alle (alle = leer)
Handlungsträger und Handlung	Tim essen, Opa fahren
Handlungsträger und Objekt	Tim Banane, Opa Auto
Objekt und Handlung	Milch trinken, Teddy baden, das essen
Handlung und Lokalisierung	rauf Lok (eine Lokomotive soll auf die Schienen gesetzt werden)
Person und Lokalisierung	Tim Arm (= Tim will auf den Arm)
nähere Bestimmung (Attribution)	großer Elefant, Hase lieb
Besitzer und Besitz	Mamas Computer, Omas Auto
Wunsch/Aufforderung (nur Stern u. Stern 1928)	Tim auch, will das

In Anlehnung an Szagun 2006

Dialog kommuniziert unterstützt und bringt dem Kind damit nicht nur die Zielstruktur, sondern auch die Art der Kommunikation nahe. Inhaltlich kann es sich um einen Dialog im Rahmen einer realen Handlungssituation, einer symbolischen Spielsequenz oder um Betrachten eines Bilderbuches handeln. Abb. 5.2 zeigt ein Textbeispiel einer Inputsequenz mit der Zielstruktur: Erwerb der Verbzweitstellung im Hauptsatz.

Ein weiterer Therapiebaustein sind die **Modellierungstechniken** (Dannenbauer 2002, Kauschke u. Siegmüller 2006), die bereits ab S. 125 beschrieben worden sind. Die Therapeutin modelliert die kindlichen Äußerungen und benutzt dazu das unterstützte Kommunikationssystem des Kindes. Sie gibt dem Kind damit ein wichtiges Modell. Die Modellierung bezieht sich auf alle Kommunikationshilfen: Gebärden, Kommunikationstafeln, Kommunikationsordner und elektronische Hilfen. Aus den Studien von Binger u. Light (2007, 2008) geht hervor, dass der Einsatz von Modellierung die Produktion von Mehr-Symbol-Äußerungen erhöht und damit eine effektive Therapiemethode ist. Ausgangspunkt ist nach wie vor eine grammatikalische Zielstruktur wie z.B. die Verbzweitstellung im Hauptsatz. Diese Zielstruktur wird in der Therapiestunde systematisch aufgegriffen und variiert in speziell dafür vorgesehenen und geplanten Spiel- und Handlungssequenzen (**Entwicklungsproximaler Ansatz**). Es entsteht ein intensiver Dialog zwischen Kind und Therapeutin um diese Zielstruktur. Die Spiel- und Handlungssituationen sollten den kindlichen Interessen und Neigungen entsprechen. Zielstrukturen, Inhalt und Methode der Therapie sollten dabei ständig dem Entwicklungsgeschehen des Kindes angepasst werden (Dannenbauer 2002). Modellierung ist das Sprachmodell, das der kindlichen Äußerung nachfolgt und setzt direkt an der spontanen Äußerungen des Kindes an. Es handelt sich um einen Feedbackmechanismus. Das Kind soll die von ihm produzierte Struktur mit der nachfolgenden Modelläußerung abgleichen. Das Kind kann die Zielstruktur/Zielwörter in Anlehnung an die Modelläußerung der Therapeutin korrigieren, erproben und stabilisieren. Durch die allmähliche Ablösung vom Sprachmodell soll das Kind die Zielstruktur/Zielwörter selbständig in seinen Äußerungen verwenden (Kauschke u. Siegmüller 2006). Die Therapeutin greift die kindlichen Äußerungen unmittelbar auf und spiegelt bzw. verändert sie und greift dabei auf die Kommunikationshilfe des Kindes zurück. Kauschke u. Siegmüller unterscheiden zwischen korrigierenden, dialogisch-weiterführenden und bestätigenden Techniken der Modellierung. Modellierung ist eine geeignete Methode zur Festigung und Automatisierung neuer sprachlicher Strukturen. Die Modellierung kann sowohl in Übungen als auch in freien Spiel- und Kommunikationssituationen als Feedbackmechanismus ein-

> **Der Hund von Oma Lena ist weg**
>
> Oma (O): *Hallo* Paul!
>
> Polizist (P): *Hallo* Oma Lena! *Wie* **geht** *es Dir heute*?
>
> O: *Danke. Schlecht. Ich* **brauche** *deine Hilfe, weil mein Hund* weg *ist. Deine Hilfe* brauche *ich.*
>
> P: *Ach Du dickes Ei! Wo* **kann** *der Hund* hingegangen *sein*?
> *Kann der Hund bei der Feuerwehr sein?*
> *Er* **spielt** *doch so gerne Ball mit den Feuerwehr*männern.
> *Ball* **spielt** *er doch so gerne mit den Feuerwehr*männern.
>
> O: *Nein. Ich* **weiß**, *dass mein Hund heute nicht Ball mit den Feuerwehr*männern *spielt.*
> *Ich* **habe** *gesehen, wie er mit seiner* Freundin, *der* Nachbarskatze, *zum* Sandplatz *gegangen ist. Vielleicht spielen sie zusammen im Sand.*
>
> P: *Dein Hund* **spielt** *mit einer Katze an der* Wand?
>
> O: *Nein, Du* **hast** *mich falsch verstanden.*
> *Nicht an der* Wand, *im Sand* **spielt** *mein Hund.*
>
> P: *Entschuldigung, ich habe Dich falsch verstanden.*
> *Das war Quatsch. Was* **hältst** *du davon, wenn wir zum Sand*platz *gehen und nachsehen?*
> *Der Sandplatz* **ist** *hier ganz in der Nähe. Wir* **gehen** *die Straße hoch.*
> *Schnell* **gehen** *wir die Straße hoch und* **sehen** *nach.*
>
> **Der Hund (H) erscheint.**
>
> O: *Ja, da* **kommt** *mein Hund und er* **geht** *schnell.*
>
> H: *Hallo, Oma. Auf dem Sandplatz* **war** *ich mit der Katze.*
> *Jetzt* **habe** *ich großen Hunger und* **möchte** *etwas Gutes essen. Etwas Gutes* **möchte** *ich essen.*
>
> O: *Kommt, wir* **gehen** *jetzt schnell nach Hause und* **essen** *etwas Gutes.*
> *Du, mein Hund,* **möchtest** *bestimmt eine leckere Wurst?*
>
> H: *Ja, gerne* **esse** *ich eine* Wurst. *Tschüss,* Wachtmeiser *Paul!*
>
> P: *Tschüss, Oma, Tschüss, Hund!*

Abb. 5.2 Textbeispiel für eine Inputsequenz. Zielstruktur: Erwerb der Hauptsatzstruktur mit der Verbzweitstellung (Fettdruck) und variabler Besetzung des Satzvorfelds; Vokabular in Kursivschrift: Kernvokabular der Kölner Kommunikationstafel; Material: drei Kasperlepuppen: eine Großmutter, ein Polizist und ein Hund).

gesetzt werden. Sie kann mit der bereits vorgestellten Inputspezifizierung kombiniert werden, weil die Kombination beider Methoden den Sprachlernprozess des Kindes systematisch aktiviert. In der Inputsequenz wird das Kind für die Entdeckung einer sprachlichen Regel sensibilisiert, die es in der anschließenden Modellierungssequenz selbst erprobt und dafür eine Rückmeldung von der Therapeutin erhält.

Darüber hinaus wäre es auch denkbar, **Übungen** einzusetzen. Übungen sind vorstrukturierte Therapieeinheiten, in denen gezielt am Verständnis bzw. an der Produktion ausgewählter Zielstrukturen gearbeitet wird. Das Kind hat eine aktive Rolle und wird vor eine explizite Leistungsanforderung gestellt, indem es innerhalb eines sinnvollen kommunikativen Rahmens eine vorher festgelegte, ihm bekannte uk-sprachliche Reaktion (rezeptiv oder expressiv) erbringen soll. Rezeptive Übungen ergänzen die Inputspezifizierung. Produktive Übungen dienen der Einübung im Sinne einer Automatisierung. Der wichtigste Ausgangspunkt ist, Übungen in pragmatisch sinnvolle Kontexte für das uk Kind einzubinden, die ihm eine Verwendung der Zielstruktur notwendig und einsichtig machen (Kauschke u. Siegmüller 2006). Dies gelingt am besten im Rahmen von Alltagshandlungen (z. B. Tisch decken: Was brauche ich als erstes, zweites, drittes?, sich anziehen und dazu Kleidungsstücke auswählen) oder in Form eines wechselseitigen Spielgeschehens. Sachse u. Boenisch (2009) beschreiben z. B. Satzergänzungsübungen („Jetzt machen wir die Musik __." „Dazu machst du das CD-Fach __."). **Übungen sind gut kombinierbar mit den bereits vorgestellten Modellierungstechniken**. Diese werden in Form von Rückkopplungen an das Kind in die Übung integriert. Die 3 ausgewählten Vorgehensweisen der Inputspezifizierung, Modellierung und Übung sind Teil des Methodenmix aus der patholinguistischen Therapie bei Sprachentwicklungsstörungen (Kauschke u. Siegmüller 2006) und ermöglichen eine individuell abgestimmte entwicklungsorientierte und linguistische fundierte Therapiekonzeption, die auf das Fachgebiet der UK mit Modifikationen übertragen wird.

Die Bildung von Mehr-Symbol-Äußerungen mittels einer Kommunikationstafel zeigt die Grenzen von nichtelektronischen Hilfsmitteln auf. Das Kind ist abhängig von der Bezugsperson, die die Mitteilung des Kindes richtig interpretieren, ko-konstruieren und durch Flexionen ergänzen muss. Gerade die deutsche Sprache zeichnet sich im Vergleich zu anderen Sprachen durch eine reichhaltige Morphologie aus; erst durch die Flexionen wie z. B. bei der Pluralbildung oder der Verbkonjugation entsteht eine verständliche Äußerung. Elektronische Hilfen mit einer Sprachausgabe haben hier den Kommunikationstafeln und -ordnern gegenüber einen Vorteil, der im folgenden Abschnitt erläutert wird.

Einsatz von elektronischen Hilfsmitteln

Der Einsatz von Hilfsmitteln als augmentative oder alternative Kommunikationsform trägt maßgeblich zum Erfolg einer UK-Erstintervention bei. Die Hilfsmittel gehören zu den externen Kommunikationsformen und werden in folgende Kategorien unterteilt: Gebärden, tastbare Zeichen, grafische Symbole und Schrift in Form von Kommunikationstafeln bzw. -büchern sowie elektronische Kommunikationshilfen. Die verschiedenen Hilfsmittel werden im Kap. 3 vorgestellt und hinsichtlich ihres Einsatzes im Alltag und in der UK-Therapie beschrieben. In diesem Unterkapitel werden nur besondere Aspekte im Hinblick auf elektronische Hilfen genannt.

Sprachausgabegeräte. Elektronische Hilfen mit einer Sprachausgabe haben den Kommunikationstafeln und -ordnern gegenüber den Vorteil, dass sie morphologisch korrekte Formen automatisch generieren. Das Kind ist unabhängig von seinem Kommunikationspartner, kann Wörter, Flexionen und Aussagen auf Satzebene ausprobieren und bekommt über die Sprachausgabe und das visuelle Display eine unmittelbare Rückmeldung. Es handelt sich um eine unabhängige und freie Kommunikation (s. Kap. 1) mit nachhaltigen Lerneffekten. Die Sprachentwicklung wird durch die freie Kommunikation mittels Sprachausgabegeräten nachhaltiger unterstützt (Sachse u. Boenisch 2009). Deshalb sollten Sprachausgabegeräte bereits vor der Einschulung dem Kind zur Verfügung gestellt werden. Wenn es das Fähigkeitsprofil des Kindes erlaubt, sollte es sich dabei um ein Sprachausgabegerät handeln, das auf der Grundlage eines Kern- und Randvokabulars dem uk Kind die Möglichkeit gibt, Sätze eigenständig zu bilden (s. Kap. 3). Denn ein Sprachausgabegerät, das vollständig aus vorformulierten Aussagen aufgebaut ist, ist wenig geeignet, die Sprachentwicklung zu fördern (Sachse u. Boenisch 2009).

Ein weiterer Vorteil von Sprachausgabegeräten ist der Nachweis, dass sie den Erwerb metaphonologischer Fähigkeiten (Blischak 1994) fördern und damit den Schriftspracherwerb als wichtige Entwicklungsperspektive für ein uk Kind unterstützen. Auch dies ist ein wichtiges Argument für die Versorgung eines uk Kind mit einem Sprachausgabegerät vor dem Schuleintritt (Sachse u. Boenisch 2009).

Förderung schriftsprachvorbereitender Fähigkeiten

Das grundlegende Prinzip der Förderung dieses Entwicklungsbereichs ist die Kombination aus Literacy-, Sprach- und Kommunikationsförderung (Sachse 2010): „Die Fähigkeiten unterstützt zu kommunizieren und zuzuhören, zu lesen und zu schreiben, können mit unterschiedlichen Schwerpunktsetzungen und Zielen gefördert und angewandt werden."

> Wichtig ist, schriftsprachliche Erfahrungen in einen persönlich bedeutsamen Kontext des Kindes zu betten!

Im Mittelpunkt dieses Therapiebausteins steht die Förderung der schriftsprachvorbereitenden Fähigkeiten. Diese erfolgt auf 2 Ebenen:
- Förderung der emergenten Literalität
- Förderung der phonologischen Bewusstheit

Die Leseförderung für ein uk Kind im Schulalter wird im Rahmen der Erstintervention nicht beschrieben. Denn das Lesen- und Schreibenlernen eines uk Schulkindes wird primär in der Schule stattfinden und dem jeweiligen pädagogischen Ansatz folgen. Die logopädische Therapie hat in diesem Fall eine sekundäre und unterstützende Funktion. Die Logopädin sollte eng mit der Schule zusammenarbeiten und das Konzept, nach dem das Kind lesen und schreiben lernt, kennen und ggf. durch die Sprachtherapie unterstützen.

Der Schwerpunkt der logopädischen Erstintervention liegt in den beiden oben genannten Therapiebereichen. Im Kapitel Spracherwerb wird sowohl die große Bedeutung früher, reichhaltiger und kontinuierlicher Leseerfahrungen (emergente Literalität) für die Sprach-, Kommunikations-, Kognitions- und Schriftsprachentwicklung (Sachse 2010, Wolf 2009) dargestellt als auch auf die Bedeutung der phonologischen Bewusstheit als Voraussetzung für den Schriftspracherwerb hingewiesen. Weiterhin werden im Kap. 2 die Schwierigkeiten eines uk Kindes beschrieben, Fähigkeiten der phonologischen Bewusstheit ohne funktionale Lautsprache zu erwerben und zu wenige oder gar keine Angebote zu frühen Leseerfahrungen zu bekommen (Hallbauer 2010).

Förderung der emergenten Literalität. Das gemeinsame Betrachten von Bilderbüchern schafft neben dem spracherwerbsfördernden Aspekt eine frühe Sozialisation der Schriftsprache (Snow u. Ninio 1986). Das Kind erwirbt einen reichen Erfahrungsschatz im Erzählen von Geschichten und lernt die kommunikative Funktion des Schreibens kennen (s. Kap. 2). Vorlesen erweitert nicht nur das kindliche Weltwissen, sondern unterstützt auch den Erwerb der Fähigkeit, sich in andere Menschen hineinzuversetzen (Theory of Mind). Das Vorlesen gibt dem Kind einen Zugang zu einer komplexeren und kontextunabhängigeren Sprache. Es wird davon ausgegangen, dass frühe und ausgiebige Leseerfahrungen neben der phonologischen Bewusstheit die Grundlage für die schriftsprachliche Kompetenz bilden (s. Kap. 2).

Das Kind sammelt vielfältige und reiche Erfahrungen mit verschiedenen Funktionen rund um das Lesen und Schreiben. Die Intervention basiert theoretisch auf der ersten Phase des Schriftsprachentwicklungsmodells von Frith (1985) und Günther (1986), der präliteral-symbolischen Phase: Das Kind lernt Lesen und Schreiben in den verschiedenen Funktionen des Alltags kennen und begreift, dass Erwachsene Schriftsprache mit einer ganz bestimmten Funktion verknüpfen.

Vertraut werden mit Lesen und Schreiben im Alltag. Ein uk Kind kann auf die Bedeutung von Schriftsprache aufmerksam gemacht werden, indem es in seinem Alltag wiederholt auf Ereignisse und Handlungen hingewiesen wird, in denen Schriftsprache eine Rolle spielt. Dabei sollten die persönlichen Interessen des Kindes und das familiäre Umfeld beachtet werden.

Folgende kommunikative Anlässe können für die emergente Literalität genutzt werden:
- Lieblingsbuch des Kindes
- Kochen und Backen nach einem Rezept
- gemeinsamer Einkauf mit den Eltern anhand einer Einkaufsliste, die das Kind trägt
- gemeinsames Lesen von Verpackungsaufschriften
- gemeinsames Lesen von Fahrplänen
- gemeinsames Lesen der Fernsehzeitung und DVD-Hüllen
- gemeinsames Lesen von Post- und Grußkarten, die an die Familie geschickt wurden
- Internet interessengeleitet benutzen: z. B. Lieblingstier, -hobby, -schauspieler oder -sänger recherchieren
- Einführung in die Benutzung von Lexika (Bücher und virtuelle Nachschlagewerke z. B. Wikipedia)
- Hinweise auf Verkehrsschildern, Plakatwänden lesen und beachten, z. B. bei einem Stadtbummel oder beim Autofahren
- ganzheitliches Erkennen eines Wortes in Anlehnung an die zweite Phase des Schriftsprachentwicklungsmodells von Frith (1985) und Günther (1986), die sogenannte logografische Phase: das Kind erkennt Wörter ganzheitlich, indem es sich an vertrauten visuellen Merkmalen der Schrift orientiert, ohne dabei die Lautstruktur zu beachten; es sollte sich

dabei um Wörter handeln, die für das Kind motivierend sind wie z. B. Namen und Logos von Schnellrestaurants, Automarken
- Schreiben von Karten, Briefen, Notizen, SMS oder E-Mails an Bezugspersonen; später gemeinsames Lesen der Antwort

Das Vorlesen geschieht in einem sinnvollen Kontext des Alltags. Deshalb sollte das Vorlesen mit einer darauf bezogenen Aktivität verbunden werden (Sachse u. Hallbauer 2008): z. B. das Lesen eines Rezepts mit der Zubereitung der Speise, das Lesen einer DVD-Hülle mit dem Ansehen des Films.

Emergentes Lesen. In Bezug auf das Lesen wird das uk Kind im Rahmen seiner motorischen Möglichkeiten und der Hilfsmittelanpassung für folgende vorbereitende Fähigkeiten und Fertigkeiten sensibilisiert:
- Halten eines Buches
- Umblättern von Seiten in einem Buch
- Erlernen von Zuhören und Konzentration i. S. einer geteilten Aufmerksamkeit
- zunehmendes Verstehen des Textes durch viele Wiederholungen der Geschichte
- Bildwahrnehmung und -erkennung als symbolisch-anschauliche Vorstufe des Lesens: häufiges wiederholendes Vorlesen des gleichen Buches
- Erkennen von Buchstaben im Kontrast zu anderen grafischen Zeichen: Buchstaben sind die relevanten Komponenten des Schriftsprachsystems
- Buchstaben unterscheiden sich in ihrem Druck- und Schriftbild
- Leserichtung: von links nach rechts
- Erkenntnis, dass der Text in einem Buch bei jeder erneuten Betrachtung gleich bleibt; ein Buch hat eine ganz eigene Sprache im Vergleich zur Alltagskommunikation (Wolf 2009).

In der UK gibt es die Möglichkeit, Bilderbücher quasi zweisprachig in der Schrift- und Symbolsprache zu lesen (z. B. „Der kleine Lalu", Hornung 1998, oder „Lalu und die Schöpfung", Hornung 2000, mit Bliss-Symbolen) oder bekannte Bilderbücher durch die Symbole des Kommunikationssystems zu adaptieren (z. B. mit Minspeak-Ikonen). Im Kap. 3 wird die praktische Arbeit mit Gebärdenbilderbüchern beschrieben. Die Arbeit mit dem Kind und die Anleitung der Eltern können nach dem Programm des interaktiven Bilderbuchlesens (Buschmann 2009, Grimm 2003) erfolgen. Zu Beginn der Interaktion wird dem uk Kind eine Auswahl an Büchern angeboten. Das Kind wählt durch Zeigen oder mithilfe einer Kommunikationstafel bzw. einer elektronischen Hilfe ein Buch aus. Das Betrachten eines Bilderbuchs gilt danach als Protosituation für eine dialogische Spracheinführung. Das zugrunde liegende Modell ist die Eltern-Kind-Interaktion. Das Kind hat immer die Möglichkeit, beim Vorlesen das Gespräch mitzugestalten. Während des Vorlesens erfolgt auf der Grundlage eines gemeinsamen Aufmerksamkeitsfokus die Einführung neuer Wörter und längerer Äußerungen. Kindliche Beiträge und Antworten der Bezugsperson sind aufeinander abgestimmt. Soweit es möglich ist, sollte das Kind die Führung beim Buchbetrachten inne haben, indem es z. B. auf bestimmte Bildausschnitte zeigt. Die Bezugsperson geht darauf in ihrem Beitrag ein. Es werden Sprachlehrstrategien, die sich als fördernd für die Sprachentwicklung erwiesen haben, eingesetzt (Buschmann 2009). Es handelt sich dabei um evokative Techniken im Sinne einer motivierenden Ansprache an das Kind durch möglichst offene Fragen (z. B. „Sieh, was ist denn da los?") oder Ausrufe (z. B. „Oh, schau mal!"). Die kindlichen Äußerungen werden durch die Strategien der Wiederholung, des korrektiven Feedbacks und der Transformation der kindlichen Äußerung modelliert. Dabei geschieht eine sensitive Adaptation des Sprachangebots an den sprachlichen Entwicklungsstand des Kindes. Schlüsselwörter werden durch eine langsame und sehr deutliche Aussprache betont, sodass dem uk Kind die Sinnentnahme erleichtert wird. Die Bezugsperson passt sich in der Wahl des Themas, der Wortwahl und der grammatischen Komplexität dem kindlichen Entwicklungsniveau an. Das Vorgelesene kann im Anschluss noch einmal in eigenen Worten wiedergegeben werden.

Bilderbücher mit wiederkehrenden Aussagen (z. B. die Aussage: „Hast du mir auf den Kopf gemacht?" aus dem Buch: Vom Maulwurf, der wissen wollte, wer ihm auf den Kopf gemacht hat; Holzwarth u. Erlbruch 1989) sind gut für ein aktives Mitlesen des Kindes geeignet. Die wiederkehrenden Aussagen werden auf ein Sprachausgabegerät aufgezeichnet. Das Kind aktiviert die Taste mit der entsprechenden Aussage und liest das Buch damit aktiv mit. Im Anhang X (S. 192) befinden sich Vorschläge für Bücher mit wiederkehrenden Aussagen.

In-face-communication (King-DeBaun 2004 in Sachse u. Hallbauer 2008). Wenn ein uk Kind Schwierigkeiten hat, seine Aufmerksamkeit über eine längere Zeit auf eine Buchseite zu richten, gibt es die Möglichkeit, ein Bilderbuch folgendermaßen zu adaptieren: Wichtige Bilderausschnitte werden farbig kopiert, laminiert, mit einem Klettband versehen und in das Buch eingeklebt. Wenn das Kind seinen Blick abwendet, wird der Bildausschnitt von der Seite gelöst und in das Blickfeld des Kindes gebracht, um ihm somit die Aufmerksamkeit zurück zur Geschichte zu erleichtern.

Erstellung eines „Ich-Buchs" (Birngruber 2008, Matthießen 2010). Das „Ich-Buch" gibt einem uk Kind die Möglichkeit, eigenständig über sich zu erzählen. Es ist damit eine sehr gut geeignete Kombination aus dem teilhabeorientierten Denkansatz und dem Wecken des kindlichen Interesses an der Literalität. Wichtige Themen aus dem Leben des uk Kindes werden in verschiedenen Kapiteln dargestellt: z.B. Familie, Freunde, pädagogisches und therapeutisches Material, Kommunikationsmöglichkeiten, Vorlieben und Abneigungen (beim Essen, Spielen, Körperpflege etc.), Hilfestellungen (bei der Pflege, Lagerung, Alltagshandlungen etc.), Hobbys/Interessen, erwünschte Art des Umgangs in der Kommunikation. Soweit es möglich ist, wird das uk Kind in die Erstellung und Gestaltung des „Ich-Buches" mit einbezogen. Auf der ersten Seite spricht das Kind mögliche Leser an, stellt sich und seine Kommunikationsformen kurz vor und fordert den Leser auf, mit ihm ins Gespräch zu kommen: Das „Ich-Buch" bietet vielfältige Anlässe zur Kommunikation. Abb. 5.3 gibt ein Textbeispiel für diese erste Seite.

Wichtig ist, sowohl die Wahrnehmungsfähigkeiten des Kindes als auch eine möglichst ansprechende Gestaltung für die Kommunikationspartner bei der Erstellung zu berücksichtigen. Das „Ich-Buch" wird nach bestimmten Vorarbeiten (z.B. Fragebögen von Bezugspersonen ausfüllen, Fotografieren) gemeinsam mit dem Kind erstellt und sollte auch regelmäßig überarbeitet werden. Die individuellen Kommunikationsformen des Kindes gehen neben der Schrift und den Fotos in die Seiten des „Ich-Buches" mit ein. Das Kind kann direkt oder indirekt über ein Partner-Scanning das Buch einsetzen, um initiativ von sich zu erzählen oder gezielt auf Fragen antworten zu können. Eine weitere Möglichkeit, die Schriftsprache früh in die Kommunikation einzubeziehen, ist **das Anlegen eines Mitteilungshefts**. Das Mitteilungsheft dient der regelmäßigen Korrespondenz zwischen der Familie und der sozial-betreuenden Einrichtung. Das uk Kind wird sowohl in das Verfassen als auch in das Lesen der Mitteilung aktiv mit einbezogen, indem die Mitteilungen mit Fotos, Bildsymbolen kombiniert und gemeinsam mit dem Kind laut gelesen werden. Das **selbständige Betrachten von Büchern** ist für uk Kinder mit einer motorischen Beeinträchtigung durch spezielle Hilfen möglich.

Hallbauer (2006) gibt folgenden Überblick:
- Gerät Bücherwurm: Bücher bis zu 32 Seiten können damit zum Sprechen gebracht werden. Der Bücherwurm verfügt über ein Speichermodul, auf dem ca. 3–4 Buchtexte gespeichert werden können.
- Strichcode-Lesegerät B.A.Bar: Dieses Gerät ist hilfreich für Kinder, die von ihrer Handmotorik her in der Lage sind, das Lesegerät über den Strichcode zu führen. Das Bilderbuch ist präpariert mit Strichcodes und entsprechenden Aussagen.
- Selbst erstellte Bücher: Nicht immer ist es einfach, für ein uk Kind passende und interes-

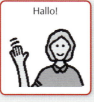

Hallo!

Ich heiße Eva und bin am 30. April _____ (Jahreszahl) in München geboren.

Und das Mädchen auf dem Foto – das bin ich.

Ich kann nicht sprechen, verstehe aber alles, was du mir sagst.

Ich kann dir antworten, indem ich für „Ja" mit dem Kopf nicke, und für „Nein" sage ich entweder „Na" oder gar nichts.

Dies ist mein Kommunikationsbuch.

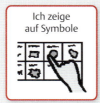

Du kannst dich mit mir unterhalten.

Hast du Lust? Dann leg los!

Abb. 5.3 Textbeispiel für die erste Seite eines „Ich"-Buches. (Symbole von: The Picture Communication Symbols ©1981–2010 by DynaVox Mayer-Johnsson LLC. All rights reserved worldwide. Used with permission).

sante Bilderbücher zu finden. Deshalb gibt es neben dem freien Büchermarkt die Möglichkeit, selbst Bücher zu erstellen. Kitzinger (2010) weist auf die Online-Plattform Tar Heel Reader (Link: http://tarheelreader.org/welcome-de/) hin. Es handelt sich dabei um eine kostenlose Online-Plattform, die ein benutzerfreundliches Layout-Programm und ein umfangreiches Foto- und Bucharchiv zur Verfügung stellt. Jeder Besucher kann sich Fotos und bereits im Tar Heel Reader erstellte Bücher herunterladen. Für das Anschauen und Herunterladen fertiger Bücher ist keine Registrierung nötig, eine Anmeldung ist aber erforderlich, wenn man ein eigenes Buch erstellen möchte.

- Bücher lesen mithilfe eines Sprachausgabegeräts: Buchseiten können sowohl auf hierarchisch geordneten Wortabrufgeräten als auch auf Minspeak-Geräten angelegt werden. Auf einer Übersichtsseite mit verschiedenen Auswahlmöglichkeiten sucht sich das Kind im ersten Schritt ein bestimmtes Buch heraus. Dann öffnet sich eine bestimmte Seite des Geräts, auf der dann Einzelaussagen zu einem bestimmten Buch gespeichert sind. Das Kind kann damit Bücher selbständig lesen.
- Bücher am PC lesen: PowerPoint ist ein Computerprogramm, mit dem sich interaktive Präsentationen unter Windows und Mac OS erstellen lassen. Pop-up-Bücher und Bilderbücher werden als Fotos in PowerPoint eingebunden und mit Audiodateien versehen. Das Kind ist mittels einer Taste zum Weiterschalten der PowerPoint-Präsentation in der Lage, Bücher selbst zu betrachten.

Vertraut werden mit Buchstaben und Wortkarten. Ein uk Kind hat die Möglichkeit, bereits frühzeitig mit Buchstaben und Wörtern vertraut zu werden, da die meisten Kommunikationssysteme die Schriftsprache integrieren. So haben Bildsymbole oder Gebärdenkarten meist eine schriftsprachliche Zeile, in der mögliche Bedeutungen des Symbols notiert sind. Bei elektronischen Kommunikationshilfen gibt es die Möglichkeiten, dass sie über einen schriftsprachlichen Modus verfügen und ein Display die Eingabe von Buchstaben, Wörtern oder Aussagen anzeigt. Weiterhin sind die Bildsymbole auf den Deckblättern schriftsprachlich unterlegt.

Emergentes Schreiben. Für das Schreiben wird das Kind für folgende vorbereitende Fähigkeiten und Fertigkeiten sensibilisiert (Crämer u. Schumann 2002):

- Grafisches Gestalten und Verfassen von Kritzelbriefen und Nachahmungen von Schriften. Bei einem Kind mit einer eingeschränkten Handfunktion kann dies durch Hilfsmittel am Schreibwerkzeug (z. B. Griffverdickung des Stifts) oder durch computerunterstützte Programme geschehen. Das Kind kritzelt und die Therapeutin fragt: „Was steht da?" Es schließt sich ein Gespräch zwischen beiden an und das Kind gibt Auskunft über seinen „selbst verfassten" Inhalt (Sachse 2010).
- lineare Anordnung und horizontale Schreibrichtung
- Schreibrichtung: von links nach rechts
- regelmäßige Wellenlinien
- Wiederholung und Variation der Grundform
- Kriterien der einzelnen Schriftzeichen: offen/geschlossen – gerade/gekrümmt – verbunden/unverbunden

Förderung der phonologischen Bewusstheit. Der Erwerb der Schriftsprache ist für ein uk Kind eine Entwicklungsperspektive von großer Bedeutung in Bezug auf ein offenes Sprachsystem und sollte deshalb bereits in der Erstintervention durch die Förderung verschiedener metaphonologischer Fähigkeiten berücksichtigt werden. Es ergibt sich die Fragestellung für die Planung der Therapie, wie sich die Fähigkeiten der phonologischen Bewusstheit ohne die Sprechfunktion im Sinne eines Feedbacksystems entwickeln können. Aus Studien geht hervor, dass sich der frühe Einsatz von Sprachausgabegeräten positiv auf die Entwicklung der phonologischen Bewusstheit auswirkt (Blischak 1994, Leyendecker u. Thiele 2001). Weiterhin können computerunterstützte Schreiblernprogramme und Softwareprogramme zur Förderung der phonologischen Bewusstheit mit speziellen Ansteuerungstechniken für ein Kind mit einer beeinträchtigten Handfunktion eingesetzt werden (z. B. computerbasiertes Hörtrainingsprogramm AudioLog). Alle bereits beschriebenen Fähigkeiten der phonologischen Bewusstheit können durch eine adaptierte motorische Reaktion des Kindes gefördert werden (in Anlehnung an Sachse u. Hallbauer 2008, Springer u. Wucher 1997):

- Hören, Mitsingen bzw. -sprechen, Summen, Klatschen, Begleiten von Liedern, Reimen und

kleinen Gedichten in Form spielerischer Aktivitäten durch Unterstützung von Sprachausgabegeräten und motorischen Reaktionen wie z. B. Klopfen.
- Reimen über Auswahlwörter, indem das Kind gefragt wird: „Was reimt sich auf Wal?" Das Kind hat vor sich eine Auswahlmenge von Bildkarten mit den Stimuli „Eis – Aal – Uhr – Schal" und kann durch eine individuelle Reaktion (z. B. Zeigen auf eine Karte, Blickrichtung, Klopfzeichen, Sprachausgabegerät) eine Antwort geben.
- Bestimmen der Silbenlänge eines Wortes durch eine vereinfachte motorische Reaktion wie z. B. Klopfzeichen oder PC-gestützt/Sprachausgabegerät: Zahleingabe.
- Lautanalyse: „Mein Name ist Sophia. ‚Sophia' fängt mit ‚s' an" mit Unterstützung von Buchstabentafel, PC-Tastatur, Sprachausgabegerät und/oder Fingeralphabet; Variation: Spiel „Ich sehe was, was du nicht siehst, und das fängt mit … an."
- Lautanalyse: „N – a – s – e" = „Nase" mit Unterstützung von Buchstabentafel, PC-Tastatur, Sprachausgabegerät oder Fingeralphabet.
- Laut-zu-Wort-Vergleichsaufgaben: „Hörst du ein ‚ei' in „Eis"? durch Ja/Nein-Reaktion.
- Identifizieren des Anlauts: „Was hörst du am Anfang von „Ameise"? mit Unterstützung von Buchstabentafel, PC-Tastatur, Sprachausgabegerät und/oder Fingeralphabet.
- Identifizieren des Auslauts: „Was hörst du am Ende von „Turm"? mit Unterstützung von Buchstabentafel, PC-Tastatur, Sprachausgabegerät und/oder Fingeralphabet.
- Lautanalyseaufgaben: Analyse der Anzahl der Laute in einem Wort: „ R – a – s – t" durch eine vereinfachte motorische Reaktion wie z. B. Klopfzeichen oder PC-gestützt/Sprachausgabegerät: Zahleingabe.
- Lautsyntheseaufgaben: Erkennen eines Wortes aus den einzelnen Lauten durch Auswahl des Zielworts aus einer Menge mit phonologisch fernen und nahen Ablenkern: z. B. Zielitem = „Baum" – Ablenker = „Bauch – Bad – Bank".
- Wortlängenvergleichsaufgaben: „Welches Wort klingt länger: „Schiff" oder „Lastwagen"? durch eine adaptierte motorische Reaktion wie z. B. Auswahl der richtigen Bild-/Symbolkarte, Blickrichtung oder PC-gestützt/Sprachausgabegerät Zahleingabe: 1. oder 2. Wort.

- Wortabbau und Wortaufbau:
Lampe
Lamp
Lam
La
L
La
Lam
Lamp
Lampe
mit Unterstützung von Buchstabentafel, PC-Tastatur, Sprachausgabegerät und/oder Fingeralphabet, Papier und Stift.
- Lautsynthese mit Umkehraufgaben: „TO – OT", „AKI – IKA" mit Unterstützung von Buchstabentafel, PC-Tastatur, Sprachausgabegerät und/ oder Fingeralphabet.

Ausblick

Zu Beginn der Intervention wird ein erstes Kommunikationssystem mit dem Ziel erstellt, dem betreffenden Kind die Kommunikation und Interaktion mit seinen Bezugspersonen zu erleichtern. Erste Fortschritte im Verlauf der Intervention stellen sich ein, wenn

- das uk Kind sein Kommunikationssystem gut kennt,
- es die Symbole sicherer und schneller ansteuert,
- es deutliche Aussagen macht,
- es Gespräche mit unterschiedlichen Partnern flexibel steuert,
- es eine kommunikative Interaktion aufrecht erhält,
- es die Beziehung zum Partner mitgestaltet,
- es erfolgreicher in verschiedenen Situationen partizipiert.

Mit zunehmender Anwendung gelingt die Kommunikation zwischen beiden Partnern eindeutiger und schneller. Dadurch wird auch der Beziehungsaufbau zum Partner einfacher. Hier zeigt sich, dass Kommunikation und Beziehung in einem engen Zusammenhang stehen: Je besser die Anpassungsleistungen dem Kind in der Kommunikation gelingen, desto höher ist der Grad der Partizipation und der sozialen Integration (Boenisch 2009, Boenisch u. Sachse 2007, Braun 2008, Light u. Binger 1998).

Das Kommunikationssystem wird kontinuierlich weiterentwickelt im Sinne des Partizipationsmodells (Rosenberg u. Beukelman 1987, Beukelman u. Mirenda 2005), das als Bezugspunkt die kommunikativen Bedürfnisse einer lautsprachlich kommmunizierenden, gleichaltrigen Person vorsieht. In der logopädischen Therapie geht es nicht um ein Vokabel- und Grammatiktraining im Sinne einer isolierten Anwendung des vorhandenen Vokabulars auf Satzebene, sondern um den sinnvollen Einsatz von Sprache in der Kommunikation. Übergeordnete Ziele der logopädischen Erstintervention sind Partizipation und soziale Integration des uk Kindes verbunden mit einem Zuwachs linguistischer Kompetenz auf den Ebenen Lexikon-Syntax, Grammatik und Pragmatik-Kommunikation.

Autismus-Spektrum-Störungen (ASS)
M. Lell

Um autistisch geprägten Menschen die Möglichkeiten von UK zugänglich zu machen, muss das entsprechende Angebot in besonderer Weise aufbereitet werden. Der Spezialfall Autismus soll im folgenden Kapitel daher eingehender beleuchtet werden.

Autismus gilt als tief greifende Entwicklungsstörung, die sich klinisch in vielschichtiger Weise zeigen kann. Das zentrale, alle Ausprägungsformen verbindende Merkmal liegt im Bereich der sozialen Interaktion und Kommunikation. Diese sind auf jeden Fall beeinträchtigt und zwar unabhängig von den Möglichkeiten des sprachlichen Ausdrucks. Das bedeutet, dass Menschen mit Autismus auch dann unter Kommunikationseinschränkungen leiden, wenn sie sprechen können. Ihr Hauptproblem liegt darin, überhaupt und in angemessener Weise mit anderen Menschen Kontakt aufzunehmen, übliche Inhalte reziprok, allgemein verständlich und zielgerichtet zu kommunizieren und sich dabei flexibel auf den ständig wechselnden Kontext von alltäglichen Situationen einzustellen. Besondere Schwierigkeiten scheinen darin zu liegen, dabei die Körpersprache als kommunikatives Medium rezeptiv und expressiv einzubeziehen. Bei anderen Behinderungsformen ist die Beeinträchtigung der Kommunikation und sozialen Interaktion meist sekundär eine Folge davon, dass kein abstrahierendes Kommunikationsmedium zur Verfügung steht: wenn z.B. motorische und sprechmotorische Koordinationsprobleme, wie wir sie bei einer Zerebralparese vorfinden können, zu einer Dysarthrie führen. Bei autistischen Menschen hingegen scheinen die Kommunikationsprobleme primär durch eine ausbleibende Entwicklung elementarer sozialer Handlungsfertigkeiten bedingt zu sein.

Phänomenologie auf einen Blick / Stand der Forschung

Bei Autismus handelt es sich um eine angeborene, höchstwahrscheinlich genetisch bedingte unheilbare Behinderung (Poustka et al. 2009), die auf eine abnorme Funktionsweise des Gehirns zurückzuführen ist. Wegen der vielfältigen, sehr individuell ausgeprägten Symptomkombinationen setzt sich heute die Bezeichnung **Autismus-Spektrum-Störung** (ASS) gegenüber der bisherigen Unterteilung in die 3 Unterformen Typ Kanner (frühkindlicher Autismus mit den Varianten „low functioning" und „high functioning"), Asperger-Syndrom und atypischer Autismus immer mehr durch. Die Angaben über die Häufigkeit von ASS schwanken zwischen 1% (Poustka et al. 2008) und 6,5 von 1000 (Amorosa 2010). Das bedeutet, dass eines von 100–150 Kindern von einer Autismus-Spektrum-Störung betroffen ist. Autismus ist also gar nicht so selten, was sich auch in der Klientel einer logopädischen Praxis zeigt. Etwa 20–50% der Menschen mit ASS verfügen nicht über die Gabe zu sprechen (Bormann-Kischkel 2010) bzw. ihr Sprechen zielgerichtet und allgemein verständlich über Stereotypien, Floskeln und Echolalien hinaus kommunikativ einzusetzen. Bei der Einschätzung des Intelligenzniveaus bei ASS kommen verschiedene Autoren zu recht unterschiedlichen Ergebnissen: Poustka (Poustka et al. 2008) beispielsweise geht von einer Intelligenzminderung bei 25–50% der Menschen mit ASS aus. Enders (2010) verweist überwiegend auf Studien, die bei 50–70% der Menschen mit Autismus einen IQ unter 70 und bei den anderen eine leichte intellektuelle Beeinträchtigung oder eine normale bis überdurchschnittliche Intelligenz belegen. Die Einschätzung des Intelligenzniveaus bei Autismus ist keinesfalls einfach, denn zu Problemen in der Kommunikation kommen fast immer Beeinträchtigungen in Körpersprache, Aufmerksamkeitssteuerung, Handlungsplanung, Antrieb, Motivation und Verhalten hinzu. So lässt sich auch aus dem spontanen und responsiven Verhalten eines Menschen mit Autismus nicht unbedingt zuverlässig auf seine intellektuellen Fähigkeiten schließen. Eine fehlerhafte Einschätzung aber könnte zur Folge haben, dass einer Person in fataler Weise die ihr angemessenen Bildungsangebote vorenthalten werden.

Diagnose

Die Diagnose Autismus impliziert nach den Forschungsergebnissen der ICD-10 (F84.0) qualitative Auffälligkeiten in 3 sogenannten Kernbereichen: soziale Interaktion, Sprache und Kommunikation sowie Verhaltens-, Interessens- und Aktivitätsmuster.

Das gesamte Spektrum des sozialen Handlungsrepertoires ist also stark reduziert. Die Betroffenen haben Schwierigkeiten, die Wechselseitigkeit der Interaktion mit anderen Menschen als solche zu begreifen und zu regulieren: z.B. die Art und Weise, mit anderen durch Blicke oder Anlächeln in Kontakt zu treten, Beziehungen zu anderen aufzunehmen und aufrecht zu erhalten, Freundschaften zu schließen und sich über gemeinsame Interessen sowie Handlungen und Emotionen zu verständigen. Vielen ist es überhaupt nicht möglich, auf übliche kommunikative Angebote vonseiten der Mitmenschen zu reagieren. Bei kleineren Kindern fällt häufig auf, dass sie sich auf soziale Imitations- und Interaktionsspiele kaum einlassen und die Entwicklung von imaginären „So-tun-als-ob"- und Rollenspielen ausbleibt. Einigen ist es gar nicht möglich, Sprache zu erlernen, und bei denjenigen, die sprechen können, ist dennoch die Bandbreite von Symptomen groß und reicht vom Gebrauch nur einzelner Wörter, Floskeln, häufiger Stereotypien und Echolalien bis hin zu stilistisch hoch entwickelter, manchmal geradezu pedantischer Ausdrucksweise. Auch im Fall guter Sprachkompetenz ist die Kommunikation beeinträchtigt, weil die Betroffenen die ungeschriebenen Regeln der Konversation nicht intuitiv internalisieren und die Körpersprache oft nur marginal einsetzen und verstehen. Darüber hinaus fällt es ihnen schwer, sich übereinstimmend mit Gesprächspartnern auf eine gegebene Situation oder ein Thema zu beziehen und in diesem Kontext Äußerungen zu entschlüsseln oder selbst zu kodieren. Sie leiden unter schweren pragmatischen Störungen (Möller u. Ritterfeld 2010). Neben ungewöhnlichen Interessen, die oftmals mit großer Intensität verfolgt werden, seien motorische Stereotypien wie z.B. das Flattern mit den Händen oder Fingern, die Suche nach speziellen sensorischen Reizen, Hin- und Herschaukeln des Körpers, Zwänge, unflexibles Festhalten an Ritualen und Veränderungsangst erwähnt. Häufig zeigen sich sozial wenig kompatible Verhaltensweisen wie stark selbstbezogene Forderungen, Wutanfälle, Aggressionen gegen andere und auch gegen sich selbst.

Auffälligkeiten in 3 Kernbereichen
- soziale Interaktion
- Sprache und Kommunikation
- Verhaltens-, Interessens- und Aktivitätsmuster

Erklärungsansätze

Unbestritten ist heute, dass Autismus genetisch bedingte neurobiologische Ursachen hat. Frühere Thesen, dass das Verhalten der Eltern oder deren Gefühlskälte die Schwierigkeiten der Kinder verursachen, sind widerlegt. Man geht vielmehr von einer veränderten hirnorganischen Struktur und Funktionsweise aus, bei der unter anderem eine mangelnde Vernetzung (Konnektivität) mehrerer kortikaler und subkortikaler Areale (Poustka et al. 2009) eine Rolle spielt, die für die Entwicklung sozialer und empathischer Kompetenzen von Bedeutung sind. Diese schließen unter anderem den orbitofrontalen Kortex, Amygdala und Gyrus temporalis superior ein. Auch wenn die Befunde uneinheitlich sind, weisen viele Untersuchungs- und Forschungsergebnisse auf Dysfunktionen des zentralen Nervensystems hin (Poustka et al. 2008), die sich auf verschiedene Art äußern, z.B.:
- Auffälligkeiten im EEG und gehäuftes Auftreten von Epilepsie
- vergrößerter Kopfumfang
- Abweichungen im Adrenalin-, Noradrenalin- und Dopaminspiegel
- erhöhte Konzentration des Neurotransmitters Serotonin im Blut bei 60% der Kinder mit ASS (Remschmidt 2008)
- Vergrößerung und abnorme Aktivitätsmuster der Amygdala
- Aktivierung des üblicherweise für die Erken-

nung von Objekten zuständigen rechten Gyrus temporalis inferior bei Aufgaben zur Bewertung emotionaler Gesichtsausdrücke (bei gleichzeitiger verminderter Aktivierung des Gyrus fusiformis; Hubl et al. 2003, zit. in Enders 2010)
- Dysfunktion im System der Spiegelneurone (Enders 2010)

Neuropsychologische Besonderheiten bei Autismus

Ein Grundproblem von Menschen mit Autismus scheint in einer andersartigen Informationsverarbeitung zu liegen, welche es erschwert, genau diejenigen Reize zu beachten und zu interpretieren, die nötig sind, um mit den Gegebenheiten einer dynamischen dinglichen und zwischenmenschlichen Umwelt zurecht zu kommen. Ungewöhnliche kognitive Auswertungsstrategien und Wahrnehmungsempfindungen (Häußler 2005) sowie Probleme in der Handlungsplanung haben weit reichende Folgen. Darunter fallen die bereits erwähnten Schwierigkeiten, die Körpersprache als Medium der Kommunikation entsprechend den gesellschaftlichen Konventionen und im Kontext der jeweiligen sozialen Situation zu verstehen und einzusetzen. Dies erstreckt sich auf die nonverbale Kommunikation in Form von Blicken, Mimik und Gestik sowie die gesamtkörperliche Erscheinung, wie sie im Modus der Bewegung und Haltung, aber auch in Kleidung, Geruch und Gepflegtheit zum Ausdruck kommt. Ebenso tangiert ist eine mangelnde Interpretationsfähigkeit paraverbaler Ausdrucksformen wie Stimmlage, Sprechtempo und -rhythmus, Lautstärke, Intonation und Sprachmelodie.

Folge der diversen neuropsychologischen Besonderheiten sind Lernstörungen. Kinder mit Autismus können die Situationen des Alltags nicht nutzen, um zu lernen und benötigen spezifisch aufbereitete Lernformate. Sie bedienen sich andersartiger Lernstrategien, und die von ihnen selbst initiierten Lerninhalte weichen oft vom Üblichen ab und sind nicht unbedingt alltagsrelevant, beispielsweise wenn ein Kind Freude daran hat, Telefonbücher auswendig zu lernen. Viele können sich nur schwer auf die üblichen, von anderen angebotenen Lernimpulse einlassen. Die Auswirkungen auch auf die Kompetenz, zu kommunizieren und sozial- und sprachpragmatisches Wissen zu erwerben, liegen auf der Hand.

Die genannten Abweichungen bilden die Basis für ein Verständnis der Probleme von Menschen mit Autismus und die Notwendigkeit, therapeutische Vorgehensweisen, Methoden und Medien aus dem Spektrum der UK individuell anzupassen. Sie sollen deshalb im Folgenden etwas eingehender beschrieben werden.

Besonderheiten in der kognitiven Informationsverarbeitung

Elementar wirkt sich eine andersartige kognitive Bearbeitungsweise aus, die an der Schnittstelle von Kognition und Wahrnehmung verschiedene zentrale Mechanismen der Informationsauswertung steuert. Das Bedürfnis der meisten Menschen beispielsweise, ihre Sinneseindrücke in einen schlüssigen Kontext zu stellen und ein übergeordnetes Gesamtbild zu erkennen, beeinflusst zugleich diverse Verarbeitungsprozesse: das Lenken der Aufmerksamkeit auf relevante Stimuli, das Herausfiltern wesentlicher Bestandteile aus der Fülle zeitgleicher sensorischer Wahrnehmungen und die Art und Weise, wie unser Gehirn diese verarbeitet und mit früheren Erfahrungen assoziiert. Personen mit Autismus hingegen weisen diesbezüglich eine tendenziell schwach ausgeprägte zentrale Kohärenz auf (Frith 1989). Sie neigen zu einer kontextunabhängigen, auf Einzelheiten gerichteten, lokal begrenzten Verarbeitung und vernachlässigen „globale", nach einem Gesamtzusammenhang suchende Strategien (Bormann-Kischkel 2010). Auch ist die Koordination der neuronalen Aktivität stark beeinträchtigt, sodass die Fähigkeit, mehrere Wahrnehmungskanäle oder inhaltliche Aspekte gleichzeitig zu beachten, stark herabgesetzt ist.

> **Fallbeispiel**
> Max hatte große Probleme im Bewegungssehen. Z.B. war es ihm erst mit etwa 10 Jahren möglich, zu erkennen, ob ein Auto steht oder fährt. Im Straßenverkehr konnte er zunächst nur auf Autos und nicht gleichzeitig auch noch auf Radfahrer achten. Damit war ein großes Sicherheitsrisiko verbunden.

> **Fallbeispiel**
> Auch das Temperaturempfinden war bei Max beeinträchtigt. Im Herbst hatte er gelernt, dass er zwar morgens beim Verlassen des Hauses eine warme Jacke benötigt, dass diese aber mittags, wenn die Sonne scheint, zu warm ist. Im Januar kam er bei −12 °C, ohne es zu merken, völlig unterkühlt von der Schule nach Hause: Bei strahlendem Sonnenschein hatte er Anorak und Pullover ausgezogen.

Hinzu kommt eine mangelnde Flexibilität, die es erschwert, den Aufmerksamkeitsfokus an sich verändernde Situationen anzugleichen und beispielsweise von einer Sinnesmodalität auf eine andere zu wechseln (Häußler 2005) oder sich von einer Detailbetrachtung zu lösen, um eine Handlung einzuleiten. Häufig erleben Betroffene daher die Umstände und Zusammenhänge von Ereignissen völlig anders, sodass es zu gravierenden Fehlinterpretationen im Gefüge von Ursache und Wirkung kommt. Auch die Fähigkeit, Erkenntnisse zu generalisieren, scheint durch die genannten Abweichungen beeinträchtigt zu sein, da sich autistische Menschen an Details festhalten, die konzeptuell nicht von Bedeutung sind.

> **Fallbeispiel**
> Max konnte auch solche Personen kaum wieder erkennen, mit denen er täglich zu tun hatte. Er wendete verschiedene Strategien an, um dieses Problem zu lösen. Beispielsweise merkte er sich eines Tages, dass seine Klassenkameradin Marie eine rosa Zopfspange trug. Als seine Mutter ihn eines Nachmittags darauf aufmerksam machte, dass Marie auf der anderen Straßenseite entgegenkomme, sagte er, das könne nicht Marie sein, denn dieses Mädchen habe ja offene Haare und eine blaue Haarspange. Marie dagegen trage eine rosa Zopfspange.

Es sollte aber nicht übersehen werden, dass Menschen mit Autismus oft über herausragende Fähigkeiten verfügen, z. B. beim Malen oder Musizieren oder in Mathematik. Andere zeigen ausgesprochen gute Gedächtnisleistungen, wie z. B. Max, der im Alter von 5 Jahren beim zweiten Vorlesen einer 100 Seiten langen Indianergeschichte immer wieder zwischendurch bewies, dass er den Text wortwörtlich in Erinnerung hatte. Eine ähnliche Begabung zeigt sich im fotografischen Gedächtnis. Gunilla Gerland beschreibt dieses Phänomen bei sich so:

„Für manche Arten von Texten hatte ich ein photographisches Gedächtnis… Ich hatte die ganze englische Grammatik gelesen und konnte jede beliebige Seite daraus mit dem gesuchten Paragraphen in meinem Kopf aufschlagen. Eigentlich erinnerte ich mich nicht wirklich daran, was da stand, ich hatte vielmehr eine Kopie der Buchseiten in meinem Kopf, von der das gesuchte Wissen abgelesen werden musste." (Gerland 1998).

Probleme in der Handlungsplanung

Vielfach beschreiben von Autismus Betroffene die großen Mühen, die sie haben, wenn sie auch nur relativ einfache alltägliche Handlungen ausführen möchten, wie den Tisch zu decken oder zu duschen. Nach Poustka et al. (2008) belegen mehrere Studien, dass autistische Störungen „wahrscheinlich mit einer Störung der Exekutivfunktionen verknüpft sind", auch wenn bei Personen mit Autismus nicht unbedingt das mit diesen in Zusammenhang gebrachte Arbeitsgedächtnis eingeschränkt sei. Exekutivfunktionen befähigen einen Menschen dazu, „sein Handeln schrittweise, logisch und vorausschauend zu planen, danach konsequent umzusetzen und im Verlauf des Handelns auch veränderte Umstände zu berücksichtigen" (Poustka et al. 2009). Diese Probleme bei der Konzeption von Handlungen treten unabhängig vom Grad der intellektuellen Fähigkeiten auf. Auch Bormann-Kischkel (2010) verweist auf Auffälligkeiten bei Menschen mit ASS „in neuropsychologischen Tests zur Erfassung von Umstellungsfähigkeit und flexibler Anpassung von Handlungsmustern". Bei vielen Betroffenen zeigen sich also die Symptome einer ideomotorischen, ideatorischen und auch artikulatorischen Dyspraxie.

> **Falbeispiel**
> Als Max endlich mit 17 Jahren bereit war, das Duschen zu lernen, wusste er nicht, wie dieser komplexe Vorgang vor sich geht. Er stieg in die Dusche, gab etwas Shampoo in die trockenen Haare, brauste seinen Körper mit Wasser ab und stieg aus der Dusche aus.

Wahrnehmungsverarbeitung

Wie sehr sie sich von ihren Sinnen getäuscht und von Überreizung oder einem Mangel an Empfindungen belästigt fühlen, kommt in Autobiographien von Menschen mit ASS immer wieder deutlich zum Ausdruck. Sie betonen dabei, welch hohen Stellenwert sie diesem Phänomen im Gesamtbild ihrer Schwierigkeiten und für ihr mangelndes Wohlbefinden einräumen. Temple Grandin, bei der im Jahr 1950 Autismus diagnostiziert wurde und die als erwachsene Frau weltweit Anerkennung als Spezialistin für technische Anlagen zur Viehhaltung genießt, schildert ihre Hyperakusis in ihrem Lebensbericht „Durch die gläserne Tür" so: „Jedesmal, wenn die Sirene (Anmerkung: das Nebelhorn einer Fähre) losheulte, schoss mir ein unbeschreiblicher Schmerz durch den Kopf. Es half auch nichts, dass ich mir verzweifelt die Ohren zuhielt. Das Geräusch verursachte mir solche Schmerzen, dass ich mich auf Deck warf und zu kreischen anfing." (Grandin 1994) An anderen Stellen geht sie auf ihre Geruchsüberempfindlichkeit ein und schreibt über eine ihrer Lehrerinnen: „Ich weiß noch, dass sie so stark parfümiert war, dass mir jedes Mal, wenn sie mir zu nahe kam, speiübel wurde." Dietmar Zöller beschreibt ebenfalls diverse chaotische sensorische Empfindungen; seine propriozeptiven und taktilen Besonderheiten fühlten sich so an: „Ich habe auch ziemlich früh meine Arme und Beine für ein überflüssiges Anhängsel meines Körpers gehalten. Es war alles so taub und schlaff und auch kalt. Zuerst mochte ich es nicht, wenn meine Mutter meine Hände nahm, um mich dazu zu bringen, etwas zu tun. Es war unangenehm, angefasst zu werden, weil ich es als Kitzeln empfand." (Zöller 1992) Auch er erlebt Probleme in der Hörverarbeitung: „Alle unterschiedlichen Geräusche drangen ungefiltert in mich ein, und ich konnte das einzelne Geräusch nicht identifizieren. Wenn es zu viel wurde, habe ich nur noch geschrien." (Zöller 2001)

Auch der Autismusforscher Delacato (1985) weist auf ungewöhnliche Sinneseindrücke von Kindern mit Autismus hin. Dabei geht es nicht darum, dass die peripheren Sinnesorgane nicht funktionieren würden, sondern um die Art und Weise, wie das Gehirn die Eindrücke aus den verschiedensten Sinneskanälen selektiert, analysiert, wiedererkennt, bewertet, in Beziehung zu anderen simultanen Wahrnehmungen und zu vorhergehenden Erfahrungen setzt und abspeichert. Betroffen sein können in individuell sehr unterschiedlicher Ausprägung sowohl die Fernsinne Hören, Sehen und Riechen, als auch die Nahsinne Gleichgewicht, Schmecken, Tasten, Propriozeption, Temperatursinn, Schmerzempfinden sowie Hunger- und Durstempfinden.

Insbesondere sind die bereits erwähnten Probleme beim Herausfiltern wesentlicher und Nichtbeachten unwichtiger Informationen im Sinne einer Schwäche in der Figur-Grund-Wahrnehmung bekannt. Nach Frith (1989) verfügen Personen mit ASS zwar oft über herausragende analytische Wahrnehmungsfähigkeiten, sind aber nicht in der Lage, mithilfe globaler Strategien die Fülle von Einzelwahrnehmungen zu einem sinnhaften Gesamtbild zusammenzuführen. Sie sehen quasi „den Wald vor lauter Bäumen nicht" (Frith 1998).

Auf intramodaler Ebene, also innerhalb einzelner Sinneskanäle, kann eine verminderte oder erhöhte Reizschwelle zu Über- und Unterempfindlichkeiten (Hyper- und Hyposensibilität) führen. Die Reizschwelle kann sich aber dabei von Mal zu Mal verändern, was zu einem völlig unzuverlässigen Eindruck von der Welt führt. Möglicherweise empfindet ein und dieselbe Person das Zwitschern eines Vogels oder das Rascheln von Kleidung als extrem unangenehm und laut, bemerkt es aber zu einem anderen Zeitpunkt nicht einmal, wenn ein Düsenjäger über ihren Kopf hinweg fliegt oder jemand sie anspricht. Das Geräusch, den ein Stift auf dem Papier verursacht, wird einmal gar nicht realisiert und erscheint ein andermal so laut wie ein vorbeirasender Zug. Häufig berichten Betroffene auch von einer gesteigerten, alles andere überlagernden Wahrnehmung von Körpergeräuschen wie z.B. der eigenen Herztöne oder Darmperistaltik. Ferner bestehen Schwierigkeiten in der intermodalen Integration: Die Wahrnehmungen aus einem Sinneskanal können nicht unbedingt mit denen aus anderen in Beziehung gesetzt werden oder sie scheinen sich zu widersprechen. Dietmar Zöller beschreibt dieses irritierende Erleben: „Hören und Sehen stehen nicht im Einklang miteinander. Das bedeutet, dass ich z.B. von einem Auto das Geräusch so verstärkt wahrnehme, als käme es geradewegs auf mich zu, während mir meine Augen das Auto weit entfernt zeigen." (zit. nach Schuster 2007)

Die betroffenen Menschen müssen sich also häufig mit chaotischen Sinneseindrücken und dem damit verbundenen Stress zurechtfinden. Es steht außer Frage, dass es für sie unter solchen Umständen schwer sein kann, Ursache und Wirkung von Ereignissen, Gegebenheiten und Umständen zu erkennen, auf Veränderungen in ihrer Umgebung gelassen zu reagieren, am sozialen Miteinander teilzuhaben und auch noch aus dem Strom der gesprochenen Sprache Wörter, deren einzelne Sprachlaute oder Intonationsmuster herauszuhören und voneinander zu unterscheiden oder gar selber sprechmotorische Bewegungsfolgen zu erlernen.

Sozialkognitive und sozialpragmatische Störung: Dysfunktionen im System der Spiegelneurone

Bedeutung sozialkognitiver und sozialpragmatischer Kompetenzen für die kindliche Entwicklung

Vor allem sind es sozialkognitive und sozialpragmatische Kompetenzen, die nach neueren Forschungsergebnissen von Tomasello (2009) der normalen kindlichen Sprach- und Kommunikationsentwicklung zugrunde liegen (s. Kap. 2). Säuglinge imitieren fast von Anfang an Gesichtsdrücke und stimmliche Modulationen; bereits mit etwa 3 Monaten fangen sie an, den Blicken ihrer Bezugspersonen zu folgen und den Fokus der Aufmerksamkeit mit ihnen abzustimmen (Bauer 2006). Noch vor ihrem 1. Geburtstag richten sie sich auch nach deren Gesten und deuten selbst auf Dinge, weil sie diese haben wollen und weil sie andere auf sie hinweisen möchten. Ganz entscheidend ist dabei, dass sie ihren Blick vom interessanten Gegenstand wieder zur jeweiligen Bezugsperson zurück wenden, um sich zu versichern, dass deren Fokus mit dem eigenen identisch ist. Diese intersubjektiv geteilte Aufmerksamkeit („joint attention") ist eine wesentliche Basis, auf der gesunde Kinder lernen und auf die Kommunikationsangebote der Bezugspersonen reagieren. Kinder wachsen in die Konventionen ihres gesellschaftlichen Umfelds hinein, indem sie andere imitieren, funktionale Gebärden verwenden, wechselseitig interagieren, Freude am gemeinsamen Spielen und Handeln entwickeln, Handlungsweisen anderer übernehmen, gleiche Absichten und Ziele mit ihnen entwickeln, mit ihnen kooperieren und sich dabei koordinierend abstimmen, die Gesichtsausdrücke und Gefühle anderer verstehen, Absichten anderer antizipieren und deren Handeln begreifen und vorhersehen, Freude an sozialem Verhalten wie beispielsweise dem Teilen entfalten, Wissen erwerben und nicht zuletzt Sprache erlernen.

Spiegelneurone als „Werkzeug" für soziale Kognition und Handlungsfähigkeit

Für die genannten pragmatischen, sozialen und emotionalen Grundkompetenzen sind nach den Ergebnissen der jüngeren Forschung mit hoher Signifikanz die sogenannten Spiegelneurone zuständig (Zaboura 2009).

Was aber sind Spiegelneurone? Erste zufällige Befunde bei Forschungen zur Handlungsplanung bei Makaken (Affen) zeigten, dass dieselben Neurone, die an der Planung einer Handlung beteiligt sind, auch beim bloßen Beobachten dieser Handlung in Erregung gerieten (Bauer 2006, Rizolatti u. Sinigaglia 2008). Schaute der Affe zu, wie einer der Forscher nach einer Nuss griff, so feuerten bei ihm genau dieselben Nervenzellen wie zuvor, als er selbst eine Nuss nahm. Es handelte sich dabei um eine Gruppe von Nervenzellen in einem Bereich des prämotorischen Kortex, der sich teilweise mit dem Broca-Areal deckt. Nach und nach hat man jedoch herausgefunden, dass sich Spiegelneurone in diversen Gebieten des Gehirns befinden und eine Art „somatisches Resonanzsystem" bilden (Zaboura 2009).

Exkurs

Betrachten wir den Weg einer visuell wahrgenommenen Handlung bis zum prämotorischen Kortex: Von der Sehrinde im Okzipitallappen gelangen die visuellen Wahrnehmungsimpulse zunächst in einen Bereich des Temporallappens (Sulcus temporalis superior), in dem selektiv nur Bewegungen des Körpers und des Mundes sowie die Mimik registriert werden. Sie stellen nämlich Signale dar, die Auskunft geben über Empfindungen, Emotionen und Absichten von „lebenden handelnden Akteuren" (Bauer 2006). Eine spezielle Funktion dieses „optischen Aufbereitungs- und Interpretationssystems" liegt sogar darin, die Blicke anderer ganz besonders zu beachten und intuitiv die eigenen Blickbewegungen darauf abzustimmen – eine Voraussetzung für geteilte Aufmerksamkeit und emotionale Verbundenheit. Vom Temporallappen werden die solchermaßen herausgefilterten und als relevant erachteten Informationen weitergeleitet und bringen Nervenzellen der inferioren parietalen Hirnrinde in Resonanz; hier werden Vorstellungen von propriozeptiven und somatosensiblen Empfindungen, die der beobachteten Handlung entsprechen, aktiviert. Diese Region ist wiederum netzwerkartig verbunden mit solchen Zentren, die die körperlichen Empfindungen bei Gefühlen verarbeiten. Von der inferioren Parietalregion schließlich geht der Impuls weiter zur prämotorischen Rinde im Frontallappen, wo im Laufe der Zeit ganze Handlungspläne und -programme gespeichert werden.

Erstaunlicherweise geraten also die diversen Spiegelnervenzellen nicht nur dann in Erregung, wenn wir selbst eine Handlung planen, sondern auch, wenn wir lediglich beobachten, wie andere etwas tun. Intuitiv, spontan und unbewusst wird dabei zeitgleich eine Resonanz im eigenen Gehirn ausgelöst; diese führt zu einer breit angelegten inneren simulierten Vorstellung von dem, was der andere gerade macht und empfindet. Wir können gar nicht anders, als in einem ständigen reziproken Austausch mit unseren Mitmenschen zu stehen. Die Spiegelneuronenverbände bilden das neurologische Korrelat, mit dem wir in der Lage sind, die Körpersprache anderer zu verstehen, uns in die Perspektive anderer hineinzuversetzen und uns vorzustellen, was sie denken und fühlen (Theory of Mind), Mitgefühl zu entwickeln und dieses anderen zu vermitteln, Absichten anderer vorherzusehen und ihr Handeln zu begreifen. Man geht heute von einem umfassenden Spiegelneuronensystem aus, in das nicht nur visuelle, sondern auch andere Sinnesmodalitäten assoziativ eingebunden sind. Die solchermaßen assoziative Arbeitsweise unseres Gehirns macht es möglich, dass Spiegelneurone beispielsweise auch durch Geräusche oder Gerüche erregt werden und dass es genügt, winzige Teilaspekte eines abgespeicherten „Programms" sinnlich wahrzunehmen, um die Vorstellung von einer komplexen Handlungssequenz in ihrem Ablauf und ihrer emotionalen Bedeutung auszulösen.

> **Fallbeispiel**
> Als ein Klassenkamerad mit dem feuchten Tafelschwamm in seiner hocherhobenen Hand wedelte, konnte Max nicht erkennen, dass dieser den Schwamm einem anderen, hinter ihm stehenden Jungen zuwerfen wollte. Max stand nichts ahnend in der Schusslinie, wich nicht aus und der feuchte Schwamm landete mitten in seinem Gesicht.

Peu à peu spiegeln sich Kinder im Laufe ihrer Entwicklung in ihr kulturelles Umfeld hinein und kodieren in ihrem Gehirn zunächst durch motorisches Nachahmen und später auch nur durch reine Vorstellung und Lernen am Modell ein Repertoire an Prototypen von Handlungsprogrammen und Gefühlslagen, auf die sie in verschiedenen Situationen agierend und reagierend zurückgreifen können.

Spiegelneurone und Sprache

Auch mittels Sprache aktivieren wir gegenseitig unsere „Spiegelsysteme" und versetzen sie in Resonanz. Durch Sprache einschließlich der Schriftsprache können wir in anderen Personen Spiegelbilder unserer eigenen Gedanken und Vorstellungen und sogar körperlich spürbare Gefühle erzeugen und sie beispielsweise zum Weinen, Lachen oder Erschauern bringen oder zu bestimmten Handlungen animieren.

Spiegelneurone und Körpersprache

Die Sprache nimmt zwar als abstraktes Kommunikationsmedium eine weit reichende Funktion ein. In Anbetracht der unausweichlichen Resonanzphänomene scheint es allerdings mehr als offensichtlich, dass bei einem alltäglichen kommunikativen Vorgang nur ein relativ kleiner Teil der gesamten Information über das bloße gesprochene Wort transportiert wird. Weit mehr Informationen gewinnen wir – den Forschungen des Pantomimen und Hochschullehrers Samy Molcho (2010) zufolge mehr als 80 % einer Botschaft – über die simultane intuitive Wahrnehmung der Körpersprache unseres Gegenübers (Haltung, Mimik, Gestik, Stimmqualität, Tonfall, Blick usw.). Erst dadurch, dass wir diese körperlichen Ausdrucksformen zu uns selbst in Beziehung setzen sowie von der gegebenen Situation und dem Inhalt des Gesagten her beurteilen, wird klar, wie der Gesprächspartner es wirklich meint und was sein Thema ist.

Wie weit die nonverbalen und paraverbalen Anteile in die zwischenmenschliche Verständigung hineinreichen, lässt auch Schulz von Thuns (2004) psychologisches Vierseitenmodell der Kommunikation erahnen. Diesem zufolge beinhaltet eine Nachricht 4 psychologisch bedeutsame Aspekte, die vom „Sender" kodiert und vom „Empfänger" interpretiert werden:
- den reinen Sachinhalt in Form von Daten und Fakten,
- eine Selbstkundgabe hinsichtlich Motivation, Emotionen, Bewertungen sowie Befindlichkeiten des Sprechers,
- den Beziehungsaspekt, der das Verhältnis des Sprechers zu seinem Kommunikationspartner zum Ausdruck bringt

- und schließlich auch noch einen Appell im Sinne einer Aufforderung an den anderen, auf bestimmte Weise zu handeln.

All diese Botschaften werden nicht nur durch die Art und den Inhalt der Formulierung, sondern weitgehend non- und paraverbal vermittelt.

Spiegelneurone und Autismus

Bahnbrechende Erkenntnisse

Für die theoretische Erklärung des Phänomens Autismus und entsprechende therapeutische Schlussfolgerungen dürfte die Annahme einer Dysfunktion der Spiegelsysteme von bahnbrechender Bedeutung sein. Auch wenn erst das Zusammenspiel mehrerer zerebraler Strukturen die Voraussetzung für soziales Handeln bietet, scheint dem System der Spiegelneurone eine ganz besondere Rolle zuzukommen.

Nach Enders (2010) konnte in verschiedenen Studien bei Personen mit ASS eine Dysfunktion der Spiegelneurone nachgewiesen werden, und auch, dass eine reduzierte Aktivität der Spiegelneuronenverbände mit der Ausprägung autistischer Symptomatik korreliert (Dapretto et al. 2006). Viele der genannten Probleme in Interaktion und Kommunikation bei Autismus scheinen hier geradezu ihre Wurzeln zu haben. Wenn diese Hypothese zutrifft, ist diese Dysfunktion schuld daran, dass vielen Menschen mit Autismus der Zugang zu grundlegenden körpersprachlichen Kommunikationsformen verwehrt ist, mit allen Konsequenzen für die weitere soziale Entwicklung, insbesondere auch von Empathie, Vorstellungsvermögen in Bezug auf das Denken und Fühlen anderer (Theory of Mind) und Handlungsplanung. Auch findet sich hier die Ursache, weshalb natürliche Umgebungen und übliche Lernstrategien von Personen mit Autismus nicht genutzt werden können und sowohl Spracherwerb als auch pragmatische Aspekte der Sprache beeinträchtigt sind.

Schlussfolgerungen für die Therapie

Gerade da bei Autismus die fundamentale Basis von Kommunikation eingeschränkt ist, erscheint UK genau hier als das therapeutische Instrumentarium der Wahl. Sie fängt spiegelneuronal bedingte Defizite im Umgang mit Körpersprache und Sprache auf und leistet notwendige Substitutionshilfe. Ihren Erfolg bei autistischen Menschen sichert sie, indem sie zusätzlich spezielle didaktische und methodische Vermittlungstechniken einsetzt, in erster Linie die Verhaltenstherapie. Nicht zuletzt trägt UK zu einer positiven Rückwirkung auf das neuronale Grundgerüst bei. Je früher diese therapeutische Intervention stattfindet, desto effektiver lässt sich die hirnorganische Entwicklung beim Kind positiv beeinflussen.

Ein weiterer Aspekt erscheint in diesem Zusammenhang von größter Wichtigkeit: Die Schwierigkeiten, auf die kommunikativen Reize der Bezugspersonen einzugehen und sich auf ein wechselseitiges freudiges Interagieren mit ihnen einzulassen, wirken sich wiederum auf das Kommunikationsverhalten der Bezugspersonen aus. Wenn das Kind nämlich nicht auf ihre interaktiven Angebote reagiert, dann nehmen sie diese frustriert und ratlos zurück; dabei bräuchte das Kind eigentlich eine erhöhte und qualitativ noch viel sensibler an seinen kleinsten Regungen und Interessen anknüpfende Stimulierung. Kinder mit Autismus leiden tatsächlich unter einer Art sekundärer Deprivation. Zum einen, weil sie die üblichen kommunikativen Angebote neuronal gar nicht verarbeiten können und zum anderen, weil infolge dessen die an sie gerichteten Angebote quantitativ abnehmen. Um diese Effekte zu mildern, wäre eine Frühtherapie in Form einer eingehenden Beratung und Unterstützung der Eltern durch ein supervidiertes Elterntraining auch schon bei Kleinstkindern mit leisesten Verdachtsmomenten optimal.

!

Dysfunktionen der Spiegelsysteme verursachen Störungen in folgenden Punkten
- Imitieren
- Modelllernen
- Handlungsplanung
- Aufnahme von Blickkontakt
- triangulärer (referenzieller) Blickkontakt
- geteilte Aufmerksamkeit („joint attention")
- Empathie
- Perspektivenwechsel („theory of mind")
- Verständnis von Körpersprache (nonverbale und paraverbale Kommunikation) und angemessenes Reagieren
- Interaktion
- wechselseitige Kommunikation („turn-taking")
- intuitives elterliches Kontaktangebot
- Kohärenz zwischen Körpersprache und gesprochener Sprache
- Verständnis des Verhaltens anderer
- Sprachverständnis

- Sprachentwicklung
- Akzeptanz von fremdbestimmten Aufgaben oder Anforderungen
- Kontrolle über die Situation
- Sozialverhalten
- Lernen

Die Besonderheiten der Sprache

Entsprechend den unterschiedlichen Ausprägungen von Fähigkeiten und Schwierigkeiten der einzelnen Personen mit ASS ist der Stand der sprachlichen Kompetenzen im individuellen Leistungsprofil und von Person zu Person sehr inhomogen.

Angesichts der vielen potenziell zugrunde liegenden Schwierigkeiten ist es nicht verwunderlich, dass 20–50% der Betroffenen nicht über die Gabe verfügen, sich sprechend zu artikulieren (Bormann-Kischkel 2010). Dennoch hat ein Teil von ihnen gute Schriftsprachkenntnisse; eindrucksvolle Texte beweisen, dass der Erwerb von Wortschatz und Grammatik und sogar der Schriftsprache trotz der erschwerten Umstände gelingen kann. Die mangelnde Fähigkeit zu sprechen lässt also keine Rückschlüsse auf die Sprachkompetenz als solche zu.

Das Verstehen der gesprochenen Sprache kann völlig unabhängig von der Disposition, selber zu sprechen, und unabhängig vom Schriftsprachverständnis sehr gut oder auch deutlich erschwert sein.

> **Beispiel**
> In der Süddeutschen Zeitung vom 24./25.06.2000 beschreibt Susanne Nieß ihre Probleme so: „Wenn jemand etwas zu mir sagt, dauert es eine Zeit lang, bis ich antworten kann, auch wenn es etwas ganz Einfaches ist. Noch länger brauche ich bei wirklichen Fragen, bei denen der andere eine Information will. Wenn Mama z. B. fragt: ‚Willst du ein Stück Kuchen?', muss ich erst überlegen, was sie gesagt hat, und dann, ob ich ein Stück Kuchen will. Eine zusätzliche Verzögerung gibt es, weil ich, wenn ich angesprochen werde, oft ins Lesen vertieft bin oder in eine Geschichte, die ich mir ausdenke."

> **Fallbeispiel**
> Der 12-jährige Leo konnte ohne Mühe grammatisch komplizierte Sätze bestimmten gegebenen Bildern zuordnen (Test TROG-D); sein Problem lag nicht in einem prinzipiell schlechten Verständnis für sprachliche Strukturen, sondern in der Unfähigkeit, sprachliche Äußerungen im Tempo und unter den normalen Wahrnehmungsbedingungen des Alltags ohne Vorlage aktiv in die richtigen Bilder und Vorstellungen umzusetzen. Im Sinne der UK waren für Leo deshalb Bilder oder Schriftkarten hilfreich.

Auch wenn etwa 50% der Menschen mit Autismus das Sprechen lernen, entwickeln sie meist über die potenziellen Symptome einer sonstigen Sprachentwicklungsstörung hinaus gewisse typische Besonderheiten, z. B.:

- in der Art zu sprechen (undeutliche oder gekünstelte, oft auch mühsame Aussprache; monotones, fast singendes Sprechen, in eher hoher Stimmlage)
- im Wortschatz (Missverständnisse über Wortbedeutungen; bizarre Wortwahl, eigenartige Wortneuschöpfungen, Wortverdrehungen, Freude an Wortspielen und dem Klang bestimmter Wörter, Schwierigkeiten im Verstehen abstrakter Begriffe)
- im Satzbau (oft nur Einwortäußerungen)
- Pronominalumkehr (Verwechslung von „ich" und „du" relativ lange)
- beim Erzählen (Schwierigkeiten, den Wissensstand des Gesprächspartners einzuschätzen; Vorenthalten wichtiger Informationen; Tendenz, in nebensächliche Details abzudriften und Erlebnisse ohne emotionale Aspekte rein sachlich darzustellen)
- im Sprachverständnis (wortwörtliches Auffassen von Sprache: Probleme beim Verstehen von besonderen Redewendungen, Witzen und bildhafter Sprache sowie situationsbedingtem Bedeutungsgehalt, z. B. Ironie oder Drohung; auch bei insgesamt guter Sprachkompetenz häufig Sprachverständnisprobleme im Alltag)
- im wechselseitigen kommunikativen Gebrauch der Sprache (Echolalie: Wiederholen der Äußerung des Gesprächspartners oder auch eines häufig gehörten Slogans, ohne inhaltlich darauf einzugehen; stereotypes Wiederholen immer derselben Wörter oder Sätze; lange Monologe über Lieblingsthemen, ohne sich auf das Gegenüber zu beziehen)
- Schwierigkeit, Sprache überhaupt als Medium

einzusetzen (z. B. um ein Erlebnis zu erzählen oder Wünsche zu äußern)
- Schwierigkeiten im Einhalten gewisser Regeln bei der Konversation (z. B. zu erkennen, wann ein Sprecherwechsel ansteht, oder Einhalten eines angemessenen Umgangsstils)

UK und Verhaltenstherapie bei Autismus

Dass sich der Einsatz von UK, nämlich lautsprachergänzenden und -ersetzenden alternativen Medien, besonders bei denjenigen Menschen mit Autismus anbietet, die keine oder eine unzureichende Lautsprache entwickeln konnten, steht außer Frage. Für sie sind alle nur denkbaren UK-Medien (s. Kap. 3) potenziell geeignet. Viel mehr als bei den anderen Behinderungsformen ist es bei Menschen mit ASS von zentraler Bedeutung, dass sie gleichzeitig mit dem Erlernen der jeweiligen Medien auch unter dem sozial- und sprachpragmatischen Aspekt vermittelt bekommen, wie und wozu man diese einsetzen und was man durch sie erreichen kann.

Den einen oder anderen mag es verwundern, dass auch diejenigen, die ein hohes sprachliches Niveau erreicht haben, ebenfalls von UK profitieren. Ihre sprachliche Kompetenz darf nicht darüber hinwegtäuschen, dass sie unter starken sozialkognitiven und -kommunikativen sowie pragmatischen Defiziten leiden. Die bloße linguistische Fähigkeit, mit Sprache umzugehen, ist längst nicht gleichzusetzen mit einer echten kommunikativen Qualifikation, z. B. der „Kunst der Konversation" (Attwood 2005). Das Ziel von UK liegt also bei ihnen mehr darin, die kommunikativen Funktionen transparent zu machen, die subtilen Regeln der Gesprächsführung zu vermitteln und Defizite im Situations- und Sprachverständnis zu kompensieren.

Gleichzeitig bedürfen Personen mit Autismus ganz spezieller Vermittlungstechniken, weil sie sich in ihrer Art und Weise, zu lernen und die Möglichkeiten, solche alternativen Medien zu nutzen, von der Mehrheit anderer Menschen unterscheiden. Wegen ihres detailgesteuerten, die Realität unstrukturiert erfassenden Verarbeitungsmodus empfiehlt es sich, auf stark strukturierende, das heißt verhaltenstherapeutisch geprägte und in hohem Maße visualisierende Techniken zurückzugreifen (Bernard-Opitz 2007).

Eine klare Strukturierung hat den Vorteil, dass sie Ordnung ins erlebte Chaos bringt und Vorhersehbarkeit und Sicherheit vermittelt. Visualisierende Maßnahmen knüpfen an die visuellen Stärken vieler Betroffenen an. Darüber hinaus stehen statische visuelle Hilfsmittel im Gegensatz zu solchen, die sich anderer Sinneskanäle bedienen, beliebig lange zur Verfügung. Dadurch können sie in individuellem Tempo verarbeitet und bei Bedarf auch immer wieder herangezogen werden. Verhaltenstherapeutische Vorgehensweisen sind bei der Förderung und Erziehung autistisch geprägter Menschen von besonderer Bedeutung, weil die Gestaltung von Lerninhalten, Lernformaten, Hilfestellungen und Verstärkern darauf abzielt, dem Kind immer Erfolg zu bescheren, es zu motivieren und es im Kontrast zu seinen realen Alltagssituationen einen eindeutigen Zusammenhang zwischen dem eigenen Verhalten und dessen Folgen erkennen zu lassen. Spezielle Motivationshilfen sind nötig, weil soziale Rückmeldungen wie Anlächeln, Lob oder warnende Blicke im Bewusstsein eines autistischen Menschen kaum ankommen, sodass sie ihr Ziel, nämlich zu Handlungen anzuregen oder ein bestimmtes Verhalten hervorzurufen, verfehlen.

Hier ist eine in der Fachwelt unbestrittene Chance der Verhaltenstherapie zu sehen (Baude u. Noterdaeme 2010). Der Einwand, Belohnungsanreize kämen einer Bestechung gleich oder blockierten den Eigenantrieb des Kindes noch mehr, verdient zwar Respekt, geht aber im Fall von Autismus vollkommen ins Leere und widerspricht jeder praktischen Erfahrung. Solche Anreize zu schaffen ist – da sie essenzielle Symptome von Autismus kompensieren – qualitativ mit dem Einsatz von technischen Hilfsmitteln zu vergleichen; sie vorzuenthalten wäre so, als würde man einem Kind mit Querschnittslähmung keinen Rollstuhl oder einem Kind mit Anarthrie keine elektronische Kommunikationshilfe zur Verfügung stellen. Zur Beruhigung sei den Zweiflern mitgeteilt, dass es Teil des verhaltenstherapeutischen Konzepts ist, diese positiven Verstärker bald auch wieder auszublenden.

UK-Techniken bei Autismus im Überblick

Prinzipiell kommen bei Personen mit Autismus alle UK-Systeme und Methoden infrage (s. Kap. 3). Speziell TEACCH und PECS wurden ursprünglich sogar für sie konzipiert; nach und nach wurde der Wert dieser Methoden auch für Menschen mit anderen Beeinträchtigungsformen erkannt. Vor allem im Einsatz bei autistisch veranlagten Menschen gilt es, die UK-Techniken an die individuellen Stärken und Schwächen jeweils flexibel anzupassen. Auf einige Besonderheiten bei der Anwendung sei nachfolgend kurz hingewiesen.

- **Gebärden**. Wenngleich es einige Menschen mit Autismus gibt, die Gebärden leicht lernen, fällt dies der überwiegenden Mehrheit wegen ihrer Schwierigkeiten beim Imitieren und bei der Handlungsplanung sehr schwer. Oftmals benötigen sie sehr individuelle Gebärden; als günstig erwiesen sich vor allem solche, die am eigenen Körper enden. So könnte beispielsweise eine Berührung der Wange mit dem Zeigefinger die Bedeutung von „Keks" erhalten. Beim Erlernen von Gebärden können Körperführung oder körperliche Hinweisreize hilfreich sein; diese sind selbstverständlich wieder auszublenden.
- **Kommunikationstafeln und -bücher: Deuten auf Bilder**. Soll die Verständigung durch Deuten auf Bilder geschehen, die sich beispielsweise in einem Kommunikationsordner oder an einer Kommunikationstafel befinden, könnten sich diverse Schwierigkeiten ergeben. Zuallererst, weil vielen Menschen mit Autismus ein gezieltes Deuten gar nicht möglich ist. Zum anderen, weil sie sich nicht unbedingt rückversichern, ob der Gesprächspartner gerade hinschaut; in diesem Fall bleibt der kommunikative Erfolg aus – und da der Betroffene die Gründe nicht kennt, könnte er schlussfolgern, dass Deuten nichts bringt. Und schließlich, weil das Deuten oft recht schnell vor sich geht und hinterher nicht mehr nachvollzogen werden kann; Missverständnisse, die sich so ergeben, könnten zu Konflikten führen. Hätte der Klient wie bei PECS jedoch eine Bildkarte mit ihrem klaren Inhalt übergeben, wären falsche Behauptungen und Zweifel schnell ausgeräumt.

> **Fallbeispiel**
> Als Lina von ihrem Vater gefragt wurde, was er beim Bäcker für sie einkaufen solle, deutete sie auf das Bild „Brezel"; als sie aber beim gemeinsamen Frühstück ihre Brezel bekommt, wird sie wütend und deutet auf „Croissant". Es lässt sich nicht mehr klären, ob sie beim Deuten daneben gezeigt oder in der Zwischenzeit ihre Wünsche geändert hat.

- Bei **PECS** (Picture Exchange Communication System) liegt der Schwerpunkt darauf, dass Menschen mit sozialkommunikativen Defiziten lernen, kommunikative Akte zu initiieren, um anhand von Bildkarten ihre Wünsche zu äußern und andere auf das, was ihnen interessant erscheint, hinzuweisen. Dazu wird eine große Bandbreite verhaltenstherapeutischer Modifikationstechniken eingesetzt. PECS wurde ursprünglich für Kinder mit Autismus entwickelt und ist wegen der extrem kleinschrittigen und verhaltenstherapeutisch orientierten Vermittlungsweise speziell für die Klientel aus dem Autismusspektrum zu empfehlen.
- **TEACCH** (Treatment and Education of Autistic and Related Communication Handicapped Children) ist ein sehr individuell und ebenfalls verhaltenstherapeutisch ausgerichtetes Programm, das sich vor allem visuelle Strukturierungshilfen (z. B. Instruktionspläne) zunutze macht, damit Menschen mit Autismus Situationszusammenhänge und Abläufe verstehen und eine größere Handlungskompetenz in Alltag und Beruf erwerben. Inzwischen kommt TEACCH jedoch bei allen möglichen Behinderungsformen zur Anwendung.
- **Visuelle Variantenpläne** sind sehr hilfreich, wenn es um Verhaltensregulierung geht. Ausgehend von einer bestimmten Situation und der Absicht eines Klienten werden jeweils 2 Handlungsvarianten mit ihren jeweiligen Konsequenzen ins Bild gesetzt: die problematische Verhaltensweise und eine sozial angemessene alternative Möglichkeit. Das jeweilige Ergebnis vor Augen, entscheiden sich Betroffene fast immer für die Variante, die ihrem gewünschten Ziel nahe kommt und gleichzeitig sozial verträglich ist. Personen mit ASS zeigen häufig ein schwieriges Verhalten, das sich kaum mit üblichen Mitteln steuern lässt; Visuelle Variantenpläne können gerade bei ihnen sehr effektiv Erkenntnisse über den Zusammenhang zwischen bestimmten Verhaltensweisen und deren Folgen vermitteln.
- **Elektronische Hilfen**. Auch hier können dyspraxiebedingte Schwierigkeiten beim gezielten Ansteuern und Bedienen der Felder auftreten.

Elektronische Kommunikationshilfen: Vokabularaufbau ohne Kodierung und Grammatikfunktionen

D. Päßler-van Rey

Im Folgenden wird die Vorgehensweise beim Aufbau einer Kommunikationsoberfläche für ein dynamisches Sprachausgabegerät (SAGE) erläutert. Augenmerk liegt auf uk Personen mit einem Nonverbal-Profil (s. Kap. 1), die keine Kodierungsstrategien, bei denen 2 Tasten oder mehr miteinander kombiniert werden, erlernen können (Beck u. Fritz 1998). Ein Feld entspricht demnach einer Aussage. Die Grammatik wird nicht berücksichtigt. Hinweise zur Förderung unter Berücksichtigung des kindlichen Spracherwerbs finden sich in den Kapiteln 3 und 5.

Für uk Menschen, die aufgrund eingeschränkter Schriftsprachfähigkeiten überwiegend das Bildvokabular einer Kommunikationshilfe gebrauchen, ist die Anzahl der Äußerungen und der mit dem SAGE vermittelbaren Inhalte begrenzt. Einfluss auf den Umfang des Vokabulars haben semantische Fähigkeiten (van de Sandt-Koenderman et al. 2007), aber auch Symbolverständnis, Merkfähigkeit oder Konzentration.

Im Anschluss an dieses Kapitel folgt ein Fallbeispiel für die UK-Versorgung eines erwachsenen Nutzers mit einer schweren Sprechapraxie und einer leichten Aphasie. Hier wird die Wichtigkeit der Einbindung von Kommunikationspartnern und -helfern sowie eine multimodale Herangehensweise herausgestellt. Dies unterstreicht die Sichtweise der UK, nämlich, dass eine Partizipation ohne Berücksichtigung von Kontextfaktoren kaum möglich ist und das alle Kommunikationskanäle gleichwertig sind.

Kommunikationsziele

Bei Menschen mit schweren erworbenen Sprach- und Sprechstörungen ist die Logopädin zur Festlegung der Ziele häufig auf Informationen aus dem sozialen Umfeld angewiesen (s. Kap. 4 und Anhang VI, S. 174). In Anlehnung an Ergebnisse der Aphasieforschung (Hardy 2000, Wiegers et al. 2001, Wiegers 2004, Beukelman u. Mirenda 1999, Garrett u. Beukelman 1992, Hux et al. 1994, Hux et al. 2001, Light 1988, Van Balkom et al. 1994, Van de Sandt 2004, Van de Sandt et al. 2005, Van de Sandt et al. 2007) und eigener klinischer Erfahrung (Päßler 2005, Päßler 2006) sind mögliche Kommunikationsziele:

- biografische Daten
  - Angaben und Namen der Familie, Adresse
- soziale Etikette
  - Höflichkeitsfloskeln, Begrüßung, Abschied
- berufliche Tätigkeit
- medizinische/therapeutische Versorgung
  - Angaben zum Arzt, Logopädie, Medikamente, Körperteile, Terminabsprachen
- Freunde, Bekannte, Familie
- Freizeitgestaltung, Hobbys
  - Verabredungen treffen, Essen gehen
- Einkaufen
  - Lebensmittel, Hilfe beim Bezahlen
- Stimmungen, Gefühle
- Information zur Kommunikation
  - Hinweise für den Gesprächspartner, Kommunikationsstrategien (geschlossene Fragen multimodales Vorgehen: Gesten, aufschreiben, zeichnen, zeigen)
- Information über Ursache der Kommunikationsstörung
- Reisen
  - Urlaubserlebnisse, Bahnticket buchen

Verlauf

Durch ein schrittweises, systematisches Vorgehen kann eine Überforderung des Nutzers durch aufmerksamkeitsablenkende und zunächst nicht genutzte Items vermieden werden. Um den uk Menschen am Aufbau des Trainings möglichst intensiv zu beteiligen, schlagen Wiegers et al. (2001) vor, die Kommunikationsziele in der Reihenfolge ihrer Priorität (nach Ansicht des unterstützt Kommunizierenden) aufzubauen und zu trainieren. Wird das SAGE an einem PC konfiguriert, können Veränderungen, gemeinsam mit der uk Person auf dem Talker vorgenommen, direkt ausprobiert und evtl. überarbeitet werden. Häufig werden dabei Gesprächssituationen geschaffen, wie Abb. 5.**4** verdeutlicht. Hier wurde gemeinsam mit einer Nutzerin Vokabular zum Thema Frühstück ermittelt. Die Vorschläge der Therapeutin wurden mithilfe von Schriftsprache

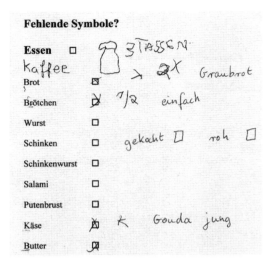

Abb. 5.4 Interaktiver Aufbau eines Vokabulars zum Thema Frühstück.

„3 Tassen" und über die Modalität Zeichnen ergänzt.

Hardy (2000) formuliert, dass keine Nachrichten auf der Kommunikationshilfe eingebunden werden sollten, welche die uk Person mithilfe anderer Kanäle (z. B. Gesten) mitteilen kann. Letztendlich entscheidet dies jedoch die uk Person. Die Aufgabe der Logopädin besteht darin, zu überprüfen, ob Kommunikationsziele aus fachlicher Sicht realistisch und erreichbar sind. Außerdem sollte sie dafür Sorge tragen, vorliegende Partizipationsbarrieren zu erkennen und zu bewältigen. Eine UK-Intervention ist immer ein dynamischer Prozess. Vokabulare müssen an veränderte Lebenssituationen, Kommunikationswünsche und kommunikative Kompetenzen angepasst werden (s. Kap. 1).

Notwendig ist, dass die Kommunikationsziele so präzise wie möglich formuliert werden. Neben dem **Inhalt** der gewünschten Mitteilung sollte festgelegt werden, in welchen **Situationen** mit welchen **Personen** das SAGE eingesetzt werden soll. Werden die Ziele zu allgemein formuliert, ist es zum einen sehr schwierig, geeignetes Vokabular zusammenzustellen; zum anderen besteht die Gefahr, dass dieses für den Anwender womöglich in den Situationen, in denen er es gebrauchen möchte, unzureichend ist.

Beispiel: Ein (zu) allgemeines Ziel könnte sein: „Ich möchte mich unterhalten können." Dann sollte geklärt werden. Mit welchen Personen? „Mit meinem 7-jährigen Enkel Daniel." In welchen Situationen? „Am Telefon." Was möchte ich sagen? „Ich freue mich, dass du anrufst" oder „Wie war es heute in der Schule?"

Vokabulardesign

Dynamische SAGE bieten einen sehr großen Spielraum für die Darstellung der Kommunikationsoberfläche. Zu bedenken sind folgende Aspekte:
- Anzahl und Größe der Felder pro Seite
- Gestaltung der Felder:
  - nur Bildsymbol anzeigen
  - nur Titel anzeigen (Größe und Schrifttyp)
  - Kombination aus Bildsymbol und Titel
- Auswahl der Bildsymbole (z. B. PCS, Piktogramme, Fotos, schwarz-weiß oder in Farbe, s. Kap. 3)
- Farbkodierung (z. B. Personen – gelb)
- Ansteuerung (direkt oder indirekt)

Beim Einsatz von Fingerführrastern (s. Kap. 3) ist darauf zu achten, dass Position und Größe der Felder auf jeder Vokabularebene gleich sind, um ein Austauschen der Führungsschablonen zu vermeiden. Sinnvoll ist es, die größtmögliche Anzahl zu wählen und Items für spätere Erweiterungen frei zu lassen. Visuelle, motorische, kognitive und neuropsychologische Beeinträchtigungen der uk Person haben Einfluss auf Größe und Anzahl der Felder. Steininger et al. (2009) empfehlen, in unregelmäßigen Abständen Items frei zu lassen. Der unterstützt Kommunizierende werde dann gebeten, gezielt bestimmte belegte Felder anzuweisen. Gelinge dies sicher, würden die Bildsymbole in der gewählten Größe erkannt.

Fotos sollten möglichst wenig Hintergrund abbilden. Zum einen wird dadurch die Größe des Zielobjekts / der Zielperson optimiert, zum anderen ist die Bedeutung dem Bildsymbol eindeutiger zuzuordnen (z. B.: Zielobjekt ist Baum, aber im Hintergrund ist zusätzlich eine Berglandschaft zu sehen). Bei kleiner Feldgröße sind Bildsymbole manchmal im Vergleich zum Foto besser zu erkennen und deshalb vorzuziehen.

Auch bei der Auswahl der Titel ist die Größe von besonderer Relevanz, denn je länger der Titel, desto kleiner die Schriftgröße. Der Titel dient in erster Linie der Orientierung des Nutzers. Die Farbkodierung dient dem Zweck, das Auffinden der Items zu erleichtern und somit die Kommunikationsgeschwindigkeit zu erhöhen.

Bei Anwendern, die aufgrund schwerer motorischer Beeinträchtigungen ein Scanning (s. Kap. 3) benutzen, raten Steininger et al. (2009), häufig benötigte Felder entsprechend der zuerst angescannten Stellen anzuordnen. Nutzer mit einem eingeschränkten Bewegungsradius (Ansteuerung z. B. mit Kopfstab oder Mundmaus) erreichen die in der Mitte liegenden Items am besten.

Strukturierung

Bei Nutzern mit einem relativ kleinen Vokabular und ausreichend erhaltenen semantischen Fähigkeiten empfiehlt sich eine nach Situationen sortierte Vokabularhierarchie (Wahn 2004, van de Sandt-Koenderman 2004). Die Inhalte orientieren sich an den festgelegten Kommunikationszielen. Bei dieser Organisationsstruktur kann es vorkommen, dass Aussagen bzw. Bildsymbole mehrmals eingespeichert werden. Z. B. passt die Aussage „Ich hätte gerne eine Tasse Kaffee" sowohl in die Situation *Café* als auch zum *Besuch bei der Schwester*.

Funktionstasten, wie z. B. *laut/leise* oder *Start* (dieses Feld wird verlinkt mit der Anfangsebene) sollten sich immer an der gleichen Stelle befinden. Zweckmäßig ist darüber hinaus ein Feld mit *Floskeln* (Bitte, Danke, Wie geht's etc.) und gesprächslenkenden Elementen, welches auf der Startseite angeordnet wird. Außerdem ist die Nachricht „Hier fehlt ein Bildsymbol" sinnvoll. Diese wird in den verschiedenen Situationsvokabularen positioniert.

Ausgabeform

Bei einer natürlichen Sprachausgabe ist es sinnvoll, dass die Aufnahmen immer durch dieselbe Person erfolgen. Zum einen kann sich der unterstützt Kommunizierende auf diese Weise besser mit der Stimme identifizieren, zum anderen irritiert ein häufiger Sprechstimmwechsel den Gesprächspartner. Bei Nutzern, die eine relativ gute Nachsprechleistung haben und/oder gut laut lesen können, kann auch die Sprechstimme des Anwenders aufgenommen werden.

Synthetische Stimmen bieten den Vorteil, dass man beim Aufbau der Sprachausgabe unabhängig von einem Sprecher ist, der ansonsten für die Tonaufnahmen zu Verfügung stehen müsste. Allerdings ist die Ähnlichkeit zur einer menschlichen Stimme abhängig von der Sprachsynthese. Je nach Qualität der Sprachsynthese kann es darüber hinaus zu Auffälligkeiten beim Umwandeln von Fremd- oder Lehnwörtern sowie Eigennamen kommen. Z. B. wird der Vorname Tom als „toom" gesprochen. Zur Reduzierung der Vokallänge genügt es in diesem Fall, im Editor der text-to-speech-Funktion den auf den Kurzvokal folgenden Konsonanten zu verdoppeln (also [tomm]). Im Schriftoutput des SAGE erscheint dies nicht, da dieser unabhängig von den Spracheinstellungen arbeitet.

Einige SAGE (z. B. TouchSpeak) bieten die Möglichkeit sprachlicher Deblockierung mittels Anlauthilfe. Hierbei wird eine Äußerung in Abschnitte unterteilt, welche bei Ansteuerung des Items nacheinander abgespielt werden. Auf diese Weise wird der Nutzer mit einer Sprechapraxie dahingehend unterstützt, das Zielitem selber lautsprachlich zu artikulieren (siehe hierzu z. B. Lauer u. Birner-Janusch 2007). Gelingt ihm dies nicht, wird durch erneutes Drücken des Items der nächste festgelegte Teil der Äußerung abgespielt. Beispiel für das Bildsymbol „Banane" (Situation Einkaufen): Beim ersten Auslösen des Feldes „spricht" das SAGE „Ba". Sollte der Nutzer das Zielwort nicht vervollständigen können, drückt er erneut auf das Bildsymbol. Das Gerät spricht „Banane".

Des Weiteren kann bei genanntem SAGE auf die Sprachausgabe verzichtet und stattdessen oder unterstützend zu dieser ein schriftlicher Output erfolgen. Bezug nehmend auf das Ziel Information über Ursache der Kommunikationsstörung könnte die sprachliche Äußerung lauten: „Ich hatte einen Schlaganfall". Der schriftliche Output könnte – je nach Wunsch des Anwenders – weitere Informationen liefern, z. B. „Ich habe vor 2 Jahren während meiner Arbeit völlig unerwartet einen Schlaganfall bekommen. Seitdem kann ich kaum noch sprechen." Diese zusätzlichen Hinweise können bei Bedarf dem Gesprächspartner gezeigt werden und müssen so nicht bei jeder Aktivierung des Feldes für die Umgebung hörbar gemacht werden. Der Sprach-/Schriftoutput hat nicht nur eine kommunikative Funktion, sondern dient dem Nutzer auch als Feedback der Mitteilung. Zur Unterstützung des Sprachverständnisses können in der Schriftausgabe Schlüsselwörter abgerufen werden, während die Sprachausgabe vollständige Syntax wiedergibt.

Einbindung von Sprach- und Sprechübungen

Der partizipationsorientierte Ansatz der UK mit elektronischen SAGE-Kompaktgeräten ist abweichend von speziellen Programmen für die computergestützte Sprachtherapie (z.B. Lingware, Stachowiak 1993; Multicue, van Mourik u. van de Sandt-Koenderman 1992; aphasi@ware, Schwarz 2002; LinguAdapt, Vollmer u. Roosen 2002). Hier liegt der Schwerpunkt meist auf sprachsystematischem Training und weniger auf der Kommunikation und Partizipation. Dennoch bieten SAGE die Möglichkeit, zusätzlich zur alltagsgerichteten UK-Förderung, Übungen zur Verbesserung von Wortfindungsstörungen oder zu semantisch-lexikalischen Störungen zu implementieren (Wahn 2002, Wahn 2010). Die Einbindung von Übungsmaterialien auf dem SAGE kann zu einer erhöhten Akzeptanz bei der uk Person und ihren Angehörigen führen, denn das Vorurteil, dass elektronische Hilfen erst dann eingesetzt werden, wenn ein Training der Lautsprache keinen Erfolg bringen, wird oft von ihnen geteilt.

Einige Aspekte, die bei der Konstruktion von Übungen, welche auch zu einer Verbesserung der Kommunikationsfähigkeiten führen können, sind:

- Nachsprechleistung. Gelingt es dem unterstützt Kommunizierenden, reduzierte Satzstrukturen, bestehend aus Nomen und Verb nachzusprechen (z.B. Kaffee trinken, Auto fahren; Reduzierte Syntaxtherapie REST, Schlenck et al. 1995)? Die Sprachausgabe könnte dann entsprechend reduziert werden.
- Kann der Nutzer sich durch Anlauthilfen oder Wortanfänge deblockieren? Dann besteht die Möglichkeit des Self-Cuing (Wahn 2010).
- Üben der semantischen Leistungen, z.B. welches Bildsymbol passt nicht zu diesem Oberbegriff / der Situation. Entsprechende Kategorisierungsübungen könnten konstruiert werden.

Training im Umgang mit dem SAGE

Funktionelle Übungen

Die uk Person soll das SAGE je nach ihrem Fähigkeitsprofil so selbstständig wie möglich nutzen können. Neben Übungen zum Vokabular wird deshalb die Bedienung der Kommunikationshilfe trainiert. Dazu gehören:

- Gerät ein- und ausschalten
- Ladezustand der Batterie überprüfen
- Gerät selbstständig aufladen
- Lautstärke der Sprachausgabe
- ggf. Bedienung der Software zur Modifikation des Vokabulars

Übungen zum Training des Vokabulars

Bei vielen SAGE können die Oberflächen ausgedruckt werden. Auf diese Weise ist es möglich, ohne viel Arbeitsaufwand Übungsmaterial herzustellen. Ansonsten können die Bildsymbole zu Übungszwecken abfotografiert werden.

Wiedererkennen des Zielitems aus einer Reihe visuell ähnlicher Items. Die Aufgabe besteht darin, semantisch oder visuell ähnliche Bildsymbole voneinander zu unterscheiden. Die uk Person wird gebeten, ein Zielitem zwischen den Ablenkern herauszusuchen. Ein Zielitem beschreibt ein Vokabularfeld. Zuerst geschieht dies mit visueller Unterstützung, anschließend auf mündliche Anweisung hin („Zeigen Sie das Bildsymbol Haus", im nächsten Schritt „Zeigen Sie das Bildsymbol, mit dem Sie Ihre Adresse abrufen können").

Zielitem auf der Kommunikationshilfe anweisen. Das Zielitem wird erst in der Papierversion angeboten, danach mündlich. Die Zielitems befinden sich zunächst auf derselben Ebene. Die Schwierigkeit wird gesteigert, indem zwischen unterschiedlichen Ebenen gewechselt werden muss. Die Übungen mit Bildunterstützung können zusätzlich als Hausaufgabe bearbeitet werden.

Visualisierungsübungen. Diese können als Vorstufe zu Rollenspielen hilfreich sein. Der Anwender wird gebeten, sich verschiedene Situationen vorzustellen und zu überlegen, was er in der betreffenden Situation vermitteln würde. Dabei kann er alle ihm zur Verfügung stehenden Kommunikationsmöglichkeiten nutzen. Zu sämtlichen Visualisierungsübungen sollten jedoch unbedingt entsprechende Vokabulare auf dem SAGE sein (Bsp.: „Stellen Sie sich vor, Ihr Neffe ruft Sie an. Sie haben sich viel zu erzählen. Sie möchten ihn fragen, ob er Sie besuchen möchte. Sie fragen___").

Ist die Aufgabe nicht zu bewältigen, empfiehlt es sich, die Situation genauer zu beschreiben und letztendlich eine Lösung vorzuschlagen. Darüber hinaus sollte mit dem unterstützt Kommunizierenden überlegt werden, wie er reagieren könnte, wenn sein Gesprächspartner ihn nicht versteht oder wie er alternative Kommunikationsmodi hätte einsetzen können. Visualisierungsübungen sind aufgrund ihres Abstraktionsgrads im Vergleich zur realen Situation nicht mit allen Personen durchführbar.

Rollenspiele. Situationen aus dem täglichen Leben werden im Rollenspiel erarbeitet. Dazu wird zuerst gemeinsam mit dem Patienten überlegt, welches Vokabular im Laufe des Gesprächs gebraucht werden könnte. Um die Situation möglichst realitätsnah zu gestalten, ist es sinnvoll, dass die Reaktionen des Gesprächspartners (der Sprachtherapeutin) manchmal von den vorher besprochenen abweichen.

Transfer in die Alltagskommunikation. Hauptziel der UK-Intervention ist der Gebrauch im Alltag. Der Anwender sollte die Kommunikationshilfe natürlich auch außerhalb der geschützten Trainingssituation sicher einsetzen können. Die Eindrücke des unterstützt Kommunizierenden und die Reaktionen der Gesprächspartner werden miteinander besprochen. Anfangs kann es hilfreich sein, wenn die betreuende Person den Anwender in Alltagssituationen begleitet, um ihm ggf. Hilfestellung geben zu können.

Training des Umfelds. Eine UK-Intervention beinhaltet immer auch die Beratung und das Training fester Bezugspersonen, denn nicht nur der Anwender muss festgefahrene Gesprächsstrategien verändern (Bauer et al. 2001). Eine enge Zusammenarbeit mit dem uk Menschen und seinem direkten sozialen Umfeld ist zudem notwendig, um Partizipationsbarrieren erkennen und beseitigen zu können. Eine Kommunikationshilfe einfach nur zur Verfügung zu stellen, reicht nicht aus! Durch Schulung zumindest einer Bezugsperson im Umgang mit der Kommunikationshilfe können Alltagserfahrungen direkt in neues oder modifiziertes Vokabular umgesetzt werden. Außerdem werden auf diese Weise sowohl die uk Person als auch die Angehörigen aktiv am Interventionserfolg beteiligt.

Fallbeispiel: UK-Versorgung bei schwerer Sprechapraxie und leichter Aphasie

E-M. Engl-Kasper

Persönliche Lebenssituation und Aktivitäten

Herr WH, 75 Jahre alt, lebt nach dem Tod seiner Ehefrau seit ca. 20 Jahren mit seiner Lebensgefährtin ED im eigenen Haus, in dem noch weitere Wohnungen vermietet sind. ED ist 60 Jahre alt und noch berufstätig als Köchin in einem Altenheim. Sie ist die wichtigste Stütze in seinem Alltag.

Aus seiner Ehe hat WH 2 erwachsene Töchter und 5 Enkel. Zu den Töchtern besteht aufgrund langjähriger familiärer Verwicklungen ein teilweise gespanntes Verhältnis, obwohl alle Beteiligten im Prinzip sozial sehr engagiert sind. Auch ED hat erwachsene Kinder und 2 Enkel.

WH war Schreinermeister von Beruf und bis zu seinem Schlaganfall in zahlreichen Vereinen und im politischen und kirchlichen Leben seines Wohnorts aktiv. Auch jetzt noch nimmt er an Zusammenkünften dieser Vereine teil, leidet aber darunter, dass er sich sprachlich kaum noch einbringen kann. Seine besondere Hingabe dient der Imkerei, hier war er über viele Jahre Vorstand des heimischen Imkerverbands, auch jetzt hält er noch Bienen und verkauft einmal pro Woche zusammen mit ED Honigprodukte auf dem Wochenmarkt. Zusätzlich kultiviert er noch 30 km außerhalb seines Wohnorts einen großen Nutzgarten mit Obst und Gemüse. Bei all diesen praktischen Aktivitäten (auf die er um keinen Preis verzichten will) muss ihn ED unterstützen, wodurch sie sich neben ihrer Arbeit, dem Haushalt und der Unterstützung WHs bei medizinischen und behördlichen Belangen oft überlastet fühlt. Wird ihr von der Familie Entlastung angeboten, kann sie diese aber schlecht annehmen.

Das persönliche Verhältnis zwischen WH und ED wirkt trotz Fürsorge oft angespannt und von unterschwelligen Enttäuschungen und Vorwürfen belastet.

Diagnose, Defizite und Fähigkeiten

Ein Jahr vor unserer Maßnahme hatte WH eine Hirnblutung links frontal erlitten, daraus resultierend eine schwere Sprechapraxie, eine leichte Broca-Aphasie, eine leichte Alexie, eine mittelschwere Agraphie, eine leichte bukkofaziale Apraxie sowie eine leichte Fazialisparese rechts. Wegen einer Hochtonschwerhörigkeit beidseits war er mit Hörgeräten versorgt.

Seine motorischen Einschränkungen bestanden in feinmotorischen Defiziten der rechten Hand, einer leichten Bewegungseinschränkung rechts beim Gehen, sowie schmerzhaften Bandscheiben- und Hüftproblemen rechts (unabhängig vom Schlaganfall).

In der Kommunikation waren ihm keine funktionalen lautsprachlichen Mitteilungen möglich (nur wenige bisher angebahnte Laute und Silben mit starker Perseverationstendenz). Schreibversuche waren auf kurze Wörter beschränkt, längere Wörter (v.a. mit Konsonantenverbindungen) waren fehlerhaft, Sätze nicht möglich.

Diese schwerwiegenden Hindernisse in der Verständigung verursachten bei dem sozial so aktiven Patienten einen großen Leidensdruck.

Seinen Defiziten standen auf der anderen Seite aber eine Reihe von sprachlichen und kognitiven Fähigkeiten gegenüber, die berechtigte Hoffnung auf eine Erweiterung der Verständigungsmöglichkeiten gaben. Relativ gut erhalten waren das auditive Sprachverständnis (Probleme traten erst bei komplexeren Inhalten auf), das Lesesinnverständnis für häufige Inhaltswörter und einfache Sätze, die semantische Differenzierungsfähigkeit für Wörter, die Wortfindung für konkrete Inhaltswörter (soweit schriftlich abprüfbar) und trotz Einschränkung eine elementare Schreibfähigkeit für kurze Wörter und die Anfänge längerer Wörter.

Besonders bemerkenswert war aber sein großes Geschick in der flexiblen und selbstständigen Nutzung aller verfügbaren, die Lautsprache ersetzenden Strategien wie Gestik und Mimik, Zeigen, Zeichnen, rudimentäres Schreiben, Verwendung von schriftlichen und bildlichen Unterlagen und seines Kommunikationsbuchs. Außerdem hatte er durch seine Vereinstätigkeit Erfahrungen mit PC und Faxgerät und war trotz seines fortgeschrittenen Alters aufgeschlossen für die Erprobung neuer Techniken.

Schwerpunkte der logopädischen Therapie ohne elektronisches Kommunikationsgerät und ihre Grenzen

Die Schwerpunkte der logopädischen Therapie lagen zunächst auf einer Optimierung der Verständigung mit allen (nichttechnischen) Mitteln, auf einer gezielten Sprechapraxietherapie zur Erweiterung der lautsprachlichen Fähigkeiten, sowie einer Schreibtherapie zur Verbesserung der schriftsprachlichen Verständigung.

Trotz gewisser Fortschritte klaffte aber weiterhin eine große Lücke zwischen dem großen Mitteilungsbedürfnis des Patienten zu allen möglichen Themen des persönlichen und gesellschaftlichen Lebens und seinen Fähigkeiten. Insbesondere die schwere Sprechapraxie beschränkte seine Möglichkeiten einer aktiven Gesprächsteilnahme auch längerfristig auf wenige intensiv trainierte persönlich relevante Namen und Floskeln. Auch die eingeschränkte Schreibfähigkeit ließ differenzierte Mitteilungen oft im Frust für alle Beteiligten enden.

Auf der anderen Seite stand eine erstaunliche geistige Flexibilität und ein enormer Wille, diese für eine bessere Verständigung zu nutzen.

Erschließung der Kommunikationsbereitschaft und -fähigkeit der wichtigsten Gesprächspartner, ihrer Grenzen und Partizipationsmöglichkeiten

Um eine möglichst geeignete zusätzliche Kommunikationshilfe für Herrn WH zu finden, wurden Gespräche mit seinen wichtigsten Gesprächspartner geführt und in Erfahrung gebracht, auf welche Weise er weiterhin sozial aktiv sein könnte. Die wichtigste Kontaktperson war natürlich seine Lebenspartnerin. Ihr Wunsch war es, dass WH wieder unabhängiger von ihr werden sollte und dass die Verbesserung seiner Verständigungsfähigkeiten möglichst ohne ihre Mithilfe vonstatten gehen sollte, da sie sich durch die vielen praktischen Aufgaben auch so schon überfordert fühlte. Außerdem hatte sie trotz wiederholter Beratung große Mühe, die Diskrepanzen zwischen seinen allgemeinen geistigen Fähigkeiten und der eingeschränkten Mitteilungsfähigkeit (insbesondere auch der Schriftsprache) als Folge seiner Hirnschädigung und nicht als persönlichen Affront aufzufassen. Zu den Töchtern und Enkeln von Herrn WH bestand aufgrund alter familiärer Probleme und schwer auflösbarer Missverständnisse weniger Kontakt als WH sich dies gewünscht hätte. Ein Schwiegersohn und die 3 großen Enkel im Alter von 18–20 Jahren waren am ehesten bereit, sich auf die Einarbeitung in eine Kommunikation mit ungewohnten Mitteln und auch auf eine gewisse technische Unterstützung im Problemfall einzulassen (siehe weiter unten die Erläuterung der sozialen Netzwerke).

Die Kontakte auf dem Wochenmarkt und in den Vereinen waren eher durch gemeinsame Handlungen und Rituale des Wiedererkennens geprägt. Dies galt auch für den Imkerbund, nachdem WH seinen Vorsitz nach dem Schlaganfall hatte abgeben müssen. Eine Freundin aus diesem Kreis bot sich zunächst für eine regelmäßige Kommunikationsunterstützung an, gab diese aus persönlichen Gründen aber rasch wieder auf. Ein treuer alter Freund stellte sich durch die vielen geteilten Erlebnisse und durch sein einfühlsames Wesen als kommunikatives Naturtalent heraus, das kaum zusätzliche Fachberatung benötigte, aber auch nicht als Ansprechpartner für die längerfristige Betreuung eines technischen Kommunikationsgeräts zur Verfügung stand.

So ergab sich ein gewisses Dilemma, da WH zwar einerseits weiterhin sozial aktiv und kontaktfreudig war, sich auf der anderen Seite aber große Probleme ergaben bei dem Versuch, ein „Kernteam" aufzustellen, dass die Verantwortung für die Aufrechterhaltung der UK auf längere Sicht gemeinsam tragen könnte (s. Kap. 4).

Entscheidung für ein elektronisches Kommunikationsgerät: Beratung, Auswahl, Antragstellung auf Kostenübernahme

Trotz dieser Barrieren ließ die Möglichkeit, sich durch den Einsatz von geschickt kombinierten Bildern mit Schriftunterstützung auch wieder hörbar einzubringen und die eigene Befindlichkeit, die reichen Erfahrungen, persönliche Meinungen und Anliegen ausdrücken zu können für diesen Patienten den Einsatz eines elektronischen Kommunikationsgeräts ratsam erscheinen.

Nach der unabhängigen Beratung durch eine Beratungsstelle für UK (die allerdings mehr Erfahrung mit der Versorgung von Kindern und Jugendlichen im pädagogischen Kontext hatte) und der Demonstration verschiedener Geräte fiel die Wahl auf die elektronische Kommunikationshilfe DynaVox DV4.

Technische Informationen zum DV4-Gerät:
- Größe: 30,5 × 22,8 × 7,6 cm
- 2,5 kg; relativ schwer
- dynamische Oberfläche
- 12,1 Zoll Touchscreen
- Akkuleistung: ca. 12 Stunden Vollbetrieb
- digitale und synthetische Sprachausgabe
- Tastatur; Wortvorhersagefunktion
- Vokabular über verschiedene Symbole darstellbar (Bild, Schrift, eigene Fotos)
- Verbindung zu anderen elektronischen Geräten möglich (Drucker, PC)
- Umfeldsteuerung möglich (Fernseher, Radio)
- Grammatikprogramm Gateway
- Programmierung auch am PC möglich

Die Antragstellung auf Kostenübernahme durch die Krankenkasse erforderte eine Hilfsmittelverordnung durch einen Arzt sowie eine logopädische Stellungnahme zur Notwendigkeit und den Erfolgsaussichten dieser Maßnahme. Dieser Antrag wurde nach zusätzlicher Rücksprache mit mir als behandelnder Logopädin durch den medizinischen Dienst der Krankenkasse zunächst zur Erprobung des Geräts bewilligt. Nach einer erneuten logopädischen Stellungnahme über das Ergebnis der 3-monatigen Erprobung erfolgte die endgültige Zusage der Krankenkasse, dem Patienten das Gerät als Dauerleihgabe zur Verfügung zu stellen, solange er es benötigt (s. Kap. 1).

Einarbeitung des Patienten und gleichzeitige Personalisierung des Geräts

Neben der Sprechapraxietherapie und der weiteren Förderung der Verständigung mit allen zur Verfügung stehenden Mitteln stand in den folgenden 6 Monaten die Einarbeitung und umfassende Personalisierung des DV4-Geräts im Vordergrund (Therapiefrequenz 2-mal pro Woche). Die Personalisierung war auch deshalb nötig, weil viele vorgefertigte Inhalte und Bilder aus der ins Deutsche

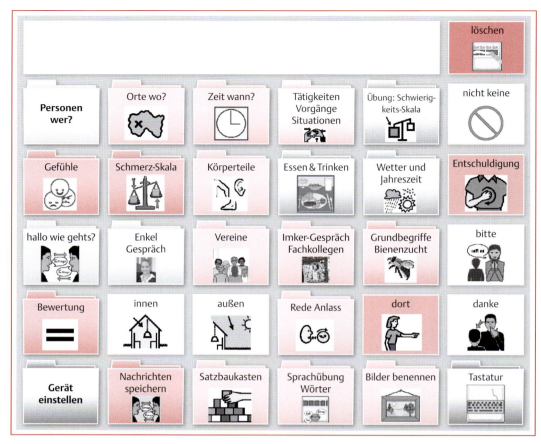

Abb. 5.5 Personalisierte Startseite der Kommunikationshilfe Dynavox D4. (Symbole von: The Picture Communication Symbols ©1981–2010 by DynaVox Mayer-Johnsson LLC. All rights reserved worldwide. Used with permission).

übertragenen amerikanischen Originalversion eher zur Lebenswirklichkeit amerikanischer Kinder und Jugendlicher in sonderpädagogischen Einrichtungen als zu einem gestandenen bayerischen Imker passten (z. B. Corn Flakes, Hamburger, Lincolns Geburtstag, Barbecue etc.). Alle Inhalte wurden mit WH persönlich abgestimmt. So lernte er gleichzeitig die Ordnerstruktur kennen und konnte das Navigieren über mehrere Ebenen erlernen. Die gute semantische Differenzierungsfähigkeit von WH erlaubte es, bis zu 30 verschiedene Items bzw. Ordner auf einer Oberfläche anzuordnen (Abb. 5.5).

Zum rascheren Erkennen wurden meist PCS-Symbole mit Wörtern verknüpft. Auf ein syntaktisches Training mithilfe des Geräts (Gateway-Programm) wurde bewusst verzichtet, um die aktuelle Verständigung so schnell wie möglich ablaufen zu lassen; d. h. der Patient wurde in die Lage versetzt, seinem Gesprächspartner eine additive Kombination aus Stichwörtern und Redefloskeln anzubieten, die dieser dann durch Ergänzen und Raten vervollständigen musste. Um Herrn WH das Auffinden dieser Redebausteine zu erleichtern, wurden sie in für ihn relevanten Lebenskontexten angeordnet (z. B. Beziehung/Reden, Feste/Rituale, Gartenarbeit, Imkerei, Behörden/Finanzen). Neben wichtigen Personen (die Fotos hatte sein Enkel importiert) gibt es auf der Startseite des Geräts u. a. einen Ordner für Gefühle, persönliche Bewertungen, Orte, Wetter, Zeit, eine Seite für informellen „social talk" und eine für den Dialog mit seinen Enkeln. Außerdem lassen sich von der Startseite aus elementare Geräteeinstellungen (z. B. Lautstärke) vornehmen, die Tastaturseite aufrufen und im Nachrichtenfenster zusammengestellte Mitteilungen als Nachrichten speichern, die später als

Ganzes abgerufen, über das Telefon vermittelt oder ausgedruckt werden können. Mit all diesen Möglichkeiten lernte Herr WH im Laufe der Zeit immer selbständiger umzugehen.

Eine Seite des Geräts wird jeweils für aktuelle Sprechübungen zu Hause genutzt, d.h. die gespeicherten Wörter werden beim Antippen je nach Programmierung entweder ganz oder teilweise vom Gerät synthetisch gesprochen.

Dieser zeitintensive Gestaltungs- und Einarbeitungsprozess stieß immer wieder an die Kapazitätsgrenzen des institutionellen Rahmens einer Logopädenschule, in der die Therapien teils von Schülern unter Supervision und teils von den Lehrlogopädinnen selbst vorgenommen werden können; Vorteil ist allerdings, dass die Patienten in diesem Setting über einen längeren Zeitraum begleitet werden können als dies meist in logopädischen Praxen oder Kliniken möglich ist.

Um einerseits das soziale Umfeld des Patienten noch besser ausloten und einbeziehen zu können und andererseits den Patienten noch sicherer und schneller im Umgang mit dem Gerät zu machen, suchte ich nach Kooperationspartnern, die mich bei dieser Arbeit unterstützen konnten. Glücklicherweise fanden sich 2 Studentinnen des Studiengangs Sprachtherapie an der LMU München, die bereit waren, ihre Bachelorarbeiten zu diesen Themen anzufertigen.

Christina Heller (Heller 2008) befragte mit dem Manual soziale Netzwerke (Blackstone u. Berg 2003) (s. Kap.1 und 4) sowohl Herrn WH selbst als auch seine wichtigsten Sozialpartner, wobei folgende Kreise in Betracht gezogen wurden:
1. Kreis: vertraute Kommunikationspartner (Partnerin, engster Familienkreis)
2. Kreis: enge Freunde und Verwandte
3. Kreis: Bekannte, Nachbarn, Kollegen
4. Kreis: bezahlte Helfer (Ärzte, Therapeuten)
5. Kreis: fremde Kommunikationspartner (Busfahrer, Bekanntschaften)

Es ging dabei u.a. um folgende Themen:
- Welche Kommunikationsmittel werden in welchen Kreisen mit welcher Effektivität verwendet?
- Mit welchen Partnern findet der meiste Austausch statt, welches sind die wichtigsten Kommunikationspartner, welche Partner könnten von einem Training profitieren?

Zur Veranschaulichung seien hier die Kommunikationskreise aus Sicht von WH selbst und aus der Sicht seines 20-jährigen Enkels dargestellt (Abb. 5.**6**).

In diesem Rahmen kann nicht umfassend auf die Interpretation dieser Netzwerke eingegangen werden; auf einige bemerkenswerte Diskrepanzen sei aber hingewiesen: WH ortete seine Töchter, Enkel und Geschwister zusammen mit seiner Lebenspartnerin ED im engsten Kreis 1 an, während Enkel L nach reiflicher Überlegung nur ED in Kreis 1 sah und sich selbst mit der übrigen Familie weiter außen in Kreis 3 wahrnahm. Dies passt dazu, dass Begegnungen und sozialer Austausch zwischen WH und seinen Töchtern und Enkeln weit weniger oft und intensiv stattfanden als WH sich dies offenbar wünschte.

Die zweite Diskrepanz besteht darin, dass Enkel L das DV4-Gerät gar nicht als Verständigungsmittel einbezog, obwohl er selbst einige Monate zuvor die Fotos der wichtigen Personen importiert hatte und von mir bei einem Besuch in der Logopädenschule in die Verwendung des Geräts eingewiesen worden war.

Der Hinweis auf die verwendeten Kommunikationsmittel zeigt auch, dass zu diesem Zeitpunkt mit der behandelnden Logopädin die umfassendste Verständigung möglich war. WH sah auch alle seine Kommunikationsstrategien als sinnvoll und erfolgreich an (*kursiv*), während andere Befragte, so z.B. auch Enkel L Gesten und insbesondere die lauten und emotionsgeladenen Vokalisationen (in Ermangelung von Lautsprache) als störend und verwirrend einstuften (**fett**).

Aus dieser Befragung der wichtigsten Kommunikationspartner ließen sich u.a. folgende Interventionsziele ableiten:
- effektivere Kommunikation mit dem Gerät und Training der Schriftsprache
- vermehrter Einsatz des Geräts im Alltag im 1. und 3. Kommunikationskreis (Entlastung von ED)
- mehr Geduld im Dialog
- mit dem Gerät Gefühle, Wünsche, Bedürfnisse, Zuneigung und Wertschätzung differenzierter ausdrücken können

Maria Büchner (Büchner 2008) führte in der häuslichen Umgebung des Patienten ein 9-wöchiges Intensivtraining durch, das einerseits eine verbesserte Verständigung mit allen Mitteln zum Ziel hatte und andererseits eine bessere und schnellere

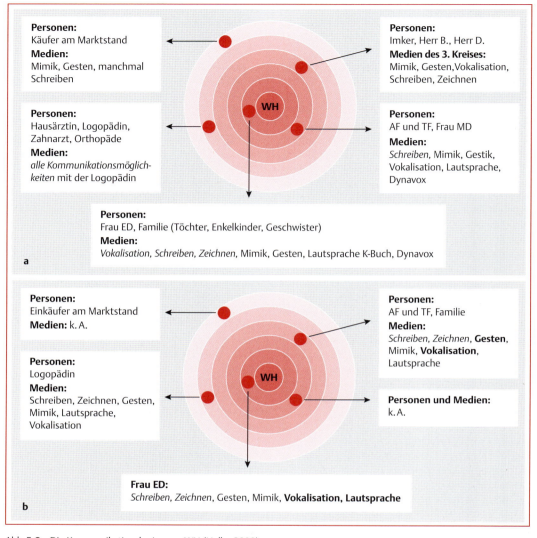

Abb. 5.6 Die Kommunikationskreise von WH (Heller 2008).
a Das Netzwerk aus Sicht von WH (Heller 2008). *kursiv* = erfolgreiche Strategien aus der Sicht von WH.
b Das Netzwerk aus Sicht von Enkel L (Heller 2008). *kursiv* = erfolgreiche Strategien aus der Sicht von Enkel L. **fett** = verwirrende und störende Strategien aus der Sicht von Enkel L.

Orientierung auf dem DV4-Gerät. Dabei orientierte sie sich an dem funktionellen Training nach Päßler (2006). Zur Erleichterung des Transfers dienten Visualisierungsaufgaben (z. B. „Stellen Sie sich vor, Sie haben keine Honiggläser mehr; Sie wollen Gläser nachbestellen; was sagen Sie – mit dem Gerät?"), Rollenspiele und In-Vivo-Training (Kegelabend und Telefonat mit Enkel).

Im Trainingsverlauf ließen sich die Anforderungen steigern (z. B. wachsende Anzahl der zu navigierenden Ebenen und anzuwählenden Ordner, um zu einem Zielitem zu gelangen).

Wie auch in der logopädischen Therapie zeigte sich, dass sich WH im therapeutischen Kontext mit einer erfahrenen und geduldigen Partnerin inzwischen mit einem recht erfolgreichen Mix aus Mimik, Gestik, Schriftsprache, Kommunikationsbuch und DV4-Gerät verständigen konnte. Auch

Fallbeispiel: UK-Versorgung bei schwerer Sprechapraxie und leichter Aphasie

mit den Visualisierungsaufgaben kam er gut zurecht. Mit den Rollenspielen schien er dagegen wenig anfangen zu können. Er konnte sich nur schwer in die beteiligte Person und ihre möglichen Vorkenntnisse einfühlen, auch fiel es ihm schwer, Gespräche von sich aus zu initiieren und eigene Ideen einzubringen.

Beim In-Vivo-Einsatz (v.a. beim Kegeln!) zeigten sich viele Störfaktoren wie Lärm, motorische Unruhe, kaum Konzentration auf Mitteilungen zwischen 2 Gesprächspartnern etc. Seine Bekannten staunten zunächst über das technische Wunderding und kamen nicht auf die Idee, mit WH auf diese Weise interaktiv in Kontakt zu treten. Immerhin stieg der sprachlose Kegelbruder dadurch in ihrer Achtung (also doch nicht geistig behindert!), da er offensichtlich ein so komplexes Gerät bedienen konnte.

oft nicht wusste, wie er seine Mitteilungsbausteine am besten anordnen sollte, um dem Gegenüber das Raten und Kombinieren zu erleichtern. Zu diesem Zweck wurde ein Kommunikationsablaufschema (Abb. 5.7) entwickelt, das ihm als Gedankenstütze zum Strukturieren seiner Mitteilungen und dem Kommunikationspartner als Anhaltspunkt zum Nachfragen dienen sollte.

Herrn WH gelang es nach kurzer Zeit, dieses Schema zu internalisieren, sodass er es nicht mehr vor sich liegen haben musste, und da auch die Startseite des Geräts weitgehend nach diesem Gliederungsprinzip aufgebaut war, konnte er seine Mitteilungen entsprechend anordnen. Bei Missverständnissen ließ sich immer wieder darauf zurückgreifen.

Im Lauf der Zeit wurden zahlreiche Gesprächsanlässe mit WH konkret mithilfe eines schriftlichen Ablaufschemas vorbereitet, wobei darauf

Gezieltes Verständigungstraining mit WH und intensivierte Kommunikationsberatung von möglichst vielen wichtigen Personen des persönlichen Umfelds

Ausgehend von der Einschätzung, dass Verständigung mit einem an einer zentralen Sprach- oder Sprechstörung leidenden Menschen ein kooperativer Prozess zwischen allen am Gespräch Beteiligten ist, zu dem jeder seinen spezifischen Beitrag leisten muss (Bongartz 1998, Bauer u. Auer 2009) war klar, dass es nicht genügte, den Patienten im Umgang mit dem Kommunikationsgerät fit zu machen, seine Schreibfähigkeit zu verbessern oder seinen aktiven Wortschatz zu erweitern, sondern dass beobachtet und erfragt werden musste, wie effektiv diese Mittel in realen Situationen eingesetzt wurden, um daraus gegebenenfalls konkrete Ziele und Methoden für den Transfer abzuleiten.

Beispiele dafür waren zum einen die Themen, die WH regelmäßig von sich aus in die logopädische Therapie einbrachte, und von ihm zu Hause vorgefertigte und auf dem Gerät abgespeicherte Mitteilungen und zum anderen Berichte von Angehörigen und ihm selbst (soweit entschlüsselbar) über Erfolge und Misserfolge in diversen Situationen.

Obwohl die Verständigung in den Logopädiestunden mit genügend Zeit und Ruhe, gutem Willen auf beiden Seiten und Ratekompetenz schon recht befriedigend verlief, zeigt es sich, dass WH

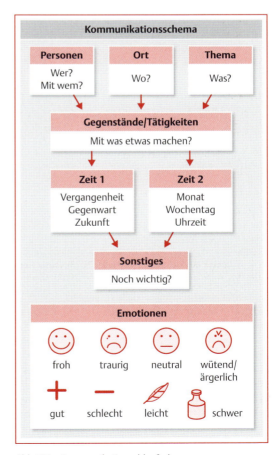

Abb. 5.7 Kommunikationsablaufschema.

5 Logopädische Praxis

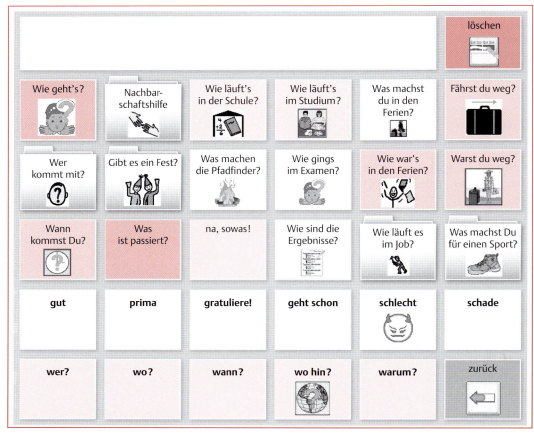

Abb. 5.8 Dialogseite für Enkel (Symbole von: The Picture Communication Symbols ©1981–2010 by DynaVox Mayer-Johnsson LLC. All rights reserved worldwide. Used with permission).

geachtet wurde, dass er sowohl Gespräche initiieren als auch auf Anfragen reagieren, sowie differenzierte Gefühle und persönliche Einschätzungen zu diversen Themen zum Ausdruck bringen konnte.

Besonders erfolgreich kam dabei die Dialogseite für Enkel auf dem DV4 (Abb. 5.8) zum Einsatz.

Weitgehend selbstständig komponierte WH Mitteilungen aus Einzelinhalten, die er auf dem Gerät vorfand, aus mithilfe der Tastaturseite erstellten Stichwörtern und abgeschriebenen Textbausteinen; diese speicherte er dann auf der Mitteilungsseite ab, konnte sie bei entsprechender Gelegenheit direkt oder auch am Telefon hörbar abspielen (besonders beliebt: Glückwünsche oder Bitte um konkrete Hilfe seiner Verwandten) oder auch als ausgedruckte Mitteilungszettel verwenden.

Auch wenn WH sein Kommunikationsgerät nur teilweise an externe Schauplätze mitnahm (zu schwer und umständlich!), kam es doch nach über 2 Jahren Therapie mit dem Gerät zu überraschenden Erfolgen: so berichtete er mehrmals stolz, dass er das Gerät bei seiner halbstündigen U-Bahn-Fahrt zur Therapie verwendet habe, um sich mit zufällig getroffenen entfernten Bekannten auszutauschen. Auf die Frage, worüber er denn kommuniziert habe, zeigte er mithilfe der Navigation diverse Seiten und Ebenen, es handelte sich also offensichtlich nicht nur um einen oberflächlichen Small Talk anhand vorgefertigter Floskeln.

Trotz dieser differenzierten Mitteilungsmöglichkeiten verwendete WH außer Haus und insbesondere unter Zeitdruck meist nur Gestik, Mimik und kleine Schreibzettel, selten auch einzelne Namen und Floskeln. Dadurch entstand bei vielen seiner Mitmenschen der Eindruck einer viel umfassenderen Kommunikationsbehinderung. Dies verstärkte ihre Hilflosigkeit und ließ sie oft gar nicht auf die Idee kommen, man könnte sich mit ihm auch über komplexere Themen verständigen. Um dem etwas abzuhelfen wurde ein Beratungsblatt erstellt, das ganz konkret dokumentierte, über welche Kommunikationsmittel WH verfügte und Hinweise auf generelle Kommunikationsbarrieren gab und wie sie sich durch eine Änderung des Settings überwinden lassen.

Verständigungstipps für Herrn WHs Familie und Freunde

- Was erleichtert Herrn WH das Verstehen gehörter Sprache?
  - Hörgerät!
  - ruhige Umgebung: d. h. wenn möglich, laute Geräusche, Musik, lautes Hantieren, Stimmengewirr vermeiden
  - Sichtkontakt der Gesprächspartner bei guter Beleuchtung
  - klare Ausdrucksweise, nicht zuviel auf einmal, Themenwechsel markieren
  - auf Bekanntes Bezug nehmen
  - auf die konkrete Umgebung und sichtbare Materialien (Bild und Schrift) Bezug nehmen
- Was erleichtert ihm das Verstehen geschriebener Sprache?
  - Kombination von Text und Bild
  - kurze, übersichtliche Abschnitte
  - konkrete Inhalte, die auf Bekanntes Bezug nehmen
- Welche Ausdrucksmittel stehen Herrn WH zur Verfügung?
  - Lautsprache (nicht immer ganz korrekt, aber verständlich):
    - Floskeln: Hallo, guten Morgen, guten Abend, auf Wiedersehen
    - Zustimmung/Ablehnung: ja, ne
    - Namen: 15 Namen von bedeutsamen Personen
    - Fragen: wo, wohin, wann, wer, warum, wie
    Das Aussprechen erfordert viel Konzentration, manchmal eine Denkpause oder mehrere Versuche!
  - Schreiben: kurze Wörter, Anfänge von längeren Wörtern (nicht immer korrekt, aber als Ratehilfe geeignet)
  - Zeichnen: sehr geschickt!
  - Gestik und Mimik: sehr geschickt!
  - Kommunikationsgerät Dynavox: thematisch geordnete Seiten mit Buttons zum Antippen (Wörter sichtbar und hörbar); „Hallo, wie geht's?"-Seite, „Enkel-Dialog-Seite" und Imkerseiten mit direkten Dialogelementen; Mitteilungsseite mit gespeicherten, komplexeren Nachrichten; Tastaturseite (mit Wortvorhersage)
- Rahmenbedingungen für aktive Gesprächsbeiträge von Herrn WH:
  - im gleichen Raum mit Sichtkontakt! (Verstehen wird für Herrn WH erleichtert, Mimik, Gestik, Schreiben, Zeichnen, Dynavox können mitwirken)
  - Musik, Nebengeräusche und lautes Hantieren abstellen!
  - möglichst gemeinsam am Tisch sitzen
  - Zeit und Geduld mitbringen
- Zum schnelleren Erraten der Inhalte ist die Orientierung am Kommunikationsschema hilfreich.
- Verständigung über komplexere Inhalte ist möglich, erfordert aber die konzentrierte Zusammenarbeit aller Beteiligten!

Diese konkreten Hinweise lösten bei einigen guten Freunden und auch bei den erwachsenen Enkeln z. T. großes Erstaunen, ja fast Bestürzung aus und wurden dankbar als Orientierungshilfe angenommen.

Mit einer Enkelin ließen sich diese Tipps auch sofort in einem vorbereiteten Dialog umsetzen: Es entstand ein sehr lebendiger Austausch mit neuen Informationen und anschließend ließ sich mit den Beteiligten reflektieren, was denn nun konkret zum Erfolg der Verständigung beigetragen hatte. Diese Enkelin nahm sich auch vor, ihre Erkenntnisse als Multiplikatorin in die Familie zu tragen.

Viel schwieriger gestaltete sich die Beratung mit WHs Lebensgefährtin ED (siehe auch einleitende Bemerkungen zur persönlichen Lebenssituation). Bei der Erläuterung der Kommunikationsbarrieren bestätigte sie diese zwar lebhaft mit konkreten Beispielen, formulierte diese aber eher als Anklage denn als Problem, zu dessen Lösung vielleicht auch sie etwas beitragen könnte (z. B. klagte sie darüber, dass er nicht reagierte, wenn sie ihm aus der Küche etwas zurief oder bemängelte die Qualität seiner Schreibversuche oder die Mitteilungszettel, die überall herumlagen). Vor dem Dynavox-Gerät hatte sie eine unüberwindliche Scheu und konnte es nicht als mögliche Kommunikationserleichterung betrachten, sondern befürchtete eine zusätzliche Pflicht für sich.

Nach einem Übungsdialog über die Planung eines von WH favorisierten, von ihr aber skeptisch betrachteten Wellness-Wochenendes war sie nicht in der Lage, vom Inhalt des Gesprächs zu abstrahieren, um einmal genauer zu betrachten, wie ihre Verständigung funktionierte (oder eben auch nicht).

Sie entrüstete sich auch darüber, dass er ihr mal eben so etwas Beiläufiges, in ihren Augen aber Unwichtiges erzählen wollte, und damit ihre Ratefähigkeit überstrapazierte. Daraufhin wurde besprochen, wie WH den Redeanlass (auf der Startseite des DV-Geräts oder mit schriftlichen Kürzeln) anzeigen könnte, um dann zu entscheiden, ob die Verständigung ganz dringlich sei oder auch verschoben werden könne, wobei klargestellt wurde, dass auch das Erzählen von Beobachtungen und Erlebnissen ein legitimes menschliches Bedürfnis ist (möglicher Redeanlass: erzählen, Wunsch, Plan/Idee, Problem, Frage).

Insgesamt drängte sich bei der Betrachtung dieser Paarbeziehung der Eindruck auf, dass ED zwar praktisch gut für WH sorgte, es aber vermied, sich mit ihm über persönlich bewegende Themen auszutauschen, als ob sie befürchtete, dadurch möglicherweise mit noch mehr für sie belastenden Wünschen und Forderungen konfrontiert zu werden.

Befragte man WH nach der häuslichen Verständigung mit ED, zeigte sich ein großer Leidensdruck ob der Vergeblichkeit seiner Kontaktversuche und ein inständiger Wunsch nach mehr Miteinander und liebevollem Aufeinandereingehen. Dies brachte er – teilweise unter Tränen – mithilfe der auf dem DV4 gespeicherten Inhalte zum Thema „Reden und Beziehung" und „Gefühle" sehr differenziert zum Ausdruck. Dazu wäre er allein mit Gestik und Mimik oder seinen rudimentären Schreibfähigkeiten niemals in der Lage gewesen.

Angesichts dieser familiären Dynamik zeigen sich aber auch ganz deutlich die Grenzen einer sprachtherapeutischen Intervention.

Ergebnisse der Kommunikationstherapie mit WH

Operationale kommunikative Kompetenz. WH verfügte über multimodale Kommunikationsbausteine (und zwar deutlich erweitert und sicherer als zu Beginn der Therapie): mündlich geäußerte Namen, Floskeln und Fragen, Mimik, Gestik, selbst geschriebene Wörter, schriftliches Anschauungsmaterial, Bewusstsein über verfügbare Inhalte auf dem Dynavox-Gerät und Fähigkeit, diese selbständig aufzurufen und zu Mitteilungen zu kombinieren.

Verständigung in der Sprachtherapie über aktuelle Ereignisse. Hier gelang es WH, alle obigen Verständigungsmittel mit nur geringer Hilfe flexibel zu kombinieren. Dabei spielte die ruhige, konzentrierte Atmosphäre und die ausreichende Zeit, die erforderlich war, damit die Mitteilungen sich entfalten konnten, eine entscheidende Rolle.

Simulation zukünftiger Gespräche in der Therapie (Erweiterung der operationalen und sozialen Kompetenz). Dies bezog sich oft auf Treffen mit seinen erwachsenen Enkeln, wobei geübt wurde, wie er aktiv ins Gespräch einsteigen und neue Inhalte in Erfahrung bringen konnte. Hierbei benötigte WH teilweise Unterstützung beim Auffinden und Anordnen seiner Redebeiträge, sowie Hilfe bei der Entscheidung über die jeweils effektivste Modalität. Diese möglichen Szenarien wurden in einer Art Drehbuch schriftlich festgehalten. Beim Proben dieser Drehbücher zeigte sich regelmäßig ein Zuwachs an Selbständigkeit und Schnelligkeit im Dialog.

Kommunikationssituationen außerhalb der Therapie (Umsetzung der operationalen und sozialen Kompetenz). Die Umsetzung der oben beschriebenen „Drehbücher" war häufig erfolgreich: danach befragt wirkte WH sichtlich stolz und zufrieden. Zufrieden stellend waren ebenfalls oft die neuen Experimente, die WH mit dem DV4-Gerät beim Treffen mit entfernten Bekannten und bei einzelnen Vereinstreffen machte. Außerdem gelang es ihm häufiger, sich mit einzelnen lautsprachlichen Äußerungen hörbar einzubringen. Diese Erfolge setzten aber stets die ungeteilte Aufmerksamkeit des Gegenübers voraus sowie einen deutlich vermehrten Zeitaufwand im Vergleich zu „natürlichen" Gesprächen.

Daneben gab es diverse Treffen mit vielen Beteiligten in unruhiger Umgebung (Vereine, Familientreffen, Ausflüge, Markt), die eher von gemeinsamen Handlungsroutinen und Wiedererkennensritualen (Motto: „Dabei sein ist alles") geprägt waren – dazu zählte weitgehend auch die häusliche Kommunikation zwischen WH und ED – und wo sich niemand aus dem aktuellen Geschehen ausklinkte, um eine tiefer gehende Verständigung einzuleiten. War dabei doch einmal eine sprachliche Klärung nötig, musste ED als Dolmetscherin herhalten.

Spezifischer Beitrag des elektronischen Kommunikationsgeräts. Mit welchen Personen wurde das Gerät überhaupt zur Verständigung verwendet (nicht nur zum Herzeigen einer technischen Errungenschaft, was das Image aber durchaus auch heben kann: ist viel beeindruckender als ein Kommunikationsbuch!)? Am umfassendsten und regelmäßigsten nach wie vor mit den behandelnden Logopädinnen (inkl. Schülerinnen und Studentinnen), also Personen aus Kommunikationskreis 4! In zweiter Linie mit den erwachsenen Enkeln (K-Kreis 1 bzw. 3) und zusätzlich mit eher entfernteren Bekannten (K-Kreis 3).

Zu welchen Themen? Zu allen erdenklichen Themen aus den 4 Kategorien kommunikativer Interaktion (s. Kap. 1): nämlich zum Ausdruck von Wünschen und Bedürfnissen, zum Informationsaustausch, zum Herstellen sozialer Nähe und für soziale Etikette.

In welchem Setting? Nur an Orten, an denen Gelegenheit bestand, das Gerät längere Zeit stationär zu benutzen (z.B. Tisch in geschlossenem Raum oder U-Bahn) mit maximal 1–3 Gesprächspartnern.

Dabei muss ganz klar hervorgehoben werden, dass es nicht Ziel der Sprachtherapie war, das elektronische Gerät in jeder nur erdenklichen Situation zu favorisieren, sondern den Patienten in die Lage zu versetzen, mit dem jeweils effektivsten und schnellsten Kommunikationsmedium – und häufig mit einer Kombination aus mehreren – so umfassend wie möglich am sozialen Leben teilzunehmen. Es sei daran erinnert, dass körpereigene Kommunikationsformen wie Lautsprache, Gestik und Mimik den schriftsprachlichen und elektronischen Formen immer an Schnelligkeit und Natürlichkeit überlegen sind, sofern der Patient fähig ist sie einzusetzen.

Fazit zur Kommunikationstherapie mit dem Patienten WH unter Einbeziehung eines elektronischen Kommunikationsgeräts

Die relevanten sozialen Netzwerke mussten als Basis für die Zielformulierung der Maßnahme in Erfahrung gebracht werden.

Die Kommunikationswünsche aller Beteiligten sowie ihre Bereitschaft und Grenzen, sich auf diesen Prozess einzulassen, mussten in Erfahrung gebracht werden.

Die Wahl des Kommunikationsgeräts sollte die Kompetenzen seines Nutzers in möglichst vielen Kontexten erweitern. Dabei ergab sich das Problem, dass ein ausreichend großes und übersichtliches Gerät wie das Dynavox D4 relativ schwer und unhandlich war und folglich nicht überall hin mitgenommen wurde.

Das Kommunikationsgerät musste umfassend personalisiert, d.h. der Lebenswirklichkeit des Patienten sowie seinem Fähigkeits- und Einschränkungsprofil angepasst werden.

Die Besonderheit dieses Patienten bestand dabei einerseits in seinen gut erhaltenen kognitiven Fähigkeiten sowie seiner geistigen Flexibilität, andererseits in seiner Einbettung in vielfältige soziale und praktische Aktivitäten, die trotz seiner Behinderung in einem erstaunlichen Ausmaß aufrecht erhalten wurden. Diese soziale Komplexität machte aber auch die Einrichtung des Kommunikationsgeräts besonders aufwendig. Dieser Aufwand lohnte sich aber, da WH nur so in die Lage versetzt wurde, sich auch zu fachspezifischen praktischen Inhalten, gefühlsmäßig beladenen oder abstrakteren Themen differenzierter mitzuteilen.

Der Patient musste in die Verwendung des Geräts und in die möglichst effektive Kombination mit anderen ihm zur Verfügung stehenden Verständigungsstrategien über einen langen Zeitraum intensiv eingearbeitet werden. Diese Fähigkeiten müssen durch ein fortlaufendes (oder zumindest in Intervallen stattfindendes) Training aufrecht erhalten werden.

Für die Anwendung in realen Situationen waren gezielt abgestufte Transferübungen erforderlich, wobei jeweils ausgelotet wurde, welche Einsatzorte und Gelegenheiten sich als nächstes anboten.

In regelmäßigen Abständen fand eine Kommunikationsberatung mit den wesentlichen Angehörigen statt, wobei einerseits die erweiterten (und für sie häufig noch unbekannten!) Mitteilungsmöglichkeiten erläutert wurden, andererseits aber auch darauf hingewiesen wurde, bei welchen Aktionen WH aufgrund seiner Einschränkungen ihre gezielte Unterstützung benötigte. Zur konkreten Einleitung des Transfers wurden im Beisein der Therapeutin durchgeführte Übungsdialoge analysiert und gegebenenfalls optimiert. Die Bereitschaft und Fähigkeit, sich auf eine solche kommunikative Metaebene zu begeben, war bei den verschiedenen Personen des persönlichen Umfelds sehr unterschiedlich ausgeprägt.

Abgesehen von geteilten sozialen und praktischen Routinen findet die vielfältigste Verständigung nach wie vor in der Sprachtherapie statt, gefolgt vom gelegentlichen Austausch mit seinen erwachsenen Enkeln und einigen Bekannten. Insgesamt hat sich die Maßnahme gelohnt, ein Verzicht auf „sein" Gerät käme für den Patienten nicht mehr infrage. Auch ohne Gerät ist WH inzwischen selbständiger geworden (z.B. bei Arztbesuchen, Einkäufen, Informationsbeschaffung), was seine Lebensgefährtin etwas entlastet.

Trotz vielfältig verbesserter Kommunikationsmöglichkeiten mit allen möglichen Verständigungsbausteinen geht die Arbeit an einer breiter gefächerten und tiefer gehenden Verständigung mit den wichtigsten Familienangehörigen und Freunden noch weiter.

Der gesamte geschilderte Prozess dauert mittlerweile (unterbrochen von Krankheiten des Patienten und von Ferien an der Logopädenschule) bereits 3 Jahre. Die umfassende Planungs- und Koordinationsarbeit, die mit der Einbeziehung einer elektronischen Kommunikationshilfe verbunden war, ist eigentlich nur im Team zu bewältigen. Ein solches stand in diesem Fall aber nicht in institutionalisierter Form zur Verfügung, sondern musste in den jeweiligen Phasen – soweit überhaupt möglich – immer wieder neu zusammengestellt werden aus Personen des sozialen Umfelds, Logopädieschülerinnen und Studentinnen. Dabei war es wichtig, dass ich als primäre Sprachtherapeutin WHs verantwortlich Regie führte bei der Einrichtung und fortlaufenden Anpassung des Geräts, der Optimierung der Verständigungsstrategien und der Beratung und dem Training der Bezugspersonen. Auf diesem Niveau konnte solch ein langfristiger dynamischer Prozess wohl nur in der Anbindung an eine Einrichtung mit entsprechenden erfahrenen Fachkräften gelingen. Ob sich die erreichten Fortschritte bei allen Beteiligten auch über einen längeren Zeitraum ohne therapeutische Begleitung aufrecht erhalten oder sogar erweitern lassen, kann erst nach einer längeren Therapiepause abgeschätzt werden.

Ein noch ungelöstes Problem ist die Übergabe der Regie der Kommunikationsgestaltung – und insbesondere der Pflege und fortlaufenden Aktualisierung des elektronischen Geräts – an eine geeignete und aktiv engagierte Person aus dem privaten Umfeld. Eine solche fand sich bisher trotz intensiver Suche leider noch nicht. Dies weist wiederum auf die Herausforderungen einer neuen Technologie hin und auf ungelöste Konflikte im persönlichen Umfeld, beides Hindernisse, die sich durch sprachtherapeutisches Engagement nur begrenzt beeinflussen lassen.

Anhang

I	Antrag auf Kostenübernahme (elektr. Kommunikationshilfen)	168
II	Tagesuhr	170
III	Diagnostikbogen sozialkommunikative Skalen	171
IV	Musterbogen „Interventionsplanung"	172
V	Behandlungsplan	173
VI	Anamnese- und Befundbogen	174
VII	COCP-Programm/Kommunikative Funktionen	184
VIII	Informationen/Links zu UK	188
IX	Bezugsquellenverzeichnis und Bezugsadressen Kommunikationsmaterialien	190
X	Empfehlenswerte Bilderbücher	192
XI	Biografien und Autobiografien von uk Menschen	192

Literatur ... 193

Sachverzeichnis ... 206

Anhang I
Antrag auf Kostenübernahme
(elektr. Kommunikationshilfen)

Antrag auf Kostenübernahme für die elektronische Kommunikationshilfe _____ und die dazugehörige Kommunikationsförderung für Herrn XY, geb. am 29.12.1963, Adresse

Sehr geehrte Damen und Herren,

im Auftrag von Herrn XY beantragen wir die Übernahme der Kosten für die Kommunikationshilfe _____ und eine entsprechende Kommunikationsförderung, die es ihm ermöglicht, das Gerät im Alltag selbstständig einzusetzen.

Bei Herrn XY zeigt sich das klinische Bild einer chronischen globalen Aphasie mit schwerer Sprechapraxie und der Produktion von Sprachautomatismen in der Spontansprache. Lautsprachliche Äußerungen können durch Mit- und Nachsprechen sowie durch die Vorgabe von Lückensätzen stimuliert werden. Das situative Sprachverständnis des Patienten macht adäquate Reaktionen in Gesprächen möglich, für komplexe Inhalte ist das Sprachverständnis schwer beeinträchtigt.

Die kommunikativen Möglichkeiten des Patienten sind sehr schwer beeinträchtigt. In Alltagssituationen ist er aufgrund seiner kommunikativen Einschränkungen in einem hohen Maße von anderen Personen abhängig, und die sprachliche Selbstständigkeit ist stark eingeschränkt. Da Herr XY seinem Grundbedürfnis nach Kommunikation mit körpereigenen Mitteln nicht ausreichend nachkommen kann, ist die Versorgung mit einem entsprechenden Hilfsmittel unbedingt erforderlich.

Herr XY befand sich in der Zeit vom _____ bis zum _____ auf unserer neuropsychologischen Therapiestation. Im Rahmen der intensiven logopädischen Therapie lernte der Patient die Kommunikationshilfe _____ kennen, und der Umgang mit dem Gerät wurde erprobt. Herr XY zeigte großes Interesse an dieser Kommunikationshilfe.

_____ ist eine individuell konfigurierbare, elektronische Kommunikationshilfe. Neben Bildsymbolen, Schrift-, Spracheingabe- und -ausgabe verfügt _____ zusätzlich über einen Zeichenmodus. Durch die integrierte Anlauthilfe können eigenständige, lautsprachliche Äußerungen stimuliert werden. Auf diese Weise wird die Kommunikation multimodal unterstützt. Alle Eingaben in _____ können abgespeichert werden. Sie sind jederzeit wieder aufrufbar, können verändert und wieder gelöscht werden.

In internationalen Studien wurde nachgewiesen, dass _____ zu einer Verbesserung der Kommunikation und zur Erhöhung der sozialen Partizipation in der Gesellschaft führt. _____ ist im Hilfsmittelkatalog der gesetzlichen Krankenkassen gelistet (Hilfsmittel-Nr.: _____).

Die Kommunikationshilfe _____ unterstützt den Patienten darin, seine sprachliche Behinderung auszugleichen und aktiv auf seine Lebensumstände Einfluss zu nehmen.

Wir halten deshalb die Anschaffung von _____ für sinnvoll und dringend erforderlich. Zudem bedarf es einer zusätzlichen Kommunikationsförderung. Diese beinhaltet die Einweisung in die Bedienung von _____ für die behandelnde Logopädin Frau XY sowie für die Angehörigen des Patienten. Eine Fortführung der ambulanten logopädischen Therapie ist zur Intensivierung erlernter Kommunikationsstrategien mit der Kommunikationshilfe _____ dringend notwendig. Im Rahmen der ambulanten Sprachtherapie sollte alltagsrelevantes Vokabular erarbeitet und an die individuelle Lebenssituation von Herrn XY angepasst werden. Dem Patienten kann auf diese Weise im Alltag ein flexibles Hilfsmittel zur Kommunikation zur Verfügung gestellt werden.

Zusammenfassend ist festzuhalten, dass die schweren sprachlichen Beeinträchtigungen bei Herrn XY die Anschaffung der Kommunikationshilfe _____ dringend erforderlich machen. Wir beantragen deshalb im Auftrag von Herrn XY die Übernahme der Kosten für diese Kommunikationshilfe und die entsprechende Kommunikationsförderung mit der Bitte um einen rechtsmittelfähigen Bescheid.

Mit freundlichen Grüßen

Anhang II
Tagesuhr

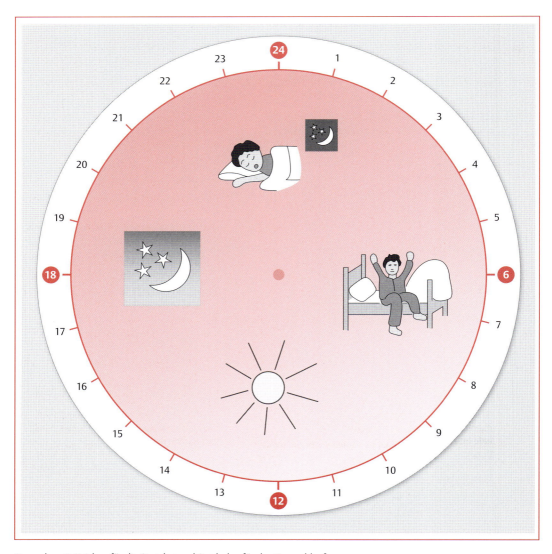

Tagesuhr mit Strichen für die Stunden und Symbolen für den Tagesablauf
(Morgen – Aufstehen, Mittag, Abend, Nacht – Schlafen).

Anhang III
Diagnostikbogen sozialkommunikative Skalen

Skalen zur Beurteilung der sozial-kommunikativen Entwicklung (Sarimski u. Möller 1991).

Stufe	Struktur	Initiierung gemeinsamer Aufmerksamkeitsausrichtung	Initiative zur Verhaltenslenkung
0	Beachtung der Umwelt	keine Kontaktaufnahme mit dem Erwachsenen während des Spiels	schaut auf ein Objekt oder greift nach ihm, ohne Kontaktaufnahme zum Erwachsenen
1	kontingente einfache Interaktionen	nimmt spontan während einer Aktivität Blickkontakt zum Erwachsenen auf	unspezifische Handlung, wenn ein Ereignis aufhört (z. B. bloßes Lautieren, Klopfen auf den Tisch, Hopsen o. Ä.)
2a	differenzierte, unkoordinierte Interaktionen	schaut abwechselnd auf mechanisches Spielzeug und den Erwachsenen, der es in Gang setzt schaut auf Bilder oder zeigt auf sie, ohne Blickkontakt aufzunehmen	deutet auf ein Objekt, das es wünscht streckt den Arm nach ihm aus schaut den Erwachsenen an, wenn ein Objekt außer Reichweite liegt greift nach der Hand des Erwachsenen, wenn ein Ereignis endet dreht/schiebt nicht gewolltes Objekt vor einer Berührung mit ihm weg
2b	differenzierte, koordinierte Interaktionen	zeigt oder gibt dem Erwachsenen spontan ein Objekt, das er anschauen soll zeigt spontan auf Objekte oder Bilder, die der Erwachsene anschauen soll	zeigt auf ein Objekt, schaut zum Erwachsenen und lautiert gibt dem Erwachsenen ein Objekt, damit dieser etwas Interessantes damit tun oder wiederholen soll gibt dem Erwachsenen etwas in die Hand, um es loszuwerden lehnt Objekt mit Blickkontakt ab
3	antizipatorisch-repräsentationale Interaktionen	benennt spontan Objekt und schaut den Erwachsenen an benutzt ein anderes Wort außer der Objektbezeichnung, um die Aufmerksamkeit des Erwachsenen auf sich zu lenken, ein Objekt oder Ereignis zu beschreiben („kaputt") oder nach dem Namen eines Gegenstandes zu fragen	benutzt in den gleichen Situationen jeweils ein Wort (z. B. „gib", „nochmal", „weg", „ab", den Namen des Objekts)
4	symbolisch-repräsentationale Interaktionen	benutzt Zweiwortverbindungen aus eigenständigen Begriffen, um den Erwachsenen auf etwas aufmerksam zu machen („schau Bär"), um eine Situation zu beschreiben („Auto kaputt") oder um eine Frage zu einer Situation zu stellen	fragt nach Gegenständen, die außer Sicht sind setzt Zweiwortverbindungen ein, um um etwas zu bitten (z. B. „gib Auto", „Puppe haben")

Anhang IV
Musterbogen „Interventionsplanung"

Interventionsplanung in Unterstützter Kommunikation

Name:

Datum:

Analyse durch:

Problemstellung	Zielsetzung	Kommunikationsform Kommunikative Funktion	Ausarbeitung der UK-Anwendungen

Anhang V
Behandlungsplan

Behandlungsplan in UK
Behandlungsmonat:
Name:
Umgebung:
Kommunikations- formen:
Hilfestellungen:

Kommunikative Funktion:	Thema:	Konkrete Situationen:

Anhang VI
Anamnese- und Befundbogen

Logopädischer Anamnese- und Befundbogen für Unterstützte Kommunikation

Name:	Begleitpersonen:	
geb.:	Datum:	Untersucher:
Adresse:		

Anamnese

Grund der Vorstellung

Von wem ging die Initiative zur Vorstellung aus?

Warum wünschen Sie sich eine Betreuung?

Was sind Ihre Fragen und Wünsche?

Vorgeschichte

Ärztliche Diagnose:

Krankenvorgeschichte:

Was wurde bisher auf dem Gebiet der Kommunikation unternommen?

Bisherige Behandlungen:

Wenn ja, dürfen die medizinischen/diagnostischen Befunde erfragt werden?
☐ ja   ☐ nein

Woraus besteht die heutige Kommunikation?

Wurden bereits früher Hilfsmittel verwendet?
☐ ja   ☐ nein

Über welche Kommunikationsformen verfügt die betreffende Person?

Schriftsprache (Buchstaben erkennen, Lesen, Buchstabieren, Schreiben etc.):
☐ gut   ☐ mäßig   ☐ nicht

Sprechen:
☐ gut   ☐ mäßig   ☐ nicht

Kommuniziert die betreffende Person durch Mittel wie
- Fotos:
☐ ja   ☐ nein

- Zeichnungen:
☐ ja   ☐ nein

- Symbole (Bliss, Minspeak, PCS, Löb, Makaton etc):
☐ ja   ☐ nein

- Sonstiges:

Kommuniziert er/sie über Berührung, Betasten von Gegenständen?
☐ ja   ☐ nein

Gebraucht er/sie Gebärden?
☐ ja   ☐ nein

Kann er/sie nach Gegenständen greifen, auf Gegenstände zeigen?
☐ ja   ☐ nein

Vokalisiert oder lautiert er/sie?
☐ ja   ☐ nein

Kann er/sie eine Ja/Nein-Reaktion geben?
☐ ja   ☐ nein

Gebraucht er/sie Mimik/Körpersprache?
☐ ja   ☐ nein

Gebraucht er/sie Augenbewegungen?
☐ ja   ☐ nein

Warum sind Ihrer Ansicht nach die bisher verwendeten Hilfsmittel nicht (mehr) ausreichend?

Warum sind die bisher verwendeten Kommunikationsformen nicht (mehr) ausreichend?

Welche Erwartungen hat die betreffende Person in Hinblick auf die Kommunikation?

In welchen Situationen muss er/sie kommunizieren (zu Hause, Kindergarten, Schule, Werkstatt, Beruf etc.)?

Wie tritt die betreffende Person zu anderen in Kontakt?

Ergreift selbst die Initiative:
☐ ja ☐ nein

Unterhält sich gerne (sozialer Kontakt):
☐ ja ☐ nein

Ist nur beschränkt aktiv (Einkaufen/Aufträge ausführen):
☐ ja ☐ nein

Wartet auf die Initiative des Gesprächspartners:
☐ ja ☐ nein

Telefonieren:
☐ ja ☐ nein

Briefe, E-Mails schreiben:
☐ ja ☐ nein

Über welche Inhalte und Themen möchte er/sie sich verständigen?

Teilnahme an Gesprächen/Diskussionen:
☐ ja ☐ nein

Häufige Themen und Inhalte, begehrte Situationen/Objekte, Protestsituationen:

Verständigung über wichtige Dinge im Tagesablauf:
☐ Einkaufen gehen ☐ Hobbys
☐ kann Bedürfnisse zur Versorgung äußern ☐ spezielle Themen, z. B. Politik
☐ Wetter, Fernsehprogramm, Ferien, Kinder

Kann Aufmerksamkeit auf sich lenken/ Notsignal äußern
☐ ja ☐ nein

Informationen über das soziale Umfeld

Wer sind die häufigsten Kommunikationspartner? (Bsp: Eltern/Betreuer/Familie, Klassenkameraden, Lehrkräfte, usw.)

_____

_____

Sind die Gesprächspartner eingeschränkt bezüglich

- Hören:
☐ ja   ☐ nein

- Sehen:
☐ ja   ☐ nein

- Lesen:
☐ ja   ☐ nein

- andere Ursachen: _____

Gibt es Probleme in der Kommunikation (bezogen auf konkrete Situationen: z. B. Versorgung, Mahlzeiten, Schule, Arbeit)?

_____

Faktoren, die die Kommunikationsmöglichkeiten betreffen:

Wie bewegt die betreffende Person sich fort?
☐ läuft   ☐ mit einem Fahrrad
☐ mit einem handbetriebenen Rollstuhl
☐ mit einem elektrischen Rollstuhl
☐ wird in einem Rollstuhl geschoben
☐ anders _____

Wie ist die Sitzposition?

☐ sitzt   ☐ liegt auf einer Rollbahre
☐ speziell angefertigter Stuhl/Sitzschale
☐ Bett
☐ Rollstuhl

Gibt es andere mögliche Körperfunktionen?

Arm-/Handfunktion links/rechts

Kann die betreffende Person reichen, zeigen, greifen, festhalten, loslassen, Gegenstände manipulieren?
☐ ja ☐ nein

Wenn ja, blättern Sie bitte um bis zu der Frage nach dem Hörvermögen!

Wenn nicht, hat bereits früher einmal eine Untersuchung der körperlichen Bewegungsmöglichkeiten stattgefunden?
☐ ja ☐ nein

Wenn nicht, können Sie Folgendes beantworten:

Kann die betreffende Person ihren Rumpf willkürlich bewegen?
☐ ja ☐ nein

Können die Schultern willkürlich bewegt werden?
☐ ja ☐ nein

Kopf schütteln/mit dem Kopf nicken?
☐ ja ☐ nein

Zunge herausstrecken, Lippen bewegen
☐ ja ☐ nein

Pusten, saugen
☐ ja ☐ nein

Zwinkern, Augenlider auf ein Zeichen hin schließen
☐ ja ☐ nein

Augen auf ein Zeichen hin bewegen
☐ ja ☐ nein

Kann sich das Bein auf eine Anweisung hin nach links/rechts bewegen?
☐ ja ☐ nein

Kann sich der Fuß auf eine Anweisung hin nach links/rechts bewegen?
☐ ja ☐ nein

Wie ist das Hörvermögen?

Hat schon einmal eine Hörprüfung stattgefunden?
☐ ja ☐ nein

Beschreiben Sie eventuell bestehende Probleme:

Wie ist das Sehvermögen?

Hat schon einmal eine augenärztliche Untersuchung stattgefunden?
☐ ja   ☐ nein

Beschreiben Sie eventuell bestehende Probleme:
_____
_____

Wie sind die kognitiven Möglichkeiten im Moment?

Hat schon einmal eine (neuro)psychologische Untersuchung bzw. Entwicklungsdiagnostik stattgefunden?
☐ ja   ☐ nein

Beschreiben Sie eventuell bestehende Probleme:
_____
_____

Wenn es sich um ein Kind handelt:
Haben Sie den Eindruck, dass der Entwicklungsstand dem Alter des Kindes entspricht?
☐ ja   ☐ nein

Wie ist die Aufmerksamkeit/Konzentration?
_____
_____

Gibt es Momente, in denen die unterstützt kommunizierende Person unaufmerksam ist?
☐ ja   ☐ nein

Wie oft kommt dies vor? _____

Gedächtnis: _____

Sprache:

Mehrsprachigkeit:

Sprachverständnis:

Versteht die betreffende Person einfache Äußerungen/Gebärden?
☐ ja   ☐ nein

Versteht er/sie ja/nein?
☐ ja   ☐ nein

Versteht er/sie einfache, kurze Aufträge in einer vertrauten Situation?
☐ ja ☐ nein

Versteht er/sie alles, was gesagt wird?
☐ ja ☐ nein

Sieht er/sie gerne Fernsehprogramme (Journale, Nachrichtenprogramme, Serien, Quizsendungen etc.)?
☐ ja ☐ nein

Liest er/sie Zeitungen, Zeitschriften oder Bücher?
☐ ja ☐ nein

Sprachproduktion:

Ja/Nein-Reaktion:
☐ ja ☐ nein

Äußert wichtige Wörter/Begriffe/Wünsche :
☐ ja ☐ nein

Kombiniert Begriffe zu Sätzen:
☐ ja ☐ nein

Vermittelt komplexe und vollständige Sätze:
☐ ja ☐ nein

Bemerkungen:
_____
_____
_____
_____

Befund

Verhalten während der Untersuchung:

Sprache:
Phonetisch-phonologische Ebene (Vokalisationen, Lautieren, Wortebene):

Morphosyntaktische Ebene:

Semantisch-lexikalische Ebene:

Ja/Nein-Reaktion:

Stimme: Atmung:

Redefluss:

Kommunikation:

Kommunikationsformen (Blickverhalten, Mimik und Gesichtsausdruck, Gestik, Gebärden, Lautäußerungen, Sprache, grafische Symbole, Schrift, Kommunikationsgerät etc.)

Interaktives Verhalten (Initiativen, Reaktionen etc.):

Verhalten bei Wünschen und Missverständnissen:

Sozialverhalten:

Interesse an der Umwelt (neugierig, offen, lernfreudig, aufmerksam, beobachtend, lebhaft, ruhig, verschlossen):

Kontaktbereitschaft/Kommunikationsbereitschaft (mit vertrauten und unvertrauten Personen):

Wahrnehmung:

Aufmerksamkeit:

Gedächtnis:

Auditive Fähigkeiten:

Visuelle Fähigkeiten:

Taktil-kinästhetische Fähigkeiten:

Kognition:

Sensomotorische Fähigkeiten (Objektpermanenz, Mittel-Zweck-Verbindung, kausale und räumliche Zusammenhänge, Schemata im Umgang mit Objekten):

Nachahmung: Funktionsspiel:

Symbolspiel: bildliche Vorstellung:

Motorik:

Allgemeine Beurteilung (Tonus, Händigkeit etc.):

Kopf- und Augenkontrolle (Bewegungsrichtungen, Blickfixierung, Blickdauer):

Arm-, Hand- und Fingerkontrolle (Zeigen, Greifen, Drücken, Schieben, Halten, Genauigkeit, Druck, Richtungen, Radius, Mittellinie überkreuzen):

Bein- und Fußkontrolle (Bewegungen, Genauigkeit, Druck):

Fortbewegung (Elektrorollstuhl, Bedienung, spezielle Hilfen und weitere Anpassungen etc.):

Logopädische Diagnose

Beratung

Interaktionsverhalten/Sprachmodell:

Kommunikationsförderung (Form, Umfang, Therapeutin):

Förderung/Behandlung in folgenden Bereichen (Motorik, Wahrnehmung etc.):

Kommunikationshilfen (Art und Aufbau des Kommunikationssystems):

Informationen, Literatur zur Unterstützten Kommunikation:

Kommunikationsförderung durch:

Weitere Untersuchungen:

Kontrolle, nein – ja, wann:

Anhang VII
COCP-Programm/Kommunikative Funktionen

Aufbau der 15 kommunikativen Funktionen im Rahmen des COCP-Therapieprogramms für Kinder mit konkreten Beispielen (Heim et al. 2005)

1. **Aufmerksamkeit auf den Partner richten**

   Das Kind (K) richtet seine Aufmerksamkeit auf den Partner (P), seine Aktivität oder auf den Gegenstand, den die Bezugsperson zeigt oder benennt.
   Diese kommunikative Funktion kann sowohl eine Initiative als auch eine Reaktion sein.

   > **Aufmerksamkeit bei der Begrüßung**
   > P betritt das Zimmer und sagt „Servus!"
   > K blickt zu P
   > Reaktion

   > **Aufmerksamkeit bei einer Mahlzeit**
   > P sitzt neben K und unterstützt es bei der Nahrungsaufnahme
   > K isst seinen Bissen auf und blickt P an
   > Initiative

2. **Aufmerksamkeit für die Unterbrechung einer Aktivität**

   Das Kind hat seine Aufmerksamkeit auf den Partner gerichtet und reagiert, um ihm verständlich zu machen, dass der Partner eine gemeinsame Aktivität unterbrochen hat.
   Es handelt sich ausschließlich um eine Reaktion.

   > **Musizieren**
   > P singt ein Lied und hört auf zu singen
   > K wendet sich zu P und schaut ihn an

3. **Nachahmung einer Handlung**

   Das Kind und sein Partner führen gemeinsam eine Handlung aus, bei der sie sich abwechseln (Turn Taking) und es um eine Imitation geht. Der eine macht die Handlung des anderen nach. Das Abwechseln geschieht mehrere Male hintereinander.
   Es handelt sich ausschließlich um eine Reaktion.

   > **Kekse backen**
   > P knetet einen Teig mit den Händen, macht eine Pause, schaut zu K
   > K knetet den Teig, macht eine Pause, schaut zu P

4. **Annahme eines angebotenen Objektes (Ausdruck von Akzeptanz)**

   Das Kind versucht, ein Objekt zu ergreifen, das ihm zuvor der Partner angeboten hat. Das Kind macht deutlich, dass es das Angebot des Partners akzeptiert.
   Es handelt sich ausschließlich um eine Reaktion.

   > **Frühstückspause**
   > P bietet K eine Banane an
   > K greift nach der Banane und lacht

5. **Protest/Ablehnung**

   Das Kind schiebt ein nicht gewolltes Objekt weg bzw. gibt es dem Partner zurück. Dieses Verhalten des Kindes ist Ausdruck von Protest gegen die vorherige Handlung des Partners. Das Kind lehnt das Angebot des Partners bewusst ab.
   Diese kommunikative Funktion kann sowohl eine Initiative als auch eine Reaktion sein.

   > **Spielsituation**
   > P streckt die Hand aus, um K ein Auto wegzunehmen
   > K wendet den Kopf ab, hält das Auto fest und guckt ablehnend
   > Reaktion

> **Zähne putzen**
> P nimmt die Zahnbürste in die Hand und drückt Zahncreme auf die Bürste
> K schaut zur Zahnbürste mit ablehnender Mimik und lautiert protestierend
> Initiative

6. **Treffen einer Auswahl**
   Der Partner bietet dem Kind mindestens 2 Objekte an und lässt das Kind eine Auswahl treffen. Das Kind kann verschiedene konventionelle oder idiosynkratische Verhaltensweisen zeigen, um sich für ein Objekt zu entscheiden (Greifen, Zeigen, Blickrichtung oder Klopfen). Es handelt sich ausschließlich um eine Reaktion.

> **Abendbrot**
> P zeigt dem Kind eine belegte Semmel und eine Tasse Tee. P fragt K: „Was möchtest du – die Semmel oder den Tee?"
> K blickt zuerst zur Semmel, dann zur Tasse und richtet seinen Blick deutlich und anhaltend zur Tasse.

7. **Grüßen und Verabschieden**
   Das Kind zeigt eine Initiative oder Reaktion, wenn der Partner den Raum betritt oder hinausgeht.

> **Verabschiedung**
> P verabschiedet K mit „Servus!"
> K blickt P an und reicht ihm die Hand
> Reaktion

> **Begrüßung**
> P betritt das Zimmer
> K schaut zu P, lacht und betätigt sein Sprachausgabegerät mit der Taste: „Hallo"
> Initiative

8. **Bitten um Hilfe**
   Das Kind wendet sich an den Partner und bittet ihn um Hilfe für etwas, was es selbst nicht kann. Die kognitive Voraussetzung für diese kommunikative Funktion ist das Verständnis des Kindes, dass es selbst das Problem nicht lösen kann, sondern nur eine andere Person.
   Diese kommunikative Funktion kann sowohl eine Initiative als auch eine Reaktion sein.

> **Aufziehvogel, welchen K nicht allein aufziehen kann**
> K hat den Aufziehvogel in der Hand, der nicht mehr läuft
> P fragt K: „Soll ich dir helfen?"
> K gibt P den Aufziehvogel
> Reaktion

> **Spielsituation mit einer Puppe**
> K schafft es nicht, eine Puppe allein anzuziehen. K blickt zu P, ergreift seine Hand und führt sie zur Puppe
> Initiative

9. **Bitten um ein Objekt/eine Aktivität im situativen Kontext**
   Das Kind bittet den Partner, ihm ein Objekt zu geben oder eine bestimmte Handlung auszuführen. Die kommunikative Absicht des Kindes ist aus dem situativen Kontext klar ersichtlich.
   Diese kommunikative Funktion kann sowohl eine Initiative als auch eine Reaktion sein.

> **Frühstück**
> P fragt K: „Was möchtest du essen?"
> K zeigt auf eine Semmel im Brotkorb, schaut P an und lautiert dazu
> Reaktion

> **Musik hören**
> K zeigt auf einen CD-Player und schaut zu P
> Initiative

Kontextfrei

Das Kind bittet den Partner, ihm ein Objekt zu geben oder eine bestimmte Handlung auszuführen. Die kommunikative Absicht des Kindes ist nicht aus dem situativen Kontext ersichtlich. Diese kommunikative Funktion kann wiederum eine Initiative oder eine Reaktion sein.

> **Spielzimmer**
> P fragt K: „Was möchtest du machen?"
> K zeigt auf zwei Symbole in seinem Kommunikationsbuch: draußen rutschen
> Reaktion

Anhang VII

Kindergartengruppe
K gebärdet den Wunsch: /mit Taxi nach Hause fahren/
P antwortet K: „Möchtest du schon nach Hause fahren? Das dauert aber noch einige Zeit, bis das Taxi kommt."
Initiative

10. Bitten um Aufmerksamkeit

Das Kind versucht gezielt mit koordinierten Interaktionsmustern dem Partner zu vermitteln, dass er zu ihm schaut oder zu ihm kommt.
Diese gewünschte Aufmerksamkeit des Kindes kann allgemein gemeint oder mit einer bestimmten Absicht verbunden sein.
Diese kommunikative Funktion kann sowohl eine Initiative als auch eine Reaktion sein.

Gruppenraum
P geht mit Bastelutensilien durch den Raum. P fragt: „Was möchtest du basteln – einen Vogel oder eine Schnecke?"
K schaut abwechselnd auf P und den Vogel in seiner Hand und lautiert dazu. Das Kind drückt damit den Wunsch aus, den Vogel basteln zu dürfen.
Reaktion

Küche
P spült Geschirr ab
K kommt in die Küche, schaut zu P, lacht und lautiert intentional
Initiative

11. Ja/Nein-Antwort (s. Kap. 3)

Das Kind beantwortet eine Frage des Partners mit Ja oder Nein.
Es handelt sich ausschließlich um eine Reaktion.

Geburtstagsfeier im Kindergarten
P fragt K: „Möchtest du ein Stück Geburtstagskuchen?"
K nickt und schaut abwechselnd zum Kuchen und zu P
Reaktion

Auf dem Spielplatz
P fragt K: „Möchtest du schaukeln?"
K schüttelt den Kopf
Reaktion

12. Informationen über etwas/jemanden geben im situativen Kontext

Das Kind benennt, beschreibt oder kommentiert etwas in seiner unmittelbaren Umgebung. Die kommunikative Absicht des Kindes ist aus dem situativen Kontext klar ersichtlich.
Diese kommunikative Funktion kann sowohl eine Initiative als auch eine Reaktion sein.

Begrüßung
P sagt zu K: „Guten Morgen!"
K bildet eine Zweiwortäußerung mithilfe seines elektronischen Sprachausgabegeräts: /Du Freund/
Reaktion

Mittagessen
P betritt das Zimmer mit einem Tablett voller Dessertschälchen mit Eiscreme. K lautiert intentional voller Freude, lacht, schaut zu P und gebärdet: /ich auch/
Initiative

Kontextfrei

Das Kind benennt, beschreibt oder kommentiert etwas, das außerhalb des situativen Kontexts ist.
Diese kommunikative Funktion kann wiederum eine Initiative oder eine Reaktion sein.

Einkaufen
P steht auf der Straße und sagt zu K: „Jetzt habe ich doch glatt vergessen, was ich noch für unser Mittagessen besorgen wollte."
K zeigt in seinem Kommunikationsbuch auf das Bildsymbol: /Nudeln/
Reaktion

Erzählen vom Kindergarten
K kommt nach Hause und bildet die folgende Zweiwortäußerung mit seiner elektronischen Hilfe: /Raupe Schmetterling/
P antwortet: „Habt ihr heute im Kindergarten das Buch von der Raupe Nimmersatt gelesen? Das magst du doch so gerne."
K lächelt und nickt
Initiative

13. **Bitte um Information**
    Das Kind stellt dem Partner eine Frage.
    Diese kommunikative Funktion kann sowohl eine Initiative als auch eine Reaktion sein.

    Musik hören
    P sagt zu K: „Ich habe dir heute ein neues Lied mitgebracht."
    K fragt gebärdend: /Was/ (für ein Lied)?
    Reaktion

    Bäckerei
    K und P kommen an einer Bäckerei vorbei. K fragt P, indem es die folgende Aussage auf seiner elektronischen Hilfe aktiviert: /Darf ich einen Krapfen kaufen?/
    Initiative

14. **Ausdruck von Gefühlen/Gedanken**
    Das Kind erzählt, wie es sich fühlt, wie es etwas findet oder woran es gerade denkt.
    Diese kommunikative Funktion kann sowohl eine Initiative als auch eine Reaktion sein.

    Krankheit der Oma
    P sagt zu K: „Ich habe gehört, dass deine Oma ins Krankenhaus musste."
    K macht ein betrübtes Gesicht und gebärdet: /oma krank/ /traurig/
    Reaktion

    Fotoalbum
    K und P schauen sich gemeinsam ein Fotoalbum vom Besuch auf dem letzten Oktoberfest in München an. K lacht, zeigt zuerst auf ein Foto mit einer Geisterbahn und dann auf das Symbol in seinem Kommunikationsbuch: /Echt cool/.
    Initiative

15. **Witze erzählen, Spaß machen oder jemanden necken**
    Das Kind erzählt einen Witz, macht einen lustigen Kommentar oder neckt einen anderen Menschen.
    Diese kommunikative Funktion ist eine Kombination aus Initiative und Reaktion, da das Kind zuerst von sich aus den Anlass entdecken muss, über den es einen Spaß machen kann. Dann folgt die Reaktion auf das Ereignis bzw. die Äußerung des Partners.

    Necken
    P sucht verzweifelt die Seifenblasendose im Schrank.
    K drückt wiederholt die Taste auf seiner elektronischen Hilfe: /ich möchte Seifenblasen/ im Sinne von „Beeil dich! Was für eine Unordnung in deinem Schrank", blickt zu P und lacht anhaltend und ausgelassen.
    Reaktion

Anhang VIII
Informationen/Links zu UK

Allgemein

www.isaac-online.de: Offizielle Homepage der deutschsprachigen Sektion der Internationalen Gesellschaft für Unterstützte Kommunikation. Verschiedene Informationen zu Fortbildungen, Tagungen, Beratungsstellen, Adressen von Kommunikationsfirmen.

Informationsbroschüre „Gemeinsam für Unterstützte Kommunikation" von isaac Deutschland. Zu beziehen per Download über die Homepage von isaac Deutschland oder zu bestellen über die Geschäftsstelle von isaac Deutschland: c/o Susanne Bünk, Am Blümlingspfad 98, 53359 Rheinbach, Tel.: 02226/8099131, E-Mail: webmaster@isaac-online.de.

www.behinderte-kinder.de: Ausführliche Informationen zu theoretischen Hintergründen von UK, Ideen für Therapiematerial, Forum, Chat.

www.meta.besondere-kinder.de: Umfangreiche Informationen und Links (Materialien, Literatur, Bildmaterial) von Annette Kitzinger; Bildsymbolsammlung Metacom ist hier zu bestellen.

www.cluks-forum-bw.de: Computergestütztes Lernen für Schülerinnen und Schüler mit einer körperlichen/geistigen Beeinträchtigung, Projekt im Rahmen der Medienoffensive Schule II des Ministeriums für Kultur, Jugend und Sport in Baden-Württemberg: Neben UK weitere Themen: Computer als Hilfsmittel, Hilfsmittelversorgung, Ergonomie/Arbeitsplatzgestaltung und Empfehlungen für die Praxis.

www.elecok.de: Arbeitskreis „Unterstützung der Förderung körperbehinderter Schüler an allgemeinen Schulen bei der Versorgung mit elektronischen Hilfen" des Freistaats Bayern mit praktischen Tipps.

www.vonloeper.de oder www.Ariadne.de: Umfangreichstes deutschsprachiges Literaturprogramm sowie didaktische Materialien zur Unterstützten Kommunikation. Verlag der einzigen deutschen Fachzeitschrift „Unterstützte Kommunikation – isaac's Zeitung".

www.sonderpaed-forum.de: Artikel, Links, Literaturempfehlungen, Glossar der UK, Adressen von Firmen.

www.hf.uni-koeln.de/30072: Bestellung der Kommunikationstafeln für 1. Vokabular.

www.uni-leipzig.de/~gbpaed/datenbank: Literaturliste zum Themenbereich UK.

http://aac.unl.edu/: Homepage des „AAC Center" am „Teacher's College" der Universität von Nebraska-Lincoln mit englischsprachigen Informationen zur Therapie und Praxis von UK.

Informationen/Links zu UK

Taktiles Gebärden

www.trou.edu/dblink/products.htm: Ideen und Konzepte der amerikanischen Taubblindenpädagogin Barbara Miles zum „Sprechen der Sprache der Hände mit den Händen", die auch ins Deutsche übersetzt wurden.

AGTB HÖRSEHBEHINDERT TAUBBLIND: Informationsbroschüre über das Phänomen Hörsehbehinderung – Taubblindheit, zu beziehen über das Bildungszentrum für Taubblinde in Hannover.

Gebärden

www.gebaerden-forum.de: Das Forum für alle, die mit Gebärden kommunizieren.

www.dsinfocenter.de: Down Syndrom Informationszentrum.

www.kestner.de: Verlag von Karin Kestner: Verbreitung der Deutschen Gebärdensprache.

www.sign-language.uni-hamburg.de/ALex: frei zugängliches Gebärdenlexikon mit Zeichnungen der Deutschen Gebärdensprache.

www.gebaerden.de: Verlag von Birgit Jacobsen – Fachverlag für unterstützende Kommunikation und Gebärdensprache.

www.schau-doch-meine-Hände-an.de

www.makaton.org: Homepage von Makaton.

Fortbildung

www.isaac-online.de: Zertifikatskurs von ISAAC-GSC e.V. mit der Vermittlung von Grundlagenwissen und speziellen Themen zu UK in Form einzelner Modulbausteine.

Weiterbildung

www.lehrgang-unterstuetzte-kommunikation.de: Lehrgang Unterstützte Kommunikation: Weiterbildung zum UK-Pädagogen über 2½ Jahre in Kooperation mit ISAAC GSC e.V. Fachliche Leitung und wissenschaftliche Begleitung durch Prof. Dr. Heidemarie Adam (Universität Leipzig) und Prof. Dr. Jens Boenisch (Universität Köln).

www.isaac-online.de/www.impulse-agentur.de: Weiterbildung zum UK-Coach über 2½ Jahre in Kooperation mit ISAAC GSC e.V. Seminarorte: Dortmund und Nürnberg.

www.kfh-freiburg.de/forschungentwicklung/ forschungs-und-kompetenzzentren/zuk-zentrum-fuer-unterstuetzte-kommunikation: Weiterbildung zum Fachpädagogen für Unterstützte Kommunikation über 15 Monate am Zentrum für Unterstützte Kommunikation (ZuK) der Katholischen Fachhochschule (KFH) Freiburg. Fachliche Leitung u.a. durch Prof. Dr. Gregor Renner (Heilpädagogik und UK an der KFH Freiburg).

Anhang IX
Bezugsquellenverzeichnis und Bezugsadressen Kommunikationsmaterialien

Hier finden Sie die Bezugsquellen für Kapitel 3.

[1] Kestner K. Die Deutsche Gebärdensprache (DGS). Das große Wörterbuch der deutschen Gebärdensprache auf DVD-Rom; 2009.

[2] Für Kinder: Tommys Gebärdenwelt in drei Folgen (1+2+3) in Buch- und CD-Rom-Format. Extras auf der CD-Rom: Quiz, Lernliste und „Belohnungsvideo" mit Clown-Pantomine in der ersten Folge.

[3] Für Erwachsene: 777 Gebärden in drei Folgen: Die Folgen sind einzeln oder zusammen auf einer CD-Rom bestellbar. Verlag Karin Kestner, Südstr. 10, 34270 Schauenburg. Tel: 05601/928960, Fax: 05601/928961, E-Mail: karin@kestner.de, Internet: www.kestner.de.

[4] Maisch G, Wisch F. Gebärden-Lexikon. 9. Aufl. Hamburg: Verlag hörgeschädigte Kinder; 2006
 – Band 1: Grundgebärden, 348 Seiten, kartoniert, 5700 Begriffe
 – Band 2: Mensch, 362 Seiten, kartoniert, 6300 Begriffe
 – Band 3: Natur, 370 Seiten, kartoniert, 5000 Begriffe
 – Band 4: Aufbaugebärden, 394 Seiten, kartoniert, 6700 Begriffe

[5] DVD: Grundgebärden für Einsteiger, 902 Gebärdenvideos mit Übungsprogramm, Gebärdenmemory, Spiel zum Einüben des Fingeralphabets, Lernlisten und viele weitere Lernangebote.

[6] Schau doch meine Hände an (SdmHa). Erweiterte Neuauflage. Bundesverband evangelische Behindertenhilfe.
 – Buch: ISBN 978-3-938306-11-6
 – DVD-Rom: ISBN 978-3-938306-12-3
 – Buch + DVD: ISBN 978-3-938306-13-0
 Aufbau des Buches und der DVD-Rom: Grundlagen und Information – Gebärdenkatalog – Fingeralphabet – Phonem-Manuales-System (PMS). Lernspiele nur auf der DVD-Rom: z. B. Bilder-Memory

[7] Inhalte der Gebärdensammlung für das Apple iPhone: Gebärdenkatalog mit Stichwortsuche – Fingeralphabet. Die iPhone-Gebärdensammlung für Apple iPhone und iPod touch ist über den Apple iTunes AppStore erhältlich.

[8] Deutsches Down-Syndrom Info-Center, Hammerhöhe 3, 91207 Lauf. Tel: 09123/982121, Fax: 09123/982122, E-Mail: ds.infocenter@t-online.de.

[9] Makaton Deutschland, c/o Gudrun Siegel, Sertoriusring 18, 55126 Mainz, E-Mail: makaton@gmx.de.

[10] Fachverlag für unterstützende Kommunikation und Gebärdensprache, Bei den Höfen 11a, 22043 Hamburg. Tel: 040/69704026, Fax: 040/69704087, E-Mail: info@gebaerden.de.
 – Das Gebärdenbuch: Das kleine 1×1 der Gebärdensprache. Band 1. (B. Jacobsen 2006). ISBN-10: 3980900401, ISBN-13: 978-3-9809004-1-6.
 – Das Gebärdenbuch: Das kleine 1×1 der Gebärdensprache. Band 2. (B. Jacobsen 2006). ISBN-10: 3980900460, ISBN-13: 978-3-9809004-6-1.
 – Das Gebärdenbuch: Das kleine 1×1 der Gebärdensprache. Band 3. (B. Jacobsen 2010). ISBN-10: 3980900436, ISBN-13: 978-3-9809004-3-0.
 – Das Gebärdenbuch: Das kleine 1×1 der Gebärdensprache. Band 4. (B. Jacobsen 2010). ISBN-10: 3980900444, ISBN-13: 978-3-9809004-4-7.
 – Das Gebärdenlexikon. 3.000 Begriffe alphabetisch sortiert. ISBN-10: 3980900452, ISBN-13: 978-39809004-5-4.

[11] Mit den Händen singen (Leber u. Spiegelhalter 2005). Zielgruppe: Kinder. 17 neu komponierte und alt bekannte Kinderlieder sowie eine Mitmachgeschichte. Verschiedene Gebärden: DGS, SdmHa und Makaton. Ein Begleitheft mit methodisch-didaktischen Hinweisen zur Benutzung der Gebärdensprache und dieses Liederbuches kann zusätzlich bestellt werden. Karlsruhe: von Loeper Verlag. ISBN inklusive des Begleithefts: 978-3-86059-138-3.

[12] Jetzt geht's richtig los! (Götze, Leber u. Spiegelhalter 2005). Band 2 der Reihe „Mit den Händen singen" mit 50 Liedern und Illustrationen von U. Sperrhacke. Zielgruppen: Menschen jeglichen Alters. Daher beinhaltet das Liedgut neben Kinderliedern auch Hits und Evergreens (z. B. „Marmor, Stein und Eisen bricht" und „Über den Wolken"). Karlsruhe: von Loeper Verlag. DGS-Ausgabe: ISBN-10: 3-86059-180-0, ISBN-13: 978-3-86059-180-0. SdmHa-Ausgabe: ISBN-10: 3-86059-181-9, ISBN-13: 978-3-86059-181-9.

[13] Bis Weihnachten ist's nicht mehr weit! (Götze, Leber u. Spiegelhalter 2006). 24 Lieder zur Advents- und Weihnachtszeit sowie eine Nikolausgeschichte mit Illustrationen von A. Kitzinger. Zielgruppen: Menschen jeglichen Alters. Karlsruhe: von Loeper Verlag. Ausgabe DGS: ISBN-10: 3-86059-182-7, ISBN-13: 978-3-86059-182-6. Ausgabe SdmHa: ISBN-10: 3-86059-183-5, ISBN-13: 978-3-86059-183-3.

[14] Häuptling sprechende Hand – Buch und Audio-CD

(Michel 2007) mit Illustrationen von A. Kitzinger. Karlsruhe: von Loeper Verlag. In DGS erhältlich: ISBN-10: 3-86059-184-3, ISBN-13: 978-3-86059-184-0.

[15] Hände auf Reisen – Buch und Audio-CD (Michel 2010) mit Illustrationen von A. Kitzinger. Karlsruhe: von Loeper Verlag. In DGS erhältlich: ISBN-10: 3-86059-195-9, ISBN-13: 978-3-86059-195-6.

[16] Das Häschen und die Rübe (Schwarzburg-von Wedel). Ein chinesisches Märchen mit Bildern und Gebärden sowie einem alphabetischen Register aller vorgestellten Gebärden mit der entsprechenden Zeichnung und Erläuterung. Karlsruhe: von Loeper Verlag. ISBN-10: 3860591894, ISBN-13: 978-3-86059-189-5.

[17] Marie im Kindergarten (Rüster u Kändler). Ein Gebärdenbilderbuch mit 32 Gebärden- und Situationskarten sowie Spielanregungen. Karlsruhe: von Loeper Verlag. ISBN-10: 3860591886, ISBN-13: 978-3-86059-188-8.

Bezugsadressen

Bestellung der Kölner Kommunikationsmaterialien von Prof. Dr. Jens Boenisch und Dr. Stefanie Sachse: Kölner Kommunikationstafeln und -ordner mit Kern- und Randvokabular.

Folgende Materialien können erworben werden:
- Neuer (weißer) Ordner mit der 1. überarbeiteten Version der „Kölner Mappe": Neben den PCS-Symbolen auch mit Metacom-Symbolen, einer Fingerführung, Einsteckfolien, Änderungen in der Vokabularanordnung, Erweiterung der Innenseiten und mit kurzen Erklärungen neu gestaltet (Die Restposten der blauen Mappen können noch bestellt werden, solange der Vorrat reicht).
- Kommunikationstafel A3 mit 140 Feldern
- Kommunikationstafel A3 mit 40 Feldern und 100 Freifeldern (reduzierter Wortschatz für jüngere Kinder)
- Kommunikationstafel A4 mit 40 großen Feldern
- Kommunikationsordner mit diversen Beispielseiten für Randvokabular
- Kommunikationsordner (wie oben) mit CD-ROM. Wichtiger Hinweis: Die Dateien können mit dem Boardmaker oder Metacom-Programm geöffnet und bearbeitet werden!

Bestellungen mit Adresse (ggf. mit Institution) richten Sie bitte an: fbz-info@uni-koeln.de

Universität zu Köln, Humanwissenschaftliche Fakultät: Forschungs- und Beratungszentrum für Unterstützte Kommunikation

Homepage: www.hf.uni-koeln.de/34091

Die Materialien werden per Post mit Rechnung geliefert.

Weitere Informationen zu PECS finden Sie bei:

Pyramid Educational Consultants of Germany UG
Summerstr. 11
82221 Herrsching
Telefon/Fax: 08152 / 909 99 39
E-Mail: pecs-germany@pecs.com
Homepage: www.pecs-germany.com

Anhang X
Empfehlenswerte Bilderbücher

Empfehlenswerte Bilderbücher mit wiederkehrenden Aussagen zum Vorlesen

Baltscheit von Bajazzo M. Die Geschichte vom Löwen, der nicht schreiben konnte. Weinheim: Beltz; 2002
Carle E. Was gibt's zu Mittag? Hildesheim: Gerstenberg; 1999
Carle E. Die kleine Raupe Nimmersatt. Hildesheim: Gerstenberg; 2009
Cousins L. „Hasi" und „Mausi"-Reihen. Düsseldorf: Sauerländer

Holzwarth W, Erlbruch W. Vom kleinen Maulwurf, der wissen wollte, wer ihm auf den Kopf gemacht hat. Wuppertal: Hammer; 2002
Jandl E, Junge N. Fünfter sein. Weinheim: Beltz; 1997
Maar P. Die Maus, die hat Geburtstag heut. Hamburg: Oetinger; 1997
McKee D. Elmar spielt verstecken. Stuttgart: Thienemann; 1998
Nutz B. Meine Oma fährt im Hühnerstall Motorrad. Ravensburg: Ravensburger; 2008
Rosen M, Oxenbury, H. Wir gehen auf Bärenjagd. Düsseldorf: Sauerländer; 2003

Anhang XI
Biografien und Autobiografien von uk Menschen

Autobiografien und Biografien von uk Menschen

Bauby JD. Schmetterling und Taucherglocke. 8. Aufl. München: DTV; 2009
Eyraud R, Caumer J. Ich habe vergessen, wer ich bin. Die Geschichte eines Mannes, der ganz von vorn anfangen musste. München: Piper; 1998
Hepp P. Die Welt in meinen Händen: Ein Leben ohne Hören und Sehen. Berlin: Ullstein; 2005
Hübner R. Mein Daumenkino. Trotz totaler Lähmung leben. Mainz: Matthias Grünewald; 1995
Laborit E. Der Schrei der Möwe. Bergisch Gladbach: Bastei Lübbe; 1995
Lemler K, Gemmel S. Kathrin spricht mit den Augen: Wie ein behindertes Kind lebt. Neureichenau: Edition Zweihorn; 2005

Lemler K, Gemmel S. Kathrin spricht mit den Augen: Wie ein behindertes Kind lebt. Kevelaer: Butzon & Bercker; 2002
Mickeleit B. Ein Aphasiker erlebt seine Rehabilitation. Sonderband. Remagen: Reha-Verlag; 2002
Nolan C. Unter dem Auge der Uhr. Ein autobiographischer Roman. München: Deutscher Bücher Bund; 1987
Pantke KH. Locked-in. Gefangen im eigenen Körper. 4. Aufl. Frankfurt: Mabuse; 2007
Tavalaro J, Tayson R, Link M. Bis auf den Grund des Ozeans. „Sechs Jahre galt ich als hirntot. Aber ich bekam alles mit." Freiburg i. Br.: Herder Spektrum; 2000
Vigand P, Vigand S. Verdammte Stille. München: Diana; 2000

Literatur

Acredolo L, Goodwyn S. Baby-Sprache. Reinbek: Rowohlt; 1999

Adam H. Mit Gebärden und Bildsymbolen kommunizieren. Voraussetzungen und Möglichkeiten der Kommunikation von Menschen mit geistiger Behinderung. Würzburg: Edition Bentheim; 1996

Adam H. Gebärdensammlung zur Unterstützten Kommunikation. In: von Loeper, isaac, Hrsg. Handbuch der Unterstützten Kommunikation. Karlsruhe: von Loeper; 2003: 02.008.001–02.012.001

Adams M. Learning to read: Thinking and learning about print. Cambridge, MA: MIT Press; 1990

Amorosa H. Epidemiologie. In: Noterdaeme M, Enders A. Autismus-Spektrum-Störungen (ASS). Ein integratives Lehrbuch für die Praxis. Stuttgart: Kohlhammer; 2010: 34

Andersen-Wood L, Smith BR. Working with pragmatics. Bicester: Winslow; 1997

Andresen H. Schriftspracherwerb und die Entstehung von Sprachbewusstsein. Opladen: Westdeutscher Verlag; 1985

Angelo D, Goldstein H. Effects of a pragmatic teaching strategy for requesting information by communication board users. J Speech Hear Disord 1990; 55: 231–243

Anglin JM. Vocabulary development: a morphological analysis. Monographs of the Society for Research in Child Development; 1993; Serial No.238; Vol.58, No.10

Antener G. Und jetzt? Das Partizipationsmodell in der Unterstützten Kommunikation. In: Boenisch J, Bünk Ch, Hrsg. Forschung und Praxis der Unterstützten Kommunikation. Karlsruhe: von Loeper; 2001: 257–267

Appelbaum B. Gebärden in der Sprachtherapie. Chance für Kommunikations- und Lautsprachentwicklung. Unterstützte Kommunikation 2010; 2: 34–41

Arbeitsgemeinschaft der Spitzenverbände der Krankenkassen. Strukturgegebenheiten und Prozessabläufe im Hilfsmittel- und Pflegehilfsmittelbereich Verfahrenshandbuch, 16.Dezember 2002, in der Fassung vom 17.September 2007

Arnusch G, Pivit C. Was ist Unterstützte Kommunikation? In: ISAAC-Deutschland, Hrsg. „Edi, mein Assistent" und andere Beiträge zur UK – Reader der Kölner Fachtagung, Düsseldorf: Selbstbestimmtes Leben; 1996: 9–48

Attwood T. Asperger-Syndrom. Wie Sie und Ihr Kind alle Chancen nutzen. Stuttgart: TRIAS; 2005

Balandin S, Iacono T. A few well chosen words. AAC 1998a; 14: 147–161

Balandin S, Iacono T. Topics of meal-break conversation. AAC 1998b; 14: 131–146

Ball E, Blachman B. Phoneme segmentation training: Effect on reading readiness. Annals of Dyslexia 1988; 38: 28–235

Baron-Cohen S, Tager-Flusberg H, Cohen, D, eds. Understanding other minds. 2.Aufl. Oxford: University; 2000

Barrett M. Early lexical development. In: Fletcher P, MacWhinney B, eds. The Handbook of Child Language. Oxford: Basil Blackwell; 1995: 362–393

Baude B, Noterdaeme M. Verhaltenstherapeutische Intervention. In: Noterdaeme M, Enders A. Autismus-Spektrum-Störungen (ASS). Ein integratives Lehrbuch für die Praxis. Stuttgart: Kohlhammer; 2010: 244–255

Bauer A, Auer P. Aphasie im Alltag. Stuttgart: Thieme; 2009

Bauer J. Warum ich fühle, was du fühlst. Intuitive Kommunikation und das Geheimnis der Spiegelneurone. München: Heyne Verlag; 2006

Baumgartner S. Kindersprachtherapie. Eine integrative Grundlegung. München: Reinhardt; 2008

Baunach M. Talker im Praxistext. Hilfsmittelfirmen und Support. Unterstützte Kommunikation 2005; 2: 5–13

Beck AR, Fritz H. Can people who have aphasia learn iconic codes? AAC 1998; 14: 184–195.

Berg M. Diagnostik. In: Grohnfeldt M. Lexikon der Sprachtherapie. Stuttgart: Kohlhammer; 2007; 66–69

Bernard-Opitz V. Kinder mit Autismus-Spektrum-Störung (ASS). Ein Praxishandbuch für Therapeuten, Eltern und Lehrer. Stuttgart: Kohlhammer; 2007

Beukelman DR, Mirenda P. Communication options for persons who cannot speak: Assessment and evaluation. In Coston CA, Hrsg. Proceedings of the National Planners Conference on Assistive Device Service Delivery. Washington, DC: Association for the Advancement of Rehabilitation Technology; 1988: 151–165

Beukelman DR, Mirenda P. Augmentative and alternative communication. Management of severe communication disorders in children and adults. 2.Aufl. Baltimore: Paul H. Brooks Publishing Co; 1999

Beukelman DR, Mirenda P. Augmentative & Alternative Communication. 3rd ed. Baltimore: Paul Brookes; 2005

Beushausen U. Entscheidungsfindung in der Sprachtherapie: Grundlagen und 14 Fallbeispiele. München: Urban & Fischer; 2009

Bienstein C, Fröhlich A. Basale Stimulation in der Pflege. Die Grundlagen. Hannover: Kallmeyer; 2003

Biermann A. Gestützte Kommunikation im Widerstreit. Empirische Aufarbeitung eines umstrittenen Ansatzes. Berlin: Edition Marhold; 1999

Binger C, Light J. The effect of aided AAC modeling on the expression of multi-symbol messages by preschoolers who use AAC. AAC 2007; 23: 30–43

Binger C, Light J. The Morphology and Syntax of Individuals who use AAC: Research Review and Implications for Effective Practice. AAC 2008; 24: 123–138

Birngruber C. Das „Ich-Buch". Anleitung zur Erstellung. http://aac-forum.net/files/ich-buch/Das%20Ich-Buch%20Anleitung.pdf München: Helfende Hände; 2008

Birngruber C, Arendes S, Hrsg. Werkstatt Unterstützte Kommunikation. Karlsruhe: von Loeper; 2009

Bishop D. How does the brain learn language? Insights form the study of children with and without language impairment. Dev Med Child Neurol 2000; 42: 133–142

Blackstone S. Communication partners. Augmentative Communication News 1999; 12 : 1, 2: 1–16

Blackstone SW, Berg Hunt M. Soziale Netzwerke. Ein Instrument zur Erfassung der Kommunikation unterstützt kommunizierender Menschen und ihrer Kommunikationspartnerinnen und -partner. Deutsche Ausgabe herausgegeben und übersetzt von Susanne Wachsmuth. Karlsruhe: von Loeper; 2003

Blackstone SW, Berg MH. Manual Soziale Netzwerke. Karlsruhe: von Loeper; 2006

Blischak D, Loncke F. Intervention for persons with developmental disabilities. In: Lloyd L, Fuller D, Arvidson H, eds. AAC. A handbook of principles and practices. Boston; 1997: 299–339

Blischak D. Phonological awareness: Implications for individuals with little or no functional speech. AAC 1994; 10: 245–254

Bloom L. One word at a time. The Hague: Mouton; 1973

Bober A. Schau doch meine Hände an. Zur Schwierigkeit von Handzeichen – Teil 1: Motorische Schwierigkeit. Isaac's Zeitung 1994; 8: 3–9

Bober A. Schau doch meine Hände an. Zur Schwierigkeit von Handzeichen – Teil 2: Unterscheidbarkeit. Isaac's Zeitung 1995; 9: 12–24

Bober A. Schau doch meine Hände an. Zur Schwierigkeit von Handzeichen – Teil 3: Semantische und kognitive Schwierigkeit. Unterstützte Kommunikation 1996; 2: 24–31

Bober A. Faciliated Communication. Indicators of validity beyond the narrow scope of the blind facilitator paradigm. In: Tetzchner SV et al., eds. Perspectives on theory and practice in AAC. Proceedings of the 7th biennial research symposium of the ISAAC, Odense, Denmark August 2002. Toronto: ISAAC, 2003: 213–250

Bober A, Franzkowiak T. Glossar zur Unterstützten Kommunikation. Unterstützte Kommunikation 2001; 4: Beilage

Bober A, Pittroff H, Buchenau-Schlömer J. Vor- und nichtsprachliche Kommunikationsangebote. In: Wachsmuth S, Adam H, Geiger S, Hrsg. Studienhandbuch LUK. Karlsruhe: von Loeper; 2008: 6.1–6.19

Boenisch J. Zur Situation unterstützt kommunizierender Kinder und Jugendlichen an Schulen für Körperbehinderte und Geistigbehinderte in Deutschland. In: Boenisch J, Bünk C, Hrsg. Methoden der Unterstützten Kommunikation. Karlsruhe: von Loeper; 2003: 19–35

Boenisch J. Kinder ohne Lautsprache. Grundlagen, Entwicklungen und Forschungsergebnisse zur Unterstützten Kommunikation. Karlsruhe: von Loeper; 2009

Boenisch J, Bünk C, Hrsg. Forschung und Praxis der Unterstützten Kommunikation. Karlsruhe: von Loeper; 2001

Boenisch J, Engel M. Die Förderung des Spracherwerbs bei körperbehinderten Kindern ohne Lautsprache unter besonderer Berücksichtigung elektronischer Kommunikationshilfen. In: Boenisch J, Bünk Ch, Hrsg. Forschung und Praxis der Unterstützten Kommunikation. Karlsruhe: von Loeper; 2001: 48–58

Boenisch J, Sachse S. Diagnostik und Beratung in der Unterstützten Kommunikation. Karlsruhe: von Loeper; 2007

Boenisch J, Sachse S. Sprachförderung von Anfang an. Zum Einsatz von Kern- und Randvokabular in der frühen Förderung. Unterstützte Kommunikation 2007; 3: 12–20

Boenisch J, Musketa B, Sachse S. Die Bedeutung des Vokabulars für den Spracherwerb und Konsequenzen für die Gestaltung von Kommunikationsoberflächen. In: Sachse S, Birngruber C, Arendes, S, Hrsg. Lernen und Lehren im Kontext der Unterstützten Kommunikation. Karlsruhe: von Loeper; 2007: 355–371

Bongartz R. Kommunikationstherapie mit Aphasikern und Angehörigen. Stuttgart: Thieme; 1998

Bormann-Kischkel Ch. Neuropsychologische Diagnostik. In: Noterdaeme M, Enders A. Autismus-Spektrum-Störungen (ASS). Ein integratives Lehrbuch für die Praxis. Stuttgart: Kohlhammer; 2010: 183–210

Boyes Braem P. Einführung in die Gebärdensprache und ihre Erforschung. Hamburg: Signum; 1990

Braun U. Kleine Einführung in die Unterstützte Kommunikation. In: Braun U, Hrsg. Unterstützte Kommunikation Düsseldorf: Selbstbestimmtes Leben; 1994: 3–9

Braun U. Keine Angst vor Gebärden. Unterstützte Kommunikation; 2000; 4: 6–11

Braun U. Mit den Händen reden – Zum Einsatz von Gebärden bei Unterstützter Kommunikation. Unterstützte Kommunikation 2003a; 4: 5–7

Braun U. Materialien und Medien zu Gebärden. Unterstützte Kommunikation 2003b; 4: 23–24

Braun U. Besonderheiten der Gesprächssituation. In: von Loeper, isaac, Hrsg. Handbuch der Unterstützten Kommunikation, Karlsruhe: von Loeper; 2008: 01.026.002–01.026.006

Braun U, Braunach M. Märchen und Mythen in der UK. UK 2008; 2: 6–13

Braun U, Kristen U. Woran hakt es? Analysehilfe durch das Partizipationsmodell nach Beukelman/Mirenda. Unterstützte Kommunikation; 2001; 1–2, 6–10

Braun U, Kristen U. Körpereigene Kommunikationsformen. In: von Loeper, isaac, Hrsg. Handbuch der Unterstützten Kommunikation. Karlsruhe: von Loeper; 2003: 02.003.001–02.007.001

Brown K, Mirenda P. Contingency mapping: use of a novel visual support strategy as an adjunct to functional

Literatur

equivalence training. J Posit Behav Interv 2006; 8: 155–164

Bruner JS. Wie das Kind sprechen lernt. Bern: Hans Huber; 1987

Bruno J (Autor), Hansen F (Übersetzer, Hrsg.). Diagnostiktest TASP – Zur Abklärung des Symbol- und Sprachverständnisses in der Unterstützten Kommunikation. Berlin: Rehavista; 2009

Büchner M. Intensivtraining zum Einsatz einer elektronischen Kommunikationshilfe bei einem Patienten mit schwerer Sprechapraxie und leichter Aphasie (Bachelorarbeit). München: LMU München; 2008

Bundschuh K, Basler-Eggen A. Gestützte Kommunikation bei Menschen mit schweren Kommunikationsbeeinträchtigungen. Bayerisches Staatsministerium für Arbeit, Sozialordnung, Familie, Frauen und Gesundheit (Hrsg). München: Behindertenhilfe Bayern; 2000. Download unter: http://www.arbeitsministerium.bayern.de/behinderte/kinder/gestkomm.pdf

Bünk, Ch, Sesterhenn C, Liesen I. Elektronische Kommunikationshilfen mit dynamischen Display im Vergleich. In: von Loeper, isaac, Hrsg. Handbuch der Unterstützten Kommunikation. Karlsruhe: von Loeper; 2005: 04.005.001–04.023.001

Buschmann A. Heidelberger Elterntraining zur frühen Sprachförderung: Trainermanual. München: Elsevier; 2009

Bußmann H. Lexikon der Sprachwissenschaft. 3. Aufl. Stuttgart: Kröner; 2002

Calculator S. Fostering early language acquisition and AAC use: Exploring reciprocal influences between children and their environments. AAC 1997; 13: 149–157

Calculator S, Glennen S. Training functional communication board use: A pragmatic approach. AAC 1985; 1: 134–142

Carey S. Bootstrapping and the origin of concepts. Daedalus 2004; 133: 59–68

Castaneder C, Hallbauer A. Unterstützte Kommunikation (UK) bei Menschen mit Autismusspektrumstörung (ASS). Unterstützte Kommunikation 2009; 1: 7–10

Chall J. Stages of reading development. New York: McGraw-Hill; 1983

Chomsky C. Stages in language development and reading exposure. Harvard Educational Review 1997; 42: 1–33

Chomsky N. Reflexionen über die Sprache. Frankfurt a. M.: Suhrkamp; 1993

Crämer C, Schumann G. Schriftsprache. In: Baumgartner S, Füssenich I, Hrsg. Sprachtherapie mit Kindern 2002. München: Reinhardt; 2002: 256–319

Daelman M, Nafstad A, Rodbroe I. Der taubblinde Mensch in seiner aktiven Teilhabe an seinem eigenen Entwicklungsgeschehen. Das Zeichen, Zeitschrift für Sprache und Kultur Gehörloser 2000; 53/September: 432–444

Dale PS, Crain-Thoreson C, Notari-Syverson A. et al. Parent-child book reading as an intervention technique for young children with language delay. Topics in Early Childhood Special Education 1996; 16: 213–235

Dale PS, Fenson L. Lexical development norms for young children. Behavioral Research Methods, Instruments and Computers 1996; 28, 125–127

Dannenbauer M. Grammatik. In: Baumgartner S, Füssenich I, Hrsg. Sprachtherapie mit Kindern. München: Reinhardt; 2002: 123–203

Dapretto M, Davies MS, Pfeifer JH et al. Understanding emotions in others: mirror neuron dysfunction in children with autism spectrum disorders. Nature Neurosci 2006; 9: 28–30

Delacato HC. Der unheimliche Fremdling. Das autistische Kind. Freiburg: Hyperion; 1985

Dickinson D, Wolf M, Stotsky S. Words move. The interwoven development of oral and written language in school years. In Gleason JB, ed. The development of language. 3. Aufl. New York: Macmillan; 1992

Diekmann N, Steinhaus I, Sande IK. Partnerbasierte Kommunikationsstrategien für Menschen mit schweren Beeinträchtigungen – ein Konzept von Linda Burkhart und Gayle Porter. In: Sachse S, Birngruber C, Arendes S, Hrsg. Lernen und Lehren in der Unterstützten Kommunikation. Karlsruhe: von Loeper; 2007: 38–47

Dohmen A, Vogt S. Kommunikationsstrategien als Ansatzpunkt zur Förderung semantisch-lexikalischer Fertigkeiten. Forum Logopädie 2004; 18; 6: 14–19

Dohmen A, Dewart H, Summers S. Das Pragmatische Profil. Analyse kommunikativer Fähigkeiten von Kindern. München: Elsevier; 2009

Doil H. Die Sprachentwicklung ist der Schlüssel. Dissertation. Bielefeld: Universität Bielefeld; 2002, online im Internet: http://bieson.ub.uni-bielefeld.de/volltexte/2003/250/pdf/0001.pdf

Duker P, Jutten W. Establishing gestural yes-no responding with individuals with profound mental retardation. Education and Training in Mental Retardation and Developmental Disabilties 1997; 32: 59–67

Dunst CJ, Hamby D, Trivette CM et al. Everyday family and community life and children's naturally occurring learning opportunities. J Early Interv 2000; 23: 151–164

Dupuis G. UK und Sprachtherapie. In: Boenisch J, Otto K, Hrsg. Leben im Dialog. UK über die gesamte Lebensspanne. Karlsruhe: von Loeper; 2005: 24–39

Eichmann K, Kaddatz D, Petersen M, Schwarz L. Profis in eigener Sache – u. k. Erwachsene berichten über ihre persönlichen Erfahrungen mit Schriftsprache. Unterstützte Kommunikation 2010; 1: 48–50

Elben C, Lohaus A. Marburger Sprachverständnistest für Kinder (MSVK). Göttingen: Hogrefe; 2000

Enders A. Autismus und Intelligenzstörung. In: Noterdaeme M, Enders A. Autismus-Spektrum-Störungen (ASS). Ein integratives Lehrbuch für die Praxis. Stuttgart: Kohlhammer; 2010: 72–74

Enders A. Neuroanatomische und neurofunktionelle Befunde. In: Noterdaeme M, Enders A. Autismus-Spektrum-Störungen (ASS). Ein integratives Lehrbuch für die Praxis. Stuttgart: Kohlhammer; 2010: 154–158

Engl-Kasper EM, Büchner M, Heller C et al. Anpassung einer elektronischen Kommunikationshilfe für einen Patienten mit leichter Aphasie und schwerer Sprechapraxie. BKL Workshop Klinische Linguistik. Meerbusch; 2009

Falvey MA, Forest M, Pearpoint J et al. All my life's a circle. Using the tools: Circles, MAP's and PATH. Toronto, Canada: Inclusion Press; 1994

Fenson L, Dale PS, Reznick JS et al. Mac Arthur Communicative Development Inventories. San Diego: CA Singular Publishing Group; 1993

Fenson L, Dale PS, Reznick JS et al. Variability in early communicative development. Monographs of the Society for Research in Child Development 1994; Vol. 59; No. 5; Serial # 242

Fenson L, Bates E, Dale P et al. Measuring variability in early child language: Don't shoot the messenger. Child Development 2000; 71: 323–328

Fewell RR. Trends in the assessment of infants and toddlers with disabilities. Exceptional children 1991; 58: 166–173

Fey ME, Warren SF, Brady NC et al. Early effects of responsivity education/prelinguistic milieu teaching for children with developmental delays and their parents. J Speech Lang Hear Res 2006; 49: 526–547

Fletcher PC, Happe F, Frith U et al. Other minds in the brain: A functional imaging study of „theory of mind" in story comprehension. Cognition 1995; 57 (2): 109–128

Foley B. The development of literacy in individuals with severe congenital speech and motor impairments. Topics in Language Disorders 1993; 13: 16–32

Fox A. TROG-D. Test zur Überprüfung des Grammatikverständnisses. 4. Aufl. Idstein: Schulz-Kirchner; 2009

Fox A, Dodd BJ. Der Erwerb des phonologischen Systems in der deutschen Sprache. Sprache – Stimme – Gehör 1999; 23: 183–191

Francois C. „Soziale Netzwerke" – Ein Instrument zur Erfassung der Kommunikation u.k. Menschen und ihrer Kommunikationspartnerinnen und -partner. Unterstützte Kommunikation 2007; 1: 47

Francois C. UK Diagnostik. Ein Beispiel! Unterstützte Kommunikation 2008; 3: 13–16

Franzkowiak T. Lesen – Schreiben – BLISS. Ein Förderprogramm mit BLISS-Symbolen zur Erleichterung des Schriftspracherwerbs. OASE-Bericht No. 53, FB 2 der Universität Siegen 1999

Franzkowiak T. Verständigung mit Hilfe grafischer Symbole. In: von Loeper, isaac, Hrsg. Handbuch der Unterstützten Kommunikation. Karlsruhe: von Loeper; 2005: 03.013.001–03.019.001

Franzkowiak T. Vom BLISS-Symbol zur alphabetischen Schrift – Entwicklung und Erprobung eines vorschulischen Förderansatzes zur Prävention von Lernschwierigkeiten beim Schriftspracherwerb (Dissertation). Universität Siegen Februar 2008; Im Internet: http://deposit.ddb.de/cgi-bin/dokserv?idn=989578143; Stand 11.07.2008

Frey H. Die Bliss-Symbol-Methode. Das Band 1981, 1: 37–39

Frey H. Die Bliss-Symbol-Kommunikationsmethode. Eine Einführung. Heidelberg: Julius Groos; 1987

Friederici AD. Neurophysiological markers of early language acquisition: From syllables to sentences. Trends in Cognitive Sciences 2005; 9: 241–248

Frijters J, Barron R, Brunello M. Child interest and home literacy as sources of literacy experience: Direct and mediated influences on letter name and sounds knowledge and oral vocabulary. J Educ Psychol 2000; 92: 466–477

Frith U. Beneath the surface of developmental dyslexia. In: Patterson KE, Marshall JC, Coltheart M. Surface dyslexia: Neurophysiological and cognitive studies of phonological reading. London: Routledge and Kegan Paul; 1985: 301–330

Frith U. Autismus. Ein kognitionspsychologisches Puzzle. Heidelberg: Spektrum akademischer Verlag; 1989

Frith U. Autism – Mind and Brain. Oxford: University; 2004

Fröhlich A. Die Förderung schwerst körperlich behinderter Kinder – Aspekte einer Kommunikationsförderung. In: Dittmann W, Klöpfer S, Ruoff E, Hrsg. Zum Problem der pädagogischen Förderung schwerstbehinderter Kinder und Jugendlicher. Forum Geistigbehindertenpädagogik. Rheinstetten: Schindele; 1979: 99–119

Fröhlich A. Einführung. In: Rothmayr A, Hrsg. Pädagogik und UK. Eine Herausforderung für die Aus- und Weiterbildung. Karlsruhe: von Loeper; 2001: 11–15

Fröhlich A. Basale Stimulation in der Pflege. Das Arbeitsbuch. Hannover: Kallmeyer; 2006

Fröhlich A, Haupt U. Förderdiagnostik mit schwerbehinderten Kindern. Dortmund: modernes lernen; 1987

Frost L, Bondy A. The Picture Exchange Communication System. Training Manual. Newark: Pyramid Educational Products, Inc; 2002

Füssenich I. Semantik In: Baumgartner S, Füssenich I, Hrsg. Sprachtherapie mit Kindern. München: Reinhardt; 1997

Gabus JC, von Holzen V. B.A.Bar: Eine technische Unterstützung des Therapie- und Lernprozesses. In: Huber W, Schönle PW, Weber P, et al., Hrsg. Computer helfen heilen und leben. Computer in der neurologischen Rehabilitation. Beiträge des Symposiums des Kuratorium ZNS 2001 für Unfallverletzte mit Schäden des Zentralen Nervensystems Bad Honnef: Hippocampus Verlag; 2002: 240–245

Gangkofer M. Lautsprache und alternative Kommunikation – Vier Thesen. Behindertenpädagogik 1992; 31: 235–249

Garrett KL, Beukelman DR. Augmentative Communication Approaches for Persons with Severe Aphasia. In: Yorkston KM, Hrsg. Augmentative Communication in the Medical Setting. Tucson, Arizona: Communication Skill Builders; 1992; 245–338

Gemeinsamer Bundesausschuss. Richtlinie des Gemeinsamen Bundesausschusses über die Verordnung von Hilfsmitteln in der vertragsärztlichen Versorgung (Hilfsmittel-RichtlinielHilfsM-RL) in der Neufassung vom 16. Oktober 2008, veröffentlicht im Bundesanzeiger 2009, Nr. 61 S. 462, in Kraft getreten am 7. Februar 2009. Im Internet: http://www.g-ba.de/informationenirichtlinien/13/ Stand: 01.03.2010

Gericke W. babySignal. Mit den Händen sprechen. Spielerisch kommunizieren mit den Kleinsten. München: Kösel; 2009

Gerland G. Ein richtiger Mensch sein: Autismus, das Leben von der anderen Seite. Stuttgart: Verlag Freies Geistleben; 1998

Gertner BL, Rice ML, Hadley PA. Influence of communicative competence on peer preferences in a preschool classroom. J Speech Hear Res 1994; 37: 913–923

Giel B, Liehs A. UK als Bestandteil der Sprachtherapie. UK 2010; 2: 7–11

Glindemann R, Springer L. PACE-Therapie und sprachsystematische Übungen – Ein integrativer Vorschlag zur Aphasietherapie. Sprache – Stimme – Gehör 1989; 13: 188–192

Glück W. Kindliche Wortfindungsstörungen – Ein Bericht des aktuellen Erkenntnisstandes zu Grundlagen, Diagnostik und Therapie. 4. Aufl. Frankfurt a.M.: Peter Lang; 2010

Grandin T. Durch die gläserne Tür. München: Deutscher Taschenbuch Verlag; 1994

Granlund M, Olsson C. Ways to communicate. Course material – theory book. Stockholm: Stiftelsen ALA, Moin-Tryck AB; 1988

Greener J, Enderby P, Whurr R. Speech and language therapy for aphasia following stroke. (Cochrane Review). The Cochrane Library, Issue 1, Oxford: Update Software; 2002

Grice P. Logic and conversation. In: Cole F, Margan JL, eds. Syntax and semantics. Volume III: speech acts. New York: Academic; 1975: 41–58

Grice H. Intendieren, Meinen, Bedeuten. In: Meggle G, Hrsg. Handlung, Kommunikation, Bedeutung. Frankfurt a. M.: Suhrkamp; 1993a: 2–15

Grice H. Sprecher-Bedeutung und Intentionen. In: Meggle G, Hrsg. Handlung, Kommunikation, Bedeutung. Frankfurt a. M.: Suhrkamp; 1993b: 16–51

Grice H. Logik und Konversation. In: Meggle G, Hrsg. Handlung, Kommunikation, Bedeutung. Frankfurt a. M.: Suhrkamp; 1993c: 243–265

Grice P. Logic and conversation. In: Grice P, ed. Studies in the way of words. Cambridge Mass: Harvard University; 1989: 22–40

Grimm H. SETK 2. Sprachentwicklungstext für 2-Jährige. Göttingen: Hogrefe; 2000

Grimm H. SETK 3–5. Sprachentwicklungstext für 3- bis 5-Jährige. Göttingen: Hogrefe; 2001

Grimm H. Störungen der Sprachentwicklung. Göttingen: Hogrefe; 2003

Grimm H, Doil H. Elternfragebögen für die Früherkennung von Risikokindern. Göttingen: Hogrefe; 2006

Grimm H, Weinert S. Sprachentwicklung. In Oerter R, Montada L, Hrsg. Entwicklungspsychologie. Weinheim: Beltz; 2002: 517–550

Grimm H, Wilde S. Im Zentrum steht das Wort. In: Keller H, Hrsg. Entwicklungspsychologie. Bern: Huber; 1997: 445–473

Grötzbach H, Iven C. ICF in der Sprachtherapie. Idstein: Schulz-Kirchner Verlag; 2009

Grove N, MacDougall S. Exploring sign use in two settings. Br J Spec Educ 1991; 18: 149–156

Grove N, Smith M. Input-output asymmetries: Language development in AAC. The ISAAC Bulletin 1997; 50: 1–3

Gulker H. Characteristics of families of young at-risk children. Semin Speech Lang 1992; 13: 213–222

Günther KB. Ein Stufenmodell der Entwicklung kindlicher Lese- und Schreibstrategien. In: Brügelmann H, Hrsg. ABC und Schriftsprache: Rätsel für Kinder, Lehrer und Forscher; 1986: 32–54

Guralnick M. Social competence and early intervention. J Early Interv 1990; 14: 3–14

Guralnick M. Second-generation research in the field of early intervention. In: Guralnick M, ed. The effectiveness of early intervention. Baltimore: Brookes; 1997: 3–22

Guralnick M. Effectiveness of early intervention for vulnerable children: A developmental perspective. Am J Ment Retard 1998: 319–345

Guralnick M. An overview of the developmental systems model for early intervention. In: Guralnick M, ed. The developmental systems approach to early intervention. Baltimore: Brookes; 2005: 1–28

Hallbauer A. Lesen und Schreiben lernen – für alle! Unterstützte Kommunikation 2006; 4: 5–13

Hallbauer A. „Lass mich sehen und verstehen, was du mir sagen willst!". Ergänzende visuelle Verstehenshilfen für Menschen mit Autismus und problematischen Verhaltensweisen. Unterstützte Kommunikation 2007; 2: 19–23

Hallbauer A. Schreiben ist Schreiben, oder? Über den Paradigmenwechsel bei Angeboten zum Schriftspracherwerb. Unterstützte Kommunikation 2010; 1: 11–16

Hansen F. Test of Aided-Communication Symbol Performance. Ein Diagnostiktest zur Abklärung des Sprach- und Symbolverständnisses im Arbeitsfeld der UK. In: Unterstützte Kommunikation 2008; 3: 7–10

Hansen F. Diagnostiktest TASP. Zur Abklärung des Symbol- und Sprachverständnisses im Arbeitsfeld der Unterstützten Kommunikation (UK). In: Birngruber C, Arendes S, Hrsg. Werkstatt Unterstützte Kommunikation, Karlsruhe: Van Loeper; 2009: 98–106

Hardy P. PCAD. Portable Communication Assistant for People with Acquired Dysphasia. Final Report: Clinical Trials. TIDE-Projekt Nr. 3211 DE. Bristol: Speech and Language Therapy, Research Unit 2000

Hart B, Roger-Warren A. A milieu approach to teaching language. In Schiefelbusch RL, ed. Language intervention strategies. Baltimore: University Park Press; 1978: 195–235

Hauser MD, Spelke E. Evolutionary and developmental foundations of human knowledge. In: Gazzaniga M, ed. The cognitive neurosciences. Bd 3. Cambridge: MIT; 2004

Häußler A. Der TEACCH Ansatz zur Förderung von Menschen mit Autismus. Einführung in Theorie und Praxis. Dortmund: Borgmann Media; 2005

Hecking M, Schlesiger C. Late Bloomer oder Sprachentwicklungsstörung? Forum Logopädie 2010; 24: 6–15

Heim M. Nauwelijks sprekend veel te zeggen. Een studie nar de effecten van het COCP-programma. Utrecht: LOT; 2001

Heim M, Jonker V. De implementatie van het programma Communicatieve Ontwikkeling van nietsprekende kinderen en hun Communicatie-Partners – Een evaluatie-onderzoek. Eindrapport voor de subsidiegevers van het COCP-project. Universiteit van Amsterdam, Instituut vor Algemene Taalwetenschap. Publikatie nummer 70; 1996

Heim M, Jonker V, Veen M. COCP: Ein Interventionsprogramm für nichtsprechende Personen und ihre Kommunikationspartner. In: von Loeper, isaac, Hrsg. Handbuch der Unterstützten Kommunikation. Karlsruhe: von Loeper; 2005: 01.026.007–02.026.015

Heller C. Zur Rolle der sozialen Netzwerke bei der Anpassung einer elektronischen Kommunikationshilfe am Beispiel eines Patienten mit schwerer Sprechapraxie und leichter Aphasie (Bachelorarbeit). München: LMU München; 2008

Hesse S, van Kaick S, Quintern J et al. Hilfsmittel und Pflegehilfsmittel nach Schlaganfall. In: Diener H, Putzki C, Hrsg. Leitlinien für Diagnostik und Therapie in der Neurologie. Stuttgart: Thieme; 2008

Holzwarth W, Erlbruch W. Vom kleinen Maulwurf, der wissen wollte, wer ihm auf den Kopf gemacht hat. Wuppertal: Hammer; 1989

Hornung H. Der kleine Lalu. Luzern: Rex; 1998

Hornung H. Lalu und die Schöpfung. Luzern: Rex; 2000

Huber W, Poeck K, Springer L. Klinik und Rehabilitation der Aphasie. Stuttgart: Thieme; 2006

Hubl D, Bölte S, Feineis-Matthews S et al. Functional imbalance of visual pathways indicates alternative face processing strategies in autism. Neurology 2003; 61: 1232–1237

Hüning-Meier M. Über den Einsatz von Gebärden bei körperbehinderten Menschen. In: von Loeper isaac Hrsg. Handbuch der Unterstützten Kommunikation. Karlsruhe: von Loeper, 2003: 02.015.001–02.016.001

Hüning-Meier M, Pivit C. Nichtelektronische Kommunikationshilfen – Eine Einführung. In: von Loeper, isaac, Hrsg. Handbuch der Unterstützten Kommunikation. Karlsruhe: von Loeper; 2005: 03.003.001–03.012.001

Hux K, Beukelman DR, Garrett KL. Augmentative and Alternative Communication for Persons with Aphasia. In: Chapey R, Hrsg. Language Intervention Strategies in Adult Aphasia. 3. Aufl. Baltimore: Williams & Wilkins; 1994: 338–357

Hux K, Manasse N, Weiss A et al. Augmentative and Alternative Communication for Persons with Aphasia. In: Chapey R, Hrsg Language Intervention Strategies in Aphasia and Related Neurogenic Communication Disorders 4. Aufl. Lippincott: Williams & Wilkins; 2001: 675–687

Institut der deutschen Wirtschaft Köln e.V., REHADAT – Informationssystem zur beruflichen Rehabilitation. Im Internet: http://www.rehadat.de Stand: 01.06.2010

ISAAC-Deutschland, Hrsg. „Edi,mein Assistent" und andere Beiträge zur UK – Reader der Kölner Fachtagung. Düsseldorf: Selbstbestimmtes Leben; 1996: 9–48

ISAAC-Deutschland, Hrsg. Unterstützte Kommunikation mit nichtsprechenden Menschen. Karlsruhe: von Loeper; 2000

Jakob M, Pittroff H. Taktil gebärden. Unterstützte Kommunikation 2009; 2: 17–21

Jansen H, Marx H. Phonologische Bewusstheit und ihre Bedeutung für den Schriftspracherwerb. Forum Logopädie 1999: 7–16

Kane G. Diagnostik von Kognition und Kommunikation. In: von Loeper isaac, Hrsg. Handbuch der Unterstützten Kommunikation. Karlsruhe: von Loeper; 2003: 14.011.001–14.022.001

Kauschke C. Früher Wortschatzerwerb im Deutschen: Eine empirische Studie zum Entwicklungsverlauf und zur Komposition des kindlichen Lexikons. In: Meibauer J, Rothweiler M, Hrsg. Das Lexikon im Spracherwerb. Tübingen: Francke; 1999: 128–156

Kauschke C. Sprache im Spannungsfeld von Erbe und Umwelt. Die Sprachheilarbeit 2007; 52: 4–16

Kauschke C, Siegmüller J. Patholinguistische Therapie von Sprachentwicklungsstörungen. München: Urban & Fischer; 2006

Kauschke C, Siegmüller J. Patholinguistische Diagnostik bei Sprachentwicklungsstörungen (PDSS). 2. Aufl. München: Elsevier; 2010

Kestner K. Das große Wörterbuch der Deutschen Gebärdensprache. Guxhagen: Karin Kestner; 2009

Kitzinger A. Bücher für alle … schnell finden und kinderleicht selbst erstellen. Unterstützte Kommunikation 2010; 1: 42–44

Kitzinger A, Kristen U, Leber I. Jetzt sag ich's dir auf meine Weise! Erste Schritte in UK mit Kindern. Karlsruhe: von Loeper; 2003

Klauß T. Ist FC eine klar „widerlegte" Methode? Anmerkungen zu einer Resolution und zur Notwendigkeit eines wissenschaftlichen Diskurses. Heilpädagogische Forschung 2003a; 24: 19–25

Klauß T. Unterschriftensammlung statt wissenschaftlicher Auseinandersetzung? Anmerkungen zum nicht geführten Diskurs über FC. Autismus 2003b; 55: 4–13

Kloe M, Schönbach K, Weid-Goldschmidt B. Wenn ich dich doch fragen könnte, ob du Cola trinken möchtest! – Kommunikationstherapie für Menschen, die noch kein vollständiges Ja-Nein-Konzept entwickelt haben. In: Boenisch J, Bünk C, Hrsg. Forschung und Praxis der Unterstützten Kommunikation; 2001: 223–237

Konrad H. Spracherwerbsprobleme nichtsprechender Kinder. In: Wilken E, Hrsg. UK. Eine Einführung in Theorie und Praxis. Stuttgart: Kohlhammer; 2002: 47–67

Köppe C, Köppe R. Das „Wenn-Dann-Prinzip" – Sichtbare Konsequenzen durch den Einsatz von Symboltafeln in verhaltenskritischen Situationen. Handbuch der Unterstützten Kommunikation. Karlsruhe: von Loeper; 2009: 10.024.001–10.027.001

Koppenhaven D, Coleman P, Kalman S. et al. The implications of emergent literacy research for children with developmental disabilities. Am J Speech Lang Pathol 1991; 1: 38–44

Kraat A. Communication interaction between aided and natural speakers: A state of the art report. Toronto: Canadian Rehabilitation Council for the Disabled; 1985

Kristen U. Praxis Unterstützte Kommunikation. Eine Einführung. 4. Aufl. Düsseldorf: Selbstbestimmtes Leben; 2002

Kristen U. Diagnosebogen zur Abklärung kommunikativer Fähigkeiten. In: von Loeper, isaac, Hrsg. Handbuch der Unterstützten Kommunikation. Karlsruhe: von Loeper; 2003: 14.023.001–14.030.001

Kristen U. Diagnostik mit der Triple C-Checkliste. Eine Checkliste für die Erfassung von nicht-intentionaler bzw. intentionaler Kommunikation. In: Sachse S,

Birngruber C, Arendes S, Hrsg. Lernen und Lehren in der Unterstützten Kommunikation. Karlsruhe: von Loeper; 2007: 303–310

Lage D. Unterstützte Kommunikation und Lebenswelt. Eine kommunikationstheoretische Grundlegung für eine behindertenpädagogische Konzeption. Bad Heilbrunn: Julius Klinkhardt; 2006

Lasker JP, Garrett KL, Fox LE. Severe Aphasia. In: Beukelman DR, Garrett KL, Yorkston KM, Hrsg. Augmentative Communication Strategies for Adults with Acute or Chronic Medical Conditions. Baltimore: Paul Brookes; 2007: 163–206

Lauer N, Birner-Janusch B. Sprechapraxie im Kindes- und Erwachsenenalter. Stuttgart: Thieme; 2007

Leber I. Kommunikation einschätzen und unterstützen. Poster und Begleitheft zu den Fördermöglichkeiten in der UK. 2. Aufl. Karlsruhe: von Loeper; 2009

Leber I, Spiegelhalter J. „Mit den Händen sprechen ist ein Hit" – Lieder mit Gebärden unterstützen macht Spaß. In: von Loeper, isaac, Hrsg. Handbuch der Unterstützten Kommunikation. Karlsruhe: von Loeper; 2004: 02.020.002–02.020.004

Leber I, Spiegelhalter J. Mit den Händen singen. Karlsruhe: von Loeper Literaturverlag 2005

Lell M. Unterstützte Kommunikation: Antrieb oder Bremse für die Sprachentwicklung? Forum Logopädie 2007; 4: 6–13

Lenneberg EH. Biologische Grundlagen der Sprache. Frankfurt: Suhrkamp; 1977

Letto M, Bedrosian J, Skarakis-Doyle E. Application of Vygotskian developmental theory to language acquisition in a young child with cerebral palsy. AAC 1994; 10: 151–160

Levelt W. Speaking. From Intention to articulation. London, England & Cambridge, Mass.: MIT; 1993

Levin J, Enselein K. Fun for everyone – a guide to adapted leisure acitivities for children with disabilities. Minneapolis: AbleNet; 1990

Levin J, Scherfenberg L. Breaking barriers. How children and adults with severe disabilities can access the world through simple technology. Minneapolis: AbleNet; 1986

Levin J, Scherfenberg L. Selection and use of simple technology. Minneapolis: AbleNet; 1990

Leyendecker C, Thiele A. Entwicklung unter erschwerten Bedingungen: Zum Schriftspracherwerb u. k. Menschen. In: Boenisch J, Bünk C, Hrsg. Forschung und Praxis der UK. Karlsruhe: von Loeper; 2001: 102–117

Liehs A. Unterstützte Kommunikation bei zentral erworbenen Kommunikationsstörungen im Erwachsenenalter. Eine qualitativ-quantitative Erhebung des Versorgungsstandes in Deutschland. Inaugural Dissertation. Universität zu Köln; 2003

Light J. Interaction Involving Individuals using Augmentative and Alternative Communication Systems: State of the Art and Future Directions. AAC 1988; 4: 66–82

Light J, Binger C. Building communicative competence with individuals who use AAC. Maryland: Baltimore; 1998

Light J, Collier B, Parnes P. Communicative interaction between young nonspeaking physically disabled children and their primary caregivers: Part I – discourse patterns. AAC 1985; 1: 74–83

Light J, Collier B, Parnes P. Communicative interaction between young nonspeaking physically disabled children and their primary caregivers: Part II – communicative function. AAC 1985; 1: 98–107

Light J, Collier B, Parnes P. Communicative interaction between young nonspeaking physically disabled children and their primary caregivers: Part III – modes of communication. AAC 1985; 1: 125–133

Light J, Dattilo J, English J et al. Instruction facilitators to support the communication of people who use augmentative communication systems. J Speech Hear Res 1992; 35: 865–875

Locke J. The child's path to spoken language. Cambridge: MA Harvard University; 1993

Locke J. Gradual emergence of developmental language disorders. J Speech Hear Res 1994; 37: 608–616

Locke P, Mirenda P. AAC services delivery in school settings: review of the literature. Semin Speech Lang 1992; 13: 85–98

Maisch G, Wisch F. Gebärden-Lexikon. 9. Aufl. Band 1: Grundgebärden, Band 2: Mensch, Band 3: Natur, Band 4: Aufbaugebärden. DVD: Grundgebärden für Einsteiger. Hamburg: Verlag hörgeschädigte Kinder; 2006

Mall W. Basale Kommunikation – Sich Begegnen ohne Voraussetzungen. In: Fröhlich A, Heinen N, Lamers, W, Hrsg. Schwere Behinderung in Praxis und Theorie – ein Blick zurück nach vorn. Texte zur Körper- und Mehrfachbehindertenpädagogik. Düsseldorf: Selbstbestimmtes Lernen; 2001: 223–234

Mall W. Basale Kommunikation – Ein Beitrag der Heilpädagogik zur Behandlung schwerst beeinträchtigter Menschen. Krankengymnastik – Zeitschrift für Physiotherapeuten 2003; 55: 1342–1346

Mall W. Muss man Kommunikation erst lernen? Kommunikation ohne Voraussetzungen. VHN – Vierteljahresschrift für Heilpädagogik und ihre Nachbargebiete 2004; 73: 3–11

Mall W. Ein Zugang der bleibt – auch bei Wachkoma oder Demenz: Basale Kommunikation. In: Boenisch J, Otto K, Hrsg. Leben im Dialog – Unterstützte Kommunikation über die gesamte Lebensspanne. Karlsruhe: van Loeper; 2005: 404–415

Mall W. Kommunikation ohne Voraussetzungen: Mit Menschen mit schwersten Beeinträchtigungen. 6. Aufl. Heidelberg: Winter; 2008

Marchman V, Bates E. Continuity in lexical and morphological development: A test of the critical mass hypothesis. Journal of Child Language 1994; 31: 339–366

Matthießen I. Hjalte und seine Bücher. Unterstützte Kommunikation 2010; 1: 29–31

Mayer M. Lautsprachunterstützendes Gebärden. Eine Handreichung für die Praxis. Karlsruhe: von Loeper; 2007

Mayer-Johnson LLC. The Picture Communication Symbols (PCS). Salona Beach LA, USA; 1981–2009

McCardle P, Chhabra V, eds. The voice of evidence in reading research. Baltimore: Brookes; 2004

McGinnis J. Development of two source lists for vocabulary selection in augmentative communication: Documentation of the spoken and written vocabulary of third grade students. Unpubl. Doctoral dissertation, University of Nebraska – Lincoln; 1991

Michel A. Gemeinsam Sprache (er)leben – Vermittlung von Kernvokabular mit Gebärden. In: von Loeper, isaac, Hrsg. Handbuch der Unterstützten Kommunikation. Karlsruhe: von Loeper; 2007: 02.027.001–02.029.001

Millar D, Light J, Schlosser R. The impact of AAC intervention on the speech production of individuals with development disabilities: A research review. J Speech Lang Hear Res 2006; 49: 248–264

Mirenda P. Functional communication training and augmentative communication: A research review. AAC 1997; 13: 207–225

Mirenda P, Locke P. A comparison of symbol transparency in nonspeaking persons with intellectual disabilities. J Speech Hear Disord 1989; 54: 131–140

Mirenda P, Mathy-Laikko P. Augmentative and alternative communication applications for persons with severe congenital communicative disorders: An introduction. AAC 1989; 5: 3–13

Molcho S. Seminarankündigung: Körpersprache des Erfolgs. Die Zunge kann lügen – der Körper nie. 2010. http://www3.fff-online.com/seminar-pdf.html?seminar.id=378 34: 84–91

Möller D, Ritterfeld U. Spezifische Sprachentwicklungsstörungen und pragmatische Kompetenzen. Sprache Stimme Gehör 2010; 2: 84–91

Möller D, Spreen-Rauscher M. Frühe Sprachintervention mit Eltern. Schritte in den Dialog. Stuttgart: Thieme; 2009

Montada L. Die geistige Entwicklung aus der Sicht Piagets. In Oerter R, Montada L, Hrsg. Entwicklungspsychologie. 5. Aufl. Weinheim: Psychologie; 2002: 418–442

Morrow D, Beukelman DR, Mirenda P et al. Vocabulary selection for augmentative communication systems: A comparison of three techniques. Am J Speech Lang Pathol 1993; 2: 19–30

Mount B. Person-centered planning: Finding directions for change using personal futures planning. New York: Graphics Futures; 1992

Mühl H. Kommunikationschancen für nichtsprechende Menschen mit geistiger Behinderung. Geistige Behinderung 1996; 2: 113–114

Mundy P, Delgado C, Block J et al. Early Social Communication Scales (ESCS). Manual. University of Miami; 2003. Download unter: www.ucdmc.ucdavis.edu/mindinstitute/ourteam/faculty_staff/ESCS.pdf

Musketa B. Zur Sprachentwicklung von Kindern mit Beeinträchtigungen in der Motorik – Eine Vergleichsstudie körperbehinderter und nichtbehinderter Kinder im Vorschulalter. Unveröff. Magisterarbeit. Universität Halle-Wittenberg, Hall; 2007

Musselwhite C, St.Louis K. Communication programming for persons with severe handicaps: vocal and augmentative strategies. Boston: College Hill; 1988

Nagy W, Herman P. Breadth and depth of vocabulary knowledge: Implications for acquisition and instruction. In: McKeown M, Curtis M, eds. The Nature of Vocabulary Acquisition. Hillsdale: Erlbaum; 1987

Nelson K. Strategies for first language teaching. In Rice M, Schiefelbusch R, eds. The teachability of language. Baltimore: Brookes; 1989: 263–310

New R. Early literacy and developmentally appropriate practice: Rethinking the paradigm. In: Neuman SB, Dickinson DK, eds. Handbook of early literacy research. New York: Guilford 2001: 245–263

Nobis-Bosch R, Radermacher I, Springer L. Das elektronische Hilfsmittel B.A.Bar in der Aphasietherapie: Eine Einzelfallstudie zum supervidierten Heimtraining. Forum Logopädie 2006; 2: 14–19

Nobis-Bosch R, Springer. L, Radermacher I et al. Supervidiertes Heimtraining bei Aphasie: Sprachlernen im Dialog. Forum Logopädie 2010; 5 (24): 2–9

Nonn K, Päßler D. ICF in der Unterstützten Kommunikation. In: Grötzbach H, Iven C, Hrsg. ICF in der Sprachtherapie. Idstein: Schulz-Kirchner Verlag; 2009

Noterdaeme N, Enders A. Autismus-Spektrum-Störungen (ASS). Ein integratives Lehrbuch für die Praxis. Stuttgart: Kohlhammer; 2010

Nußbeck S. Faciliated Communication: Review of quantitative studies. In: von Tetzchner S, Jensen MH, eds. Perspectives on theory and practice in AAC. Proceedings of the 7th biennial research symposium of the ISAAC, Odense, Denmark August 2002. Toronto: ISAAC; 2003: 206–212

O'Brien J, Mount B. Telling new stories: The search for capacity among people with severe handicaps. In Meyer L, Peck C, Brown L, eds. Critical issues in the lives of people with severe disabilities. Baltimore: Paul Brookes; 1991: 89–92

Ockelford A. Objects of reference. Promoting early symbolic communication. Royal National Institute for the Blind; 2002

Oerter R. Spiel und kindliche Entwicklung. In: Oerter R, Montada L, Hrsg. Entwicklungspsychologie. 6. Auflage. Weinheim: Psychologie; 2008: 225–270

Otto K, Wimmer B. Unterstützte Kommunikation. Ein Ratgeber für Eltern, Angehörige sowie Therapeuten und Pädagogen. Idstein: Schulz-Kirchner; 2005

Papoušek M. Vom ersten Schrei zum ersten Wort – Anfänge der Sprachentwicklung in der vorsprachlichen Kommunikation. Bern: Huber; 1994

Papoušek M. Frühe Eltern-Kind-Beziehungen: Gefährdungen und Chancen in der Frühentwicklung von Kindern mit genetisch bedingten Anlagestörungen. Kindheit und Entwicklung 1996; 5: 45–52

Papoušek M, Papoušek H. Intuitive elterliche Früherziehung in der vorsprachlichen Kommunikation. Teil I: Grundlagen und Verhaltensrepertoire. Sozialpädiatrie in Praxis und Klinik 1990; 12: 521–527

Papoušek M, Papoušek H. Intuitive elterliche Früherziehung in der vorsprachlichen Kommunikation. Teil II: Früherkennung von Störungen und therapeutische Ansätze. Sozialpädiatrie in Praxis und Klinik 1990; 12: 579–583

Päßler D. UK und Aphasie – Neue Wege der Verständigung durch elektronische Kommunikationshilfen. In: Boenisch J, Otto K, Hrsg. Leben im Dialog. Unterstützte Kommunikation über die gesamte Lebensspanne. Karlsruhe: Von Loeper; 2005: 340–355

Päßler D. Evaluation der Kommunikationshilfe TouchSpeak bei Aphasie. Sprache, Stimme, Gehör 2006; 30: 131–136

Patterson J, Westby C. The development of play. In: Haynes W, Shulman B, eds. Communication development: Foundations, processes and clinical applications. Englewood Cliffs, NJ: Prentice-Hall; 1994: 94–133

Pauen S, Rauh H. Frühe Kindheit. In: Hasselhorn M, Silbereisen R, Hrsg. Entwicklungspsychologie des Säuglings- und Kindesalters. Enzyklopädie der Psychologie. Bd. 4: Entwicklungspsychologie. Göttingen: Hogrefe; 2005

Paul R. Facilitating transitions in language development for children using AAC. AAC 1997; 13: 141–148

Paul R. Language disorders from infancy through adolescence. 3. Aufl. St. Louis, Missouri: Mosby; 2007

Pease DM, Gleason JB, Pan BA. Learning the meaning of words: semantic development and beyond. In: JB Gleason, ed. The development of language. 3. Aufl. New York: Macmillan; 1993

Penner Z. Sehr frühe Förderung als Chance. Troisdorf: Bildung EINS; 2006

Penner Z, Kölliker-Funk M. Therapie und Diagnose von Grammatikerwerbsstörungen. Ein Arbeitsbuch. Luzern: Edition SZH/SPZ; 1998

Penner Z, Weissenborn J, Friederici A. Sprachentwicklung. In: Karnath H, Thier P. Neuropsychologie. Heidelberg: Springer; 2002: 632–639

Penner Z, Fischer A, Krügel C. Von der Silbe zum Wort. Troisdorf: Bildung EINS; 2006

Piaget J. Nachahmung, Spiel und Traum. Stuttgart: Klett; 1969

Pinker S. How could a child use verb syntax to learn verb semantics? Lingua 1994; 92: 377–410

Pinker S. Der Sprachinstinkt. Wie der Geist die Sprache bildet. München: Knaur; 1998

Pitroff H. Empfehlungen zum Taktilen Gebärden des Arbeitskreises „Kommunikation mit hörsehbehinderten/taubblinden Menschen". In: Lemke-Werner G, Pitroff H, Hrsg. Taubblindheit, Hörsehbehinderung – ein Überblick. Würzburg: Edition Bentheim; 2009

Pivit C. Standardisierte Kommunikationsmappen in der UK-Förderung. In: von Loeper, isaac, Hrsg. Handbuch der Unterstützten Kommunikation. 5. Aufl. Karlsruhe: von Loeper; 2008: 03.030.001–03.030.004

Pivit C, Hüning-Meier M, Bollmeyer H. MOHECO Kommunikationsmappe. Eine Kommunikationsmappenvorlage für alle? Unterstützte Kommunikation 2008; 1: 44–46

Plunkett K, Marchman, V. From rote learning to system building: Acquiring verb morphology in children and connectionist nets. Cognition 1993; 48: 21–69

Poustka F, Bölte S, Feineis-Matthews S, Schmötzer G. Autistische Störungen. Göttingen: Hochgrefe; 2008

Poustka F, Bölte S, Feineis-Matthews S, Schmötzer G. Ratgeber. Autistische Störungen. Göttingen: Hochgrefe; 2009

Rascher-Wolfring M. Objektsymbole. Ein „Begreif-bares" Kommunikationsmittel. Unterstützte Kommunikation 2009; 3: 28–31

Rauh H. Verhaltensausstattung und erste Anpassungsleistungen des Säuglings. In: Niemitz C, Hrsg. Erbe und Umwelt. Zur Natur von Anlage und Selbstbestimmung des Menschen. Frankfurt: Suhrkamp; 1989: 174–195

Rauh H. Vorgeburtliche Entwicklung und frühe Kindheit. In: Oerter R, Montada L, Hrsg. Entwicklungspsychologie. 6. Auflage. Weinheim: Psychologie; 2008: 147–224

Rausch M. Linguistische Gesprächsanalyse in der Diagnostik des Sprachverstehens von Kindern am Beginn der expressiven Sprachentwicklung. Idstein: Schulz-Kirchner; 2003

Reichle J, Halle JW, Drasgow E. Implementing augmentative communication systems. In: Wetherby A, Warren S, Reichle J, eds. Transitions in prelinguistic communication. Vol. 7. Communication and language intervention series. Baltimore: P. Brookes; 1998: 417–436

Remschmidt H. Autismus. Erscheinungsformen, Ursachen, Hilfen. München: C.H. Beck; 2008

Renner G, Lage D. Constructing theoretical models of AAC. A meta-theoretical reflection on theory development in AAC. In: von Tetzchner S, Jensen MH, eds. Perspectives on theory and practice in AAC. Proceedings of the 7 th biennial research symposium of the ISAAC, Odense, Denmark August 2002. Toronto: ISAAC; 2003: 32–38

Renner G, Lage D. Constructing theoretical models of AAC. Discussions and conclusions. In: von Tetzchner S, Jensen MH, eds. Perspectives on theory and practice in AAC. Proceedings of the 7 th biennial research symposium of the ISAAC, Odense, Denmark August 2002. Toronto: ISAAC; 2003: 80–84

Renner G. Theorie der Unterstützten Kommunikation. Berlin: Edition Marhold; 2004

Renner G. Zertifizierte Weiterbildung. „Beratung – Assistenz – Pädagogik der Unterstützte Kommunikation" BAP-UK zur Fachpädagogin/zum Fachpädagogen für UK. In: von Loeper, isaac, Hrsg. Handbuch der Unterstützten Kommunikation. Karlsruhe: von Loeper; 2009: 13.038.001–13.040.001

Rentsch HP, Bucher PO. ICF in der Rehabilitation. Idstein: Schulz-Kirchner; 2006

Rescorla L, Goossens M. Symbolic play development in toddlers with expressive specific language impairment. J Speech Hear Res 1992; 35 1290–1302

Reynell JK. Developmental language scales. Windsor: NFER; 1977

Richter E, Brügge W, Mohs K. So lernen Kinder sprechen. Die normale und die gestörte Sprachentwicklung. München: Reinhardt; 2001

Rizzolatti G, Sinigaglia C. Empathie und Spiegelneurone. Die biologische Basis des Mitgefühls. Frankfurt a. M.: Suhrkamp edition unseld 11; 2008

Rodbroe I. Language Development in congenitally deafblind people. 4th Dbl European Conference on Deafblindness – Proceedings; 1997: 51–53

Romski A, Sevcik R. AAC systems: Considerations for individuals with severe intellectual disabilities. AAC 1988; 4: 83–93

Romski M, Sevcik R, Pate J. Establishment of symbolic communication in persons with severe retardation. J Speech Hear Disord 1988; 53: 94–107

Rosenberg S, Beukelman DR. The participation model. In: Coston CA, ed. Proceedings of the national planners conference. On assistive device service delivery. Washington, DC: The association for the advancement of rehabilitation technology; 1987: 159–161

Rothweiler M. Wortschatz und Störungen des lexikalischen Erwerbs bei spezifisch sprachentwicklungsgestörten Kindern. Heidelberg: Winter. Edition s; 2001

Rothweiler M, Meibauer J. Das Lexikon im Spracherwerb – ein Überblick. In: Meibauer J, Rothweiler M, Hrsg. Das Lexikon im Spracherwerb. Tübingen: Francke; 1999: 9–31

Rowland C, Schweigert P. Tangible symbols: Symbolic communication for individuals with multisensory impairments. AAC 1989; 5: 226–234

Rowland C, Schweigert P. Tangible symbols, tangible outcomes. AAC 2000a; 16: 61–78

Rowland C, Schweigert P. Tangible Symbol System. 2nd Ed. Portland: Oregon Health & Science University; 2000b

Sachse S. Möglichkeiten der Ansteuerung und Umweltsteuerung mit elektronischen Kommunikationshilfen. In: von Loeper, isaac, Hrsg. Handbuch der Unterstützten Kommunikation. Karlsruhe: von Loeper; 2005: 05.003.001–05.009.001

Sachse S. Neuropsychologische und neurophysiologische Untersuchungen bei Late Talkers im Quer- und Längsschnitt. München: Dr. Hut; 2007a

Sachse S. Zur Bedeutung von Kern- und Randvokabular in der Alltagskommunikation. Unterstützte Kommunikation 2007b; 3: 6–10

Sachse S. Kern- und Randvokabular in der Unterstützten Kommunikation. Sprachentwicklung unterstützen, Förderung gestalten. In: Birngruber C, Arendes S, Hrsg. Werkstatt Unterstützte Kommunikation. Karlsruhe: von Loeper; 2009: 109–126

Sachse S. Schrift-Sprache und UK. Literacy- und Leseförderung. Unterstützte Kommunikation 2010; 1: 6–10

Sachse S, Birngruber C, Arendes S, Hrsg. Lernen und Lehren in der Unterstützten Kommunikation. Karlsruhe: von Loeper; 2007

Sachse S, Boenisch J. Auswirkungen von Kommunikationshilfen auf die körpereigenen Kommunikationsfähigkeiten kaum und nichtsprechender Menschen In: Boenisch J, Bünk C, Hrsg. Forschung und Praxis der Unterstützten Kommunikation. Karlsruhe: von Loeper; 2001: 238–249

Sachse S, Boenisch J. Kern- und Randvokabular in der UK: Grundlagen und Anwendung. In: von Loeper, isaac, Hrsg. Handbuch der Unterstützten Kommunikation. Karlsruhe: von Loeper; 2009: 01.026.030–01.026.040

Sachse S, Hallbauer A. Schriftsprache/Literacy. In: Wachsmuth S, Adam H, Geiger S, Hrsg. Studienhandbuch LUK. Karlsruhe: von Loeper; 2008: 12.1–12.11

Sarimski K. Reynell Sprachentwicklungsskalen. München: Röttger; 1985

Sarimski K. Ordinalskalen zur sensomotorischen Entwicklung. Manual. Weinheim: Beltz; 1987

Sarimski K. Interaktive Frühförderung. Weinheim: Psychologie; 1993

Sarimski K. Frühförderung behinderter Kleinkinder. Grundlagen, Diagnostik und Intervention. Göttingen: Hogrefe; 2009

Sarimski K, Möller J. Zur Beurteilung früher kommunikativer Fähigkeiten bei entwicklungsverzögerten Kindern. Frühförderung interdisziplinär 1991, 10.Jg: 151–159

Sarimski K, Steinhausen HC. KIDS Kinder-Diagnostik-System. Band 2. Göttingen: Hogrefe; 2007

Scarborough HS. Developmental relationships between language and reading: Reconciling a beautiful hypothese with some ugly facts. In: Catts HW, Kamhi AG, eds. The connections between language and reading disabilities. Mahwah, NJ: Erlbaum; 2005: 3–24

Scarborough HS, Dobrich W, Hager, M. Preschool literacy experiences and later reading achievement. J Learn Disabil 1991; 24: 508–511

Schäfer K. UK bei Aphasie, Dysarthrie und ALS In: Birngruber C, Arendes, S, Hrsg. Werkstatt Unterstützte Kommunikation. Karlsruhe: von Loeper; 2009: 240–253

Schelten-Cornish S. Communication and Symbolic Behavior Scale (CSBS-DP); Säugling/Kleinkind Checkliste; 2006. Download unter: http://firstwords.fsu.edu/pdf/CSBSDPI-TChcklstGerm.pdf

Schlag E. Duogramm & Co. Grammatische Minimalpaare und weitere Übungsmöglichkeiten zur Dysgrammatismustherapie. Handbuch. Delft/NL: Edith Schlag; 2006

Schlenck KJ, Schlenck C, Springer L.. Die Behandlung des schweren Agrammatismus. Die Reduzierte Syntax-Therapie (REST). Stuttgart: Thieme; 1995

Schmidt-Ohlemann M. Finanzierung von Hilfsmitteln im Rahmen der Unterstützten Kommunikation. In: von Loeper, isaac, Hrsg. Handbuch der Unterstützten Kommunikation, Karlsruhe: von Loeper; 2005: 16.003.001–16.009.001

Schrey-Dern D. Sprachentwicklungsstörungen. Logopädische Diagnostik und Therapieplanung. Stuttgart: Thieme; 2006

Schulz von Thun F. Miteinander reden. Störungen und Klärungen. Reinbek bei Hamburg: Rowohlt; 2004

Schuster N. Ein guter Tag ist ein Tag mit Wirsing. Berlin: Weidler Buchverlag; 2007

Schwarz F, Computergestützte evaluative Aphasietherapie. In: Computer helfen heilen und leben. In: Huber W, Schönle PW, Weber P. et al., Hrsg. Computer helfen heilen und leben – Computer in der neurologischen Rehabilitation. Bad Honnef: Hippocampus Verlag; 2002: 217–225

Searle J. Intentionalität. Eine Abhandlung zur Philosophie des Geistes. Frankfurt a. M.: Suhrkamp; 1987

Seibert J, Hogan A. Early social-communication scales. Unpublished manual. Mailman Center for Child Development, Miami; 1982

Seibert J, Hogan A, Mundy P. Developmental assessment of social-communication skills for early intervention. Advances in the Behavioral Measurement of Children 1984; 1: 55–92

Seiler-Kesselheim A. Der UK-Coach. Ein modulares Fort- und Weiterbildungsangebot für die Unterstützte Kommunikation. In: von Loeper, isaac, Hrsg. Handbuch der Unterstützten Kommunikation. Karlsruhe: von Loeper; 2009: 13.041.001–13.044.001

Siegmüller J. Sprachtherapeutische Intervention auf der grammatischen Ebene. L.O.G.O.S. interdisziplinär 2003; 11: 36–42

Siegmüller J, Schröders C, Sandhop U et al. Wie effektiv ist die Inputspezifizierung? Forum Logopädie 2010; 24: 16–23

Sigafoos J, Drasgow E, Reichle J et al. Tutorial: Teaching communicative rejecting to children with severe disabilities. Am J Speech Lang Pathol 2004; 13: 31–42

Simeonsson R. Psychological and developmental assessment of special children. Boston: Allen & Bacon; 1986

Smith M, Grove N. The bimodal situation of children learning language using manual and graphic signs. In: Loncke FT, Clibbens J, Arvidson H et al., eds. AAC: New directions in research and practice. London: Whurr; 1999: 8–30

Smith M, Grove N. Asymmetry in input and output for individuals who use AAC. In: Light JC, Beukelman DR, Reichle J, eds. Communicative competence for individuals who use AAC: From research to effective practice. Baltimore: Paul H. Brookes; 2003: 163–195

Snow C, Griffen P, Burns MS, eds. Knowledge to support the teaching of reading. Preparing teachers for a changing world. San Francisco: Jossey Bass; 2005

Snow C, Ninio A. The contracts of literacy: What children learn from learning to read books. In: Teale WH, Sulzby E, eds. Emergent literacy: Writing and reading. Norwood, NJ: Ablex; 1986: 116–138

Sodian B. Entwicklung des begrifflichen Denkens. In: Oerter R, Montada L, Hrsg. Entwicklungspsychologie. Weinheim: Psychologie; 2002: 443–468

Spiegelhalter J. Gebärden. Die Foto-CD. Karlsruhe: von Loeper Literaturverlag; 2005 ((neu eingefürgt)), ISBN 978-3-86059-185-7

Spiker D, Boyce GC, Boyce LK. Parent-child interactions when young children have disabilities. In: Glidden L, ed. International review of research in mental retardation; Vol 25. San Diego: Academic; 2002: 35–70

Spreen-Rauscher, M. Pragmatik. In: Schöler H, Welling A, Hrsg. Handbuch der Sonderpädagogik. Bd. 1. Sonderpädagogik der Sprache. Göttingen: Hogrefe; 2007: 588–601

Springer L. Kann und soll sprachsystematisches Üben in der PACE-Therapie stattfinden? Neurolinguistik 1991; 2: 117–130

Springer L, Wucher K. Therapie der Entwicklungsdyslexie und -dysgraphie. In: Böhme G, Hrsg. Therapie der Sprach-, Sprech-, Stimm- und Schluckstörungen. Stuttgart: Fischer; 1997: 49–67

Stachowiak FJ. Computer-based aphasia therapy with the Lingware/STACH System. In: Stachowiak FJ, Hrsg. Developments in the assessment and rehabilitation of brain-damaged patients. Tübingen: Gunter Narr Verlag; 1993: n353–380

Steininger I, Mutio L, Schori S. SAGEnbuch – Erste Schritte mit einem neuen dynamischen SprachAusgabeGErät. Gallneukirchen: Diakonieverlag; 2009

Sterken J. Einsatz „Unterstützer Kommunikation" bei erwachsenen Menschen mit neurologischen Erkrankungen – Eine empirische Studie unter Sprachtherapeuten (Unveröffentlichte Diplomarbeit). Universität zu Köln; 2003

Stern C, Stern W. Die Kindersprache. Nachdr. d. 4. Aufl. 1928. Darmstadt: Wissenschaftliche Buchgesellschaft; 1987

Sturm JM, Clendon SA. AAC, language and, literacy: Fostering the relationship. Top Lang Disord 2004; 24: 76–91

Swank L, Larrivee L. Phonology, metaphonology, and the development of literacy. In Paul R, ed. The speech-language connection: Interactions in communicative development and disorders. Baltimore: Paul H. Brookes; 1998

Swinson J, Ellis C. Telling stories to encourage language. British Journal of Special Education 1988; 15: 169–171

Szagun G. Neurobiologische und entwicklungsmäßige Grundlagen des Spracherwerbs. Sprache, Stimme, Gehör 2004; 28: 8–14

Szagun G. Sprachentwicklung beim Kind. Weinheim: Beltz; 2006

Thal D. Language and cognition in normal and late-talking toddlers. Topics in Language Disorders 1991; 11: 33–42

Tomasello M. Constructing a Language: A Usage-Based Theory of Language Acquisition. Harvard: University; 2003

Tomasello M. Origins of Human Communication. Massachusetts: MIT; 2008

Tomasello M. Why We Cooperate. Massachusetts: MIT; 2009

Tomasello M. Die kulturelle Entwicklung des menschlichen Denkens. Frankfurt a. M.: Suhrkamp; 2006

Tomasello M. Die Ursprünge der menschlichen Kommunikation. Frankfurt a. M.: Suhrkamp; 2009

Toppelberg CO, Shapiro T. Language disorders: A 10-year research update review. J Am Acad Child Adolesc Psychiatry 2000; 39: 143–152

Tracy R. Wie Kinder Sprachen lernen und wie wir sie dabei unterstützen können. 2. Aufl. Tübingen: Francke; 2008

Trehub S, Trainor L. Rules for listening in infancy. In: Enns JT, ed. The development of attention: Research and theory. Amsterdam: Elsevier Science; 1990: 87–119

Trivette, CM. Influence of caregiver responsiveness on the development of young children with or at risk for developmental disabilities. Bridges 2003; 1/6: 1–13

Tunmer WE, Bowey JA. Metalinguistic awareness and reading acquisition. In: Tunmer WE, Pratt C, Herriman MC, eds. Metalinguistic awareness in children: Theory, research, and implications. Berlin: Springer; 1984: 144–168

Udwin O, Jule W. Augmentative communication systems taught to cerebral palsied children – a longitudinal study. I. The acquisition of signs and symbols, and syntactic aspects of their use over time. British Journal of Disorders of Communication 1990; 25: 295–309

Uzgiris I, Hunt J. Assessment of infancy: Ordinal scales of psychological development. Urbana: University of Illinois; 1975

van Balkom H, Welle Donker-Gimbrère M. Kiezen voor communicatie – een handboek over communicatie van mensen met een motorische of meervoudige handicap. Nijkerk: Uitgeverij Intro; 1994

van Balkom LJ. Early assessment of communicative abilities by means of caregiver/child-interaction analysis. Int J Rehabil Res 1987; 10: 79–85

Van de Sandt-Koenderman M. High-tech AAC and aphasia: Widening horizons? Aphasiology 2004; 18: 245–263

Van de Sandt-Koenderman M, Wiegers J, Hardy P. A computerised communication aid for people with aphasia. Disability & Rehabilitation 2005; 27: 529–533

Van de Sandt-Koenderman M, Wiegers J, Wielaert SM et al. High-tech AAC and severe aphasia: Candidacy for TouchSpeak (TS). Aphasiology 2007; 21: 459–474

Van der Meulen I, van de Sandt-Koenderman M, van Gelder-Houthuizen et al. Scenario test verbale en non-verbale communicatie bij afasie Handleiding 2009 Houten: Bohn Stafleu van Loghunm; 2009

Van der Meulen I, van de Sandt-Koenderman WM, Duivenvoorden HJ et al. Measuring verbal and non-verbal communication in aphasia: reliability, validity, and sensitivity to change of the Scenario Test. Int J Lang Commun Disord 2010; 45: 424–435

Van Kleeck A. Emergent literacy: Learning about print before learning to read. Topics in Language Disorders 1990; 10: 25–45

van Mourik M, van de Sandt-Koendermann M. Multicue. Aphasiology 1992; 6 (2): 179–183

Volbers A. Zum Gebrauch von Ja und Nein bei nichtsprechenden intellektuell Behinderten. Isaac's Zeitung 1992; 2: 4–7

Vollmer U, Roosen P. Das LinguAdapt Aphasie-Unterstützungsprogramm. In: Huber W, Schönle PW, Weber P. et al., Hrsg. Computer helfen heilen und leben – Computer in der neurologischen Rehabilitation. Bad Honnef: Hippocampus Verlag; 2002: 226–239

von Tatenhove G. The Pixon Project Kit: A Language Development Curriculum Brochure. www.vantatenhove.com/files/PPBrochure.pdf; 2009

von Tetzchner S, Martinsen H. Einführung in Unterstützte Kommunikation. Übersetzt aus dem Norwegischen. Heidelberg: Univerisät C. Winter Edition S; 2000

von Tetzchner S, Dill K, Jorgensen K et al. From single signs to relational meanings. Proceedings ISAAC Dublin; 1998: 204–205

Vonen A. Kongenitale Taubblindheit und natürliche Sprache. Das Zeichen, Zeitschrift für Sprache und Kultur Gehörloser 2002; 52: 276–281

Wachsmuth S. Mehrdimensionaler Ansatz zur Förderung kommunikativer Fähigkeiten Geistigbehinderter. Institut für Heil- und Sonderpädagogik. Giessen: Justus-Liebig; 1986

Wachsmuth S. Lehrgang Unterstützte Kommunikation – LUK. In: von Loeper, isaac, Hrsg. Handbuch der Unterstützten Kommunikation. Karlsruhe: von Loeper; 2003: 13.009.001–13.011.001

Wachsmuth S. Kommunikative Begegnungen – Aufbau und Erhalt sozialer Nähe durch Dialoge mit UK. Würzburg: Edition Bentheim; 2006

Wachsmuth S. Soziale Netzwerke. Unterstützte Kommunikation 2006; 2: 20–21

Wahn C. PCAD: Portable Communication Assistant for People with Acquired Dysphasia – eine elektronische Kommunikationshilfe für sprach- und sprechgestörte Menschen. In: Huber W, Schönle PW, Weber P et al., Hrsg. Computer helfen heilen und leben. Computer in der neurologischen Rehabilitation. Beiträge des Symposiums des Kuratorium ZNS 2001 für Unfallverletzte mit Schäden des Zentralen Nervensystems Bad Honnef: Hippocampus Verlag; 2002: 295–304

Wahn C. Zum Aufbau von Hierarchien bei elektronischen Kommunikationshilfen unter besonderer Berücksichtigung von Semantik, Lexikon und Syntax. In: Unterstützte Kommunikation 2010; 2: 12–23

Warren S, Yoder P, Gazdag G et al. Facilitating prelinguistic communications skills in young children with developmental delay. J Speech Hear Res 1993; 36: 83–97

Warren S, Bredin-Oja S, Escalente MF et al. Responsivity education/prelinguistic milieu teaching. In: McCauley R, Fey M, eds. Treatment of language disorders in children. Baltimore: Brookes; 2006: 47–76

Weid-Goldschmidt B. Profis in eigener Sache. Ein Ausbildungsprojekt für UK-Co-Referenten-Anwärterinnen. In: von Loeper, isaac, Hrsg. Handbuch der Unterstützten Kommunikation. Karlsruhe: von Loeper; 2007: 13.024.001–13.027.001

Weigl I, Reddemann-Tschaikner M. HOT – ein handlungsorientierter Therapieansatz: Für Kinder mit Sprachentwicklungsstörungen. Stuttgart: Thieme; 2009

Weinert S. Umschriebene Entwicklungsstörungen der Sprache. In: Schlottke P, Schneider S, Lauth G, Hrsg. Störungen im Kindes- und Jugendalter. Enzyklopädie der Psychologie. Göttingen: Hogrefe; 2005

Wendlandt W. Sprachstörungen im Kindesalter. Stuttgart: Thieme; 2010

Wetherby AM, Cain DH, Yonclas DG et al. Analysis of intentional communication of normal children from the prelinguistic to the multiword stage. J Speech Hear Res 1988; 31: 240–252

Whitehurst GJ, Falco CJ, Lonigan JE et al. Accelerating language development through picture book reading. Developmental Psychology 1988; 24: 552–559

Whitehurst GJ, Lonigan CJ. Child development and emergent literacy. Child Development 1998; 69: 848–872

Whitehurst GJ, Lonigan CJ. Emergent literacy. Development from prereaders to readers. In: Neuman SB, Dickinson DK, eds. Handbook of early literacy research. New York: Guilford; 2001: 11–29

Wiegers J. TouchSpeak-cursus (Seminarunterlagen). Hoensbroek Revalidatiecentrum. 2004

Wiegers J, Wielaert S, Van de Sandt M. PCAD Trainingshandleiding (Version 1.0) Broschüre; 2001

Wilken E. Sprachförderung in der frühen Entwicklung. In: Wilken E, Hrsg. Frühförderung von Kindern mit Behinderung. Stuttgart: Kohlhammer; 1999: 149–164

Wilken E. Einleitung. In Wilken E, Hrsg. UK. Eine Einführung in Theorie und Praxis. Stuttgart: Kohlhammer; 2002: 1–10

Wilken E. Präverbale sprachlich Förderung und Gebärden-unterstützte Kommunikation in der Frühförderung. In: Wilken E, Hrsg. UK. Eine Einführung in Theorie und Praxis. Stuttgart: Kohlhammer; 2002: 29–46

Wolf M. Das lesende Gehirn. Wie der Mensch zum Lesen kam – und was es in unseren Köpfen bewirkt. Heidelberg: Spektrum; 2009

World Health Organisation. Beginner's guide. Towards a Common Language for Functioning, Disability and Health ICF. Geneva. 2002. Im Internet: http://www.who.int/icidh/ Stand: 25.09.2003

World Health Organisation. Introduction. 2001. Im Internet: http://www.who.int/icidh/ Stand: 25.09.2003

Wygotski LS. Denken und Sprechen. 6. Aufl. Frankfurt: Fischer; 1993

Yoder D. Having my Say. AAC 2001; 17: 2–10

Yoder P, Warren S. Maternal responsivity predicts the extent to which prelinguistic intervention facilitates generalized intentional communication. J Speech Lang Hear Res 1998; 41: 1207–1219

Yoder P, Warren S. Facilitating self-initiated proto-declaratives and proto-imperatives in prelinguistic children with developmental disabilities. J Early Interv 1999; 22: 337–354

Yoder P, Warren S. Effects off prelinguistic milieu teaching and parent responsivity education on dyads involving children with intellectual disabilities. J Speech Lang Hear Res 2002; 45: 1158–1174

Yoder P, Warren S, Kim K et al. Facilitating prelinguistic communication skills in young children with developmental delay II: Systematic replication and extension. J Speech Hear Res 1994; 37: 841–851

Yorkston KM, Beukelman DR. AAC intervention for progressive conditions: Multiple Sclerosis, Parkinson's Disease and Huntingtons's Disease. In: Beukelman DR, Garret KL, Yorkston KM ed. Augmentative communication strategies for adults with acute or chronic medical conditions. Baltimore: MD: Brookes; 2007: 317–345

Yorkston K, Fried-Oken M, Beukelman DR. Single word vocabulary needs: Studies from various nonspeaking populations. AAC 1988; 4: 149

Yorkston K, Smith K, Beukelman DR. Extended communication samples of augmented communicators: I. A comparison of individualized versus standard vocabularies. J Speech Hear Disord 1990; 55: 217–224

Zaboura N. Das empathische Gehirn. Spiegelneurone als Grundlage menschlicher Kommunikation. Wiesbaden: VS Verlag für Sozialwissenschaften; 2009

Zangari C, Lloyd L, Vicker B. AAC: A historic perspective. AAC 1994; 1: 27–59

Zimmer K. Das wichtigste Jahr. München: Kösel; 1993

Zöller D. Ich gebe nicht auf. Aufzeichnungen und Briefe eines autistischen jungen Mannes, der versucht, sich die Welt zu öffnen. Bern, München, Wien: Scherz Verlag; 1992

Zöller D. Autismus und Körpersprache. Störungen der Signalverarbeitung zwischen Kopf und Körper. Berlin: Weidler Buchverlag; 2001

Zollinger B. Die Entdeckung der Sprache. Bern: Haupt; 1995

Sachverzeichnis

A

Abbildung, zweidimensionale 11, 69 f
Adaptionshilfe 90 f
– Geräteaktivierung 91
– Hilfsmittelversorgung 22
Adjektiv, Gebärdenwortschatz 59
Aladin Talk 89
Alltag
– Gebärde 48 ff, 55 ff
– Zeichen, tastbare 69 ff
All-Turn-It-Spinner 91
Alternativen-Übersicht 82
Amyotrophe Lateralsklerose (ALS) 22
– – Sprachausgabegerät, Ansteuerungstechnik 89
– – Text-to-speech-Verfahren 86
Anamnese 100
Anzieh- und Greifhilfe 90
Aphasie
– B.A.Bar Strichcodelesegerät 92
– Definition 10
– UK-Versorgung 154 ff
Arbeitskreis Kommunikation mit hörsehbehinderten/taubblinden Menschen 52
Arbeitsorganisation 79
Asymmetriehypothese 36, 40, 124
Atmen, gemeinsames 15
Aufgabenplan 79
Aufmerksamkeit
– gemeinsame 30
– geteilte (Joint attention) 30, 144
– – Blickkontakt, triangulärer 37
– – gestörte 146
– – vernachlässigte 34
Aufmerksamkeitsausrichtung, kindliche 123 f
Aufmerksamkeitsstörung 78 ff
Augmentative and Alternative Communication (AAC) 2, 4, 6
– Begriffsbestimmung 14

Autismus
– Contingency Map 82
– Gebärde 59, 66, 149
– PECS 73 ff
– Spiegelneurone 146
– Treatment and education of autistic and related communication handicapped children (TEACCH) 78 f, 149
Autismus-Spektrum-Störung 22, 113, 139 f
– Besonderheit, neuropsychologische 141
– Diagnose 140
– Goal-Attainment-Skala 113

B

B.A.Bar Strichcodelesegerät 91 f, 136
Baby Talk 31
Backward Chaining 74
Barriereabbau 17 f
Bedienungssensor 90
Beeinträchtigung
– kommunikative 2 f, 21 ff, 121
– motorische 55, 87, 90
Behandlungsplanerstellung 112
Behindertengleichstellungsgesetz (BGG) 22
Behinderung, geistige 22
– – Bezugsperson 35
– – Gebärdensprache (SdmHa) 49
– – Kindersprachanalyse 40
– – Treatment and education of autistic and related communication handicapped children (TEACCH) 78
– – Zeichen, tastbare 68
Beidhandgebärde 52
Berührungswahrnehmung 15
Bewusstheit
– Bewegungskontrolle 91

– metalinguistische 40 f
– phonologische 40 f
– – Förderung 137 f
Beziehung, triadische 30
Bezugsperson 34 ff
– Interaktionsproblem 34
– Training 36 f
– Voraussetzung 3, 55
BIG-Mack 91
Bilderbuch 63
– sprechendes 95
Bildkarte 73 f
Bildsymbol 69 f, 104
Blickkontakt
– Gebärdenkommunikation 61
– quadrangulärer 37
– triangulärer 146
– – nach Zollinger 30, 34, 37
Blindheit 68
BLISS-Kommunikationssystem 36
Bliss-Symbol 4, 69 f, 135
Block-Scanning 89
– inverses 90
Boardmaker 94
Bootstrapping 28
– Lernmechanismus 31
Boss Kommunikator 94
Boss4Help 94
British Sign Language (BSL) 50
Bücher, blaue 48

C

Chorea Huntington 22
Circles of Friends 103
COCP-Kommunikationsförderprogramm 109 ff
– Intervention 121
– Partnertraining 127 f
COC-Programm 37
Computer
– Buch 47, 136 ff
– Kommunikationshilfe 94 f

- Lernprogramm DGS 47
- Textverarbeitung 87
Contingency Map 81 f

D

Deixis 11, 32
Dekontextualisierungsprozess 60
Demenzerkrankung 78
Denkkategorie 32
Denominativa, Gebärdenwortschatz 58
Dependent communication 11
Deutsche Gebärdensprache (DGS) s. Gebärdensprache
Deutsche Wortstrategie 11
Diagnostik 99 ff
Diagnostikverfahren 100 f
Dialo-Sprachausgabegerät 93
Dialogfähigkeit, basale 53
Dialogposition 54
Didaktik
- elterliche, intuitive 28 f
- – – Interaktionsproblem 35 f
- Sprachausgabegerät 89
Display 86
Dokumentation, schriftliche 116 f
Down-Syndrom 49
DynaVox 12, 88, 90
- Einarbeitung 156 ff
- Verständigungstraining 160
Dysarthrophonie 21 f

E

Early Social-Communication-Scales 106 ff
EcoTalker 88, 93
Eingabehilfe PC
- Trainingsprogramm 94 f
- Hardware 95
Einschränkungsprofil 18
Einstellungsbarriere (Attitude Barrier) 17
Elektronische Hilfe s. Kommunikationshilfe, elektronische
Entscheidungsfrage (Ja-Nein-Frage) 95
Entspannung, funktionelle nach Marianne Fuchs 15
Entwicklung
- kognitive, Diagnostikverfahren 102

- sozial-kommunikative, Beurteilungsskala 106 ff
Entwicklungsförderung, modellorientierte 126 ff
Entwicklungsrückstand, kognitiv-sprachlicher s. Sprachentwicklungsstörung
Erinnerungshilfe 83
Erziehung, rhythmisch-musikalische nach Theijs Besems 15
Ess- und Trinkhilfe 90
Evaluationsphase 18
EyeMax 90

F

Facilitated Communication (FC) 14
Fading 74
Fähigkeit
- sozialkognitive 29 f
- – Störung 124, 144
- sozial-kommunikative 33 f, 106 ff
- – Beurteilungsskala 171
- – Training 127
Fähigkeitsprofil 18, 116 f
- Non-speaking 21 f
Feedback, korrektives 126
Fertigkeitsbarriere (Skill Barrier) 17
Fingeralphabet 11, 46
Fingerführung 87
Follow-Up-Diagnostik 18
Förderschule (kmE-Schule) 6 f
Frage 13, 36 f
- Gebärdenkommunikation 61
- Ja-Nein-Reaktion 95 f
- PECS 76
Fremdsprache 86
Frühintervention
- beziehungsorientierte 35
- logopädische 6, 8
- Ziel 37, 120
Führungsschablone 87, 90
Functional Equivalence Training (FET) 82
Fußschreibhilfe 90

G

G.A.-Skala 112 ff, 122
Gateway 88
Gebärde 11, 45 ff
- Auswahlkriterien 56
- Autismus-Spektrum-Störung 59, 66, 149
- Begründer 3
- Bezugsperson 36 f
- Deutsche Gebärdensprache (DGS) 46 f
- einfache 49
- Entwicklung, grammatische 62
- Erlernbarkeit 56 f
- idiosynkratische 55 f
- Kategorisierung 48
- Korrektur 61
- lautsprachbegleitende (LBG) 47
- lautsprachunterstützende (LUG) 11, 48
- – Erlernen 56
- Lernmotivation 56
- Materialieneinsatz 61
- motorisch vereinfachte 57
- Nachteil 65
- natürliche, repräsentationale 11
- Sprachentwicklung, normale 30
- taktile 52
- – ohne Handwechsel 54
- Therapie, logopädische 59 ff
- Therapiematerial, spezielles 60
- Training 54 ff
- Unkenntnis 13
- Voraussetzung
- – Bezugsperson 55
- – UK-Person 54
- Vorstufe 32
- Vorteil 65
- Wahrnehmung, visuelle 57
- Zielsetzung 60
Gebärdenabfolge 57
Gebärdenbilderbuch 62 f
Gebärdenbuch 51
Gebärdenkommunikation s. Gebärde
Gebärdenkompetenz, taktile 53
Gebärdenlexikon 48, 51
Gebärdenliederbuchreihe 62
Gebärdenposter 55
Gebärdensammlung 45, 48
- iPhone 49
Gebärden-Spontanimitation 63
Gebärdensprache
- Behinderung, geistige 49

207

– deutsche (DGS) 11, 46 f
– – Bücher 47
– – Lernprogramm, PC-gestütztes 47
– – Taubblindheit 52
– Evolution 19
– kleines 1x1 51
– taktile 52
Gebärdensprachfunktion, expressive 54
Gebärdensystem 45 ff
– einheitliches 66
– Erlernen 11
Gebärdentraining 59 ff
– Hilfestellung 61
Gebärdenwortschatz 57
– Dokumentation 64 f
– Kern- und Randvokabular 58
– Taubblindheit, kongenitale 54 f
Gegenstand, realer 67 f
Gehörlosigkeit 48
– Gebärdensystem 46 f
– Usher-Syndrom 52
Gelegenheitsbarriere 16 f
Gerät Bücherwurm 136
Gestalttherapie, integrative 15
Geste 45
– ikonische 32
– konventionelle 32
– nachahmende 30
– nichtvokale 30
– Prompting 13
– referenzielle (Deixis) 32, 54
– soziale 31
– symbolische 32, 34, 54
Gestenkommunikation 29, 54
Gleichgewicht 15
Gliedmaßenapraxie 92
Glossektomie 22
Goal-Attainment-Skala (G.A.-Skala) 112 ff, 122
GoTalk 87
Grammatikentwicklung 38 f
– Ein-Gebärde-Äußerung 62
– Förderung 130 f
Grundgebärde 48
Grundwortschatz, Gebärdensprache 48 f

H

Halbseitenlähmung 87
Halterungssystem 88
Handführung 61

Handlung
– kommunikative 13
– Spiegelneurone 144
Handlungskompetenz 77 f, 149
Handlungsplanung 142 ff
Hand-zu-Hand-Kontakt 53
Hautsinn 15
Hemiparese 92
Hilflosigkeit, erlernte 35
Hilfsmittel
– elektronisches 84 ff, 133
– graphisches (BLISS-Kommunikationssystem) 36
Hilfsmittelrichtlinie 23
Hilfsmittelversorgung
– Antragstellung 23 f
– Grundlagen, rechtliche 22
– Kosten 24
Hörsehbehinderung
– Gebärden, taktile 52
– Zeichen, tastbare 68
Hotspeaker 5
Hyperaktivität 78

I

ICF-Klassifikation (International Classification of Functioning, Disability and Health) 16
Ich-Buch 136
ICIDH-Klassifikation (International Classification of Impairment, Disability and Handicap) 16
Ikonizität 57, 70
Imitation
– Geste, soziale 31
– progressive 36
– Tätigkeit 61
Implikaturtheorie 31
Independent communication 12
In-face-communication 135 f
Informationsverarbeitung, kognitive
– – Autismus 141
– – TEACCH 78
Innenohrschwerhörigkeit 52
Input 19 f, 116
– Bezugsperson 59 f
– Gebärdentraining 59
– Kommunikationsform, systemübergreifende 95
– Modell, psycholinguistisches 19 f
– optimaler 36
– Sprachentwicklung, normale 28

– taktiler, simultaner 68
– visueller, simultaner 68
Inputsequenz 131 f
Instruktionsplan 80 f
Insult, ischämischer 22
IntegraMouse 95
Interaktion 122 ff
Interaktionsanalyse, videografierte 101 f, 109, 121 f
Interaktionsmuster, typisches 35
Interaktionsproblem
– Bezugsperson 35
– UK-Kind 34
International Society for Augmentative and Alternative Communication (ISAAK) 4 f
– Homepage 84
Intervention, therapeutische 119 ff
iPhone-Gebärdensammlung 49
ISAAC s. International Society for Augmentative and Alternative Communication (ISAAK)
Ist-Zustand 20 f
iTalk 91

J

Jacobsen-Gebärdenbuch 51
Ja/Nein-Reaktion 95 f
– Therapie 96
Joint attention s. Aufmerksamkeit, geteilte

K

Kategorienbildung 32
Kategorienverständnis 105
Kernvokabular 129
– Erstintervention 129
– Gebärde 57 f
– Kölner Kommunikationstafel 70 f
– Makaton 50 f
Kernteam 103 f
– Arbeit 114 f, 121 f
– Begriffsbestimmung 115
– Bildung 110 f
– Erstintervention 121 ff
Kernvokabular 11, 71 f
Kind
– Interaktionsgestaltung 122 f
– Kindersprachanalye 39 f
– Kommunikation, gebärdenunterstützte (GuK) 49

- nicht sprechendes, Picture Exchange Communication System (PECS) 73
- unterstützt kommunizierendes s. UK-Kind Kindersprachanalyse 39 f

Kodierung, semantische 93
Kodierungsstrategie, alphanumerische 94
Kognition 32
- COCP-Kommunikationsförderprogramm 110 f
- Entwicklungsförderung, modellorientierte 127 f
- soziale 31
- - Spiegelneurone 144

Ko-Konstruktion 13
Kölner Kommunikationsordner 70 f, 74
Kölner Kommunikationstafel 70 f, 132
Kommentare, Gebärdenwortschatz 58
Kommunikation 2 f
- akustisch-vokale, Evolution 19
- Anforderungsprofil, operationales 18
- Augmentative and Alternative Communication (AAC) 4, 14
- basale 15
- Beeinträchtigung
- - Bedeutung 3
- - Identifikation 17 f
- Bezugsperson 3, 34 ff, 55
- Definition 2
- gebärdenunterstützte (GuK) 36, 49
- - Sprachentwicklungsstörung (SES) 55
- gestützte (FC) 14
- Initiation 75
- interaktive, Kategorie 17
- lautsprachliche 19
- moderierte 11
- präverbale 31
- totale 19
- Umfeld, soziales 102
- unterstützte (UK)
- - Arbeitsbereich, komplexer 5
- - Ausprägungsgrad 19 f
- - Definition 10 f
- - Diagnostik 20, 99 ff
- - Effekte, positive 9
- - Entwicklung 3 f
- - Erstintervention 119 ff

- - Fachzeitschrift 4 f
- - Fähigkeitsprofil 116
- - Förderung, Deutschland 7 f
- - Funktion 13 f
- - Intervention 119 ff
- - - Durchführung 18
- - - Gebärdensystem 45 f
- - - Vorraussetzung 120
- - Kind s. UK-Kind
- - Kommunikationsform 11 f
- - Lehre und Forschung 5 f
- - Technologie 12 f
- - Vorraussetzung 54 ff
- - Weiterbildung, berufsbegleitende 6
- - Zielgruppe 21 f
- visuell-motorische 19

Kommunikationgerät 11
Kommunikationsbeeinträchtigung 21 ff
Kommunikationsberatung, intensivierte 160 f
Kommunikationsbuch 11, 136
- Autismus-Spektrum-Störung 149
Kommunikationserwerb 29
Kommunikationsfähigkeit
- Bezugsperson 3, 29
- Entwicklung, Modellierungstechnik 124
- intentionale 104
- multimodale, Scenario-Test 105
- Verbesserung 153
Kommunikationsform
- abhängige (dependent communication) 11 f
- alternative 36
- Auswahl 116
- Einsatz 19
- elektronische 84 ff, 133
- grafische 11
- grafisch-visuelle 69 f, 104 f
- hilfsmittelgestützte 66 ff
- - Begriffserklärung 10
- - Ja/Nein-Reaktion 96
- körpereigene 36, 45 ff
- - Begriffserklärung 10
- - Ja/Nein-Reaktion 96
- - nonverbale 19
- körperfremde 66 ff
- motorische 11
- nichtelektronische 66 ff
- paraverbale 19
- Skala 19 f
- systemübergreifendes 95

- unabhängige (independent communication) 11 f
Kommunikationsgerät, elektronisches s. Kommunikationshilfe, elektronische
Kommunikationsgeschwindigkeit
- Erhöhung 93
- verzögerte 12, 34, 65
Kommunikationshilfe
- elektronische 85 ff
- - Ansteuerungstechnik 87 f, 89
- - Auswahl 156
- - Einarbeitung 156
- - Einsatz 7, 163 f
- - Entwicklungsgeschichte 4
- - Kompetenz, operationale 17
- - Kostenübernahme 156
- - Hilfsmittelversorgung 22 f
Kommunikationshilfenverordnung (KHV) 22
Kommunikationskreise 158 f
Kommunikationsoberfläche (Display) 86
Kommunikationsordner 73
Kommunikationsprogramm, integriertes 88
Kommunikationsstrategie 9, 12 f, 150
- Effektivität 17 f
- Erfassung 16 f
- Partnerstrategie 11 f, 123
Kommunikationssystem
- graphisch-visuelles 69 f
- motorisch-haptisches s. Zeichen, tastbare 66 ff
- multimodales
- - Begriffserklärung 10
- - COCP-Kommunikationsförderprogramm 111
- - Kleinkind 6
- stabiles 67
Kommunikationstafel 4, 11
- Autismus-Spektrum-Störung 149
- Einsatz Förderschule 7
- erste 73
- Kölner 70 ff
- Sprachausgabegerät 89
Kommunikationstechnik 12 f
- Art/Effektivität 17
Kommunikationstherapie, Fallbeispiel 163
Kommunikationsziel 150 ff
Kompetenz, kommunikative 17
- - operationale 163

209

- morphosyntaktische 41
- soziale 17f, 163
Konsequenz, natürliche 83
Konsequenzmappe 82
Konzept (Denkkategorie) 32
Kooperationsprinzip 31
Kopfschreibhilfe 90
Körperbehinderter
- Gebärde 55
- Kindersprachanalye 39f
- Logopädie 7
Körpererfahrung, sensomotorische 15
Körperkontakt 13f
Körpersprache 45
- Autismus-Spektrum-Störung 139ff
- Prompting 13
- Spiegelneurone 145f
Kostenträger 23f
Krankheitsbild, kommunikationsbeeinträchtigendes 22

L

Language Acquisition Support System (LASS) 29
Laryngektomie 22
- Text-to-speech-Verfahren 86
Lautentwicklung 33
Lautsprache 19
Lautsprachproduktion, beeinträchtigte 14, 21f
LBG s. Gebärde, lautsprachbegleitende (LBG) 54
Leistungsträger 24
Lernprogramm, PC-gestütztes 47
Lernstrategie 59
Leseentwicklung, emergente 40, 134f
Lesehilfe 90
Lesekompetenz 40
Lexikon-Semantik 37f
Liederbuchreihe 62
Lighttalker 88, 93
Lightwriter 86, 89, 93f
Literalität, emergente 134
LITTLE Step-by-Step 91
Locked-in-System 19
Logopädische
- Praxis 119ff
- Theorie 16ff
LUG s. Gebärde, lautsprachunterstützende

M

Makaton 50f
Mausersatzgerät 95
MDK-Gemeinschaft 23
Mehrfachbehinderung 22
Mehr-Symbol-Äußerung 40, 131ff
METACOM 94
Mimik (s. auch Geste) 13
MindExpress 88
Minspeak-Kommunikationshilfe 88, 94
- Kodierung, semantische 93
Modell
- Lernen am Modell 13, 29
- Musselwhite/St.Louis 19, 59
- Partizipationsmodell 16ff, 103
- psycholinguistisches 16, 18ff
- Spracherwerb 28f, 33
Modellierung, kontinuierliche 124f
Modellierungstechnik 124f, 131
Morphosyntax 27, 37f
Motivation, Gebärdeauswahl 56
Motorik, Gebärdedurchführung 56
Multiple Sklerose (MS) 22
Mutter-Kind-Dialog 31
Muttersprache 31

N

Namensgebärde 59, 130
Netzhautdegeneration, langsam fortschreitende 52
Netzwerk, soziales 100ff
– – Diagnostikverfahren 103f
– – Beispiel 158
Nomina-Komposita, Gebärdenwortschatz 58
Non-speaking-Fähigkeitsprofil 13, 21f

O

Objekt 67
Objektkategorie 32
Objektsymbol (Objects of references) s. Zeichen, tastbare
Online-Datenbank, barrierefreie 84
Orientierung, Schwerbehinderter 15
Output 19f, 59f

- Gebärdentraining 60
- Kommunikationsform, systemübergreifende 95f
- Modell, psycholinguistisches 19f

P

PABLO-Malbuch 95
PACE-Therapie 6
Parallel Talk 125
Parkinson 86
Partizipationsbarriere 17f
Partizipationsmodell 16
Partizipationsmuster 16f
Partner-Scanning 90
Partnerstrategie 123
- Ko-Konstruktion 13
Partnertraining 127f
PC s. Computer
PECS s. Picture Exchange Communication System
Peergroup 16
Perzept 32
Phonetik-Phonologie 27, 110
Phonologie 33, 40f
Physical Prompter 74
Picture Exchange Communication System (PECS) 73ff
- Autismus-Spektrum-Störung 148f
- Trainingsphase 75ff
- Vorteil 76f
Piktogramm 70
Pilotus 94
Power Talker 86, 94
Pragmatik 33f
- Grundpfeiler 29
Pragmatik-Kommunikation 27, 110
- Diagnostikverfahren 102
Praxis-Barriere (Practice Barrier) 17
Prompting 13, 74, 124
- Autismus 113
Psycholinguistisches Modell 16, 18ff
PubMed 4

R

Randvokabular 11
- Erstintervention 129
- Gebärde 48, 57f

– Kölner Kommunikationstafel 70 f
– Makaton 50 f
Raumstrukturierung 79
Responsivität 35
Reziprozität 29
Richtungsgebärde 59
Rollenspiel 61, 154
Routine
– funktionale 79, 126
– soziale 58

S

SAGE s. Sprachausgabegerät
Satzstruktur 76
Scanning 11 f, 87
– lineares 89
– prädiktives 90
Scenario-Test 105 f
Schädelhirntrauma 22
Schau doch meine Hände an (SdmHa) 49
– Körperbehinderter 55
Schreiben, emergentes 137
Schreibmaschine, sprechende 93
Schreibprogramm 94
Schriftsprachentwicklungsmodell Frith 134
Schriftspracherwerb 33, 41 ff
– Sprachausgabegerät 93 f
Schriftsprachförderung 133 f
Schwerstbehinderter 14 f
Sehbeeinträchtigung 68
Selbstgespräch 125
Selektion
– direkte 68, 87, 89
– indirekte 68, 89
Self Talk 125
Semantik 33, 130
Semantik-Lexikon 27, 41, 110
Shaping 74
Shared intentionality 29
SmallTalker 93
Software
– Kommunikationsgerät 94 f
– Multitext 94
– XnView 87
Soll-Zustand 21
Sono Lexis /Sono Key 88
Soziales Netzwerk s. Netzwerk, soziales
Spastik 20, 87, 90
Speech-Generating Devices (SGDs) 85

Spiegelneurone 144 ff
– Autismus 146
SPOK 89, 93
Sprach- und Sprechübung 152 f
Sprachausgabe 85 ff
Sprachausgabegerät (SAGE) 85 ff
– Adaptionshilfe 90
– Ansteuerungstechnik 89 f
– Ausgabeform 152
– Beispiel 91 ff
– Display
– – dynamisches 93
– – statisches 91 f
– Merkmal 85
– schriftsprachbasiertes 93
– Training 153 f
– UK-Erstintervention 133 ff
– Vokabularaufbau 150 f
Sprachbewusstheit 40 f
Sprache
– Autismus-Spektrum-Störung 147
– Besonderheit 147
– digitalisierte 85
– Förderung 129
– Spiegelneurone 145
Sprachentwicklung
– normale 27 f
– UK-Kind 33 f
Sprachentwicklungsmodell Paul 33, 40
Sprachentwicklungsstörung (SES)
– Autismus-Spektrum-Störung 147
– Diagnostik 99
– Gebärdenkommunikation 55
– Therapie 131 ff
– Zeichen, tastbare 68
Spracherwerb 27 ff
– Förderung 13 f, 48
Spracherwerbsmodell
– nativistisches 28
– sozialinteraktionistisches 28
– sozialpragmatisches 29
Sprachlehrstrategie 63 f
Sprachproduktion 68
Sprachsteuerung 90
Sprachverstehen
– dekontextualisiertes 60
– Diagnostikverfahren 102
– Zeichen, tastbare 68
Sprachwahrnehmung 31
Sprechapraxie 21
– UK-Versorgung 154 ff
Sprechen, handlungsbegleitendes 125

Sprecherwechsel (Turn Taking) 29
Sprechhilfe, Hilfsmittelversorgung 22
Sprechmotorik, beeinträchtigte 14
Sprechstörung
– erworbene 85
– zentrale 21
Sprechverarbeitungsmodell von Levelt 9
Steigbügelhalter 28
Stimulation, basale 14 f
Störung, sozialkognitive, sozialpragmatische 144 ff
Störungsbild, kommunikationsbeeinträchtigendes 21 f
Strichcodelesegerät B.A.Bar 91 f, 136
Structured teaching 78
Strukturierung (structured teaching) 78 f
Substantiv, Gebärdenwortschatz 58
Symbol 69 f
– dreidimensionales 11
– Einsatz, früher 129
– graphisches 69 f
– Mate 94
– tastbares s. Zeichen, tastbare
– The Picture Communication Symbols 80 ff
– zweidimensionales 11, 69 f
– – Vorstufe 66 f
Symbol- und Sprachverständnis 104 f
Symbolfunktion, Sprache 34
Symbolisierungsentwicklung 54
Symbolspiel 127
Syntax 33, 37 ff
Syntaxverständnis 105

T

Tagesablauf, Strukturierung 126
Tagesuhr 101, 106
Taktil-Kinästhetik 53
Talker s. Sprachausgabegerät
Talking Brix 91
Tangible symbols s. Zeichen, tastbare
TASP-Test of Aided-Communication Symbol Performance 104 f
Taster 91
Taubblindheit

Sachverzeichnis

– erworbene 52
– Gebärde, taktile 52
– kongenitale 53 f
– Zeichen, tastbare 68
TEACCH s. Treatment and education of autistic and related communication handicapped children
Teamarbeit 114 f
Technik, evokative 64
Telegrammstil 12
Temperatur 15
Text-to-speech-Verfahren 85 f, 93
Textverarbeitung 87
The Picture Communication Symbols 80 f
Therapie, logopädische 119 ff
– – Behandlungsplan 112
– – Evaluation 112 ff
– – Gebärde 59 ff
Tiefenwahrnehmung 15
Tobii Ceye 90
Tobii Communicator 88
To-do-Liste 78 f
Tommys Gebärdenwelt 47
Totale Kommunikation 19
Touch Talker 4
TouchSpeak 87, 89, 93, 152 ff
Training, Kompetenz, kommunikative 37
– – – Sprachausgabegerät 88 f
Treatment and education of autistic and related communication handicapped children (TEACCH) 78 ff
– Autismus-Spektrum-Störung 148 f
Trisomie 22 8
Turntaking 17
TypeSpeak 93

U

Übersichtsplan 83
UK-Kind (s. auch Kommunikation, unterstützte) 33 ff
– Interaktion

– – Gestaltung 121
– – Problem 34 f
– Kern- und Randvokabular 58, 71 f
– Kommunikationsform 36
– Praxis, logopädische 119 ff
– Schriftspracherwerb 42
– Sprachentwicklung 33 ff
– Wortschatz- und Grammatikentwicklung 39
UK-System
– augmentatives 14
– Überprüfung 18
Umfeld, soziales 16 ff
– – Diagnostik 99 ff
– – Schriftsprache 134
– – Training 154
Umfeldanalyse, videogestützte 109 f
Umfeldkontrollgerät 90, 95
Umfeldsteuerung 88, 93 f
Umwelt
– Gelegenheitsbarriere 17
– Partizipation 126
Umweltanpassung 18
Unaided communication 10, 19
Usher-Syndrom 52

V

Variantenplan, visueller 81 f
Verb, Gebärdenwortschatz 58
Verhaltenssteuerung, problematische 78
Verhaltenstherapie 148
Verhaltensweise
– idiosynkratrische 34 f
– inakzeptable 82 f
– Interaktionsanalyse, videografierte 101
Verständigungstraining 160 ff
Verstärkung, positive 59, 124
Vibration 15
Videoaufnahme 101 f
Videoclip, Lernprogramm 47
Visualisierung 78 f, 106
Visualisierungsübung 153, 158 f

Visuelle Variantenpläne 81
VOCA (Voice Output Communication Aid) 85
Vokabelspurt 38
Vokabular
– Gebärde 58
– Sprachausgabegerät 88, 151
Vokabulardesign 151
Vorausläuferfähigkeit 30 ff

W

Wahrnehmung s. Input
Wahrnehmungskategorie (Perzept) 32
Wahrnehmungsverarbeitung 142
Wir-Intentionalität 29 f
Wissensbarriere (Knowledge Barrier) 17
Wörterbuch, digitales (DGS) 46 f
Wortklasse, geschlossene 58 f
Wortschatz
– Entwicklung 39
– Gebärde 57
– Kern-und Randvokabular 71 f, 129
Wortschatzexplosion 38
Wortstrategie 11, 88 f
Wortvorhersageprogramm 12

Z

Zap mapping 38
Zeichen, tastbare 66 ff
– – Alltag 69
– – Indikation 68
– – Nachteil 67
– – Praxis, therapeutische 68
Zeigegeste 30, 54
Zeitstrukturierung 79
Zerebralparese 8
– infantile 22
Zugangsbarriere 16 f
Zwei-Symbol-Äußerung 130